ENZYKLOPAEDIE DER KLINISCHEN MEDIZIN

HERAUSGEGEBEN VON

L. LANGSTEIN
BERLIN

C. von NOORDEN
FRANKFURT A. M.

C. von PIRQUET
WIEN

A. SCHITTENHELM
KÖNIGSBERG I. PR.

ALLGEMEINER TEIL

KONSTITUTION UND VERERBUNG IN IHREN BEZIEHUNGEN ZUR PATHOLOGIE

VON

F. MARTIUS
ROSTOCK

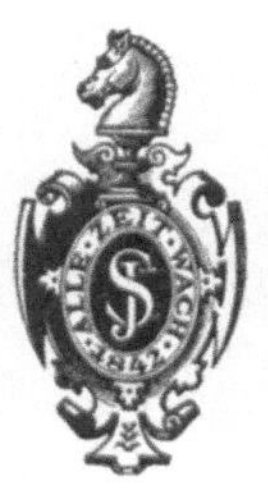

BERLIN

VERLAG VON JULIUS SPRINGER

1914

KONSTITUTION UND VERERBUNG

IN IHREN BEZIEHUNGEN ZUR PATHOLOGIE

VON

PROFESSOR Dr. FRIEDRICH MARTIUS

GEHEIMER MEDIZINALRAT, DIREKTOR DER MEDIZINISCHEN KLINIK
AN DER UNIVERSITÄT ROSTOCK

MIT 13 TEXTABBILDUNGEN

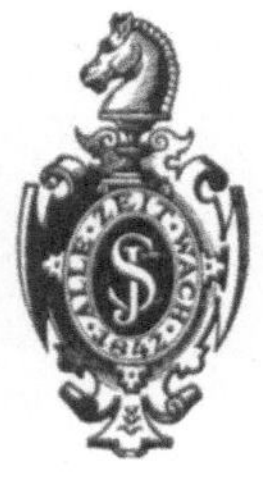

BERLIN

VERLAG VON JULIUS SPRINGER

1914.

ISBN-13: 978-3-642-90080-8   e-ISBN-13: 978-3-642-91937-4
DOI: 10.1007/978-3-642-91937-4

Vorwort.

Wenn ich es wage, die in diesem Buche niedergelegten Anschauungen als „Prolegomena einer jeden künftigen Konstitutions- und Vererbungslehre" (soweit es sich dabei um pathogenetische Fragen handelt) zu bezeichnen, so ist das nicht überhebend, sondern bescheiden gemeint.

Ich will damit zum Ausdruck bringen, daß es sich um eine kritische Bearbeitung der Grundbegriffe und eine Darstellung der möglichen Methodik, nicht um eine sachlich-systematische Wiedergabe des gesamten Tatsachenmaterials selbst handelt. Das muß gesagt werden, damit der Leser in dem Buche nichts anderes sucht, als es wirklich enthält.

Mehr Worte vorher zu machen, erscheint mir nicht angebracht. Die glänzendste Vorrede macht ein mäßiges Buch nicht besser. Das gute Buch spricht für sich selbst. Nur davon bin ich überzeugt, daß dieses Buch bei dem gegenwärtigen Stande der Entwicklung unserer schönen Wissenschaft vielen etwas zu sagen hat. So möge es denn seine Reise antreten.

Rostock, Ende September 1913.

Friedrich Martius.

Inhaltsverzeichnis.

Viertes Kapitel.

Erstes Kapitel

Historisch-kritische Einführung in das Konstitutionsproblem.

1. Die klassische Hippokratisch-Galenische Medizin und ihr Verhältnis zur Konstitutionspathologie.

Die Bedeutung des konstitutionellen Momentes in der Entstehung von Krankheiten läßt sich erfassen und darstellen nur auf dem Boden einer klaren Vorstellung vom Wesen der Krankheit, eines gesicherten Wissens vom Leben überhaupt. Denn krank werden kann nur, was lebendig ist, Krankheit ist abwegiges Leben.

Aber was ist Leben? Man kann diese Frage nicht aufwerfen ohne sofort hemmende Widerstände zu empfinden, die in der herrschenden Geistesrichtung unserer Zeit liegen und wenigstens die Medizin vollkommen beherrschen. Noch beherrschen! Allgemeine Betrachtungen über die Grundprinzipien ihrer Wissenschaft lieben die heutigen Ärzte nicht. Und die größten empirischen Pfadfinder unserer Zeit, die — einem Columbus gleich — wissenschaftliches Neuland eroberten, sind im Gegensatz zu ihren gewaltigen praktischen Taten erkenntnistheoretisch teilweise recht wenig glückliche Denker gewesen.

Scheinbar ein unlöslicher Widerspruch und doch im Grunde nur zu begreiflich. Schon vor mehr als 50 Jahren sagte R. Virchow, einer von den wenigen großen Empirikern der medizinischen Weltgeschichte, die zugleich philosophisch veranlagte Köpfe und große Denker waren, in der Vorrede zu seiner unsterblichen Zellularpathologie: „Es ist freilich bequemer, sich auf die Forschung und die Wiedergabe des Gefundenen zu beschränken und anderen die Verwertung" (im Sinne des theoretischen Ausbaues der Wissenschaft) „zu überlassen. Aber die Erfahrung lehrt, daß dies überaus gefährlich ist und zuletzt nur denjenigen zum Vorteil ausschlägt, deren Gewissen am wenigsten zartfühlend ist." In der Tat ist, wie noch zu beweisen sein wird, das theoretisch-wissenschaftliche Gewissen der neuzeitlichen exakten Experimentalmedizin vielfach ein recht robustes gewesen. Von den unbequemen Erkenntnisfragen mag man nichts wissen. Was ist Leben? Schon die Frage riecht nach Vitalismus und derlei längst überwundenen, schrecklichen Dingen. Was ist Krankheit? Lebensäußerung des pathogenen Bazillus. Was ist Disposition? Ein mystischer Begriff!

Keiner unserer Studierenden weiß auf die Frage, was Krankheit ihrem Wesen nach sei, eine Antwort zu geben. Von Krankheiten hören und sehen sie in den Kliniken genug. Eine Vorlesung über allgemeine Pathologie, die den denkenden Schüler über die Grundbegriffe seiner Wissenschaft aufklärt, sucht er in den Vorlesungsverzeichnissen vergebens. Und wenn er sie findet, hört er sie nicht.

Die immer wiederkehrende Behauptung, wer von Disposition spreche, mache sich des Mystizismus schuldig, die einer dem andern nachschrieb und nachsprach, hat so einschüchternd gewirkt, daß ein Kliniker und Arzt, der etwas auf seinen wissenschaftlichen Ruf hielt, es bis vor kurzem kaum mehr wagte, diesen Ausdruck zu gebrauchen. Es bedeutet einen großen Schritt vorwärts, wenn der Kongreß für innere Medizin im Jahre 1911 die Dispositionslehre als Hauptgegenstand der Verhandlungen auf seine Tagesordnung gesetzt hat. Charakteristisch ist es jedoch, daß der Ausdruck Disposition schamhaft vermieden wurde. Das Thema lautete: „Über Wesen und Behandlung der Diathesen."

Pfaundler beginnt seinen ebenso lehrreichen wie grundlegenden Vortrag mit den Worten: „Διάθεσις = Dispositio = Bereitschaft". In der Tat ist Disposition nichts anderes als die wörtliche Übersetzung des uralten, aus der klassischen griechischen Medizin stammenden Wortes „Diathese" ins Lateinische. Pfaundler übersetzt ins Deutsche: Erhöhte Krankheitsbereitschaft. Diathese oder Krankheitsbereitschaft klingt nun in der Tat viel harmloser, unverfänglicher, wie die viel geschmähte Disposition. Aber geholfen hat diese sprachliche Konzession nicht viel. Wie aus Stimmungsberichten unzweideutig hervorgeht, ist der Versuch, die totgeglaubte „Diathesenlehre" ernsthaft wieder zu beleben, auf unverhohlenes Mißtrauen seitens der Mehrzahl der Kongreßteilnehmer gestoßen. Man wurde das unbehagliche Gefühl nicht los, als ob eine Rückkehr zu glücklich überwundenen naturphilosophischen Spekulationen im Anzuge sei. Die „Reaktion" ist nicht nur politisch anrüchig. Kein naturwissenschaftlich unbefangen und frei denkender Arzt will sich einen medizinischen Reaktionär schelten lassen. Ich auch nicht. Wenn ich trotzdem es übernommen habe, als Einleitung in die medizinische Enzyklopädie eine umfassende Darstellung des konstitutionellen Faktors der Pathogenese, d. h. nichts anderes, als eine wissenschaftliche Dispositions- oder Diathesenlehre zu geben, so darf ich es nicht unterlassen, von vornherein den Standpunkt, von dem aus dies geschehen soll, genau zu umgrenzen und ganz eindeutig festzulegen. Das ist mit einem Worte möglich.

Dieser Standpunkt ist der der strengen völlig voraussetzungslosen Naturwissenschaft.

Wir sind gewohnt, etwa die Mitte des vorigen Jahrhunderts als die große Wende zu bezeichnen, die die Grenze bildet zwischen der naturbeschreibenden bzw. naturphilosophischen und der naturwissenschaftlichen Richtung in der Medizin. Das ist zum Teil richtig, zum Teil falsch. Richtig ist, daß seit jener Zeit — bei uns in Deutschland nicht nur, sondern in allen Kulturländern, die sich am Aufbau der medizinischen Wissenschaften beteiligen — die ausschließlich naturwissenschaftliche Grundlage der Medizin zur unbestrittenen und wohl für alle Zeiten unbestreitbaren Herrschaft gekommen ist. Falsch wäre die Vorstellung, als ob es vorher keinen naturwissenschaftlichen Erwerb in der Medizin gegeben hätte. Tatsächlich sind echt naturwissenschaftliche Beobachtungen, ist echt naturwissenschaftliche Methodik so alt, wie die Medizin überhaupt. Freilich darf man unter Medizin nicht bloß die Heilkunst verstehen. In seinen Einheitsbestrebungen in der wissenschaftlichen Medizin (Gesammelte Abhandlungen Berlin 1856) sagt R. Virchow: „Obgleich dem Wortlaute nach nur Heilkunst, hat sich die wissenschaftliche Medizin immer die Aufgabe gestellt und stellen müssen, die einige Lehre vom Menschen zu enthalten. Seit den ältesten

Zeiten, wo die Medizin allmählich von dem Volke an die Priester und von diesen an besondere Ärzte überging, ist in ihr eine Art von heiliger Tradition geblieben, daß sie die Summe alles Wissens vom Menschen darstellen müsse." Die Medizin als Wissenschaft fällt demnach richtig verstanden mit der Anthropologie zusammen und diese ist und war Wissenschaft nur so weit, als sie sich streng naturwissenschaftlich begründen läßt.

Neuerdings wird es üblich, in diesem allgemeinen Sinne von der Medizin als einer biologischen Wissenschaft zu reden. Auch dieser Ausdruck: „biologische Doktrin" findet sich schon bei Virchow (Vorrede zur Zellularpathologie). Es darf daher gerechtfertigt erscheinen, darauf hinzuweisen, daß in unseren Tagen sogar eine besondere Gesellschaft biologisch denkender Ärzte sich gebildet hat, die die ganze Medizin „psychobiologisch" reformieren will (Bachmann, Beiträge zur Reform und Weiterbildung der Medizin auf psychobiologischer Grundlage usw., München 1911. Verlag der ärztlichen Rundschau).

Haben wir in diesen Bestrebungen den berechtigten Kern zu einer Neugestaltung des ärztlichen Denkens und Handelns vor uns? Richtig ist, wie wir sehen werden, daß der alles mit sich fortreißende Strom der Bakteriologie drauf und dran war, mit seinem wilden Tatsachengeröll die naturwissenschaftlich-biologischen Grundlagen der Medizin im theoretischen Erkenntnissinne zu überschwemmen und rettungslos zu versumpfen. Hier setzt — gewiß mit Recht — die Kritik ein. Aber nur die naturwissenschaftlich arbeitende Bakteriologie selbst konnte den Tatsachenbeweis erbringen und hat ihn erbracht, daß die anfänglichen theoretischen Voraussetzungen der jungen Wissenschaft, namentlich die von der Gleichartigkeit des Menschen als Nährboden falsch waren. Ähnlich liegen die Verhältnisse auf dem Gebiete der Ernährungslehre. Wenn die „Reform und Weiterbildung der Medizin auf psychobiologischer Grundlage" gegen die Lehren der Liebig-, Voit-Rubnerschen Ernährungstheorie zugunsten einer Einschränkung des Fleischgenusses zu Felde zieht und die Rückkehr zum „eiweißarmen hippokratisch-galenischen Regime" (!) predigt, so stehen derartige, an sich ebenso, wie der Kampf gegen den Alkoholismus sehr wohlgemeinte, praktisch therapeutische Bestrebungen so lange vollkommen in der Luft, bis ihre Voraussetzungen durch naturwissenschaftlich-exakte Stoffwechseluntersuchungen wirklich bewiesen sind. Ist die Rubnersche Lehre falsch, so wird sie durch die weitere Experimentalforschung selbst unfehlbar widerlegt werden. Denn das ist der Sinn der naturwissenschaftlichen Richtung in der Medizin, daß sie, wenn sie im einzelnen irrt, bei weiterem Fortschritt sich selbst korrigieren muß. Das gilt für alle Seiten der rastlos vorwärts strebenden Experimentalbiologie. Das gilt für die Stoffwechselprobleme ebenso, wie für die Autointoxikationslehre und den neuesten Zweig am Baume naturwissenschaftlicher Erkenntnis, der Lehre vom Spiel der Hormone, die die nächste Zukunft beherrschen wird. Auch in diesem Punkte hat in bezug auf die Bakteriologie noch kurz vor seinem Tode R. Virchow das richtige Wort gesprochen (100 Jahre allgemeiner Pathologie, Festschrift zur 100jährigen Stiftungsfeier des med.-chir. Friedrich Wilhelminstituts, Berlin 1895): „Für den ruhigen Beobachter hat dieses Treiben (der sich überstürzenden bakteriologischen Experimentalforschung) zuweilen etwas Beängstigendes. Aber der große und trostreiche Unterschied gegenüber der Methode der früheren spekulativen und aprioristischen Pathologie liegt darin, daß jeder Schritt auf dem Wege der heutigen Forscher genau kontrolliert werden kann und daß selbst die größten Enthusiasten von realen Dingen ausgehen, welche der experimentellen Kritik zugängig sind. Die reiche Fülle tatsächlicher Beobachtungen und der Eifer in der Verfolgung der kleinsten Wesen hat sicherlich etwas höchst Erfreuliches gegenüber der Öde und der Trägheit, welche die Signatur der ätiologischen Forschung vor 100 Jahren war.“

Es kann keinem Zweifel unterliegen, daß Virchow die naturwissenschaftlich nicht begründeten und, wie wir sehen werden, auf ein apokryphes Prinzip der „hippokratisch-galenischen Medizin“ zurückgeführten Bestrebungen der biologischen Reformer für ein typisches Beispiel abwegiger Sektiererei erklärt haben würde, wie sie zu allen Zeiten in der medizinischen Kulturgeschichte ihr Wesen trieben. Höchst bemerkenswert ist es in der Tat, daß auch heute noch im naturwissenschaftlichen Zeitalter die Neigung zur medizinischen Sektiererei immer wieder einmal hervorbricht, ein Beweis, daß die Menschen sich gleich bleiben und immer geblieben sind, wenigstens in der kurzen Spanne Zeit, die wir historisch zu übersehen imstande sind. Der mittlere Durchschnitt, die Masse, läßt sich jeweils von der herrschenden Strömung treiben. In spekulativen Zeiten waren die Ärzte spekulativ, jetzt sind sie, wie sie das auf der Hochschule gelernt haben, Anbeter des nackten Tatsachenkultus. Aber wie es auch zu Zeiten wüstester und ödester Spekulation nie an einzelnen, scharf beobachtenden, ruhig denkenden, im besten Sinne des Wortes naturwissenschaftlich gerichteten Ärzten gefehlt hat, so tauchen in unserer Zeit des Vorherrschens eines reinen, voraussetzungslosen, ja zum Teil zusammenhanglosen Empirismus immer wieder spekulative, sektenbildende Eigenbrödler auf, die es versuchen, gegen den herrschenden Strom der „Schulmedizin“ zu schwimmen.

Begreiflicherweise sind das so gut wie immer enthusiastische, um nicht zu sagen phantastische Therapeuten. Mögen sie sich Homöopathen oder Rademachianer nennen, mögen sie in der rein vegetarischen Lebensweise oder in der einseitigen „therapeutischen Anwendung der Mineralstoffe“ (Brasch und Cornelius, Oldenburg 1909) das Allheilmittel sehen, immer ist ihnen die Wissenschaft nur Mittel zum Zweck. Ganz einseitig legen sie sich auf irgend ein irgend woher genommenes therapeutisches Prinzip fest.

Sehr scharf charakterisiert E. Harnack, der Hallenser Pharmakologe diese Bestrebungen folgendermaßen (Deutsche med. Wochenschr. 1911, S. 2343): „Aber es ist doch wieder eine, wenn auch anders (als die Homöopathie) geartete medizinische Sekte, für die durch die Schrift von Brasch und Cornelius Schule gemacht werden soll. Ein nicht einmal besonders umfangreicher, wenngleich sicherlich nicht unwichtiger Teil der Pharmakotherapie wird hier nahezu zum einzigen Fundamente und zum allein seligmachenden Glauben erhoben. Jede solche Einseitigkeit, die für das medizinische Sektenwesen charakteristisch ist, welche Methode die einzelne Sekte auch aufs Schild erheben mag, hat natürlich große Gefahren im Gefolge, beschränkt das Denkgebiet, führt zu Fehlschlüssen und leitet auf selbsttäuschende Irrwege. Unter den Laien findet sich denn stets eine Anzahl solcher, in denen der Glaube erweckt wird, jetzt sei eigentlich erst durch Männer, die ihrer Zeit weit vorausgeschritten, der wahre Stein der Weisen gefunden, bis im Wechsel der Zeiten auch die Mode wechselt!“

Auf die sachliche Kritik durch Harnack einzugehen, ist hier nicht der Ort. Ihm die Verantwortung überlassend, will ich nur folgenden Satz anführen: „Nach Hahnemanns Versuchen erzeugt ein Dezilliontel Kochsalz unter vielen anderen Symptomen auch: Arbeitsscheu, ungeduldiges Kopfkratzen, Mangel an Besonnenheit, Dummheit und Gedankenlosigkeit, am schlimmsten des Nachmittags von 3—4 Uhr, und daher heilt es auch Krankheiten, die zu ähnlichen Symptomen führen — und nach Brasch und Cornelius braucht man zwar eine Messerspitze davon, aber dann heilt es selbst Epilepsie. Was soll man dazu sagen? Man kann nur immer wieder warnen vor falschen Propheten und unbeirrt den mühsamen Weg exakter Forschung und besonnener Beobachtung weiter wandern.“ Weder um den von ihrer Sache ehrlich überzeugten Ärzten wehe zu tun, noch weil ich fürchtete, daß hier für die medizinische Wissenschaft eine wirkliche Gefahr vorliege, führe ich das alles an. Nur auf den typischen Nachweis kommt es mir an, daß diese Art sektiererischer Schwärmerei, die auf bestimmt veranlagte Intelligenzen eine unwiderstehliche Anziehungskraft ausübt — wie das Licht auf die Motte — nicht Naturwissenschaft ist.

Umgekehrt muß, was häufig übersehen wird, mit Bestimmtheit betont werden, daß in den längst überwundenen „Systemen" früherer Zeiten vielfach ein mehr oder weniger großer Kern gesunder Beobachtung und dauernden, echt naturwissenschaftlichen Erwerbes steckt. Daß und warum die Zeit der großen Systembildungen in der Medizin unwiderbringlich vorüber ist, daß und warum die von mir vertretene Konstitutionspathologie mit der alten klassischen Systematisierung ihrem Wesen nach so gut wie gar nichts gemein hat, soll in einem anderen Zusammenhange (S. 12) erörtert werden. Hier sei zunächst nur hervorgehoben, daß von all den klassischen Systemen, die einander in der Geschichte der Medizin abgelöst haben, nur so viel übrig geblieben ist, als in ihnen naturwissenschaftlicher Neuerwerb, d. h. richtige Einzelbeobachtungen steckten. Jede einmal festgestellte Tatsache, jede einwandfrei gemachte neue Beobachtung überdauert den Wechsel der Zeiten, ist unsterblich. Das künstliche System, auf das ihre Schöpfer viel stolzer waren, wie auf ihre Einzelbeobachtungen, war nur möglich auf dem Boden willkürlicher, weil in den Tatsachen nicht genügend begründeter Gesetze, die in nichts zerfielen, wenn der Neuerwerb bisher unbekannter Tatsachen ihre Haltlosigkeit erwies.

Es ist daher ein recht gewagtes und kurzsichtiges Beginnen, wenn unsere „psychobiologischen Reformer" die Rückkehr zu einem (allerdings wie sie selbst sagen) durch die zahlreichen Erkenntnisse der exakten Zeit vielfach modifizierten und geläuterten Hippokratismus predigen und „auch aus Galens Schriften, sowie aus denjenigen der vorexakten Empiriker und Kliniker noch viel lernen zu können" vermeinen.

Hat es wirklich einen Sinn, zur Begründung einer modernen naturwissenschaftlich exakten Konstitutionspathologie auf den Hippokratismus zurückzugreifen? Was bedeutet überhaupt dieses Schlagwort?

Viele, die mit Vorliebe den Hippokratismus im Munde führen, würden wohl arg in Verlegenheit kommen, wenn sie einfach, klar und unzweideutig sagen sollten, was sie damit meinen. Und doch war, wie Wunderlich in seiner ausgezeichneten „Geschichte der Medizin, Stuttgart 1859" anführt, die Anerkennung des Hippokrates nicht nur bei seinen Zeitgenossen und den nächstfolgenden Generationen eine so eminente, daß der koische Arzt bereits von Plato als höchste medizinische Autorität zitiert wird, daß er der Große genannt wurde, daß er fast göttliche Verehrung fand, sein Leben mit zahlreichen Mythen verherrlicht wurde, sondern in allen Zeiten galt der Ausdruck hippokratische Medizin als Mittel der Empfehlung und als anzustrebendes Ziel. Warum? Sieht man genauer zu, so ist nach Wunderlich tatsächlich sehr Mannigfaltiges unter Hippokratismus verstanden worden, bald einfache Empirie, bald humoralpathologische Grundlage, bald physiatrische Teleologie; bald war es überhaupt der Notschrei geistig Abgestorbener bei dem unaufhaltsamen Vordringen der Zeiten.

Was ist nun die wirkliche Bedeutung des Hippokrates? Es wäre, wieder nach Wunderlich, irrig, ihn als Schöpfer einer neuen Wissenschaft oder auch nur einer neuen Epoche einer solchen anzusehen. Hippokrates selbst sagt: „Wer die Vergangenheit wegwerfend und geringschätzend einen neuen Weg und ein neues Schema sucht oder gefunden zu haben glaubt, der betrügt oder ist betrogen (de veteri medicina)." Dementsprechend macht Hippokrates auch kein neues System, ja er weist die Hypothesen mit Entschiedenheit zurück.

Wenn er gleichwohl dem Einfluß theoretischer Anschauungen sich nicht zu entziehen vermag, so muß man bedenken, daß dieselben damals fast als Axiome galten. Auch Hippokrates war ein Kind seiner Zeit. Zu den selbstverständlichen Dingen gehörten für den griechischen Gelehrten um das Jahr 350 v. Chr. die empedokleischen Elemente (Luft, Feuer, Erde, Wasser) und Elementarqualitäten (kalt, warm, trocken und feucht), die vier angeblichen Kardinalsäfte des Körpers (Schleim, Blut, Galle und schwarze Galle [statt letzterer an einzelnen Stellen der hippokratischen Schriften das Wasser]), deren richtige Mischung (Krasis) die Gesundheit verursacht und deren Störung, die Krankheit (Dyskrasie), nur durch einen Prozeß der Kochung ($\pi\acute{\epsilon}\psi\iota\varsigma$) wieder ausgeglichen wird; ferner das $\acute{\epsilon}\mu\varphi\upsilon\tau o\nu$ $\vartheta\epsilon\rho\mu\grave{o}\nu$ des Heraklit, sowie die Träger dieser Wärme. Daß aus den vier Kardinalsäften die Temperamente entstanden sind, deren konstitutionelle Bedeutung auf der Hand liegt, ist bekannt. Will man aber wirklich diese Grundvorstellungen der hippokratischen Zeit, die längst als falsch erwiesen sind, wieder aufleben lassen? Das wäre heller Unsinn.

Hippokrates selbst wäre der letzte, der, ausgerüstet mit unserem empirischen Wissen, etwas Derartiges verlangen würde.

Waren doch sogar zu seiner eigenen Zeit diese Vorstellungen bei Hippokrates nicht durchschlagend. Eingehende Theorien und Erklärungen über dieselben werden nirgends versucht. Sie mischen sich in die Darstellung wie selbstverständliche Voraussetzungen, über die man keine Rechenschaft zu geben braucht. Dementsprechend legt Hippokrates überhaupt wenig Gewicht auf theoretische Erörterungen: „Wenn andere bessere Erklärungen geben können, ist mir's recht, bei solchen Anlässen zeigt man nur die Fertigkeit seiner Zunge". Theorien haben auf seine Lehre und sein Handeln gar keinen oder nur geringen Einfluß. Die wirkliche Größe des Hippokrates besteht darin, daß er seine Kranken, soweit das mit den damaligen Hilfsmitteln möglich war, genau untersuchte, den Verlauf der Krankheiten sorgfältig beobachtete und aus dem Beobachteten möglichst unvoreingenommene und natürliche Schlüsse zog. So bewundert man (nach Wunderlich) mit vollem Recht den Reichtum und die Feinheit seiner Bemerkungen, die Umsicht seiner Untersuchung der Kranken und aller beeinflussenden Verhältnisse, die Schärfe seiner praktischen Schlüsse und vor allem das sorgfältige Festhalten an der Naturbeobachtung. Mit einem Worte, **Hippokrates war ein naturwissenschaftlich denkender Arzt.** Darin besteht seine Größe.

In hohem Grade dürftig freilich, wie sich nicht verkennen läßt, waren noch seine anatomischen und physiologischen Kenntnisse im heutigen Sinne. Seine Krankenuntersuchung berücksichtigte vorzüglich den Stand der Ernährung, den Ausdruck des Antlitzes und der Augen, die Farbe des Körpers, die Lage und die Bewegungen der Kranken, die Wärme und die Kälte der Körperoberfläche, die Art des Atmens, die Beschaffenheit des Unterleibes, die Sputa, das Erbrechen, die Fäzes, den Urin, die Blutaustritte, auffallend wenig, jedenfalls in nur ganz untergeordneter Weise, den Puls.

Die Untersuchung ist eine durchaus objektive Exploration; soweit sie durch unbewaffnete Besichtigung und Betastung zu erreichen ist. Doch auch das Gehör wird benutzt, wie die klassische Succussio Hippokratis beim Seropneumothorax beweist.

Auch die Erkennung der mechanischen Verhältnisse verborgener Organe ist ihm zugänglich: so gibt er die Milzvergrößerung und Wiederabschwellung im Fieberanfalle an.

Seine Therapie ist einfach und natürlich; sehr fein seine Bemerkungen über das diätetische Verhalten. Dasselbe wird der Individualität angepaßt und überall wird der Konstitution und den Gewohnheiten Rechnung getragen.

So kommt Wunderlich schon vor mehr als 50 Jahren zu folgendem Schluß: Soviel sei sicher, „daß Hippokrates für alle Zeiten ein Vorbild gelassen hat, wie mit wenig Mitteln eine schlichte, vorurteilsfreie von Hypothesen sich freihaltende Beobachtung zu einer scharfen und vielseitigen Einsicht in die wesentlichsten Verhältnisse der Kranken und zu einer an Hilfen reichen Pflege derselben führen kann. Dagegen ist der Versuch einer wahrhaften Rückkehr zum Hippokratismus, wenn nicht Heuchelei, so doch ein unmögliches Unternehmen. Sind einmal Detailanschauungen Gemeingut geworden, so kann sich niemand mehr den aus ihnen hervorgehenden Forderungen entziehen. Und eine vorgeschrittene und vielverzweigte Kultur kann niemals die naive Einfachheit ihres Ursprungs wiedererlangen."

Diese bemerkenswerten Sätze Wunderlichs gelten heute mehr wie je. Sie bestehen zu Recht selbst dann, wenn ein vertieftes Studium seiner Schriften ergibt, daß sich bei Hippokrates konstitutionelle Gedanken und Auffassungen finden, wie sie „erst die allerneueste Zeit wieder ernsthaft behandelt, als berechtigt anerkannt und in streng anatomisch-physiologischer Bearbeitung auf feste Basis gestellt hat". W. A. Freund und van den Velden wenden sich in einer wichtigen Darstellung anatomisch begründeter Konstitutionsanomalien (Handbuch der inneren Medizin, herausgegeben von Mohr und Stähelin, Berlin. J. Springer 1912, Bd. 4, S. 533) mit diesen Worten gegen eine Einschätzung der Konstitutionslehre bei den Alten, wie ich sie in meiner Pathogenese der inneren Krankheiten (S. 192) gegeben habe. Es heißt dort: „Die Alten, die von den logischen Verhältnissen zwischen Krankheitsursache und Krankheitsanlage eine ganz richtige Vorstellung hatten, fehlten nur darin, daß sie entsprechend dem niedrigen Grade ihrer tatsächlichen Kenntnisse von den konstituierenden Elementen des Körpers und seinem Aufbau den Gesamtorganismus für die krankhafte Reaktion verantwortlich machten und dementsprechend von schwachen und starken Konstitutionen schlechthin sprachen. Damit ist nicht viel anzufangen." Demgegenüber müsse gesagt werden, daß Hippokrates wohl eine allgemeine Schwäche des Organismus als Hauptmerkmal der individuellen Konstitution hinstellt, aber als Erkennungszeichen dieser Schwäche einige Organveränderungen und als unmittelbare Folgen Funktionsstörungen, vermöge derer das schwach konstituierte Individuum auf schädigende äußere Einflüsse schnell und energisch mit Erkrankung reagiert, ausdrücklich hervorhebe. Gerade in Hinsicht auf die neueste Entwicklung des Konstitutionsbegriffes sei dieser letzte Punkt auch für die Beurteilung des großen Hippokrates zu betonen, und auf die berühmte Stelle in der „alten Medizin" hinzuweisen, auf welche sich Plato im Phädrus bezieht, in welcher er gegen Empedokles erklärt: „Das Wesen des lebenden menschlichen Organismus kann nicht aus der supponierten Zusammensetzung desselben a priori, sondern muß experimentell a posteriori durch Erfahrung aus der Beobachtung der Einwirkung der Außendinge erschlossen werden."

Wenn W. A. Freund und van den Velden hinzufügen: „Ist das nicht die moderne Forderung experimenteller Funktionsprüfung der Leistungsfähigkeit der Organe?", so muß ich sagen: Doch nicht so ganz!

Die Forderung, das Wesen des lebenden menschlichen Organismus nicht (wie die deutschen Naturphilosophen zu Anfang des vorigen Jahrhunderts wieder taten) a priori zu konstruieren, sondern aus der durch planvoll angestelltes Experiment gewonnenen Erfahrung abzuleiten, ist das Axiom aller naturwissenschaftlich gerichteten Empiriker aller Zeiten. Mehr aber sagt jener

Satz offensichtlich nicht. Die moderne Konstitutionspathologie dagegen, deren Darstellung und Begründung dieses Buch gewidmet ist, will mehr. Sie verlangt neben der generellen Funktionsprüfung, die das Wesen der Physiologie als Wissenschaft ausmacht, die Feststellung morphologischer und funktioneller Abweichungen vom Typus, die als individueller Besitz Verbildungen oder Krankheitsanlagen darstellen. Hat Hippokrates derartige Forderungen gestellt, hat er mit solchen Anschauungen gerechnet? Bei der historischen Wichtigkeit dieser Frage gebe ich die Sätze wieder, die W. A. Freund nach der großen Hippokrates-Ausgabe E. Littrés (Oeuvres complètes d'Hippocrate 1839 bis 1861, 10 Bände) zitiert.

„Bei Hippokrates umfaßt der Konstitutionsbegriff die Konstitution des Individuums, des Volkes, des Landes, der herrschenden Krankheiten, der Jahreszeiten, der Atmosphäre. In betreff der erstgenannten (der Konstitution, die allein für uns hier in Betracht kommt, Martius) behauptet er, daß sie angeboren, in der Organisation des Individuums verborgen und im wesentlichen nicht umzugestalten sei. Er unterscheidet die gute und die schlechte Konstitution, die starke und die schwache, die schlaffe, fette, feuchte, rötliche gegenüber der straffen, gedrungenen, dunkelfarbigen und trockenen. Eine gute Konstitution läßt alle Funktionen naturgemäß und harmonisch sich abspielen. Konstitutionen, welche diätetische Entgleisungen schnell und energisch als Gesundheitsstörungen fühlen lassen, sind die vergleichsweise schwächeren gegenüber den stärkeren. Schwachsein und Kränklichsein grenzen hart aneinander. Schlaffe und feuchte Konstitution erfordert trockene, straffe und trockene feuchte Diät. Die pathogenetische Bedeutung der Konstitution wird erkannt unter anderem an der Konsolidation der Frakturen, welche in den verschiedenen Konstitutionen und Lebensaltern verschiedene Zeit benötigen. Die Behandlung der Frakturen erfordert Rücksichtnahme auf die sehr großen Verschiedenheiten der Naturen in der Widerstandskraft gegen krankhafte Einflüsse. Die Leichtigkeit oder Schwierigkeit der Einrichtung von Luxationen, und die Häufigkeit der Rezidive derselben richtet sich ebenfalls nach der Konstitution, denn die Beschaffenheit der Gelenkflächen, ob mehr trocken oder feucht, des Bandapparates, ob elastisch oder straff, ist bei den Menschen durchaus verschieden. Die kritischen Erscheinungen in akuten Krankheiten richten sich in ihrem Verlauf nach der Konstitution. Die verschiedenen Konstitutionen verhalten sich in den verschiedenen Lebensaltern und Ländern, gegenüber den Einflüssen der Lebensweise, der Jahreszeiten und herrschenden Krankheiten verschieden. Sie disponieren zu gewissen Krankheiten. Sie werden in bezug auf Arbeitsleistung und Lebensdauer durch äußere Einwirkung verschieden beeinflußt. Leichte Modifikationen der Konstitution können bewirkt werden durch Diät, speziell gutes oder schlechtes Trinkwasser, ungesunde Wohnung usw. Spezielle Angaben über die Bedeutung der konstitutionellen Beschaffenheit einzelner Organe und Organsysteme für Pathogenese und Prognose sind sehr interessant. Die vermöge ursprünglich fehlerhafter Konstitution mit einer deformen Brust, flügelförmig abstehenden Schulterblättern begabten Individuen sind bei schweren Katarrhen sehr gefährdet, mögen sie expektorieren oder nicht expektorieren. Eine viereckige behaarte Brust mit kurzem, mit Fleisch gut bedecktem Schwertknorpel gibt gute Prognose. Bei Anlage zur Phthise sind alle Erscheinungen heftiger und bedenklich. Sieht jemand wie ein an Phthise Leidender aus, so sehe man zu, ob er einen angeborenen Habitus phthisicus habe und daher dem Verderben nicht entgehen könne. Die Angabe, daß die jugendliche Alterskonstitution von 16—30 Jahren vorzugsweise zur Phthise disponiert, findet sich an mehreren Stellen. Hydrops, Phthise, Gicht und Epilepsie sind, wenn auf konstitutioneller Basis entstanden, kaum heilbar."

Da ich bisher keine Zeit gefunden habe, spezialistische Hippokrates-Studien zu treiben, so begrüße ich diese Auszüge Freunds mit besonderer Freude. Beweisen sie doch, daß der große koische Arzt auch in der Frage nach der Krankheitsanlage für seine Zeit ungewöhnlich klar und jedenfalls naturwissenschaftlich gedacht hat. Seine pathogenetische Tendenz ist mustergültig für alle Zeiten. Sachlich dagegen können wir auch aus seinen Konstitutionslehren nicht gerade noch besonders viel lernen. Rein sachlich weiß die moderne Konstitutionsforschung (Freund, Hart usw.) denn doch über die „ursprünglich fehlerhafte Thoraxkonstitution bei Phthisikern" wesentlich mehr zu sagen, wie der Hippokratismus.

Für recht bedenklich muß ich es daher erklären, wenn unsere psychobiologischen Häretiker gar für eine ganz einseitige Lebensreform ihre „Beweise" den Schriften des Hippokrates entnehmen wollen. „Bei Hippokrates, sagt Bachmann (Das Geschlecht des Materialismus. Allgemeiner Beobachter, Hamburg, 2. Jahrgang, Nr. 17. 1913), finden wir den höchst bemerkenswerten Ausspruch, daß der Kern aller ärztlichen Behandlung im „Hinzufügen" und „Wegnehmen" liege. Wir müssen dies vielen modernen Ärzten gewiß unverständliche Wort dahin deuten, daß Konstitutionsverschlechterung in der Hauptsache bestehe in Übermaß an Eiweiß und Mangel an Mineralstoffen." Wirklich? Sollte das Hippokrates realiter gemeint haben?

„Dagegen ist, sagt Wunderlich, der Versuch einer wahrhaften Rückkehr zum Hippokratismus, wenn nicht Heuchelei, so doch ein unnützes Unternehmen." Uns ist Hippokrates das klassische Beispiel für die Tatsache, daß es schon vor mehr als 2000 Jahren genial naturwissenschaftlich veranlagte Köpfe gab — genau wie heute. Für die Lehre von der Kulturentwicklung der Menschheit ist das eine Tatsache ersten Ranges. Mehr bringt uns der Hippokratismus heute nicht. Seine in zeitgenössischer Befangenheit gebundenen allgemeinen (theoretischen) Anschauungen waren falsch. Seine für die damalige Zeit erstaunliche naturwissenschaftliche Beobachtungsweise von Leben und Krankheit ist in allen Punkten längst überholt. Überlassen wir also den Hippokratismus getrost den Kulturhistorikern und der Geschichte der Medizin.

Noch weniger Sinn aber hätte es, etwa 400 Jahre nach vorwärts zu überschlagen und sachlich auf Galen (geb. 131 nach Chr.) zurückzugehen.

Galen war einer der schreibseligsten aller Ärzte, ein Polyhistor von staunenerregender Gelehrsamkeit, ein unermüdlicher Kompilator, kundig in allen Wissenschaften und in allen Schulen. Er hat viel selbst gesehen, selbst untersucht, und vor allem hatte er ein ungewöhnliches Talent für Dialektik und für formale Systematisierung und die unverkennbare Tendenz, den klassischen Gräzismus mit Bereicherung aller seitherigen Entdeckungen zu restituieren. So glückte es ihm in der Tat, an die Stelle der medizinischen Anarchie eine Richtschnur zu setzen, die zu einer unerhörten und unumschränkten Herrschaft gelangte, an der man nach fast anderthalb Jahrtausenden erst einige Zweifel sich erlaubte und die auch heute noch ihren, wenn auch meist nicht anerkannten Einfluß ausübt (Wunderlich, Geschichte der Medizin, S. 34).

Bekannt ist, daß Galens anatomische Kenntnisse sich auf Dissektionen von Affen gründeten. „Sektionen menschlicher Leichname zu machen war längst nicht mehr möglich, und jenes Zeitalter, welches Tausende von Leben den Launen und einem brutalen Vergnügen opferte, wagte nicht, einen Toten für die Wissenschaft zu benutzen."

So hochgradig unvollkommen und häufig ganz irrig die anatomischen Vorstellungen Galens waren, blieben doch seine Schriften weit über ein Jahrtausend die einzige Quelle für die Kenntnis vom Bau des menschlichen Körpers.

Und nur mit großer Mühe und unter heftigem Widerstand wurde seine Autorität durch die direkte Forschung überwunden.

Auch hier ist sachlich für uns nichts mehr zu holen. Dagegen dürfte es im Sinne historischer Forschung nicht ohne Interesse sein, daß in theoretischer Beziehung Galen sich schon mit den Grundkräften und Elementen des Organismus und mit den Funktionen der einzelnen Teile beschäftigte. Ja, es finden sich bei ihm nach Wunderlich schon der Begriff der „Konstitutionspathologie, γένος ἀπάντων κιονόν“. Ferner findet sich bei ihm (ob zuerst, das vermag ich nicht zu entscheiden) die begriffliche Trennung von διάθεσις, widernatürlicher Zustand (teils Krankheitsursache, teils Symptom, teils wirkliche Krankheit), πάϑος (die Wirkung einer schädlichen Ursache) und νόσος (die Krankheit im Gegensatz zur Gesundheit).

„Der Einfluß des Galenismus“, sagt Wunderlich, war immens. Nicht nur wurden seine positiven Angaben wie seine Hypothesen als unantastbare Wahrheiten von den späteren Ärzten angesehen und kein nachfolgendes System war imstande, ihn vollständig zu verdrängen, sondern seine Ansichten und seine Terminologie sind allmählich vollständig ins Volk übergegangen und haben sich größtenteils in demselben erhalten.

Diesen großen Erfolg hat Galen zum Teil seinem wirklichen Scharfsinn, seinen umfassenden Kenntnissen, dem Reichtum der vorgebrachten Tatsachen und der Eindringlichkeit seines Vortrages zu danken; zum Teil aber auch liegt der Grund darin, daß die Galensche Lehre das letzte kompakte, wissenschaftliche System vor dem Verfall der Medizin gewesen ist.

Erst im 17. und 18. Jahrhundert wacht das wissenschaftliche Leben wieder auf.

Im Jahre 1628 erschien Harveys Arbeit: Exercitatio medica de motu cordis et sanguinis in animalibus, ein Schriftchen von nur 72 Seiten und doch „die größte Leistung, die in der Kenntnis des Menschen jemals einem einzelnen gelungen ist“. Das Muster einer naturwissenschaftlichen Tat ersten Ranges. Im 18. Jahrhundert herrschten die anatomischen Forschungen vor. Es gibt nach Wunderlich keine Periode in der Medizin, in welcher in solcher Zahl begabte Männer der angestrengtesten Forschung sich zuwandten, keine aber auch, welche an bedeutenden Erfolgen und Entdeckungen dem 18. Jahrhundert gleichkäme. Es ist nicht unwichtig, unsere Zeitgenossen, die das „naturwissenschaftliche Zeitalter der Medizin“ der letzten 50 Jahre miterlebt haben, daran zu erinnern, daß es auch schon früher große Perioden wissenschaftlicher Forschung gegeben hat. Um die Systeme der Stahl und Hoffmann, der Gaub und Sydenham, der Brown und vieler anderer kümmert sich kein Mensch mehr. Morgagnis Werk: De sedibus et causis morborum per anatomen indigatis 1761, das dieser merkwürdige Mann im 79. Jahre seines Lebens herausgab, ist unsterblich. Es ist — rein naturwissenschaftlicher Erwerb.

Diese Beispiele mögen genügen. Überall und zu allen Zeiten finden wir, wenn wir die Geschichte der Medizin von unserem naturwissenschaftlichen Standpunkt aus durchmustern, neben einem Wust von Aberglauben, vorgefaßten Meinungen und systematisiertem Unsinn wirkliche Bereicherung des Wissens durch einzelne klare Köpfe, die nur wenig beirrt von den Lehrmeinungen ihrer Zeit, wenn auch beschränkt durch mangelhafte Technik, natürlich beobachteten, das Beobachtete sorgfältig analysierten und das Erkannte richtig beschrieben. Als Ausdruck tiefster Menschentragik empfinden wir die Tatsache, daß viele dieser Bahnbrecher und Werteschaffer ihre Unbefangenheit und den Mut der Überzeugungstreue mit einem ausgesprochenen Martyrium büßen mußten. Ist das anders geworden? Ist die jeweils herrschende Richtung, die die Macht in Händen hat, heute duldsamer, weniger intolerant?

Nun, die Scheiterhaufen lodern nicht mehr gen Himmel. Aber es gibt auch andere Methoden, unliebsame Wahrheiten nicht aufkommen zu lassen. Die Mittel der Unterdrückung ändern sich, aber die Herrschsucht der Machthaber bleibt dieselbe, und der Kulturfortschritt scheint nur zu gedeihen auf einem Boden, der mit dem Herzblute der Besten gedüngt ist. Doch das gehört in ein anderes Kapitel. Wir fragen uns, wie es kam, daß trotz aller Ansätze reiner, klarer Naturerkenntnis der wirkliche Fortschritt der biologischen Wissenschaften und der Medizin im ganzen ein so langsamer war.

„Zu allen Zeiten sind der Entwicklung der Medizin hauptsächlich zwei Hindernisse entgegengetreten, die Autoritäten und die Systeme" (Virchow, Gesammelte Abhandlungen. Frankfurt a. M. 1856, S. 30).

Beide, der Autoritätenglaube und das System hängen eng zusammen; beide sind sie ihrem Wesen nach unvereinbar mit der naturwissenschaftlichen Richtung in der Medizin. Nur ein in sich geschlossenes System kann Anspruch auf unbeschränkte Gültigkeit, also auf absolute Autorität erheben. Die Relativität alles Wissens wird offenkundig, sobald auch nur ein wesentlicher Pfeiler des Systems als tatsächlich falsch sich erweist. Die römische Papstkirche handelt streng folgerichtig, wenn sie alles Wissen ihres Systems als ein geoffenbartes, von der Auslegung des unfehlbaren Papstes abhängig macht. Wie konnte das System Galens mehr als 1000 Jahre seine Herrschaft behalten ohne die Behauptung göttlichen Ursprungs? Das war nur möglich zu einer Zeit, wo es eine nennenswerte Naturwissenschaft nicht gab. Das Studium der Medizin bestand in der rein philologischen Auslegung des Systems. Je künstlicher, je umfassender das System, um so mehr verläuft sich der gesunde Menschenverstand in einen ungesunden Doktrinarismus (Virchow). Kommt es zu dem unvermeidlichen Konflikt zwischen den Anforderungen des Systems und einzelnen neuen Erfahrungstatsachen, so wird, solange das System herrscht, unbedenklich die neue Beobachtung dem System geopfert, und doch liegt wissenschaftlicher Fortschritt nur in dem Tatsachenerwerb, dem die geistige Verarbeitung des betreffenden Wissensgebietes sich anzupassen hat

Im Jahre 1543 veröffentlichte ein selbständiger Kopf, Andreas Vesal, sein großes siebenbändiges Werk: De humani corporis fabrica. Auch vor Vesal gab es schon anatomisch-physiologische Beobachtungen. Serveto, der Vorgänger Harveys in der richtigen Ahnung vom Mechanismus des Kreislaufs, wurde auf Calvins Veranlassung in Genf eingekerkert und wegen kirchlicher Ketzereien hingerichtet, ein trauriges Beispiel, wie wenig die Häupter der kirchlichen Reformation die Freiheit des Geistes, die sie für sich in Anspruch nahmen, für andere zu gewähren geneigt waren (Wunderlich, a. a. O. S. 69). Noch immer zeigten vor Vesals Auftreten die Anatomen große Schüchternheit im Abweichen von Galen; man begnügte sich, ihn zu kommentieren und zu vervollständigen. Selbst ein kleiner Widerspruch wurde nur mit der größten Vorsicht vorgetragen.

Erst Vesal sezierte menschliche Leichen und gab das Gesehene, obgleich gewarnt, mutig und unerschrocken kund. Das, was er für die Anatomie tatsächlich geleistet hat, anzuführen, ist hier nicht der Ort. Nur auf den Nachweis kommt es an, daß die Darstellung der tatsächlichen Verhältnisse an den Leichen genügte, den Galenismus zu stürzen, trotz des ungeheuren Spektakels, der sich in ganz Europa erhob, und obgleich selbst sein eigener Lehrer Sylvius ihn für einen wahnsinnigen Ketzer erklärte, dessen Gifthauch ganz Europa verpeste.

Wissenschaftlich blieb Vesal Sieger. Freilich war es auch in der Folge trotz allen guten Willens, unbefangen und genau zu beobachten, für seine Nachfolger nicht möglich, die alteingewurzelten Irrlehren überall schnell und völlig zu beseitigen. Noch beherrschte der Aberglaube die Köpfe auch der Besten, nicht bloß der großen Masse. Und doch ist im 17. und 18. Jahrhundert der Fortschritt ein dauernder und gewaltiger. Ein Baustein naturwissenschaftlicher Erfahrung fügte sich zum andern und schon Männer wie Hoffmann und Stahl in Halle fanden im Anfang des 18. Jahrhunderts ein reiches Wissen pathologischer Tatsachen vor, das sich auf anatomisch-physiologische Erfahrungen gründete.

Und doch trat, anscheinend unausrottbar, immer wieder das Bestreben hervor, die Wissenschaft in originellen Lehrsystemen zusammenzufassen. Was nötigte den Menschengeist immer wieder zu diesen vergeblichen Versuchen?

2. Die medizinischen Systembildungen und ihr Verhältnis zur Konstitutionspathologie.

Wie ich in meiner Pathogenese innerer Krankheiten (Leipzig und Wien 1899, S. 30 und folgende) auseinandergesetzt habe, verdanken die nosologischen Systeme ihre Entstehung dem Bedürfnis des menschlichen Geistes, die Fülle der Erfahrungen und Einzeltatsachen dadurch übersehbar und beherrschbar zu machen, daß man sie einem allgemeinen Prinzip unterordnet, von dem sie nunmehr mit Leichtigkeit deduktiv abgeleitet werden können. Systematisierungen in diesem rein logischen Sinne sind ein ganz unentbehrliches didaktisches Hilfsmittel aller empirischen Wissenschaften, nicht zum wenigsten der Medizin. Sie sind immer dann gerechtfertigt, ja vernotwendigt, wenn das allgemeine Prinzip selbst empirisch gefunden, d. h. nichts anderes als ein auf induktivem Wege abgeleitetes Gesetz ist.

Die Deduktionen aus derart gewonnenen Gesetzen stellen keineswegs inhaltlich neue Wahrheiten oder Erkenntnisse dar. Sie sind lediglich sehr bequeme Denkoperationen, mit deren Hilfe es leichter als durch bloße gedächtnismäßige Einprägung des empirischen Stoffes gelingt, eben diesen inhaltlich zu beherrschen. Ein Beispiel wird das ohne weiteres klar machen: Die Lehre von den Lähmungen enthält eine solche Fülle medizinischer Details, daß es nicht ganz leicht ist, alle Einzelheiten dieser komplexen Lehre rein gedächtnismäßig immer gegenwärtig zu haben. Die neueren anatomischen Forschungen haben nun gelehrt, daß alle wesentlichen Unterschiede nicht vom Sitz im Sinne der groben deskriptiven Anatomie (Gehirn, Rückenmark, periphere Nerven) abhängen, sondern davon, ob im Sinne des Faseraufbaues des gesamten Nervensystems das zentrale oder das periphere Neuron Sitz des schädigenden Momentes ist. Nunmehr ist es möglich, alle jene gedächtnismäßig schwer zu behaltenden Einzeltatsachen der allgemeinen Neuronenlehre unterzuordnen und deduktiv von ihr abzuleiten. Mit anderen Worten, es erweist sich als sehr bequem, die Neuronenlehre zur Systematisierung der Lähmungsformen zu benützen. In diesem rein logischen oder methodologischen Sinne ist die Systematisierung eines empirischen Wissensgebietes ein notwendiger und nützlicher Akt des ordnenden Denkens.

Von diesem Standpunkt aus ist es durchaus gerechtfertigt, die lebenden Krankheitserreger ihrer Art und Form nach übersichtlich zusammenzustellen. Es ist das nichts anderes, als eine biologische Katalogisierung der als pathogen erkannten Mikroorganismen zum Zwecke einer bequemen Übersicht. Wenn Klebs gleich zu Beginn der bakteriologischen Ära ein derartiges „System" aufgestellt hat, so war das durchaus berechtigt, wenngleich er sich darüber hätte klar sein müssen, daß jede Systematisierung derart aus dem Stadium des Provisoriums kaum herauskommen könne, weil mit fortschreitender Erkenntnis der Inhalt der systematischen Aufzählung fortwährend wechseln muß. Die große Klasse der Protozoen als Krankheitserreger ist seitdem hinzugekommen. Die Erreger der akuten Exantheme sind auch heute noch unbekannt. Aber das ist nicht das Wesentliche. Viel wichtiger ist die Tatsache, daß Klebs und mit ihm viele andere des naiven Glaubens waren, die ganze Krankheitslehre nunmehr ätiologisch einwandfrei ihrem Wesen nach bestimmen und erklären zu können. Formuliert er doch den Satz: „Ein natürliches System der Infektionskrankheiten ist identisch mit dem natürlichen System der dieselben erzeugenden Organismen." Nie ist eine Behauptung von größerer Unwissenschaftlichkeit ausgesprochen worden, wie diese.

Methodologisch ebenso falsch waren die typischen nosologischen Systeme der alten Medizin. Nur entstanden sie zu einer Zeit, wo keineswegs die Überfülle des bereits erarbeiteten empirischen Materials es war, die zur Systematisierung drängte. Im Gegenteil. Gerade weil beim völligen Fehlen aller uns jetzt so geläufigen Hilfsmittel der experimentellen Technik der Kreis der Erfahrungstatsachen noch ein äußerst dürftiger war, suchte man das fehlende Wissen anderswoher zu ergänzen, und zwar durch reine Spekulation. Man leitete, mit anderen Worten, aus einem anderswoher genommenen, allgemeinen Prinzip rein philosophischer oder physikalischer oder chemischer Art — je nach der herrschenden Weltanschauung — das nosologische Wissen ab und brachte mehr weniger gewaltsam das dürftige wirkliche Wissen damit in Einklang. Daß noch im Jahre 1841 Ringseis in München in seinem System der Medizin mit ebensoviel Geist und Dialektik, als Verkehrtheit und mönchischem Eifer ganz theosophisch alles Kranksein von der Sünde ableitete, darf nicht vergessen werden.

Die Brownsche Irritabilitätslehre, die wechselnden Humoral- und Solidarpathologien der alten Ärzte leiden im Prinzip an demselben Fehler.

Der Unterschied dieser spekulativen Systeme von den vorhin erwähnten, rein methodologischen Systematisierungen der streng empirischen Wissenschaften springt in die Augen. Diese sind berechtigt, jene nicht. Die Zeit der ontologischen medizinischen Systeme ist unwiderbringlich dahin. Die naturwissenschaftliche Medizin kennt keinen systematischen Abschluß. Sie ist in dauernder Umgestaltung und Vorwärtsbewegung begriffen. Das braucht nicht immer wieder gesagt zu werden. Worauf es hier ankommt, das ist die Frage, wieweit jene alten klassischen Systeme, wieweit andererseits die moderne Medizin konstitutionell sind.

Nun ist es wohl begreiflich, daß die Systeme als einen wesentlichen Bestandteil der in ihnen gegebenen Vorstellungsmaße ausgesprochen konstitutionelle Momente enthielten. Es hat aber trotzdem keinen Sinn, etwa vom Hippokratismus als Beispiel einer wissenschaftlich brauchbaren Konstitutionspathologie, wie das immer wieder geschieht, zu sprechen. Endogene und exogene Krankheitsursachen, um diese neuzeitlichen Ausdrücke zu gebrauchen, werden in den alten Nosologien nicht immer in genügender Weise begrifflich auseinandergehalten. Erst jetzt ist es möglich, wie das im folgenden auseinandergesetzt werden wird, das konstitutionelle Moment, das mehr oder weniger in jede Krankheitsentstehung hineinspielt, als einen Begriff der allgemeinen Pathologie festzulegen, den zum nosologischen Einteilungsprinzip als Grundlage eines speziellen Systems zu erheben nicht angeht.

3. Äußere und innere Krankheitsursachen.

Den immer wiederkehrenden Versuch, im speziellen Krankheitssysteme, d. h. in der nun einmal nicht zu umgehenden praktischen Einteilung krankhafter Vorgänge und Zustände eine Gruppe „konstitutioneller Krankheiten" von allen übrigen Krankheiten abzusondern, möchte ich das aut-aut Prinzip nennen. Wie im ersten Abschnitt des II. Kapitels (S. 47) an praktischen Beispielen (Strümpell, F. A. Hoffmann) ausgeführt ist, scheitert die wissenschaftliche Durchführung eines derartigen Prinzips schon rein äußerlich an der Unmöglichkeit, eine alle Ärzte befriedigende Scheidung der Krankheiten in konstitutionelle und nichtkonstitutionelle durchzuführen. Jeder Versuch derart setzt den Beweis der Annahme voraus, daß es einerseits Krankheiten gibt, die nur aus inneren (endogenen, konstitutionellen) Ursachen entstehen und andererseits solche, die nur exogen bedingt sind, also lediglich äußeren Ursachen ihre Entstehung, Ausbildung und Eigenart verdanken.

Hier kommt es zunächst darauf an, historisch, wenn auch in aller Kürze, festzustellen, wie die uralten Begriffe der inneren und äußeren Krankheitsursachen sich entwickelt haben.

Als dem Urmenschen das Eigenbewußtsein aufdämmerte, war eine seiner ersten Erfahrungen die brutal sich aufdrängende Tatsache, daß ihm, seinem Leben und seiner Gesundheit dauernd schwere Gefahren von der Umwelt drohten. Der Tod im Kampf mit dem Feinde, durch übermächtige Bestien, durch Felssturz und Wassergefahr war ihm nicht weiter verwunderlich. Woher aber· der Tod an Altersschwäche, an einer der vielen geheimnisvoll wirkenden Krankheiten, der Tod ohne sichtbare Vermittlung durch äußere Gewalten, wie Blitzschlag oder Erdbeben? Der Analogieschluß, der noch heute die täglichen Erfahrungen der breiten Masse beherrscht, brachte das dumpfe Denken des empfindenden Urmenschen in Fluß. Er sah in den unbekannten Gewalten, die scheinbar ihn tückisch umlauerten, persönliche Feinde, deren Übelwollen ihn traf. Er personifizierte alles Leid, das ihn unvermutet ereilte und schuf sich so vermeintlich persönliche Feinde auch da, wo der blinde Zufall waltete.

Hatte das Gewaltige und Gräßliche plötzlich auftretender verheerender Seuchen zuerst die Geister gelähmt, so erwachte bald das Nachdenken über die grausamen Erfahrungen und wandte den Sinn der Menschen zur Transzendenz. Man gab der Seuche göttlichen Ursprung (Virchow). Gegen übernatürliche Schädigungen können aber nur übernatürliche Kräfte helfen. Der Beginn der eigentlichen Medizin war theurgische Heilkunst. In seinem schönen Buche „Hauptmomente in der geschichtlichen Entwicklung der medizinischen Therapie, Kopenhagen 1877" hat Petersen die Entwicklung der Priestermedizin in klassischer Weise geschildert. Wie naiv dämonistisch selbst ein werdendes Kulturvolk in seinen Anfängen dachte, davon gibt uns Wunderlich (a. a. O. S. 26) ein merkwürdiges Beispiel. Noch im Jahre 467 v. Chr. errichteten die Römer dem Apollo medicus und bald darauf allen möglichen anderen Sanitäts- und Krankheitsgöttern besondere Tempel: so der Febris, Mephitis, Cloacina, Salus, Lucina, Fluonia, Uterina usw., wodurch sie am sichersten hofften, deren Zorn abzuwenden und vor und in Krankheiten und Leibesnöten beschützt zu werden.

Und im Gegensatz dazu schon 100 Jahre später Hippokrates, der, wie wir sahen, abgesehen von den in seiner Zeit liegenden falschen Spekulationen korrekt naturwissenschaftlich denkt, wie nur einer der Großen unserer Tage! „Indem er", sagt Virchow, „die gesamten Lebensbedingungen der einzelnen Menschen, sowie der Völker studierte, indem er der Luft, dem Wasser, dem Boden, der Lebensweise Rechnung trug, hat er (den Seuchen gegenüber) schon den Standpunkt angebahnt, auf dem wir gegenwärtig (1856) stehen."

Aber die Kulturentwicklung der Menschheit ist keine geradlinige. Anderthalb Jahrtausend später noch schalt Luther die Ärzte, welche die Seuchen ihrer Zeit von natürlichen Ursachen ableiteten und nicht dem Teufel zuschreiben wollten. Und noch heute spielen Christian Science und Gesundbeten nicht nur bei den Armen im Geiste, sondern besonders in den Kreisen eine große Rolle, die sich selbst mit Vorliebe die Besseren zu nennen für berechtigt halten.

Machten sich einzelne philosophisch gerichtete Köpfe auch schon frühzeitig von derartig groben dämonistischen Vorstellungen frei, so blieb doch die Neigung, das Wesen der Krankheit nicht in der Natur des erkrankenden Subjektes, sondern losgelöst von ihm, als etwas für sich Existierendes aufzufassen, bestehen. Es läßt sich das bis auf Plato zurückverfolgen. Bei ihm zuerst findet sich die Idee von einer Autonomie der Krankheit, d. h. eben diejenige Anschauungsweise, welche die Krankheit nicht als eine Reihe von Erscheinungen beschreibt, die am kranken Subjekt sich entwickeln, sondern als etwas für sich Existierendes, am Körper nur Haftendes auffaßt. So gab (nach Wunderlich) Plato eines der ersten Beispiele jenes dilettantenhaften Räsonnierens über faktische Gegenstände, welches so viele Philosophen in Betreff der realen Wissenschaften nicht zu unterdrücken vermögen.

Wenn Wunderlich mit diesem Urteil, wie ich nicht zweifle, recht hat, so war demnach Plato der geistige Vater der vielberufenen „Ontologie", deren Bekämpfung einen großen Teil der ganzen medizinischen Entwicklung in naturwissenschaftlichem Sinne ausmacht. Dieser Kampf geht bis in die neueste Zeit hinein. Noch im Jahre 1856 stellt der junge Virchow die kategorische Forderung auf: „Der Begriff der Krankheit muß von seiner exzeptionellen und ontologischen Bedeutung befreit werden." Und noch 30 Jahre später schien die ätiologische Forschung unserer Tage völlig wieder in den Bann des alten ontologischen Denkens zurückfallen zu wollen.

Schien doch durch die moderne Bakteriologie die uralte Vorstellung vom Parasitismus der Krankheiten wieder aufzuleben. Und doch bestand tatsächlich von vornherein ein prinzipieller Unterschied. Der verhängnisvolle Denkfehler wurde bald wieder überwunden. Durch die alten Klassifikationen und Spezifikationen, wie sie noch Sydenham, angeregt durch die Pflanzensysteme der Botaniker für die Krankheitsspezies durchzuführen versucht hatte wurde die im Stillen schon bestehende Personifikation des Prozesses krankhafter Ereignisse im Sinne einer krassen Ontologie zum Prinzip erhoben. Von hier aus war es nur ein kleiner Schritt, die Krankheiten selbst geradezu für schmarotzende Organismen (Parasiten) am menschlichen Körper zu halten. In der modernen Bakteriologie dagegen handelt es sich tatsächlich um echte Parasiten, die Krankheiten hervorrufen. Ihr Fehler lag also keineswegs in ihrer naturwissenschaftlich exakten Empirie, sondern vielmehr in der gedanklichen Verwertung der neuen Erfahrungen zur Konstruktion des Krankheitsbegriffes.

Von außen an den Menschen herantretende, krankmachende Gewalten, wie mechanisch wirkende Kräfte, Gifte, Bakterien, Protozoen usw. spielen in der Pathogenese eine große, im Einzelfalle oft ausschlaggebende Rolle. Die Erforschung ihrer Art und Wirkungsweise ist echt naturwissenschaftliche Betätigung. Die pathogenetische Bakteriologie hat die allgemein biologischen Kenntnisse von den tierischen und pflanzlichen kleinsten Lebewesen ins Ungeheure erweitert. Und doch ist es nur aus dem Überschwang der jungen bakteriologischen Begeisterung zu verstehen, wenn Kroker (Aufgaben und Ziele der Gesundheitspflege, Berlin 1891, S. 10) behaupten konnte: „Kaum ein Beispiel kennt die Geschichte der Medizin für einen ähnlich raschen, ähnlich vollständigen, ähnlich folgereichen Umschwung der gesamten Grundlagen, auf denen das ärztliche Denken und ärztliche Handeln sich aufbaut, wie denjenigen, welchen wir infolge der scharfen Formulierung des Begriffes „Infektion" noch fortgesetzt sich vollziehen sehen."

Schroff formuliert könnte man sagen, die wirkliche Grundlage aller menschlichen Krankheit ist der Mensch, und der ist auch in der bakteriologischen Ära derselbe geblieben. Hinzugekommen ist der naturwissenschaftlich exakte Nachweis einiger Erreger.

4. Die Bakteriologie und ihr Verhältnis zur Konstitutionsfrage.

Die im Beginn der achtziger Jahre des vorigen Jahrhunderts Schlag auf Schlag sich folgenden Entdeckungen pathogener Mikroorganismen mit Hilfe der von Koch genial ersonnenen und exakt ausgebildeten Methode der Isolierung, Züchtung und Färbung führten zu der Vorstellung, als sei die Fähigkeit, krankhafte Erscheinungen beim Menschen auszulösen, eine Eigenschaft, die den betreffenden „Bakterien" an sich zukomme, wie etwa ihre Gestalt, ihre Größe, ihre Färbbarkeit oder dergleichen. In diesem Sinne teilte sie der verdienstvolle Botaniker F. Cohn ihrer vermeintlich einseitigen (spezifischen) Wirkung wegen in krankheiterregende oder pathogene, gärungerregende oder zymogene, farbstoffbildende oder chromogene Arten ein. Jeder Bakteriologe weiß heutzutage, daß das ebenso geistreich war, wie die Einteilung der Hüte in schwarze, runde und Filzhüte.

Der Ebert-Gaffkysche Bazillus erregt Abdominaltyphus nicht auf dem Drygalskischen Nährboden, sondern im Körper des Menschen, und zwar nur des Menschen. Andere Säugetiere macht er septisch, nicht typhös. Es muß also in der Konstitution oder Organisation des Menschen auf der einen, der Versuchstiere auf der anderen Seite ein irgendwie gearteter wesentlicher (wenn man will „spezifischer") Unterschied gegeben sein, der das Krankwerden oder Nichtkrankwerden nach erfolgter Infektion bestimmt. Vom Mückenstandpunkt aus ist der Mensch als Malariaplasmodienträger ein „pathogener Makroorganismus". Aber, wie die anderen Mückenarten triumphierend sagen — nur für die Anopheles!

Die Malariaempfänglichkeit ist eine generelle Eigenschaft des Menschen. Sie hängt von seiner ihm einmal eigentümlichen Organisation ab. Fragen wir, woher diese Organisation stammt, so führt diese Fragestellung über den pathogenetischen Rahmen, um den es sich hier handelt, hinaus. Wir antworten mit Virchow (Ges. Abh. S. 39): „Der Mensch ist einmal da, und wenn der forschende Geist, der sich selbst zu begreifen strebt, auch mit unermüdlicher Rast weit über die Zeiten der geschriebenen Historie, über die Dunkel der Tradition und des Mythos hinaus bis in jene vormenschlichen Perioden der Geschichte zu dringen vermag, wo die jetzt feste Erdrinde ein feuchter Nebel war, so bleibt sein eigener Leib ihm doch immer die einzige Quelle der Erkenntnis. Der Mensch ist gegeben, und unsere Forschung hat nur die Entwicklung und die Veränderung unseres eigenen Seins zu ergründen."

Mit welchen Veränderungen beantwortet der gegebene Mensch von heute dank seiner Organisation die von außen auf ihn und in ihn hineindringenden Schädlichkeiten? Das ist die Frage. Die Erfahrung ergibt, daß es außer generellen Reaktionen auf pathogene Reize vielfach individuell wechselnde Krankheitsäußerungen gibt. Immer wieder beobachtet man, daß unter den gleichen Bedingungen der Infektion oder der Intoxikation der eine erkrankt, der andere nicht. Aus dieser immer wiederkehrenden ärztlichen Erfahrung ergibt sich der uralte Dispositionsbegriff. Tatsächlich ist das auch nie bestritten worden. Jedermann weiß, daß die Menschheit für das Masern- und für das Scharlachgift empfänglich ist. Und doch machen die Ärzte immer wieder die Erfahrung, daß bei gleicher Ansteckungsgefahr (Exposition) so gut wie jeder Mensch masernkrank, aber nur etwa die Hälfte aller Menschen scharlachkrank wird. Man kann diese Erfahrungstatsache so ausdrücken, daß man für die Menschheit von einer generellen Masern-, aber nur einer individuellen Scharlachdisposition spricht. Wie diese Beschreibung des Tatsachenverhältnisses eine „Verlegenheitsphrase", „unwissenschaftlich oder gar mystisch" sein soll, ist unverständlich. In der Tat hat sich auch niemand über diese Dinge aufgeregt, bis die moderne Bakteriologie in ihrer an sich durchaus berechtigten Entdeckerfreude die neu gewonnene Erkenntnis in unwissenschaftlicher Weise dogmatisierte. Das ontologische Denken steckt der Menschheit doch noch merkwürdig tief im Blute — oder besser im Gehirn. Atavistisches Erbe aus den Uranfängen der Menschheit! Noch bis in die neueste Zeit hinein beherrschte die Vorstellung von einem absoluten Gegensatz zwischen physiologischer und pathologischer Symbiose von Mensch und Kleinlebewesen die unkritischen Köpfe. Das folgt mit zwingender Logik aus dem von vielen Autoren, unter anderen von Baumgarten, bis in die neueste Zeit hinein hartnäckig verteidigten Dogma von der Unfehlbarkeit der Ansteckung durch pathogene Mikroorganismen bei allen Individuen einer für die betreffende Krankheit überhaupt disponierten Spezies.

Noch im Jahre 1887 konnte Klebs den Satz aussprechen, daß noch niemand bewiesen oder auch nur behauptet habe, daß die regelmäßig im menschlichen Körper lebenden Mikroorganismen jemals als Krankheitserreger wirken könnten. Die Kolikrankheiten sind jetzt allgemein anerkannter Besitz der medizinischen Wissenschaft! Umgekehrt erschien es anfänglich ganz unfaßbar, als 1891 in Hamburg nachgewiesen wurde, daß es gesunde Cholerakranke gäbe. So gefaßt ist es allerdings Unsinn. Es gibt keine schwarzen Schimmel. Wohl aber gibt es „gesunde Bazillenträger". Anfänglich für die orthodoxe Bakteriologie lediglich ein Stein des Anstoßes, erwiesen sie sich als so „real", daß sie anfangen, uns jetzt schon das Leben recht gründlich ungemütlich zu machen. Nicht nur auf der inneren Oberfläche zahlreicher gesunder Menschen wuchern virulente Typhus- und Diphtheriebazillen, auch im Blute nicht manifest tuberkulöser Menschen hat man jetzt Tuberkelbazillen gefunden.

Immer wieder ist es die Bakteriologie, die uns auf den konstitutionellen Faktor der Krankheitsentstehung hinweist. Fast möchte man versucht sein, auch heute noch die anfängliche Seelenblindheit, mit der diese junge Wissenschaft, der die Menschheit so unendlich viel verdankt, der Dispositionsfrage gegenüberstand, für tief bedauerlich zu erklären. Aber es kann und darf, solange es eine historische Gerechtigkeit gibt, nicht verschwiegen werden, daß sofort von den verschiedensten Seiten her (Rosenbach, Hueppe, Gottstein, Martius, Hansemann u. a.) erkenntnistheoretisch geschulte Köpfe auf die wissenschaftliche Sackgasse hinwiesen, in die theoretisch die Bakteriologie sich verrannt hatte.

Es ist nicht meine Absicht, hier eine genaue Geschichte des Kampfes zu geben, der — mit dem vollen Siege endend — von verschiedenen Seiten her gegen die theoretisch unhaltbaren Begriffskonstruktionen der staatlich unterstützten und praktisch alles mit sich fortreißenden bakteriologischen Hochflut geführt wurde. Nur eine kurze Angabe der wichtigsten Tatsachen verlangt die historische Gerechtigkeit.

Im Jahre 1891, unmittelbar nach R. Kochs Inaugurierung der Tuberkulinära, erschien O. Rosenbachs kleine, aber inhaltreiche Schrift: Grundlagen, Aufgaben und Grenzen der Therapie nebst einem Anhange: Kritik des Kochschen Verfahrens, Wien und Leipzig. Urban und Schwarzenberg 1891.

Können wir auch nicht alle Behauptungen unterschreiben, zu denen dieser hervorragende medizinische Denker im Überschwang seiner sprudelnden Beredsamkeit sich hat hinreißen lassen, hier spricht ein feiner Kopf und scharfsinniger Kliniker zu den Ärzten seiner Zeit, die ihn — von Ausnahmen abgesehen — nicht verstanden und mit Undank belohnt haben.

„Wie erklärt man", fragt Rosenbach, „die auf den ersten Blick befremdliche Tatsache, daß im Experiment die Infektion stets erfolgt, während, trotz der Möglichkeit einer Ansteckung auf dem gewöhnlichen Wege von einer großen Anzahl unter denselben Verhältnissen befindlicher Individuen nur ein relativ kleiner Bruchteil erkrankt? Was ist der Grund für dieses differente Verhalten? Wir müssen trotz aller Fortschritte der Wissenschaft noch immer antworten: Die Disposition, und so dunkel und vielsagend ja auch dieser Begriff ist, so sind wir doch einzig und allein mit Hilfe einer solchen Annahme imstande, wenigstens einiges Licht auf diese trotz ihrer Wichtigkeit so wenig aufgeklärten Verhältnisse zu werfen."

Man beachte die auffallend vorsichtige Art, mit der, wenigstens an dieser Stelle, der sonst so rücksichtslose wissenschaftliche Kämpe das Dispositionsproblem anfaßt. Und doch verfiel er dem Anathema! Wenigstens nach seinem Tode wollen wir diesem unerschrockenen Denker den Lorbeer nicht neiden, den die Mitwelt ihm versagte. Die Saat, die er ausgestreut hat, ist groß und wird ihre Früchte tragen.

Vollkommen unabhängig von Rosenbach erschien zwei Jahre später ein bakteriologischer Spezialist, ein Schüler Kochs auf dem Plan. Ferdinand Hueppe hielt im Jahre 1893 auf der Naturforscherversammlung in Nürnberg seinen berühmten Vortrag: Über die Ursachen der Gärungen und Infektionskrankheiten und deren Beziehungen zum Kausalproblem und zur Energetik. Höchst befremdetes und erstauntes Kopfschütteln war die allgemeine Antwort. Wie konnte ein „Forscher" und gar ein zünftiger Hygieniker und Bakteriologe es wagen, im Zeitalter der Naturwissenschaft dem Naturforschertag philosophisch zu kommen, von Kausalproblemen, Erkenntnistheorie und ähnlichen verbotenen Dingen zu sprechen! Ich habe es schon einmal gesagt, nach Robert Mayer und Helmholtz ist dies die wichtigste erkenntnistheoretische Arbeit, die von naturwissenschaftlicher Seite aus über unser Thema erschienen ist.

Sollten nicht jetzt, wo der bakteriologische Strom in das ruhige Bett stiller Forschung sich ergossen hat, und die erhitzten Gemüter friedlich geworden sind, die Fachgenossen sich entschließen können, die nun 20 Jahre alte Hueppesche Darstellung einmal nachdenklich zu lesen! Niemand wird an seiner naturwissenschaftlichen Seele Schaden nehmen, der Gewinn für viele aber wird groß sein.

Nach Anführung der erkenntnistheoretischen Grundlagen des Kausalproblems, sowie nach Aufzählung vieler empirischer Tatsachen der Inkonstanz pathogener Wirkungen der Mikrobien ruft Hueppe aus: „Wie man angesichts solcher Tatsachen die entscheidende Bedeutung der Krankheitsanlage als „Ursache" und die Vererbbarkeit der Krankheitsanlage bestreiten kann, ist mir einfach unbegreiflich oder doch nur verständlich bei jemandem, der sich eben das Problem noch nicht naturwissenschaftlich zurechtgelegt hat, weil er in ontologischen Fesseln festgehalten ist, die es nicht erlauben, den Gegenstand von verschiedenen Seiten zu betrachten."

Bald folgte ein hervorragender Praktiker und medizinischer Soziologe, Dr. Ad. Gottstein, der in seiner Allgemeinen Epidemiologie, Leipzig 1897, in durchaus klarer und überzeugender Weise völlig selbständig seine mustergültigen Anschauungen über Infektion und Disposition entwickelte.

„Statt des Faktors von gleichmäßiger Höhe, welchen der Begriff der Disposition ursprünglich bedeutete, soll daher von jetzt an dieses Wort als der Ausdruck für eine variable Größe im Sinne der Mathematik angewendet werden, für welche jeder beliebige Wert von 0 bis unendlich eingesetzt werden kann. Unter Disposition des Menschen gegen eine bestimmte Seuche ist demnach diejenige variable Größe zu verstehen, welche das Wechselverhältnis zwischen der Konstitutionskraft des Menschen und einer bestimmten Spaltpilzart angibt." „Wenn die durchschnittliche Höhe der normalen Widerstandskraft mit C (Konstitution) bezeichnet wird, die Höhe der pathogenen Eigenschaften sämtlicher zu dem Menschengeschlecht in Krankheitsbeziehungen tretender Parasiten mit p (pathogen), so drückt $\frac{C}{p}$ das entstehende Verhältnis zwischen Konstitutionskraft und der Einwirkung des Krankheitserregers, also die Disposition aus."

Wie man sieht, nehmen diese Autoren alle ihren Ausgangspunkt von der Bakteriologie und beschränken sich im wesentlichen bei ihren theoretischen Konstruktionen des Krankheitsbegriffes auf das Gebiet der Infektionskrankheiten.

Seit Jahren mit demselben Problem beschäftigt, hatte ich 1898 Gelegenheit, den ganzen Stand der Frage in einer der großen allgemeinen Sitzungen der Naturforscherversammlung in Düsseldorf darzulegen und das Gottstein-sche Prinzip der Krankheitsentstehung $\frac{C}{p}$, das von diesem ebenso vorsichtig wägenden, wie entschieden sich äußernden Forscher rein epidemiologisch formuliert war, auf die gesamte Pathogenese überhaupt zu übertragen.

Die Beweise für meine „pathogenetische Weltanschauung" habe ich in zehnjähriger Arbeit in meiner Pathogenese innerer Krankheiten (Fr. Deuticke, Leipzig und Wien) niedergelegt, deren erstes Heft 1899, deren letztes (die pathogenetische Vererbungslehre) 1909 erschienen ist.

Wenn nichts anderes, so darf ich wenigstens das eine Verdienst für mich in Anspruch nehmen, diese wichtige Frage, die jetzt, wie ganz allgemein empfunden wird, durchaus zur Lösung drängt, in Fluß gebracht zu haben.

5. Konstitutionspathologie und Kausalproblem.

Zu den Pathologen, die der Einseitigkeit der bakteriologischen Krankheitsauffassung frühzeitig entgegentraten, gehören außer den im vorigen Abschnitt genannten noch Liebreich und David v. Hansemann. Von geringem Einfluß war die Polemik Liebreichs, dessen Schlagwort „Nosoparasitismus" von den Ärzten so verstanden wurde, als wolle Liebreich die Bedeutung der Mikroorganismen als Krankheitserreger überhaupt leugnen. Tatsächlich fehlte es an Bestrebungen nicht, die darauf hinausliefen, jede kausale Beziehung zwischen Krankheit und Parasit ganz radikal überhaupt in Abrede zu stellen. Diese Überspannung des antibakteriellen Prinzips konnte nicht lange vorhalten. Auch Riffel, Unterberger u. a., die sie ursprünglich vertraten, haben sie längst aufgegeben. Schon im Jahre 1899 mußte ich mich im I. Heft meiner Pathogenese (S. 68) aufs schroffste gegen einen jeden „Nosoparasitismus" erklären, der in den neu entdeckten spezifischen Bakterien nur harmlose Begleiter der Krankheit sehen wollte. „Daß das (die radikale Negierung der Bakteriologie) angesichts der jetzt absolut sichergestellten, hochgradig toxischen Eigenschaften vieler Bakterien ein völlig aussichtsloses Unterfangen wäre, liegt auf der Hand. Ebensowenig wie sich bestreiten läßt, daß der Mohn in seiner Eigenschaft als Produzent des Opiums eine für den Menschen „pathogene" Pflanze ist, ebensowenig wird sich das von den Diphtheriebazillen leugnen lassen. Ganz verschieden ist nur die Art, wie und unter welchen Umständen (in welcher Dosis) das jeder dieser Pflanzengattung eigentümliche (spezifische) Gift zur Wirkung kommt."

Nur mußte ich schon damals erklären, daß die historische und literarische Gerechtigkeit die ausdrückliche Konstatierung verlange, daß Liebreich selbst, der Urheber des „Nosoparasitismus", von einer derartigen unhaltbaren Einseitigkeit freizusprechen sei. Sagt er doch (Berl. med. Wochenschr. 1895, Nr. 14 u. 15) ausdrücklich: „Ich möchte nicht zu dem Mißverständnisse Veranlassung geben, daß Nosoparasiten für den menschlichen Organismus harmlos sein müssen." Was er behaupten wolle, sei nur, daß die schädigende Wirkung der pathogenen Mikroorganismen sich nicht der gesunden, sondern nur der bereits geschwächten (erkrankten) Zelle gegenüber entfalten könne. „Wären die Zellen nicht vorher erkrankt gewesen, so hätten sie dem Bazillus keinen Angriffspunkt bieten können — und so ist der Tuberkelbazillus kein wahrer Parasit. Er beginnt erst seine Arbeit im menschlichen Organismus, wenn eine Erkrankung ihm Gelegenheit bietet." Auch Gottstein gebraucht ursprünglich in seiner Allgemeinen Epidemiologie (Leipzig 1897) den Ausdruck Nosoparasitismus in dieser wissenschaftlich damals nicht völlig unhaltbaren Bedeutung. Er nennt Tuberkulose, Diphtherie, Abdominaltyphus, Rekurrens, Flecktyphus, Cholera nosoparasitäre Krankheitsformen, weil der menschliche Organismus diesen Krankheiten gegenüber eine angeborene Immunität wechselnder Höhe besitzt, „welche erst durch konstitutionsschwächende, d. h. disponierende Momente allerverschiedenster Art herabgesetzt werden muß, wenn die krankheitserregende Wirkung der spezifischen Mikroparasiten in Kraft treten soll."

Diese Formulierung, die ich vor 13 Jahren als wissenschaftlich zulässig bezeichnet habe, ist heute in ihrer allgemeinen Fassung nicht mehr haltbar. Sie setzt bei jenen Krankheiten in allen Einzelfällen das Vorausgehen einer Dispositionserwerbung, also einer Art vorbereitender Erkrankung als eine Conditio sine qua non jeder möglichen Bakterienwirkung voraus. Und das stimmt nicht. Die notwendige Krankheitsbereitschaft kann auch angeboren sein und sie ist in der Tat meist als generelle oder individuelle Eigenschaft des noch gesunden Menschen von vornherein gegeben.

Also nicht nur, weil der Ausdruck Nosoparasitismus mißverständlich war und tatsächlich mißverstanden wurde, mußte er aufgegeben werden, er erwies sich — selbst richtig verstanden — auch sachlich als falsch.

Viel richtiger und vor allem von vornherein umfassender hat Hansemann stets dem Konstitutionsproblem gegenüber gestanden. In seiner neuesten Veröffentlichung: „Die Konstitution als Grundlage von Krankheiten" (Med. Klinik 1812, Nr. 23) stellt sich Hansemann prinzipiell auf den Boden einer wissenschaftlich exakten Konstitutionspathologie, wie sie in diesem Buche ihre Vertretung findet. Historisch von Interesse ist folgende hierher gehörige Bemerkung: „Die Bakteriologie (deren ungeheure Bedeutung Hansemann, wie jeder wissenschaftliche Forscher, im vollsten Maße anerkennt) bekämpft besonders die Disposition, und zwar mit vollem Bewußtsein. Jeder, der, wie Hueppe, Martius, ich selbst und andere, an dem alten Begriff der Disposition festhielt und ihn weiter auszubilden suchte, wurde zunächst bekämpft und zwar nicht immer mit den besten Mitteln, nicht mit Tatsachen, sondern mit dem Vorwurfe, daß wir Gegner der Bakteriologie seien, und schließlich wurden wir stillschweigend übergangen."

Trotz der weitgehenden Übereinstimmung mit den pathogenetischen Grundanschauungen Hansemanns, wie sie dieser Artikel wiedergibt, muß ich in einer anderen Richtung die mehr auf logisch-formalem Gebiete liegt, meine abweichende Stellung zum Ausdruck bringen. Es ist das um so wichtiger, als die Auffassung und die Stellungnahme von Hansemanns auch hier, wie mir scheint nicht mit Recht, Schule zu machen beginnt.

Es handelt sich um v. Hansemanns Buch: Über das konditionale Denken in der Medizin und seine Bedeutung für die Praxis, Berlin 1912, Hirschwald, dessen Inhalt sich mit dem hier vorgetragenen Problem auf das allernächste berührt. Auch in dieser wichtigen Schrift beginnt v. Hansemann mit der Dispositionsfrage.

Mit Bestimmtheit hebt er hervor, daß die Disposition durchaus kein vager Begriff sei, wie immer behauptet werde, und etwa nichts anderes bedeute als aufgehobene Immunität. „Disposition bedeutet immer einen ganz bestimmten Zustand des Körpers. Das können wir auch für diejenigen Fälle schon mit Sicherheit sagen, wo wir über die Natur dieses Zustandes noch wenig oder gar nichts wissen, und das betrifft einen großen Teil derjenigen Fälle, bei denen eine anatomische Disposition nicht nachweisbar ist. Besonders möchte ich aber bemerken, daß diejenige Disposition, die wir als individuelle angeborene Konstitution bezeichnen, doch auch heute schon anfängt, greifbare Form anzunehmen." Mit Tornier faßt Hansemann die Konstitutionsanomalien in diesem Sinne als „Plasmaschwäche" der Organe, deren Wesen freilich noch genauer studiert und festgelegt werden müsse. In den praktischen Ausführungen Hansemanns finden sich zahlreiche Beispiele, die beweisen, daß materiell die pathogenetischen Grundanschauungen mit den von mir vertretenen durchaus übereinstimmen. Auch Hansemann ist, ebenso wie die bisher. genannten Bahnbrecher einer allgemeinen wissenschaftlichen Konstitutionspathologie, bei seinen Reformbestrebungen ausgegangen von der theoretisch unzulänglichen Verwertung der bakteriologischen Tatsachen im Sinne der allgemeinen Krankheitslehre. „Seit mehr als 25 Jahren," sagt er, „befindet sich die Medizin in dem ätiologischen Zeitalter, und sie rühmt sich dessen mit Recht, denn diese sogenannten ätiologischen Studien haben eine solche Fülle wertvoller und bahnbrechender Kenntnisse zutage gefördert, daß sich die Anschauungen nicht bloß in der Medizin, sondern auch in der gesamten Biologie in vieler Beziehung vollständig umgewandelt haben." „Nachdem das Prinzip der ätiologischen Forschung in die Wissenschaft eingeführt ist und nunmehr 25 Jahre damit gearbeitet wurde, liegt die Berechtigung vor, einmal zurückzublicken und nicht nur zu fragen, was damit geleistet worden ist, sondern ganz besonders, ob die Erwartungen, die man daran geknüpft hat, sich erfüllt haben, und wenn sie sich nicht erfüllt haben, wo die Gründe der Mißerfolge zu suchen sind." Derartige Mißerfolge schätzt nun Hansemann nicht nur bei den Infektionskrankheiten, sondern in der gesamten Pathologie recht hoch ein. So weit herrscht eine pathogenetisch recht weitgehende Übereinstimmung, wenn auch nicht in allen Einzelheiten, so doch in allen wesentlichen Grundzügen der pathogenetischen Betrachtungsweise mit den in diesem Buche niedergelegten Anschauungen. Nur in einem Punkte muß ich die Hansemannschen Ausführungen als nicht glücklich bezeichnen und zwar in der Art der formalen Begründung des von dem landläufigen medizinischen Denken abweichenden Standpunktes.

Wie wir immer wieder sehen werden, liegt der theoretische Hauptfehler der Bakteriologie und verwandter ätiologischer Untersuchungsmethoden in einer durchaus naiven Anwendung des Ursachenbegriffes. Wie im Sinne des gewöhnlichen Denkens der Funke die Ursache der Pulverexplosion ist, so ist für den Bakteriologen der Tuberkelbazillus die Ursache der Tuberkulose und gegebenenfalls des Todes des Individuums, das mit ihm in Berührung kam. Diese im ersten Rausch der Begeisterung über die weittragende Bedeutung der neuen Entdeckung zunächst allgemein akzeptierte Vorstellung ist falsch. Wir wissen jetzt, daß nicht jede bakterielle Infektion von der betreffenden Krankheit gefolgt zu sein braucht. Woran liegt das? Beim Beispiel des Pulvers ist der Erfolg immer derselbe, weil der Voraussetzung nach der Funke immer auf eine Substanz identischer Explosionsfähigkeit trifft. Ein unter denselben Bedingungen nicht explodierendes Pulver wird dem Fabrikanten mit Protest als unbrauchbar zurückgeschickt. Wenn dagegen eine biologische Tatsache feststeht, so ist es die, daß zwei menschliche Individuen, die mit einem Krankheitserreger zusammentreffen, sicher nicht absolut identisch sind. Sie können, wie viele andere Eigenschaften, auch die der ausgesprochenen Erkrankungsfähigkeit gerade dem betreffenden Erreger gegenüber haben, brauchen es aber nicht. Immer wieder werden wir auf die ungeheure Variabilität der menschlichen Eigenschaften im einzelnen trotz aller Übereinstimmung im Grundtypus zurückkommen. Die exakte Feststellung derartiger individueller Varietäten, abgesehen von der allgemeinen Erkrankungsmöglichkeit des Genus humanum, bildet den Gegenstand meiner Arbeit.

Wie schon dies einfache Beispiel erkennen läßt, liegt der reale oder materielle Grund der scheinbaren Ausnahmen vom Kausalitätsgesetz, die Hansemann zu seinem wichtigen reformatorischen Vorstoß veranlaßt haben, in der ungenügenden Einsicht der Experimentalforscher in die ungeheuer variable Natur des biologischen Objekts, mit dem die theoretische Pathogenese es zu tun hat. Hansemann sucht den Grund wo anders; er glaubt ihn rein formal in der Art der Betrachtungsweise der komplexen Vorgänge zu finden, die wir Krankheit nennen. Es ist ohne weiteres einleuchtend, daß man den fraglichen Vorgang auch anders ausdrücken kann. Man kann sagen: artidentische Tuberkelbazillen, wie sie A. tuberkulös gemacht haben, werden auch B. in derselben Weise krank machen müssen, wenn die Bedingungen des Vorganges die gleichen sind, d. h. wenn gleiche Pathogenität der Erreger vorausgesetzt, der Infektionsvorgang ein gleicher oder doch mindestens überwiegend ähnlicher war, wenn ferner die Abwehrvorrichtungen beider Individuen gleich stark oder gleich schwach sich erwiesen, wenn endlich das befallene Gewebe vitale Kräfte gleicher Wertigkeit hatte. Von ähnlichen Überlegungen aus zieht Hansemann den Schluß, daß an Stelle des kausalen Denkens das konditionale Denken in der Medizin zu treten habe. Sieht man die Literatur durch, so zeigt sich, daß bei allen konstitutionell denkenden Ärzten die Beschreibung des Krankheitsvorgangs in der konditionellen Sprachweise Hansemanns längst gang und gäbe ist. Es muß mit Bestimmtheit abgelehnt werden, daß die von Hansemann geforderte Darstellungsart, die nur eine formal andersartige ist, über die längst feststehenden Grundprinzipien der biologisch-konstitutionellen Denkweise hinausführt.

Hansemann glaubt sich entschuldigen zu müssen, daß er ohne „philosophische" Erörterungen nicht auskommen könne. Nun, geht es ohne „Philosophie" in der Naturwissenschaft nicht ab, so werden auch die Exaktesten sie mit in Kauf nehmen müssen. Doch dürfte es nicht unwichtig sein, zu betonen, daß der Ausdruck „Philosophie" in diesem Zusammenhange kaum exakt ist. Es handelt sich um eine ganz bestimmte Frage der experimentellen und naturwissenschaftlichen Logik. Eine solche kann den Ursachenbegriff keineswegs entbehren. Wenn in der ätiologischen Medizin der Ursachenbegriff unrichtig angewandt wird, so kann man darum noch nicht sagen: écrasez l'infame!

Wieder muß ich auf den Vortrag von Hueppe hinweisen, der das naturwissenschaftliche Kausalproblem grundlegend behandelt. Solange man noch auslösende Momente (bakteriologische Erreger) und Ursachen im Sinne des energetischen Grundgesetzes miteinander verwechselt, kommt keine Klarheit in die Sache. Das ausführlich zu begründen, ist hier nicht der Ort. Will man die von Verworn übernommene konditionale Betrachtungsweise Hansemanns prinzipiell als die allein maßgebende logische Form naturwissenschaftlichen Denkens grundleglich machen, so kommt man notgedrungen zur sachlichen Identifizierung von Ursache, Auslösung und Bedingung. Es widerspricht aber nicht nur dem Sprachgebrauch, sondern jedem natürlichen Denken, daß man Bedingungen „wirken" läßt. Hansemann sagt S. 24 ausdrücklich: „Wenn man die Entstehung der Krankheit erforschen will, kommt es ausschließlich darauf an, diejenigen Bedingungen zu erforschen, die in einer bestimmten Zeit eingewirkt haben." Bedingungen wirken nicht ein; unter bestimmten Bedingungen .wirkt die Ursache ein.

Wir stellen uns in den folgenden Ausführungen auf den erkenntnistheoretischen Standpunkt, den Hueppe entwickelt hat. In dem eindeutigen Sinne der Begriffsbestimmungen von Robert Mayer, sagt Hueppe, welche die exakten Naturwissenschaften endgültig angenommen haben, ist die Ursache in inneren Einrichtungen zu suchen, die von äußeren Einflüssen unabhängig als zunächst einfach gegeben anzusehen sind. Diese Causa princeps oder Res prima, auf deutsch „Ur-Sache" deckt sich im Sinne der Erkenntnistheorie mit dem Begriff der potentiellen Energie im Sinne der Mechanik. Es kann also nur die innere Einrichtung quantitativ und qualitativ alles enthalten, was auf äußere Einflüsse hin in die Erscheinung tritt, oder — anders ausgedrückt — die ausreichende Ursache für Gärungen und Krankheiten liegt nur im Bau des angesteckten Wirtes, in seiner Anlage, und im Bau, in der Konstitution des gärfähigen Körpers. Was hier nicht vorgesehen ist, kann nicht in die Erscheinung treten. Andererseits gilt, so verstanden, ausnahmslos das streng kausale Energiegesetz (Causa aequat effectum).

Nun tritt aber eine derartige Erscheinung nicht von selbst ein. Die gegebene, zunächst latente (potentielle, innere) Ursache muß irgendwie „ausgelöst werden". Eine derartige auslösende Kraft, die man als eine die Hemmung beseitigende Quantität sich vorzustellen hat, ist den inneren Einrichtungen gegenüber stets eine äußere und fremde. Als solche ist sie keine ausreichende wahre Ursache, weil sie nicht ihre Kräfte zur Erscheinung bringt, sondern durch ihre Kräfte nur andere, sonst latente Vorgänge hervorruft. „Hiernach sind die Ursachen stets innere und quantitativ abgeglichene, so daß kleine Ursachen auch nur kleine Wirkungen haben; hiernach ist die Auslösung stets ein äußerer Vorgang, und kleine Kräfte können große Wirkungen wohl auslösen, aber nicht verursachen."

Sprachlich hat man schon jetzt sich gewöhnt, diesen streng energetischen Auffassungen Rechnung zu tragen, indem man die auslösenden Kräfte stets als Gärungs - Infektions - Krankheits - „Erreger" und im physiologischen Geschehen nach altem Gebrauche als Reize bezeichnet. Das Wort „Ursache" bleibt dann im begriffskritischen Sinne für jenen Teil des Vorganges reserviert, für den es auch die exakten Wissenschaften im Sinne der Energetik allein anwenden.

Überträgt man diese erkenntnistheoretische Betrachtungsweise ganz allgemein auf das große äußerst verwickelte Gebiet der natürlichen Krankheitsentstehung überhaupt, so ergibt sich noch eine besondere Schwierigkeit: Wie schon vorhin hervorgehoben wurde, läßt sich das exakte chemisch-physikalische Experiment stets so anstellen, daß die wirkliche Ursache und das auslösende Moment (die Pulvermasse und der zündende Funke), losgelöst von allen Zufälligkeiten rein und ungestört in Funktion treten. Ein naturwissenschaftliches Experiment ist nur dann beweisend, wenn es gelingt, alle Bedingungen, unter denen das Experiment stattfindet, übersehbar zu machen und immer wieder gleich zu gestalten. So geht denn auch nach Möglichkeit die exakte Laboratoriumsarbeit des Bakteriologen vor. Aber auch hier schon hat man es mit teilweise unübersehbaren Bedingungen zu tun, die um so verwickelter, komplizierender und das reine Ergebnis der Fragestellung störender werden, je komplizierter der Nährboden gewählt wird. Den Conradi-Drigalskischen Nährboden kennen wir ganz genau, weil wir ihn uns selber hergestellt haben. Das Versuchskaninchen ist ein ungeheuer hoch komplizierter Organismus, in dessen vitale Kräfte wir kaum erst den ersten Einblick zu gewinnen begonnen haben. Wer das ungeheure Tatsachenmaterial durchmustert, das die moderne Serologie zutage fördert, wird sich nicht wundern, daß trotz der staunenswerten Fortschritte (z. B. Wassermannsche Reaktion) überall die größten Widersprüche und Unklarheiten herrschen. Willkürliche Begriffskonstruktionen treten an Stelle klar erkennbarer Einsicht. Das liegt in der Natur der Sache und kann erst überwunden werden, wenn wir eben durch das Experiment, mehr als zurzeit, die vitalen Kräfte als reale Faktoren kennen gelernt haben und voneinander in ihren Wirkungen unterscheiden können.

Ob wir mit „Antikörpern" oder „Opsoninen", mit „Anaphylaxie" oder „Hormonen" arbeiten, nie dürfen wir vergessen, daß dies vorläufige, provisorische Begriffe sind.

Noch viel komplizierter werden aber die Verhältnisse, wenn es sich um die natürliche Krankheitsentstehung, nicht um das künstliche Experiment handelt, dessen Bedingungen wir selbst willkürlich, möglichst eindeutig gestaltet haben.

Gelegentlich einer Besprechung der Syphilistherapie macht Eduard Lang in einem sehr bemerkenswerten Aufsatze: „Die Spirochaete pallida und die klinische Forschung, nebst Betrachtungen über Syphilistherapie auf Grund der jüngsten Forschungsergebnisse" (Wiener klin. Wochenschr. 1908, Nr. 48 und 49) darauf aufmerksam, wie äußerst kompliziert die natürlichen biologischen Verhältnisse bei derartiger Krankheitsentstehung und -Heilung liegen. Ich gebe den Teil seiner Ausführungen wörtlich wieder, in dem versucht wird, in der üblichen mathematischen Formelsprache für diese komplizierten Verhältnisse einen „entsprechenden didaktischen Ausdruck" zu finden.

Er sagt: „Bei der Betrachtung des therapeutischen Vorgehens klafft uns eine große Lücke entgegen. Es wird dem Umstande, daß der Organismus höchstwahrscheinlich von Natur aus mit Abwehrvorrichtungen ausgestattet ist, die es ihm ermöglichen, die Folgen des eingedrungenen Virus abzuschwächen, vielleicht in manchen Fällen ganz zu paralysieren, viel zu wenig Aufmerksamkeit zugewendet. Gewiß werden wir auch in dieser Richtung mit individuellen Unterschieden zu rechnen haben; wer will aber von vornherein leugnen, daß in einzelnen Fällen und unter gewissen Verhältnissen der Organismus nicht selbst mit der Syphilis fertig wird?

Wenn einmal, was leider so selten vorkommt, bei therapeutischen Belehrungen auch die Lebensweise und das Verhalten der Kranken eingehend betont und dargetan wird, wie sehr von diesen Umständen der weitere Verlauf der Syphilis abhängt, so erfüllt mich das mit besonderer Befriedigung; es macht den Eindruck des Überstürzten und Unreifen, wenn man sich nur auf die Therapie der Krankheit wirft und ganz vergißt, daß man es ja auch mit dem Kranken zu tun hat; die Krankheit ist ja von dem Kranken gar nicht zu trennen!

Seit jeher habe ich diesem Umstand die größte Aufmerksamkeit zugewendet und nicht verfehlt, dem auch entsprechenden didaktischen Ausdruck zu verleihen. Durch die von mir aufgestellte Formel V = F (S.K[n + t]) wollte ich dartun, daß sich der Verlauf der Syphilis (V) als eine Funktion (F) darstellt, die abhängig ist von drei inkonstanten Größen, vom Syphiliskontagium (S), von der Konstitution (K) des infizierten Organismus und (im weitesten Sinne des Wortes) von verschiedenen äußeren Umständen (n + t), die auf den Infizierten einwirken. Die dritte Größe n + t ist aus den äußeren Einflüssen zusammengesetzt, insofern sie nicht therapeutischer (n) oder rein therapeutischer (t) Natur sind. Abweichungen im Verlaufe der Syphilis sind schon durch quantitative oder auch durch qualitative Differenzen des eingedrungenen Virus gegeben. Tatsache ist ferner, daß Skrofulose, Tuberkulose, schwere Anämie, Malaria, Alkoholismus und andere die Konstitution depravierende Krankheiten die hinzutretende Syphilis nur im schlimmeren Sinne beeinflussen. Die Konstitution kann aber auch ein eigenes Gepräge erhalten durch gesteigerte oder verminderte Vulnerabilität, sei es gegen das Kontagium, sei es gegen Medikamente; ferner durch asthenische oder erethische Organisation und durch eine ganze Reihe noch wenig gekannter, kaum geahnter Attribute, deren Aufdeckung wir von der Immunochemie erwarten. Endlich — was in den Statistiken, die die chronisch-intermittierende Therapie stützen sollen, gar nie zum Ausdruck kommt — die reiche Mannigfaltigkeit der äußeren Einflüsse, die das Individuum im wohltätigen, aber auch im schädlichen Sinne treffen können! Hierdurch erklärt sich zur Genüge die große Variabilität im Verlaufe der Syphilis. Diese Betrachtungen illustrieren allein schon, daß bei der Syphilistherapie eine Schablone unrichtig angebracht ist. Jede einzelne der drei inkonstanten Größen S, K, (n + t), hat ihre große Bedeutung, die größte Wichtigkeit kommt zumeist der Inkonstanten (n + t) zu; hierbei muß betont werden, daß dem Gliede n die gleiche, ja oft genug eine noch größere Würdigung gebührt, wie dem Gliede t, weil in den allermeisten Fällen die äußeren Einflüsse allein oft genug geradezu ausschlaggebend werden für den günstigen oder ungünstigen Verlauf der Syphilis. Es ist gewiß nicht gleichgültig, ob der Syphilitiker eine geordnete Lebensweise führt und unter sanitär günstigen Umständen sich befindet oder ob er, sei es nun durch den Zwang der Verhältnisse oder durch eigene Schuld, im Widerspruche mit den Gesetzen der Hygiene lebt; es ist für den weiteren Verlauf gewiß nicht gleichgültig, ob der Syphilitiker sich schwerer Arbeit unterziehen muß und ob er sich die nötigen Erholungs- und Ruhepausen gönnen kann, ob es sich hierbei um physische oder geistige Arbeiten handelt etc. Die Glieder n und t sind zumindest als vollkommen gleichwertig anzusehen; selbstverständlich haben wir allen Grund, den größten Nachdruck auf eine rationelle Therapie zu legen, doch kann dieselbe nur bei gleichzeitiger Würdigung der unerläßlichen hygienischen Vorschriften und Fernhaltung von allerlei groben Schädlichkeiten von Nutzen sein. Die Therapie der Syphilis ist ja nichts Absolutes, ihre Erfolge hängen vielleicht mehr, wie bei irgend einer anderern Kankheit, von äußeren Umständen ab, die für den Kranken von größter Bedeutung sind, was ich dadurch zum Ausdruck bringen wollte, daß ich beide Akzidenzien (n + t) zusammenfaßte.

Alles in allem genommen, kann nicht bezweifelt werden, daß in K und n Momente liegen, die auf die natürlichen Abwehrvorrichtungen des infizierten Organismus gegen den eingedrungenen Feind (das eingedrungene Contagium vivum) von heilsamster, aber auch von schädlichster Einwirkung sein können, ja müssen. Welche Beweiskraft können auch, selbst von achtbarster Seite beigebrachte Statistiken, die den Wert irgend einer Behandlungsmethode dartun sollen, beanspruchen, wenn die Hauptmomente, welche in K und n ihren Ausdruck finden, die ihnen gebührende Würdigung nicht erfahren, nach unserem jetzigen Wissen auch nicht erfahren können?"

Diese Analyse Langs soll zunächst nichts weiter beweisen als die biologische Tatsache, wie ungeheuer komplex ein derartiger Vorgang, wie die Heilung der Syphilis, sich erweist, sobald man ihn in seine Komponenten zerlegt.

Und den für den Einzelfall variablen Wert der zahlreichen Komponenten (oder Bedingungen) des Vorganges vermögen wir nicht genügend zu übersehen. Das kommt in der mathematischen Formelsprache zum Ausdruck.

Ein Beispiel aus der Chemie wird das noch klarer machen. Wenn ich 10 ccm $^1/_{10}$ Normalnatronlauge mit 10 ccm $^1/_{10}$ Normalsalzsäure zusammenbringe, so tritt völlige Neutralisation ein. Es entsteht eine indifferente Kochsalzlösung von ganz bestimmtem, voraus zu berechnendem Prozentgehalt. Dieser Vorgang vollzieht sich, weil ich seine Bedingungen vollkommen beherrsche und dem erstrebten Ziele entsprechend gestaltet habe, jedesmal restlos mit der gleichen absoluten Präzision. Darum kann ich auch die Wirkung mit absoluter Gewißheit voraussagen. Tritt sie einmal nicht ein, so ist darum nicht das Ursachen- oder Energiegesetz falsch. Es liegt vielmehr ein (korrigierbarer) Fehler in der Anordnung des Experiments, in der Konstruktion seiner Bedingungen vor.

Genau so einfach läge die Sache mit der Syphilistherapie, wenn einer ganz bestimmten Menge „Syphilis" eine ganz bestimmte Menge „Salvarsan" entspräche, derart, daß beim Zusammentreffen restlose Neutralisation (d. h. Heilung) einträte. Nehmen wir nun an, daß dem wirklich so sei, so müßte im Einzelfall die „Syphilis" jedesmal quantitativ bestimmt werden, damit wir diejenige Salvarsangabe auswählen können, die eben „neutralisiert". Auch diese Voraussetzung als gegeben angenommen, müßten wir ferner beweisen können, daß die Salvarsangabe die „Syphilis" im Organismus auch wirklich trifft, ehe wir eine Garantie dafür übernehmen könnten, daß die vorausberechnete „Sterilisatio magna" auch wirklich ausnahmslos eintritt.

Da wir das nicht können, so entscheidet hier, wie überall bei derartig komplexen, in ihren Bedingungen völlig unübersehbaren und völlig unbeherrschbaren biologischen Vorgängen — der empirische Erfolg. Der Unterschied zwischen jenem chemischen und diesem therapeutischen Experiment springt in die Augen. Nicht, daß ich an die Stelle der kausalen die konditionale Betrachtungsweise setze, eröffnet uns das Verständnis. Wir gewinnen es durch die Einsicht in die Tatsache, daß dort einfache, völlig übersehbare, hier komplexe, völlig unübersehbare Verhältnisse vorliegen. Und das kommt in glücklicher Weise zum Ausdruck durch die Anwendung des mathematischen Funktionsbegriffes. Das Gesetz $V = F (S . K . [n + t])$ gibt uns im allgemeinen an, von welchen variablen Faktoren der Erfolg abhängig zu denken ist, eine materielle Voraussage über den Ablauf des Einzelvorganges erlangen wir dadurch nicht.

Noch klarer und verständlicher werden diese Verhältnisse, wenn wir auf die Art und Weise zurückgreifen, in der Hueppe schon vor Lang den mathematischen Begriff der Funktion speziell auf die pathogenetischen Verhältnisse angewandt hat (Jahrbuch der praktischen Medizin von J. Schwalbe 1901). Neuerdings gibt er seine Formulierung ganz kurz folgendermaßen wieder:

Man müsse anerkennen, daß die Krankeit ein energetischer Prozeß sei und sich definieren lasse als eine Funktion der veränderlichen Prädisposition, des veränderlichen Reizes und der veränderlichen äußeren Bedingungen. „Jeder dieser Faktoren kann von Minus zu Plus hin von Null bis Unendlich variieren. Wenn wir die Krankheit mit „K", die Prädisposition mir „P", den Reiz mit „R" und die Außenbedingungen mit „A" bezeichnen, so erhalten wir als allgemeinen Ausdruck

$$K = F (P . R . A).$$

Dies ist keine Hypothese — „Hypotheses non fingo", wie Newton sagte —, sondern der wirkliche Ausdruck für die Tatsachen.

Wenn die Bedingungen konstant oder ohne besonderen Wert sind, so daß sie vernachlässigt oder gleich Null gesetzt werden können, so haben wir

$$K = F \ (P \ . \ R).$$

Jeder dieser Faktoren kann aus mehreren Einzelfaktoren zusammengesetzt sein; so kann z. B. die Prädisposition ererbt (p) und erworben (p^1) sein; dann haben wir an Stelle von P $(p + p^1)$ und die Formel lautet

$$K = F \ [(p + p^1) \ . \ R \ . \ A]$$

usw. In allen Fällen können wir jeden einzelnen Faktor getrennt mit geeigneten Methoden prüfen, können jeden Faktor mit jedem anderen vergleichen. Z. B. untersuchte Ammon die Beziehungen zwischen der Prädisposition und der Menge pathogener Keime und vermochte sie klarzulegen mittelst Konstruktion exakter Kurven nach Gauß.

Die Erkenntnis der Krankheit als einer Funktion und unsere Fähigkeit, die verschiedenen Faktoren mathematisch in Kurven auszudrücken, läßt die Pathologie denselben Grad der Exaktheit erlangen, wie ihn die Physiologie schon längere Zeit besaß."

Diese letzte Bemerkung Hueppes kann zu Mißverständnissen Veranlassung geben. Gemeint ist nicht, daß die Pathologie den angegebenen Grad der Exaktheit bereits erlangt habe. Gemeint ist, daß sie ihn, allgemein erkenntnistheoretisch ausgedrückt, erlangen würde, wenn die Forderungen der mathematischen Formelsprache bereits durchaus erfüllbar wären. Aber davon sind wir noch weit entfernt. Es dürfte nicht unnötig sein, den mit dem mathematischen Funktionsbegriff und der mathematischen Formelsprache nicht vertrauten Ärzten ausdrücklich zu sagen, daß mit derartigen Formulierungen sachlich keine neue Erkenntnis gegeben wird, daß es sich vielmehr nur darum handelt, die Erkenntnisprinzipien ohne viel Worte, und zwar in möglichst einfachen Symbolen wiederzugeben.

Schließlich sei noch hervorgehoben, daß auch Strümpell mehrfach zur Darstellung der pathogenetischen Faktoren im Einzelfalle einer entsprechenden Zeichensprache sich bedient. Bei Gelegenheit der Diskussion der Tabesfrage stellt er (nach Bernhardt, Berl. klin. Wochenschr. 1912, Nr. 32, S. 1506) die Formel $K = \dfrac{S}{W}$ auf. Hier bedeutet K die Krankheit, S die ursächliche Schädlichkeit, W den Widerstand, den der Organismus dem Entstehen und der Entwicklung des Leidens entgegensetzen kann. (Wie ohne weiteres einleuchtet, ist diese Formel mit der alten Gottstein-Martiusschen $K = \dfrac{p}{c}$ wesensidentisch.) Diese Formel erweitert Strümpell nun noch in folgender Weise: Die wesentliche Schädlichkeit bezeichnet er mit Sw, die begleitenden Schädlichkeiten, die auch mal fehlen können, mit Sb. Die wesentliche Schädlichkeit in den Fällen von Tabes muß immer vorhanden sein. Auch der Widerstand, den der Organismus dem Entstehen der Krankheit entgegensetzen kann, setzt sich aus zwei Faktoren zusammen: einmal der angeborenen Widerstandskraft Wa und dann der erworbenen We, die je nachdem (gute Ernährung, verständige Lebensweise) abnehmen oder auch durch Auftreten anderer Schädlichkeiten (funktionelle Überanstrengung, toxische Schädigungen, wie Alkohol usw.) zunehmen kann. Er bezeichnet sie mit We. So kommt also folgende Formel zustande: $K = \dfrac{Sw + Sb}{Wa \pm We}$, eine Formel, die nur in ihrer Form, nicht in ihrer Absicht von den bereits aufgeführten sich unterscheidet.

Auch hier tritt die Komplexität der Bedingungen, die der Krankheitsentstehung zugrunde liegen, klar zutage.

Da den meisten Ärzten die mathematische Formelsprache unbequem zu sein pflegt, wirkt die Ausführung eines praktischen Beispiels vielleicht überzeugender.

In dem neuen „Handbuch der allgemeinen Pathologie und pathologischen Anatomie des Kindesalters", herausgegeben von Brüning und Schwalbe (Wiesbaden, Bergmann 1912, Bd. 1) gibt E. Schwalbe S. 46 in sehr lesenswerten allgemeinen Ausführungen über Krankheitsursachen, Disposition und verwandte Begriffe eine ausführliche Analyse der fraglichen Verhältnisse am Beispiel der Pneumonie. „Wir haben es," sagt er, „bei derselben mit einer typischen Infektionskrankheit zu tun, deren häufigster Erreger genau bekannt ist in dem Diplococcus lanceolatus. Keineswegs aber liegt die Entstehung der Krankheit so einfach, daß, wenn etwa Mensch und Diplococcus zusammentreffen, das Ergebnis eine Lungenentzündung sein muß." Denn es gibt eine größere Zahl von Menschen, die den Diplococcus lanceolatus als Bewohner der Mundhöhle beherbergen, ohne an Pneumonie zu erkranken. Die kausale Forschung müßte also fragen: Wie kommt es, daß der nicht selten in der Mundhöhle harmlose Diplococcus gelegentlich zu einem Krankheitserreger in der Lunge wird?

Nun wissen wir, daß die normale Schleimhaut der Luftwege, ebenso wie das Alveolarepithel der Lunge in unverletztem Zustande gegenüber Bakterien eine große Widerstandsfähigkeit besitzt. Durch „Entzündung" kann diese Widerstandsfähigkeit verloren gehen. Die „katarrhalische Entzündung" ist die Folge einer Erkältung. So wird die Erkältung ganz im Sinne der Alten zur „Ursache" der Pneumonie. Dann hätten wir schon zwei Ursachen! Nun erkältet sich aber unter denselben Verhältnissen nicht jeder. Voraussetzung der Erkältung ist eine gewisse Disposition. Diese kann erworben sein, sie „beruht zum Teil aber auf angeborenen Baueigentümlichkeiten des Körpers". „Wenigstens haben wir Grund, anzunehmen, daß Disposition zur Erkältung auch erblich sein kann."

Also eine dritte Ursache!

Endlich ist aber auch die Disposition gegenüber der Diplokokkeninfektion (richtiger der Erkrankungsmöglichkeit nach erfolgter Infektion) als sehr wichtige Ursache in Rechnung zu stellen, ganz abgesehen davon, daß nach nunmehr erfolgter Erkrankung Verlauf und Ausgang (Tod, Genesung, oder Heilung mit Defekt bzw. Nachkrankheit) von den verschiedensten Umständen, z. B. Beschaffenheit des Herzens, vorausgegangenem Alkoholismus usw. abhängt.

In allen diesen Momenten kann man „Ursachen" suchen. Der gewöhnliche Sprachgebrauch hindert niemand, als „eigentliche" Ursache des etwaigen üblen Ausganges nicht den Bazillus, sondern die Erkältung, oder die vererbte Familieneigentümlichkeit (wenn z. B. der Vater auch an Pneumonie gestorben ist), oder wenn es sich um einen Potator handelt, den leidigen Suff zu bezeichnen und mit einem gewissen Recht anzuschuldigen. So spricht denn Schwalbe nach diesen von mir noch etwas erweiterten Andeutungen von dem außerordentlich komplizierten Problem der Ursachenerkenntnis einer Krankheit und fügt hinzu: „Daß wir trotz dieser äußersten Mannigfaltigkeit der zusammenwirkenden Ursachen eine besonders betonen, in unserem Falle den Diplococcus lanceolatus, hat darin seine Berechtigung, daß ohne diesen auch der ganze übrige Ursachenkomplex niemals zu der typischen Erkrankung, in unserem Beispiel der croupösen Pneumonie, geführt hätte."

Das ist vollkommen richtig. Und doch kommt unser grübelndes Denken nicht zur Ruhe.

Wir haben einen Haufen von Ursachen, aber welches ist, um mit Schwalbe zu reden, die Hauptursache? Der Diplococcus doch offenbar solange nicht, als er, wie das Bacterium coli nur harmloser Symbiont ist. So verstehen wir denn Hansemann, wenn er die leidigen Ursachen ganz eliminieren und nur von Bedingungen sprechen will. Aber damit kommen wir aus dem unklaren Regen unter die unlogische Traufe. Den lebendigen, realen Diplococcus zu einer abstrakten Bedingung zu degradieren, will uns doch nicht recht in den Kopf. Und doch liegt die Sache ganz klar, wenn man nur die längst zum Gebrauch fertig daliegenden Kategorien richtig anwendet.

Nach den Lehren der energetischen Naturwissenschaft ist die „Ur-Sache" der Pneumonie die im gegebenen Falle vorhandene spezifische Gewebsbeschaffenheit der Lunge, an der der eigenartige Prozeß, den wir Pneumonie nennen, zur Ausbildung kommt und abläuft. Dieser Prozeß entsteht niemals „von selbst" oder aus sog. inneren Ursachen. Er muß irgendwie von außen angeregt, ausgelöst werden. Der Erreger ist bei der Pneumonie meist, nicht immer, der Pneumococcus Fränkel-Weichselbaum. Das Zusammentreffen einer erkrankungsfähigen Lunge mit dem Diplococcus genügt aber durchaus nicht immer, um den fraglichen Vorgang, eben die Pneumonie, in Gang zu bringen. Das geschieht häufig nur unter ganz bestimmten Bedingungen, die in ihren zeitlichen und örtlichen Verhältnissen, sowie in dem Grade ihrer Ausbildung (Intensität, z. B. Erkältung) den größten Schwankungen unterliegen können.

Das alles kommt in den mathematischen Symbolen der Formel Hueppes klar zum Ausdruck: K = F [(p + p¹) R . A]. Auf unseren Fall bezogen:

Die Pneumonie ist die Funktion (das Produkt) einer besonders gearteten (erworbenen oder ererbten) Beschaffenheit des erkrankten Gewebes (Prädisposition = p + p¹), eines spezifischen Reizes (R), d. h. des Erregers und der ganzen Summe der jeweils nötigen Außenbedingungen (A).

Legen wir uns die Verhältnisse nach der Formel v. Strümpells

$$K = \frac{Sw + Sb}{Wa \pm We}$$

zurecht, so ergibt sich: Die Pneumonie ist direkt proportional der wesentlichen Schädlichkeit (Sw = Intensität des Erregers) und eventuell der begleitenden Schädlichkeiten (Sb = z. B. der Erkältung, dem Alkoholismus usw.), dagegen umgekehrt proportional der angeborenen (Wa) oder erworbenen (We) Widerstandskraft.

Daß es sich in beiden Fällen um die Anwendung derselben logischen Kategorien handelt, ist klar. Praktisch ist die Strümpellsche Formel besonders brauchbar. Erkenntnistheoretisch ist die Formel Hueppes vorzuziehen, weil sie das Verhältnis von „Ursache" (im Sinne der naturwissenschaftlichen Energetik) „auslösendem Moment" und „Bedingungen" unmittelbar zum Ausdruck bringt.

Nach alledem muß ich den Versuch Hansemanns, das „kausale" Denken in der Medizin durch das „konditionale" zu ersetzen, für durchaus unglücklich halten. Die von ihm behaupteten Widersprüche, zu denen die Kausalitätslehre in der Medizin führe, existieren nicht, wenigstens für den nicht, der sie richtig anwendet. Nicht auf eine formale Reform kommt es an, sondern auf die Anerkennung der realen Tatsache, daß die natürliche Krankheitsentstehung es mit komplexen Bedingungen zu tun hat, die sich nicht, wie beim reinen Experiment, eliminieren lassen. Wir werden im folgenden zu untersuchen haben, welches die erkennbaren Krankheitsanlagen sind, durch welche auslösende Momente sie zur Krankheit werden, und unter welchen komplexen Bedingungen dies im Einzelfall geschieht.

6. Die prinzipielle Anerkennung des konstitutionellen Gedankens.

Daß selbst in der Bakteriologie strengster Observanz der konstitutionelle Dispositionsgedanke, wenn auch langsam, so doch sicher, Fuß zu fassen beginnt, beweist jeder Blick in die Literatur. Wenn auch vielfach noch mißverstanden, nur halb erfaßt oder schief dargestellt, die allgemein pathologische Diathesenlehre ist auf dem Marsch und niemand wird sie aufhalten. Als einwandfreien Zeugen nenne ich Friedrich Löffler, einen der bekanntesten Vertreter der Kochschen Schule in Reinkultur, den berühmten Entdecker des Diphtherieerregers. Löffler beendet einen Vortrag: „Ursachen und Entstehung der Infektion" (in der Sammlung: „Die Infektion, ihre Erkennung und Behandlung. 16 Vorträge usw., Fischer, Jena 1911) mit einer kurzen Erörterung „einer Anzahl von Faktoren, die für die Entstehung der Infektion von Bedeutung sind und die man unter dem Begriff der Disposition zusammenfaßt". Er schließt seine Bemerkungen mit der Mahnung, „die Frage der Disposition beim Zustandekommen der Infektion nicht unbeachtet zu lassen, sondern in jedem Falle näher zu erforschen."

Freilich — die Konstitutionspathologie will mehr. War auch die Bakteriologie der Ausgangspunkt ihrer Entwicklung, sie ist ein übergeordnetes Prinzip, das die gesamte Pathologie umfaßt.

Schon mehren sich die Versuche, ganz allgemein diesem Prinzip gerecht zu werden.

Ein solcher Versuch, sich prinzipiell, wenn auch in aller Kürze, mit dem vorliegenden Problem auseinanderzusetzen, findet sich in einem orientierenden Vortrag, den Professor Dr. Ossian Schaumann, Helsingfors, auf dem VI. Nordischen Kongresse für innere Medizin in Skagen (Dänemark) 1909 gehalten hat. „Einige Worte über die funktionelle Diagnostik, ihre jetzige Bedeutung und ihr künftiges Ziel" (Medizinische Klinik 1910, Nr. 7). Schaumann setzt auseinander, daß die pathologisch-anatomische Begründung der Krankheitslehre, die lange Zeit fast allein das Feld beherrschte, der Ergänzung durch die von Ottomar Rosenbach in erster Linie begründete und gelehrte funktionelle Diagnostik ergänzt werden müsse. Mit Recht hebt dieser Kliniker hervor, daß es sich bei Rosenbach zunächst nur um die generelle Bedeutung der funktionellen Diagnostik für die praktische Medizin und speziell für die Therapie gehandelt habe. Im Verfolg des funktionellen Gedankens wird ausgeführt, daß die funktionelle Diagnostik nicht nur bei völlig entwickelten, ja weit vorgeschrittenen Krankheiten eine wichtige Rolle spielen könne, daß sie vielmehr auch zur Feststellung der Krankheitsanlage im Einzelfall künftighin verwendet werden müsse. „Die funktionelle Diagnostik", heißt es, „berücksichtigt den bekannten Sachverhalt, daß es nahezu ebenso viele Krankheiten, wie kranke Individuen gibt." Sie bahnt, mit anderen Worten, den Weg für ein im hohen Grade individualisiertendes Verfahren und sie gestattet uns, dasselbe auf einer festeren, einer sichereren Grundlage zu basieren, als es den alten Hippokratikern möglich war. Denn so hoch diese auch die berühmte Regel: „Non eadem omnibus conveniunt" schätzten, waren sie bei der Wahrung der Anforderungen des individualisierenden Moments fast ausschließlich auf ihren Blick, ihren Takt, ihre glückliche Intuition angewiesen, während der heutige Arzt sich wenigstens in gewissen Fällen hierbei auf das Resultat einer objektiven Untersuchung stützen kann." „Selbst in Fällen, wo wir noch nicht von dem Vorhandensein einer Krankheit sprechen können, sondern es nur mit einer Organschwäche zu tun haben, die möglicherweise zur Krankheit führen kann, auch in solchen Fällen muß — wie Martius besonders betont — die funktionelle Diagnostik uns recht oft eine wertvolle Richtschnur gewähren können." „Daß dasselbe Organ bei Individuen gleichen Alters und Geschlechts erhebliche Verschiedenheiten aufweisen kann, selbst wenn das Organ nicht Sitz irgendwelcher krankhafter Veränderungen ist, ist jederman geläufig. Und die Bedeutung dieser Tatsache, die ja ein Ausdruck eines Naturgesetzes — der alle erschaffenen Wesen beherrschenden Variation — ist, sollte von keinem denkenden Arzte unterschätzt werden können. Gleichwohl liegt uns die Zeit nicht fern, wo man unter dem Einfluß der großartigen Triumphe der Bakteriologie vielerorts geneigt war, die ausschlaggebende Bedeutung, die der Organkonstitution bei der Entstehung einer großen Anzahl Krankheiten beigemessen werden muß, fast vollständig zu übersehen. Man wollte ziemlich allgemein in den Bakterien und überhaupt in den äußeren, den sogenannten exogenen Momenten, wenn nicht die einzige, doch wenigstens die allerwichtigste Krankheitsursache erblicken. „Tuberkulös wird jeder, in dessen Körper sich das tuberkulöse Virus etabliert", sagte Cohnheim, und wenn auch ein so radikaler Standpunkt nicht von vielen anderen Nichtbakteriologen vertreten wurde, schlossen sich die reinen Bakteriologen ohne besondere Reservation der genannten Auffassung an." Dies sei der Punkt, wo die „ebenso strenge als gerechte Kritik der Hueppe, Gottstein, Martius, Lubarsch und vieler anderer" eingesetzt habe. Ausschlaggebend war namentlich die Entdeckung der sogenannten gesunden Bazillenträger. Nach Hueppe sei die Krankheit ein Prozeß, der in energetischem Sinne als eine Funktion der veränderlichen Krankheitsanlage oder der Disposition und der veränderlichen äußeren Krankheitsbedingungen, unter welchen wir leben, oder der Exposition aufgefaßt werden kann. „Der Anteil, den diese beiden Faktoren an der Entstehung der Krankheit haben, ist in verschiedenen Fällen sehr verschieden. Je geringer die Disposition ist, desto stärkere exogene Momente sind erforderlich, und umgekehrt, je größer die Disposition ist, desto unbedeutender können die äußeren Krankheitsursachen sein." Ebenso habe Orth jüngst die Krankheitsdisposition als eine Eigentümlichkeit im Bau der Körpergewebe, ihrer chemischen Zusammensetzung und ihrer Funktion definiert. Auch der Martiusschen Auffassung von der konstitutionellen Natur der Chlorose schließt sich Schaumann an. Er zitiert folgende Sätze aus meiner Pathogenese: „Die exogenen Momente haben (zur Verhütung der Chlorose im Einzelfall) eine große prophylaktische Bedeutung. Aber sie sind nicht das Determinierende des ganzen Vorgangs. Ein junges Mädchen, das von jeder chlorotischen Anlage frei ist, mag unter ungünstigen Verhältnissen anämisch, schwach, tuberkulös oder sonst was werden, meinetwegen verhungern, — spezifisch chlorotisch wird es nicht."

Was bedeute ferner Ehrlichs Postulat, daß das Toxin mit dem Rezeptor, h. e. dem Zellprotoplasma zusammenpassen soll in ganz derselben Weise, wie eine Schraube in eine Mutter oder ein Schlüssel zu einem Schloß paßt; was bedeute dies anders, als daß eine spezifische Disposition erforderlich ist, damit das Bakteriengift eine gewisse Krankheit hervorrufen könne?

Füge ich noch hinzu, daß Schaumann auch die Feststellung der sogenannten Zuckerassimilationsgrenze nach Hofmeister bei nicht diabetischen Individuen zwecks Feststellung einer individuellen Anlage zur Glykosurie bzw. zu einem wirklichen Diabetes benutzt wissen will, daß er ferner den Strümpellschen Gedanken von der ausschlaggebenden Bedeutung der Anlage für die Entstehung des Diabetes der Biertrinker sich zu eigen macht, so wird man nicht verkennen können, wie vollständig und zielbewußt Schaumann die Grundsätze der exakten Konstitutionspathologie (Martius) anerkennt.

Zu nennen ist ferner eine im Jahre 1908 erschienene Arbeit von Wieland: Über Krankheitsdisposition (Beihefte der Med. Klinik, IV. Jahrg., Heft 4).

Ich führe nur folgende zwei Sätze an, denen ich nichts hinzuzufügen brauche:

„Das Bestimmende für die jeweilige Krankheit scheint — nicht so sehr und jedenfalls nicht in erster Linie in der Eigenart des auslösenden Reizes zu liegen, heiße er nun Tuberkelbazillus, Influenzabazillus oder Erkältung, sondern in dem Vorhandensein eines spezifisch disponierten Bodens" (S. 112).

„Die Krankheitsanlagen als funktionelle, wahrscheinlich spezifische Eigenschaften unserer Körperzellen bleiben trotz aller örtlich und zeitlich bedingter, von inneren und äußeren Momenten abhängiger Schwankungen ihrer Intensität mehr weniger konstante, im individuellen Bauplan unseres Organismus begründet liegende Faktoren und Lebensbegleiter" (S. 113).

Auch die großen Handbücher und Sammelwerke, die unsere schreibselige und drucklustige Zeit dem Bildungsbedürfnis der Ärzte entgegenbringt, fangen wieder an, sich mit den grundlegenden Fragen der allgemeinen Pathologie auseinanderzusetzen. In dem von L. Krehl und F. Marchand herausgegebenen Handbuch der allgemeinen Pathologie (Leipzig, S. Hirzel), gibt Marchand im I. Band (1908) in einer kurzen Einleitung eine gedrängte, aber sehr lesenswerte Übersicht über die wichtigsten, pathogenetischen Grundbegriffe. Den Definitionen der verschiedenen Arten von Krankheitsursachen fehlt die scharfe erkenntniskritische Durchdringung der naturwissenschaftlich-energetischen Betrachtungsweise, wie sie Hueppe zuerst gegeben hat und wie sie von mir in diesem Werke allgemein durchgeführt ist. Sehr klar und präzis ist die Betonung des innigen Zusammenhangs der Lehre von den inneren Krankheitsursachen (den Dispositionen) mit der Lehre von der Erblichkeit, der Vererbung der Krankheitsanlagen, die wir im dritten Kapitel im Zusammenhange abhandeln werden.

Hingewiesen sei schon hier auf folgenden Satz Marchands: „Von einer Vererbung sollte man in der Pathologie nur in dem streng biologischen Sinne sprechen, also von einer Übertragung von Eigenschaften von den Eltern auf die Nachkommen durch die Vereinigung des männlichen und weiblichen Keimes; alle anderen Übertragungen von Dingen, die nicht Eigenschaften des Keims sind (z. B. Infektions-Erreger) sind nicht als Vererbung zu bezeichnen." Diese Auffassung, die ich im Anschluß an Weismann seit einem halben Menschenalter vertrete, darf wohl jetzt als wissenschaftlich anerkanntes Allgemeingut gelten. Um so auffallender ist es, daß der eigentliche Bearbeiter der Lehre von den Krankheitsanlagen (angeborene und erworbene Dispositionen, Erblichkeit, S. 363—409) in diesem großen Werke, P. v. Baumgarten, von seiner alten Vorstellung, als habe die prägenitale Übertragung des Tuberkelbazillus durch Sperma oder Eizelle (bzw. durch intrauterine Infektion) irgend etwas mit der pathogenetischen Vererbungsfrage zu tun, sich noch immer nicht freimachen kann. Wenn dieser ausgezeichnete und geistreiche Pathologe sich in der Not damit behilft, zwar die Disposition zur Tuberkulose vererben, den Tuberkelbazillus dagegen anerben zu lassen, so rettet er mit diesem sprachlichen Seiltänzer-Kunststück seine in dieser Frage verlorene Position nicht. Von diesem Punkte abgesehen, stellt auch Baumgarten sich in seinen sonstigen Ausführungen, die die größte Beachtung verdienen, auf den streng biologischen Standpunkt, der langsam aber sicher in der Pathogenese sich durchsetzt. Wir verfehlen daher nicht, auf die scharfsinnigen Deduktionen dieses Forschers, deren Grundtendenz mit den in diesem Werke begründeten Anschauungen sich deckt, ausdrücklich hinzuweisen.

Von den Ärzten, die bei ihren Sonderarbeiten sich prinzipiell auf den Boden des modernen Dispositionsgedankens (bzw. der wissenschaftlichen Konstitutionslehre) gestellt haben, nenne ich hier noch Stiller, Bartel und seine Mitarbeiter, Mathes, C. Hart. Die wichtigsten Ausführungen dieser Autoren werden in den folgenden Kapiteln in dem jeweils sachlich gegebenen besonderen Zusammenhange ausführlich zur Darstellung kommen (Stiller, S. 60, Bartel, S. 77, Mathes, S. 61, Hart, S. 62). Wenn Stiller und Hart neuerdings in eine persönliche Polemik über die „phthisische Disposition" geraten sind (vgl. C. Hart, Der Thorax phthisicus und die tuberkulöse Disposition. Berl. klin. Wochenschr. 1912, Nr. 43, S. 2024), so betrifft die Divergenz der Anschauungen weniger den Grundgedanken des Konstitutionsprinzips selbst, als die richtige Einrangierung der Freund-Hartschen Lehre von der zur Phthise prädisponierenden angeborenen Enge und Starrheit der oberen Thoraxapertur in die allgemeine Dispositionslehre. Stiller hat offensichtlich das begreifliche Bestreben, diese sicherlich auch isoliert vorkommende „konstitutionelle Eigenart des Individuums", soweit ihr für die Phthise eine kausale Bedeutung zukommt, seiner allgemeinen Asthenie unterzuordnen. Ich werde der Wichtigkeit des Gegenstandes entsprechend weitläufig auseinanderzusetzen haben, daß und warum ich in diesem Punkte den nosographischen Standpunkt Stillers nicht teile. Hier kommt es vielmehr auf die Betonung des gleichen konstitutionellen Standpunkts an. Ebenso wie Hart bekenne ich mich „zu den schönen Worten, die Orth vor einigen Jahren in Wien sprach: „Im Dienste der Wissenschaft und des Wohles der Menschheit sollten wir nicht immer das Trennende betonen, sondern das Einigende hervorheben und suchen." Des letzteren besteht aber in der Tat zwischen Stiller und Hart genug.

Es ist erfreulich, daß Hart diese Gelegenheit benutzt, noch einmal seine prinzipielle Stellung zum Dispositionsgedanken überhaupt scharf zu präzisieren. „Ich schrieb mehrmals (sagt C. Hart): Wir verstehen unter Konstitution heute die Summe aller der Faktoren, von denen im wesentlichen die größere oder geringere Widerstandskraft des Organismus gegen von außen kommende Schädigungen bedingt ist. Neben der anatomisch sicht-, meß- und wägbaren Beschaffenheit des Körpers und der ihn zusammensetzenden Organe und Gewebe ist es vor allem die diesen innewohnende funktionelle äußere und innere Leistungskraft, die Fähigkeit und Art der Reaktion auf jeden einzelnen Reiz bestimmt." Während Hart vom Studium der anatomischen Verhältnisse des Thorax beim Phthisiker, wie sie vor vielen Jahren zuerst Freund beschrieben hat, zur Wertung der allgemeinen Dispositionslehre gekommen ist, soll es die Aufgabe der ganzen folgenden Darstellung sein, ganz allgemein, d. h. losgelöst von einem derartig eng umgrenzten Gebiet (das im übrigen als beweisendes Beispiel keineswegs vernachlässigt werden darf), den Konstitutionsbegriff zu analysieren und die Bedeutung des Konstitutionsmomentes für die gesamte Pathogenese des Menschen klarzulegen. Gerade die Polemik Stiller-Hart beweist am besten, daß endlich die Zeit gekommen ist, noch bestehende Mißverständnisse hinwegzuräumen und den vom Gedankenschutt der Jahrhunderte gesäuberten Boden einer naturwissenschaftlich reinen Naturbetrachtung auch in der Lehre von Leben und Kranksein gemeinsam zu betreten.

Ehe ich jedoch dazu übergehe, das Konstitutionsprinzip durch die ganze Pathologie zu verfolgen und seine Allgemeingültigkeit zu beweisen, schließe ich diese historische Einleitung mit einer kurzen Zusammenfassung meiner eigenen pathogenetischen Grundprinzipien, wie ich sie in einem Nachwort zu meiner Pathogenese innerer Krankheiten (S. 431) im Jahre 1908 veröffentlicht habe. Sie mag beweisen, daß alle folgenden Ausführungen im Wesen nichts Neues bringen. Schon vor Jahren standen die Grundlagen der konstitutionellen

Betrachtungsweise in der Pathologie fest. „Wenn ich den Begriff Wissenschaftliche Konstitutionspathologie stark betone, so geschieht das nicht im Sinne der alten nosologischen Systematisiererei. Die naturwissenschaftlich-biologische Nosologie, wie wir sie vertreten, läßt sich ihrer Natur nach nicht in den Dienst eines irgendwie gearteten speziellen Systems der Pathologie zwingen. Die Zeit „derartiger Systeme" ist unwiderbringlich vorbei. Und weder die Bakteriologie noch die Lehre von den Autointoxikationen kann, wie ihre Adepten glauben machen wollten, zur allgemein gültigen Basis eines neuen Systems in der Medizin werden. Aber ist das nicht ein Widerspruch? Ist nicht auch die „Konstitutionspathologie" im Grunde doch wieder der Versuch eines neuen und noch dazu recht aussichtslosen — Systems? Richtig verstanden keineswegs. Der Konstitutionsbegriff ist nur ein Begriff der allgemeinen Pathologie. Er besagt lediglich, daß außer der äußeren Krankheitsursache, dem pathogenen Reize, dem auslösenden Moment, oder wie man es nennen will, stets noch ein besonders geartetes, organisches Wesen vorhanden sein muß, dessen spezifische Reaktion auf den abnormen Reiz erst den Vorgang darstellt, den wir als Krankheit bezeichnen. Und daß diese spezifische Veranlagung sowohl generell variabel, d. h. artverschieden sein, als auch innerhalb derselben Art individuell stark variieren kann. Die Zahl der möglichen individuellen Variationen in der Krankheitsanlage wächst generell mit der höheren Differenzierung der Art. Der Mensch ist nicht nur das höchst organisierte, er ist zugleich — und eben deswegen auch das erkrankungsfähigste Geschöpf. Geisteskrankheiten spielen in der Tierpathologie keine besondere Rolle.

Das exakte Studium der äußeren Krankheitsursachen, insbesondere der Bakteriologie, beherrscht das Feld — mit Recht und wird es auch fürderhin beherrschen. Der Mensch muß seine äußeren Feinde kennen lernen, wenn er sie vermeiden oder unschädlich machen will. Das verlangt gerade die Konstitutionspathologie a fortiori. Sie will nur das zum Verständnis der Artempfänglichkeit und noch mehr der individuellen Pathogenese notwendige innere Moment, die erworbene oder — häufiger — angeborene Krankheitsanlage nicht vernachlässigt, sondern ebenfalls mit in die pathogenetische Rechnung eingesetzt sehen. Das letztere aber besorgt wenigstens auf ihrem Teilgebiete, immer mehr — und das ist der Humor von der Sache, oder wenn man lieber will, der Ausdruck der immanenten Gerechtigkeit in der Entwicklung wissenschaftlicher Probleme — die Bakteriologie selbst.

Auch die „orthodoxe Bakteriologie" hat gelernt, daß der Mensch, wenn auch nicht das Maß der Dinge schlechthin — die allgemeine Biologie kennt keinen anthropozentrischen Standpunkt — so doch sicher das Maß ist der menschlichen Krankheiten."

Zweites Kapitel

Sachliche Analyse des Konstitutionsbegriffes.

Schon vor mehr als einem Jahrzehnt (im Jahre 1900) habe ich im II. Heft meiner Pathogenese eine allgemein-wissenschaftliche Begründung der Konstitutionslehre zu geben versucht, auf die ich heute zurückgreifen muß. Mit einigen unwesentlichen sachlichen Änderungen und Zusätzen gebe ich sie, stylistisch von neuen durchgearbeitet und diesem Werke angepaßt, im übrigen wortgetreu wieder.

1. Konstitutionsanomalien oder konstitutionelle Krankheiten?

a) Einleitung.

Kaum ein anderer Begriff der allgemeinen Pathologie bedarf gleich dringend einer eingehenden Revision, wie der der Konstitutionsanomalien oder, wie man auch sagt, der konstitutionellen Krankheiten.

Schon bei diesem ersten Satze regt sich die Kritik. Ein feineres Sprachgefühl stößt sich entschieden daran, daß diese beiden Ausdrücke, wie so vielfach geschieht, als gleichwertig gebraucht und miteinander verwechselt werden.

Eine „Konstitutionsanomalie" ist ein angeborener oder erworbener Fehler in der Körperverfassung. Wenn ein Kind mit einem porenzephalischen Herde zur Welt kommt, so ist dieser angeborene Hirndefekt recht eigentlich eine Konstitutionsanomalie (wenn er auch gewöhnlich nicht so genannt wird). Von „konstitutioneller Krankheit" zu sprechen, hat dagegen nur Sinn, wenn man voraussetzt, daß die betreffende Krankheit nicht von außen veranlaßt, sondern lediglich auf dem Boden einer besonderen Veranlagung erwachsen ist. Macht man diese Unterscheidung, so ist es klar, daß es „Konstitutionsanomalien" in Menge gibt. Alle angeborenen fehlerhaften, d. h. von der Norm abweichenden Bildungen, sei es einzelner Gewebe, einzelner Organe oder des Gesamtkörpers, gehören hierher. Dabei ist gar nicht nötig, daß die „Anomalie" in einer grob anatomisch erkennbaren Veränderung ihren Ausdruck findet. Zellen, die trotz scheinbar (d. h. für unsere jetzigen Erkenntnismittel) normalen Baues von Haus aus abnorm funktionieren, müssen einen Fehler in ihrer Konstitution in sich tragen. Magendrüsenzellen, die trotz gesunden Aussehens keinen Magensaft absondern (Achylia gastrica simplex), Nierenepithelien, die trotz scheinbar nor-

3*

malen Baues und ohne daß eine krankmachende (entzündungserregende) Ursache auf sie einwirkte, zeitweilig für Bluteiweiß durchlässig sich erweisen (orthotische oder konstitutionelle Albuminurie), Rindenzellen des Gehirns, die, obgleich sie ein ganzes langes Leben hindurch äußeren Schädlichkeiten standhalten (anatomisch intakt bleiben), auf normale Lebensreize hin mit perversen Empfindungen reagieren (Neurasthenie und verwandte Zustände), Muskelzellen, die eine angeborene Schwäche derart erkennen lassen, daß sie ohne spezifische exogene Schädlichkeit der degenerativen Atrophie verfallen, alle diese Zellen sind konstitutionell anomal.

An anatomisch nachweisbaren, beziehungsweise funktionell erkennbare Konstitutionsanomalien fehlt es also nicht. Wie verhält sich aber zu ihnen die konstitutionelle Krankheit? Beide Begriffe zu identifizieren, geht offenbar nicht an. Die angeborene (in der Anlage gegebene) anatomische oder funktionelle vitale Minderwertigkeit kann lange bestehen, ohne Schädigung des Organismus. Aber es kann aus ihr die Krankheit sich entwickeln. Wie nichts in der Welt, geschieht auch das nicht „von selbst". Es muß ein Anstoß von außen dazu kommen. Verhältnismäßig einfach liegt dieser Sachverhalt bei den Infektionskrankheiten. Trotz erfolgter Infektion kommt es nicht immer, sondern nur dann zum Ausbruche der Krankheit, wenn die Abwehrmechanismen des Organismus ungenügend ausgebildet, also konstitutionell schwach sind. Aber auch die bezüglich etwa der Phthisenentstehung schwächste Konstitution wird niemals tuberkulös ohne Infektion durch den Tuberkelbazillus.

Diese vorläufige Begriffsbestimmung läßt erkennen, daß es konstitutionelle Krankheiten im Sinne des Systems nicht gibt, daß dagegen das konstitutionelle Moment (die Konstitutionsanomalie) in der Krankheitsentstehung eine große und vielfach entscheidende Rolle spielt.

Eine feste Umgrenzung dieses konstitutionellen Momentes in der Krankheitsentstehung setzt aber eine klare und eindeutige Vorstellung über das Wesen der Konstitution voraus. Eigentlich sollte man meinen, daß Anatomie und Physiologie die berufenen Fächer seien, den Arzt in genügender Weise über die Konstitution oder die Körperverfassung, d. h. über den Bau und die Funktion der Organe, sowie über ihr Ineinanderarbeiten zugunsten des Gesamtorganismus aufzuklären. Tatsächlich ist das auch deren Aufgabe, aber doch nur so weit, als es sich um normalen Bau und gesunde Funktion handelt. Genaue Kenntnis dieser grundlegenden Doktrinen ist selbstverständliche Voraussetzung für jede wissenschaftliche Beschäftigung mit der Pathologie. Aber diese verlangt eben mehr, als die bloße Kenntnis der mittleren Reaktion. Die „physiologische Heilkunde" ist ein Widerspruch in sich selbst. Den Physiologen und Anatomen interessieren die Konstitution und ihre Gesetze an sich, den Arzt erst in ihrem Verhältnis zur Krankheitsentstehung. Diese aber hängt im Einzelfalle ab von dem variablen Verhältnisse der (äußeren) Krankheitsursachen zur Krankheitsanlage. Die letztere aber ist nichts anderes wie angeborene oder erworbene Organschwäche, d. h. Konstitutionsanomalie.

Damit ist aber begrifflich das Problem der Krankheitsentstehung nicht erschöpft.

Das zu erklärende pathogenetische Rätsel ist und bleibt die ewig sich wiederholende Erfahrungstatsache, daß, abgesehen von den für alle Organismen absolut schädlichen Potenzen (mechanische Zertrümmerung, chemische Vernichtung, absolute Giftwirkung), alle sonstigen sogenannten Krankheitsursachen relativ sind, d. h. trotz gleichbleibender Wirkungskraft den einen Organismus krank machen, den anderen nicht. Das kann nun einen zweifachen Grund haben. Man kann das ausschlaggebende Moment für den Endeffekt entweder in dem gesundbleibenden oder in dem krankwerdenden Organismus suchen. Im ersteren Falle wird man sagen, die äußere Krankheitsursache (das Gift, der Infektionserreger) ist stark genug, um (in genügender Konzentration) alle Individuen einer Gattung von mittlerer Konstitution krank zu machen. Sie versagt aber einzelnen Individuen gegenüber, die — wahre Siegfriednaturen — mit besonderen Abwehrvorrichtungen ausgestattet oder deren als Angriffspunkt in Frage kommende Organe so konstituiert sind, daß die krankhafte Reaktion ausbleibt. In diesem Falle wäre also die Erkrankung gewissermaßen die normale Reaktion der Gattung, die „Immunität" des Einzelindividuums die aus einer besonderen Konstitution zu erklärende Ausnahme. Umgekehrt kann aber die Sache auch so liegen, daß gewissen Reizen gegenüber die Gattung als solche immun, gefeit ist und nur einzelne Individuen diesen Reizen erliegen, weil ihnen eine spezifische Organ- oder Gewebsschwäche anhaftet, die der Gattung als solcher fehlt. Im ersteren Falle bleibt das Einzelindividuum — entgegen dem Gattungsgesetz — gesund, weil es organisch überwertig ist, im zweiten wird das Einzelindividuum — entgegen dem Gattungsgesetz — krank, weil es organisch unterwertig ist. In beiden Fällen ist aber das ausschlaggebende Moment — die Konstitution.

Erst durch diese Unterscheidung wird der Dispositionsbegriff, der der modernen, exakt messenden und wägenden Experimentalpathologie so merkwürdig widerwärtig ist, seiner Unklarheit entkleidet und selbst der exakten Forschung zugängig. Denn beide Möglichkeiten sind in der Pathogenese verwirklicht und leicht nachweisbar.

Wenn von zahllosen Individuen, die unter annähernd den gleichen Bedingungen leben und denselben Schädlichkeiten (Alkohol usw.) sich aussetzen, nur einige wenige an Nierenschrumpfung zugrunde gehen, alle übrigen nicht, so kann die Ursache davon nur darin gesucht werden, daß die unglücklichen Opfer mit einer spezifischen individuellen Organschwäche (Niereninsuffizienz) begabt waren, die der Gattung als solcher fehlt. Dies ist Krankheitsdisposition im engeren Sinne. In der orthotischen Albuminurie dürfen wir allem Anscheine nach den funktionellen Ausdruck einer solchen konstitutionellen Organschwäche sehen. Damit aber ist die Möglichkeit des „exakten" Nachweises einer wirklichen Disposition gegeben.

Und nun ein Beispiel der anderen Art. Ein gegen das Diphtheriegift aktiv immunisiertes Pferd ist in seiner „Konstitution" derart verändert, daß es dem Gifte widerstehen kann. Die Gattungsdisposition ist für dies Einzelindividuum durch Erzeugung neuer konstitutioneller Eigenschaften zeitweilig aufgehoben. Die „Antikörper" sind als Zellprodukte der hypothetische Ausdruck der neu erworbenen Konstitution und aller Analogie nach muß ein gegen Scharlach von Haus aus „immuner" Mensch derartig „konstituiert" gedacht werden, daß der Ansteckungsstoff durch positive (der Gattung im allgemeinen fehlende) Eigenschaften unschädlich gemacht wird. Es steht nichts im Wege, die letztere Tatsache auch so auszudrücken, daß man von einer fehlenden „Disposition" spricht.

Nicht ohne höheres Interesse ist es, zu sehen, wie gerade die moderne Bakteriologie, für deren orthodoxe Vertreter der „Dispositionsbegriff" bis vor kurzem wissenschaftlich nicht existierte, allmählich anfängt, zur Hauptstütze einer naturwissenschaftlich exakten Konstitutionspathologie sich auszuwachsen.

b) Der bis jetzt herrschende Konstitutionsbegriff.

Greifen wir, um einen bestimmten Ausgangspunkt zu gewinnen, auf Henle zurück, so geht dieser hervorragende, medizinische Denker im Anschlusse an den alten Gaub auch seinerseits von der ebenso uralten, wie ewig jungen Erfahrungstatsache aus, daß dieselbe Schädlichkeit in verschiedenen Individuen verschiedene Krankheiten erzeugt und selbst bei Individuen derselben Gattung bald heftig, bald wenig oder gar nicht wirkt. Diese Erfahrung macht die Annahme besonderer — angeborener oder erworbener — Prädispositionen notwendig, die als inneres Moment vorhanden sein müssen, wenn das äußere Moment der Schädlichkeit derart wirksam werden soll, daß eine bestimmte Krankheit entsteht.

So weit ist alles ganz eindeutig. Weniger klar ist dagegen die Art, in der Henle die Krankheitsanlage zur Konstitution in Beziehung setzt. Einmal nennt er die Konstitution „eine besondere Art der Anlage, welche jedenfalls dauernd und meist angeboren oder erblich und keinesfalls wichtig genug ist, um selbst als Krankheit angesehen zu werden" (I, S. 143). Dicht darauf sagt er, es sei lächerlich, von einer Konstitution zu sprechen, als welche die Anlage begründe. „Die Konstitution ist vielmehr die Anlage, und nur weil die Erfahrungen nötigen, eine besondere Anlage vorauszusetzen, kamen wir zur Annahme einer der Anlage entsprechenden besonderen Konstitution."

Schwankt so das logische Verhältnis zwischen Anlage und Konstitution, so ist es noch viel weniger befriedigend, daß aus den weiteren Ausführungen nicht recht zu erkennen ist, worin denn die Konstitution eigentlich besteht. Mit der Erkenntnis, daß es schwache und starke Konstitutionen gibt, ist eben nicht viel gewonnen.

Brauchbarer ist folgende Definition: „Gute Konstitution ist synonym der normalen Anlage und wird einem Körper zugeschrieben, der keine andere als die gattungsmäßige Disposition, zu erkranken, hat.

Idiosynkrasie übersetzt man mit individuelle Konstitution und spricht von Konstitutionen, welche dies und jenes Mittel nicht vertragen, und von Haus- und Leibärzten, welche die Konstitutionen ihrer Patienten kennen."

Nehmen wir dazu noch die Erklärung, daß man die äußeren Kennzeichen der Konstitution als Habitus bezeichnet, daß der Habitus also eine „Verfassung" erkennen läßt, welche dem Eintritt gewisser Krankheiten günstig ist, so ist alles Wesentliche erwähnt.

Es ist ersichtlich, daß alle diese Wendungen lediglich immer wieder Beschreibungen einer und derselben Erfahrungstatsache sind und weiter nichts. Sie führen über den allgemeinen Gedanken, daß die äußeren Schädlichkeiten zur Krankheitsentstehung nicht immer genügen, nicht hinaus.

Gerade das, was wir wissen wollen, nämlich, worin denn das innere Moment, mag man dasselbe Anlage oder Konstitution nennen, eigentlich besteht, gerade das erfahren wir nicht.

Denn mit den alten Redensarten von einer „apoplektischen, biliösen, lymphatischen, venösen, floriden usw. Konstitution" vermag auch Henle nichts anzufangen. Ganz richtig bemerkt er: „Die Untersuchung des Wesens dieser Konstitutionen ist nicht zu trennen von der Untersuchung der Krankheiten, zu welchen sie vorbereiten." Das heißt, wenn jemand leberkrank wird, so hat er eine „biliöse" Konstitution. Wenn er an einem Schlaganfall zugrunde geht, so war er apoplektisch veranlagt und wenn er skrofulös oder phthisisch wird, so war seine Konstitution von Haus aus lymphatisch angelegt. Daß eine derartige Weisheit völlig unfruchtbar ist, liegt auf der Hand.

Ebenso wenig weiß Henle mit der noch häufigen, „von den Humeraltheorien herstammenden" Verknüpfung des Wortes Konstitution mit dem Gedanken an eine allgemeine, in der Mischung des Blutes und der Säfte beruhende Eigentümlichkeit anzufangen. Warum man, wie er anführt, die geringfügigen Fehler der Säfte, welche Ursachen der Leberkrankheiten sein sollen, biliöse Konstitution, die schwere Säfteentmischung dagegen, aus welcher sich Krebs und Tuberkeln entwickeln sollen (!), karzinomatöse oder tuberkulöse Dyskrasie nennt, bleibt völlig dunkel.

Überspringen wir die seit dem Erscheinen von Henles rationeller Pathologie verflossenen 50 Jahre, die so überreich in der Erwerbung neuen Tatsachenmaterials gewesen sind, wie noch nie zuvor eine Epoche in der Geschichte der Pathologie, so ergibt sich, daß die Entwicklung der allgemeinen Begriffe keineswegs mit diesem ungeheuren, empirischen Aufschwung gleichen Schritt gehalten hat.

In dem vortrefflichen Grundrisse der allgemeinen Pathologie von Birch-Hirschfeld (1892) sind die Grundbegriffe der Pathologie mit einer für unsere dem einseitigen Tatsachenkultus verfallenen Zeit ungewöhnlichen und erfreulichen Liebe und Sorgfalt abgehandelt. In betreff der Krankheitsentstehung kommt der Leipziger Pathologe zu einer allgemeinen Fassung, der ich prinzipiell mich nur anschließen kann. Er sagt (S. 21): „Das Zustandekommen der als materielles Substrat der Krankheit wirkenden Läsion ist abhängig von der Zusammenwirkung der direkten Krankheitsursache und der Krankheitsanlage. Der Anteil beider Faktoren an der Entstehung der Krankheit ist ein sehr wechselnder. Im allgemeinen gilt für beide ein umgekehrtes Verhältnis, je mächtiger die direkte Krankheitsursache ist, desto mehr kann die Voraussetzung einer besonderen Disposition entbehrt werden, während im entgegengesetzten Falle bei hochgradiger Krankheitsanlage eine an sich wenig wirksame Veranlassung zur Hervorrufung der Krankheit genügt." Wie schon erwähnt, habe ich auf einem Vortrage auf der Naturforscherversammlung in Düsseldorf (1898) denselben Gedanken von dem variablen Verhältnisse der Krankheitsursachen zur Krankheitsanlage, dem Gottstein für die Infektionskrankheiten das mathematische Symbol $\frac{W}{p}$ gegeben hat, als ein allgemeines Prinzip erklärt, das die ganze Pathologie beherrscht.

Von diesem Prinzip aus muß sich auch der Übergang zu einer modernen und vertieften Konstitutionslehre finden lassen. Sehen wir bei Birch-Hirschfeld nach, so finden wir zwar die Momente, die zu einer angeborenen oder erworbenen Krankheitsanlage führen, eingehend erörtert. Der wesentlichere und allein positive Begriff der Konstitution dagegen bleibt ganz unfruchtbar. „Als Konstitution bezeichnet man die Gesamtanlage des Körpers sowohl hinsichtlich der Menge und des Verhältnisses seiner einzelnen Bestandteile zueinander, als auch nach dem Maße seiner aktiven Leistung in der einen oder anderen Richtung mit Einschluß seiner Reizbarkeit, sowie seiner passiven Widerstandsfähigkeit. Man kann in diesem Sinne reich ausgestattete und dürftige, kräftige und schwache, reizbare und träge Konstitutionen unterscheiden. Der Ausdruck der Konstitution in der äußeren Erscheinung wird als Habitus bezeichnet; während die Art der Reaktion, die namentlich auch in den psychischen Bewegungen hervortritt, als Temperament benannt wird."

Das geht kaum über Hippokrates hinaus. Es ist die alte Lehre und weiter nichts. Wiederum erfahren wir nicht, woran man im Einzelfalle die Konstitution erkennen soll und vor allem, was diese allgemeinen Festsetzungen mit der Lehre von den konstitutionellen Krankheiten zu tun haben.

Damit kommen wir auf den uns eigentlich interessierenden Punkt. Während die Konstitutionslehre nur noch ein dürftiges Leben, eine Art von Anstandsdasein in den allgemeinen Pathologien führt, ist von konstitutionellen Krankheiten in Spezialwerken, in den klinischen Vorträgen und den Unterhaltungen der Ärzte noch sehr oft und viel die Rede. Trotzdem würden, wie ich überzeugt bin, die meisten Ärzte in nicht geringe Verlegenheit geraten, wenn sie klar, deutlich und einfach sagen sollten, was eigentlich eine Konstitutionskrankheit ist.

Fr. A. Hoffmann, der 1893 ein in den Einzelbildern vortreffliches „Lehrbuch der Konstitutionskrankheiten" geschrieben hat, vermeidet sorgfältig jede Andeutung darüber, welches das gemeinsame Band ist, das die Erkrankungen des Blutes, der Bewegungsorgane und des Stoffwechsels, die er bespricht, zusammenhält. Warum wird die Osteomalazie als konstitutionell bezeichnet, die Arteriosklerose nicht?

Noch schwieriger wird die Frage, wenn man sich erinnert, daß von keiner anderen Krankheit die Kennzeichnung konstitutionell so häufig gebraucht wird, wie — von der Syphilis. Ja, es gibt Ärzte, die, wenn sie von einem konstitutionellen Leiden hören, ausschließlich an die Syphilis denken. Was hat die Syphilis mit der „Konstitution" im Sinne der allgemeinen Pathologie zu tun?

c) Erworbener Konstitutionalismus (Syphilismus, Jodismus, Bromismus, Alkoholismus etc.).

Die Syphilis ist eine echte Infektionskrankheit. Sie entsteht — auch wenn sie angeboren ist — nur durch Übertragung eines Erregers, der Spirochaete pallida von außen. Die Übertragung erfolgt von Person zu Person, und zwar durch unmittelbare oder mittelbare Einverleibung des spezifischen Virus aus dem Körper der infizierenden in jenen der infizierten Person. Denn so viel steht fest, daß nie und nirgends in einem menschlichen Körper syphilitische Veränderungen sich ausbilden, ohne daß eine (intra- oder extrauterine) Ansteckung vorausgegangen ist. Gerade bei der Syphilis erscheint uns die Vorstellung, als könne die Erkrankung sich auf dem Boden der Konstitution lediglich aus einer angeborenen Anlage heraus von selbst, d. h. ohne äußere Ursache entwickeln, ganz sinnlos.

Wie kam man dazu, gerade diesen Typus einer von außen verursachten Krankheit „konstitutionell" zu nennen?

Eine genauere Beachtung des Sprachgebrauches führt uns auf den richtigen Weg. Man sagt nicht generell, die Syphilis ist eine konstitutionelle Krankheit, sondern nur sie wird (im Einzelfalle) konstitutionell. Anfänglich, ebenso wie das Ulcus molle, eine örtliche Erkrankung, beschränkt sie sich nicht auf die Stelle des Primäraffektes, sondern wandert weiter und durchseucht schließlich auf dem Wege der Blut- und Lymphbahnen den ganzen Körper. Man kann demgemäß, wie die Syphilidologen sich ausdrücken, auf Grund der erfolgten Ansteckung mit Bestimmtheit den Ausbruch konstitutioneller Erscheinungen voraussagen. Konstitutionell bedeutet in diesem Zusammenhange demnach lediglich den Gegensatz zu einer rein örtlich bleibenden Erkrankung, wie sie das venerische Geschwür (der weiche Schanker) darstellt. Inhaltlich ist über das Wesen der Allgemeinerkrankung, die in bestimmter Zeit dem Primäraffekt folgt, damit noch nichts ausgesagt.

Bekanntlich werden die später und entfernt vom Orte der Primäraffektion auftretenden Zeichen der syphilitischen Erkrankung in sekundäre und tertiäre Formen geschieden. Die Berechtigung zu dieser Trennung ist vom allgemein pathologischen Standpunkte aus mehr als zweifelhaft, da die Gewebsveränderungen und Neubildungen (Gummata), die lediglich der tertiären Syphilis zukommen sollen, auch schon frühzeitig, in der klinisch sogenannten sekundären Periode auftreten können. Aber diesen üblichen Unterschied einmal zugegeben, fragt es sich doch, wann fängt die Syphilis an, konstitutionell zu werden? In diesem Punkte ist der Sprachgebrauch der Syphilidologen und Ärzte recht unsicher und schwankend.

Während die einen geneigt sind, nur die Produkte der sogenannten tertiären Syphilis, die Gefäßveränderungen und die Gummata als Ausdruck konstitutioneller Syphilis gelten zu lassen, nennen andere alle — auch schon die im sogenannten sekundären Stadium auftretenden — Symptome, so weit und weil sie entfernt vom Orte der Ansteckung (des Primäraffektes) sich zeigen, „konstitutionell".

Im letzteren Falle hat die Verwendung dieses Beiwortes offenbar nur den Zweck, im Sinne der siegreichen, dualistischen Lehre zu betonen, daß im Gegensatze zum Ulcus molle die Wirkungssphäre des syphilitischen Giftes nicht auf den Ort der Infektion beschränkt bleibt, sondern sich durch den Körper verbreitet und an entfernten Stellen neue Krankheitsherde schafft. In dieser Fähigkeit der Propagation unterscheidet sich aber, wie wir jetzt wissen, die Syphilis prinzipiell keineswegs von vielen anderen Infektionskrankheiten. Eine durch die offenstehende Tonsillarpforte erfolgte Streptokokken- und Staphylokokkeninvasion kann lokal beschränkt bleiben. Der Mandelabszeß ist und bleibt in diesem Falle ein in sich abgeschlossener Herd. Aber dieser „Primäraffekt" kann auch zu einer weiteren Erkrankung führen. Gelenkentzündungen, Osteomyelitis, maligne Endocarditis können sich anschließen, je nachdem der auf dem Blutwege verschleppte Ansteckungsstoff in diesem oder jenem Organ einen günstigen Boden zur Haftung und Wucherung findet. Eine mit oft hohem Fieber einhergehende „Allgemeinkrankheit", die Septiko-Pyämie, ist die Folge — und doch spricht in diesem Falle kein Mensch von einer konstitutionellen Krankheit. Auch der Typhus gehört, wie wir jetzt wissen, hierher.

Das „Allgemeinwerden der Krankheit", wenn man darunter nichts anderes versteht als die bloße experimentell festgestellte Tatsache, daß die Krankheitserreger, anstatt am Orte der Invasion liegen zu bleiben, den ganzen Körper durchwandern und durchseuchen — dies allein berechtigt demnach in keiner Weise mehr dazu, von einem Konstitutionellwerden der Krankheit zu sprechen, wenn anders dieser Ausdruck überhaupt noch einen wissenschaftlichen Sinn behalten soll.

Ganz anders würde die Sache dagegen liegen, wenn sich nachweisen ließe, daß — abgesehen von den entfernteren Lokalisationen des syphilitischen Giftes selbst — dieses die Fähigkeit hat, durch spezifische Umänderung der Körperverfassung eine neue Krankheitsanlage zu schaffen. In den Rahmen einer derartigen Auffassung nun gehört recht eigentlich die durch Möbius in Fluß gebrachte, jetzt viel erörterte Frage der metasyphilitischen Erkrankungen des Nervensystems. Die anfänglich nur statistisch gestützte, jetzt durch die Wassermannsche Reaktion exakt bewiesene Möbiussche Hypothese von der metasyphilitischen Natur der Tabes und der Paralyse der Irren gründet sich auf die Annahme, daß durch die langdauernde Einwirkung des syphilitischen Virus in der Tat eine Veränderung im inneren Gefüge des Nervensystems sich ausbildet, die dasselbe den gewöhnlichen Lebensreizen (Überanstrengungen, Erkältungen usw.) gegenüber weniger widerstandsfähig macht. Nur so werden Tabes dorsalis und progressive Paralyse als metasyphilitische Erkrankungen verständlich. Besteht diese Auffassung aber zu Recht, so heißt das nichts anderes, als daß diese Infektionskrankheit die „Konstitution" des Körpers von Grund aus zu verändern imstande ist.

So gefaßt, bedeutet also der übliche Ausdruck „konstitutionell" in bezug auf Syphilis sehr viel mehr als den bloßen Gegensatz zu den örtlich bleibenden venerischen Erkrankungen. Er enthält nicht nur ein äußerlich symptomatologisches, sondern vielmehr ein tiefgreifendes pathogenetisches Moment. Und wenn es früher schwer war, sich eine Vorstellung davon zu machen, wie eine solche Konstitutionsänderung durch Einwirkung einer Infektionskrankheit zustande kommen könne, so rückt die jetzt allgemein angenommene Gifttheorie der Infektionskrankheiten diese Dinge unserem Verständnisse wesentlich näher. Das Gift der Syphilis, gleichviel, auf welchem Wege immer wieder reproduziert, richtet die bekannten und gefürchteten Verheerungen in den entferntesten Organen des Körpers an, aber — diese Verheerungen sind spezifisch syphilitisch, nicht konstitutionell. Dieser Ausdruck bekommt einen wissenschaftlich exakten Sinn nur unter der Annahme, daß durch die Einwirkung des spezifischen Giftes bei der Syphilis die Gesamtverfassung (die Konstitution) des betroffenen Individuums eine Umwandlung erfährt, derart, daß der ganze Körper oder wenigstens bestimmte Gewebe desselben neue und zwar schädliche, vom Gesunden abweichende Eigenschaften erhalten. Hat doch, sagt Neumann, die Syphilis im tertiären Stadium ihren Charakter meist bereits so vollständig verändert, daß sie „als eine tiefe Ernährungsstörung des Gesamtorganismus" erscheint, auf deren Boden eine völlig veränderte Reizbarkeit der Gewebe sich entwickelt. Freilich, ob man die im sogenannten tertiären Stadium auf beliebige Reize hin mit Vorliebe auftretenden Infiltrate, die man als gummöse Neubildungen bezeichnet, hierher rechnen soll, ist doch noch zweifelhaft. Man kann sie auch, wie alle übrigen syphilitischen Produkte, als direkte Reaktionen auf das syphilitische Gift betrachten und dann sind sie zwar Ausdruck der Allgemeinerkrankung, aber nicht im spezifischen Sinne konstitutionell.

Daß man diese beiden in ihrem Wesen ganz verschiedenen Vorgänge begrifflich nicht auseinander gehalten hat, das ist die Ursache der hier herrschenden großen Verwirrung. Jetzt ist es nicht mehr angängig, alle luetischen Symptome, die entfernt vom Primäraffekt auftreten, schon darum als Ausdruck einer konstitutionell gewordenen Syphilis anzusehen. Sie sind nichts anderes, wie unmittelbare Gewebsreaktionen auf die Wirkung des Giftes selbst. Ganz etwas anderes ist es, wenn durch Einfluß des spezifischen Giftes materielle Veränderungen der (chemischen) Gewebskonstitution sich ausbilden, die das Gewebe anderen Reizen gegenüber ihrer Widerstandsfähigkeit berauben. Analog den ganz ähnlichen bei chronischen Arzneivergiftungen sich ausbildenden Zuständen, für welche die Ausdrücke Jodismus, Bromismus etc. gang und gäbe sind, dürfte sich der kurze und prägnante Ausdruck Syphilismus, für den luetischen Konstitutionalismus im engeren und eigentlichen Sinne empfehlen.

Denn zweifellos geben jene bekannten Zustände den besten Vergleichspunkt her, der das Konstitutionellwerden der Syphilis verständlich macht.

Sehr alt schon sind die klinischen Beobachtungen, daß der kur- oder gewohnheitsgemäße, langdauernde Gebrauch gewisser exogener Gifte bleibende Veränderungen des Körpers erzeugen kann, die sich in veränderten Reaktionen auf bekannte Reize äußern. In diesem Sinne spricht man nach Rilliet (vgl. Lewin, Nebenwirkungen, S. 392 und S. 412) geradezu von einem konstitutionellen Jodismus und meint damit eine Reihe von Störungen des Allgemeinbefindens und der Ernährung, die nach längerem Gebrauche kleiner Dosen des Mittels auftreten und — was das Wichtigste ist — auch nach Aussetzen des Mittels persistieren. Wichtig ist das, weil man die Konstitutionsänderung nicht mit der chronischen Vergiftung selbst verwechseln darf. Gerade beim Jodgebrauche läßt sich beides wohl auseinander halten. Das Jod wird bekanntlich sehr schnell aus dem Körper wieder ausgeschieden; einmalige Gaben bis zu 1 Gramm sind durchschnittlich nach 24 Stunden schon wieder eliminiert. Von direkten Vergiftungserscheinungen darf man doch aber logischerweise nur solange sprechen, als das Gift noch im Körper ist. Tatsächlich kommen — wenn auch selten (Lewin) — typische Jodkachexien vor, die nach Aussetzen des Mittels progressiv ihren Fortgang nehmen.

Ganz ähnlich steht es mit dem Bromismus. Derselbe besteht, wie Lewin ausdrücklich hervorhebt, vielfach auch nach dem Aussetzen des Bromids weiter und führt mitunter sogar zu bleibender Benachteiligung des betreffenden Kranken.

Auch beim Alkohol liegen Tatsachen vor, die eine derartige Betrachtungsweise gerechtfertigt erscheinen lassen. Nicht um die direkten Erscheinungen der chronischen Alkoholvergiftung handelt es sich, sondern um die Beobachtung, daß die Widerstandsfähigkeit der Alkoholisten gegen andere Krankheiten herabgesetzt ist. So soll die Mortalität derselben z. B. bei Cholera ganz besonders erhöht sein.

Genauer erforscht ist die Tatsache, daß Trinker, wie schon jeder Student der Medizin in den Operationssälen mit Interesse beobachtet, in ganz abnormer Weise auf Chloroforminhalationen reagieren. Alkoholisten bedürfen nicht nur viel größerer Chloroformmengen, um vollständig narkotisiert zu werden, als andere Menschen, sondern es tritt bei ihnen auch ein äußerst heftiger Erregungszustand auf, der sich in übermäßiger Muskeltätigkeit, in Lärmen, Singen und Toben kundgibt. In dem auf dieses Aufregungsstadium folgenden Zustande der Erschlaffung kommt es nicht selten zu einem mit stertorösem Atmen einhergehenden Kollaps, der leicht zum Tode führen kann.

Zur Erklärung dieser Erscheinungen nimmt Lewin an, „daß die durch den chronischen Alkoholismus im Zentralnervensysteme gesetzten materiellen chemischen Veränderungen die Gehirnzentren in einem von dem physiologischen so abweichenden Zustand gebracht haben, daß jeder neu hinzukommende chemische, reizende oder lähmende Einfluß durch Addition entweder übermäßige Excitation oder bald darauf folgende Lähmung lebenswichtiger Organe bedingen kann".

Daß es in demselben Sinne einen konstitutionellen Morphinismus, Kokainismus etc. gibt, dürfte schwerlich bezweifelt werden. Historisch besonders interessant ist die Frage beim Merkurialismus, weil bis in die neueste Zeit hinein heftig der Streit um die Frage wogt, ob gewisse tertiäre Symptome der früher syphilitisch Infizierten dieser Infektionskrankheit oder nicht vielmehr der merkuriellen Dyskrasie infolge der Behandlung aufs Konto zu schreiben seien. Während die einen infolge dieser „wunderlichen, durch mehrere Jahrhunderte sich fortsetzenden Kämpfe über die unerwünschten Quecksilberwirkungen" dieses Mittel in der Syphilistherapie überhaupt verwerfen, lassen die anderen trotz mannigfachster übler Erfahrungen in ihren sinnlosen Übertreibungen bei Anwendung dieses Mittels in keiner Weise sich irre machen. Jene haben, wie Lewin sagt, Unrecht und diese nicht Recht. Das Quecksilber wäre nicht ein so typisches Heilmittel, wenn es nicht, unrichtig und im Übermaße angewendet, schaden könnte. Hier interessiert uns weniger die durch tausendfältige Erfahrung immer wieder festgestellte heilende Wirkung des Quecksilbers gegenüber der Syphilis, als die ebenso feststehende Beobachtung, daß infolge von genügender Quecksilberaufnahme durch längere Zeit eine tief in die Ökonomie des Körpers eingreifende Störung sich ausbilden kann. Der Quecksilbererethismus ist ebenso „konstitutionell", wie etwa die Encephalopathia saturnina.

Gemeinsam allen diesen Zuständen ist der Umstand, daß die Gewebe, in erster Linie das Nervensystem, infolge allmählicher Einwirkung der genannten präformierten Gifte schließlich eine veränderte Reizbarkeit erlangen, die sich in krankhaften Reaktionen auf Reize hin äußert, welche vorher keinerlei Wirkung zuwege brachten.

Das ist aber ohne eine (im chemischen Sinne) materielle Änderung der betreffenden Gewebe oder Zellen nicht denkbar. Ihre „Konstitution" im eigentlichsten Sinne des Wortes, ihre Zusammensetzung oder Verfassung ist eine andere geworden. Wir haben eine erworbene „Konstitutionsanomalie" vor uns.

Ich sagte vorhin, daß diese pharmakologischen Beispiele das Auftreten eines syphilitischen Konstitutionalismus insofern erklärlich mache, als man auch hier, wie bei allen Infektionskrankheiten, als das pathogenetisch vermittelnde Moment eine Toxinwirkung anzunehmen geneigt sei. Vielleicht darf ich bei dieser Gelegenheit darauf aufmerksam machen, daß in betreff der erkenntnistheoretischen Tragweite derartiger „Erklärungen" nicht wenige Empiriker in einem groben, wenn auch verzeihlichen Denkirrtum befangen zu sein pflegen. Der vielgerühmte, nie rastende „Kausalitätstrieb" der meisten Menschen pflegt sich zu beruhigen, sobald die Möglichkeit gegeben ist, eine fragliche Erscheinung nach Analogie anderweitiger, bekannter und dem Denken geläufiger Erscheinungen aufzufassen. Wir denken viel häufiger in Analogieschlüssen, als wir es selbst merken. Ist uns die „Gifthypothese" erst einmal auf einem Gebiete aufgegangen, so finden wir gar keine Schwierigkeiten, sie sofort auf andere Gebiete zu übertragen. Im Gegenteil. Wir müssen uns geradezu dagegen wehren, nun unwillkürlich und ohne weiteres überall in der Pathogenese Giftwirkungen zu sehen. Das ist im heuristischen Sinne sehr vorteilhaft, weil es so lange die Anregung zu immer neuen Untersuchungen in der eingeschlagenen Richtung gibt, bis das betreffende Gebiet abgebaut ist. Aber eine Erklärung des Phänomens gibt ein derartiger Analogieschluß nicht, und zwar auch dann nicht, wenn er sich experimentell oder durch klinische Beobachtung als richtig erweist. Denn die Feststellung der Tatsache, daß ebenso wie durch exogene Gifte durch Toxine gewisser Infektionskrankheiten Änderungen der Konstitution sich entwickeln können, nähert diese Zustände einander und ermöglicht es, sie unter demselben Gesichtswinkel zu betrachten. Aber das Rätsel der Giftwirkung an sich, die Frage, wie die Konstitutionsänderung zustande kommt, das bleibt so dunkel wie zuvor.

Mögen wir aber von einer wirklichen Erklärung der Konstitutionsänderung in den angeführten Fällen auch noch weit entfernt sein, die erwähnten Tatsachen genügen, um wenigstens dem Konstitutionsbegriffe einen festen und faßbaren Inhalt zu geben. Wir wissen, daß infolge langdauernder Einwirkungen chemischer Reize bei chronischen Infektionskrankheiten und habituellen Vergiftungen allmählich krankhafte Veränderungen der Reizbarkeit in den Körpergeweben sich ausbilden können, die dieselben anderen an sich (oder bei demselben Individuum früher) unschädlichen Reizen gegenüber widerstandslos machen. Diese Veränderungen in der Körper- oder Gewebsverfassung nennen wir konstitutionell.

d) Angeborener Konstitutionalismus.

Spricht man bei der Syphilis und den chronischen Arzneivergiftungen von einem erworbenen Konstitutionalismus im Sinne der allgemeinen Pathologie, so gehören diese Krankheiten darum doch mit Recht noch nicht zu den Konstitutionsanomalien der speziellen Krankheitslehre. Freilich werden diese letzteren, wie wir sehen werden, recht verschieden abgegrenzt. Immerhin gibt es einige wenige Krankheiten, über deren Zugehörigkeit zum Kapitel der konstitutionellen Krankheiten im allgemeinen Übereinstimmung herrscht. Es sind das die bekannten Stoffwechselkrankheiten Gicht, Fettsucht und Diabetes. Was ist hier das „konstitutionelle" Moment?

Greifen wir wieder auf das Beispiel der Syphilis zurück, so hat man vielfach versucht, das Wesen der Sache hier wie dort lediglich im Gegensatz zur örtlichen Beschränkung des Krankheitsprozesses zu suchen. Wie — nach einem laxen Sprachgebrauch — die Syphilis für viele schon dann und dadurch konstitutionell wird, daß sie den ganzen Körper durchseucht, so nennt man die erwähnte gefährliche Trias vielfach bloß darum konstitutionell, weil sie von vornherein allgemeine Erkrankungen sind, die sich nicht bestimmt lokalisieren lassen.

Dies ist in der Tat die Auffassung, der man in der Literatur am häufigsten begegnet. „Nur solche Krankheiten sind konstitutionelle", sagt Samuel, „die allgemeiner Natur sind, also nicht lediglich örtliche Ursachen haben." Und ebenso sprechen Uhle und Wagner schlechthin von den allgemeinen oder konstitutionellen Krankheiten, die entweder den ganzen Organismus oder doch wenigstens mehrere verschiedene Organe oder Gewebskomplexe betreffen, also „jedenfalls nicht bestimmt lokalisiert sind".

Auch historisch betrachtet läßt sich der Begriff Konstitutionsanomalie am einfachsten als Gegensatz zur lokalisierten Erkrankung auffassen.

Wie Kraus in einer sehr bemerkenswerten Arbeit: Über die Ermüdung als ein Maß der Konstitution, hervorhebt, darf die alte klinische Pathologie überhaupt fast uneingeschränkt in diesem Sinne als „Konstitutionspathologie" betrachtet werden. Das heißt, fast alle Erkrankungen wurden früher als generalisierte angesehen, oder es wurde wenigstens als Ursache der in die Augen springenden lokalen krankhaften Prozesse ein verborgenes Allgemeinleiden vermutet. Wir sind jetzt an das lokalisierende Prinzip in der Medizin so sehr gewöhnt, daß es uns geradezu schwer fällt, uns in einen Gedankengang hinein zu finden, der die Krätze als lokalen Ausdruck einer Allgemeinkrankheit, als Manifestation einer falschen Säftemischung, einer Dyskrasie ansah. Und doch hat dies groteske Beispiel einer geradezu verblüffend naiven „Konstitutionspathologie" bis an den Anfang des naturwissenschaftlichen Zeitalters in der Medizin sich erhalten können.

Für uns ist gerade dieses Beispiel noch heute insofern von Interesse, als es den nahen Zusammenhang des Dyskrasiebegriffes mit dem der Konstitutionsanomalie erkennen läßt. Das Wesen der hippokratisch-galenischen Humoralpathologie bestand ja in nichts anderem als der Annahme, daß das den lokalen Krankheiten zugrunde liegende Allgemeinleiden eine falsche Mischung der Säfte, eine Dyskrasie sei. Die Dyskrasielehre war ihrer Natur nach eine Konstitutionspathologie.

Eingeschaltet sei hier die Bemerkung, in wie merkwürdiger Weise scheinbar ganz neue und von allem Althergebrachten zunächst weit abführende Experimentalergebnisse doch wieder auf uralte Zusammenhänge und Begriffskonstruktionen zurückführen. Im Gegensatz zu R. Koch, der — sehr charakteristisch — von der Geschichte der Medizin nichts hielt (wie J. Schwalbe erzählt), knüpft v. Behring mit Vorliebe an die Anschauungen der Alten wieder an.

Gelegentlich eines klinischen Vortrages über die Lehre von der Serumüberempfindlichkeit (Münch. med. Wochenschr. 1912, Nr. 21) stellt er folgende Betrachtung an: „Theoretisch ist als Ergebnis der Anaphylaxiestudien besonders die Tatsache bedeutsam, daß auch die erworbene Überempfindlichkeit nicht — wie wir bisher glaubten — auf einer Umstimmung vitaler Körperelemente beruht, sondern auf einer Veränderung gelöster Bestandteile im Blute und in den Gewebssäften. Wie wir durch Antitoxinübertragung normalempfindliche Individuen sofort unterempfindlich machen können, so sind wir auch imstande, durch anaphylaktische Antikörper von einer Minute zur anderen Überempfindlichkeit zu erzeugen und damit Krankheitsdispositionen herzustellen, an deren humorale Entstehungsweise bis vor kurzem niemand denken konnte. Freilich geraten wir mit dieser Erkenntnis in ein ganz altes Fahrwasser, in die Zeiten der Humoralpathologie, wo man gleichfalls durch abnorme Blut- und Säftemischungen Krankheiten und Krankheitsdispositionen bedingt ansah. Der humoralpathologischen Krankheitslehre entstammen die Ausdrücke Dyskrasie und Idiosynkrasie, welchen wir gegenwärtig glücklicherweise noch die Eukrasie hinzufügen können, wenn beispielsweise durch antitoxinhaltiges Blut ein Individuum krankheitgeschützt ist. Sowohl Dyskrasien und Idiosynkrasien, wie auch Eukrasien sind vom Normalzustande, der Orthokrasie, abweichende Säftemischungen, über welche sich noch vieles und Interessantes sagen ließe" usw.

Gewiß ist es von Interesse, daß individuelle Abweichungen in der Konstitution des Blutes, die als Krankheitsanlagen nachweisbar sind, sowohl angeboren wie erworben, vorkommen. Aber zwischen dieser Erkenntnis und der Rekonstruktion der alten humoralpathologischen Doktrin klafft ein himmelweiter Abgrund. Die letztere hatte im wesentlichen die Vorstellung einer Allgemeinkrankheit zur Voraussetzung in einem Sinne, wie er heutzutage gänzlich unhaltbar ist.

Wir werden auf diesen Punkt zurückkommen müssen. Hier kommt es zunächst nur auf den Gegensatz zwischen lokalisierten und allgemeinen Krankheiten an. Wenn es auch sehr wohl möglich ist, sich die festen Teile oder, wie wir jetzt sagen, die Gewebe generell mit einer falschen oder schwachen Anlage behaftet vorzustellen, so ist es doch ersichtlich, daß der Begriff einer allgemeinen Krankheit besser auf humoralem Boden haften konnte, da ja die Säfte gleichmäßig durch den ganzen Körper verbreitet sind.

Faßt man den Begriff des Konstitutionellen lediglich als den Gegensatz zu lokalisierten Organkrankheiten — wir werden weiter unten sehen, daß das denselben keineswegs erschöpft —, so wird es begreiflich, daß der Sieg der Solidar- über die Humoralpathologie das Gebiet der Konstitutionsanomalien in diesem Sinne immer mehr einschränkte. Noch weniger wie die naturwissenschaftlich überwundene alte Solidarpathologie hat die moderne Zellularpathologie Virchows Raum für generelle (allgemeine) Krankheiten im Sinne der Alten. Die Zellularpathologie, die, wie weiterhin erörtert werden muß, unter einem anderen Gesichtspunkte betrachtet, echte Konstitutionspathologie ist, steht in dem hier erörterten Sinne im schroffsten Gegensatze zu derselben, d. h. sie leugnet prinzipiell die Möglichkeit, daß es allgemeine (nicht lokalisierte) Erkrankungen geben kann.

Virchow selbst hat das mit aller nur denkbaren Schärfe hervorgehoben. Ist es doch gerade dieser Gegensatz, der Virchow veranlaßt, das Erscheinen von Morgagnis großem Werke: De sedibus et causis morborum (1761) als den endgültigen Bruch mit dem alten Dogmatismus und als den Beginn der naturwissenschaftlichen Ära in der Medizin zu feiern. Hier leuchtete der „anatomische Gedanke" auf, der 100 Jahre später in der Zellularpathologie Virchows seinen Höhepunkt erreichte und dem streng lokalisierenden Prinzip zum vorläufig unbestrittenen Siege verhalf.

Bei der grundlegenden Wichtigkeit der Prinzipien, um die es sich handelt, gebe ich die Ausführungen Virchows in ihren Hauptzügen wörtlich wieder.

Nach der Erklärung, daß es „wirkliche Allgemeinkrankheiten" nicht geben könne, fährt er fort: „Vor einer so erleuchteten Versammlung (dem internationalen medizinischen Kongresse in Rom, 1894) die Frage der Allgemeinkrankheiten erörtern zu wollen, würde mir als ein Anachronismus erscheinen. Sollte einer der Anwesenden in einer verborgenen Falte seines Gehirns noch die Erinnerung an Universalkrankheiten bewahren, so wird er bei einiger Überlegung bald finden, daß in jedem kranken Menschen ein beträchtlicher, ja in der Regel überwiegender Anteil des gesunden Lebens bestehen bleibt und daß das Kranke oder gar Tote nur einen Teil des Körpers bildet. Wer das nicht begreift, mit dem ist über Pathologie im Sinne der Naturwissenschaft nicht zu reden.

Die pathologische Anatomie ist berufen gewesen, diese Überzeugung ad oculos zu demonstrieren: es gibt keinen kranken Körper, der in jedem seiner Teile verändert wäre. Das ist der Sinn der Worte „Sedes morbi", die Morgagni als die Quintessenz seiner Erfahrungen an die Spitze gestellt hat."

Freilich sei die pathologische Anatomie nicht imstande, für jede Krankheit einen Sitz nachzuweisen. „In dem großen Gebiete der Nervenkrankheiten und selbst in dem der Vergiftungen gibt es zahlreiche Fälle, in welchen die anatomische Untersuchung insuffizient ist. Nicht deshalb, weil es dabei keine Sedes morbi gibt, sondern deshalb, weil die Krankheit keine sichtbaren Veränderungen an den ergriffenen Teilen hervorgebracht hat." Man müsse daher „auch da von einem Sitze der Krankheit sprechen, wo wir eine sichtbare Veränderung nicht auffinden".

„Das ist es, was ich den anatomischen Gedanken in der Medizin nenne. Ich behaupte, daß kein Arzt ordnungsmäßig über einen krankhaften Vorgang zu denken vermag, wenn er nicht imstande ist, ihm einen Ort im Körper anzuweisen."

Diesem Gedanken entsprechend verdankt der „Organizismus", die „Organpathologie", dem lokalisierenden Prinzipe ihre Entstehung und Ausbildung. Aber man blieb nicht bei den Organen stehen. Die Forschung über die Sedes morbi ist von diesen zu den Geweben und von den Geweben zu den Zellen fortgeschritten. Und so bleibt für „Allgemeinerkrankungen" kein Raum. Fehlt die grob anatomisch nachweisbare Organerkrankung, so müssen immerhin ganz bestimmte Zellen oder Zellenkomplexe als Träger der Krankheit oder Funktionsstörung gedacht werden.

Diese Konsequenz ist zunächst bei den Nervenkrankheiten denn auch voll und ganz gezogen worden. Selbst bei der Annahme psychogener Entstehung funktioneller Neurosen kann das lokalistische Prinzip nicht entbehrt werden. Die schmerzhafte Empfindung, die das Wesen des neurasthenischen Anfalles ausmacht, hat die Übererregbarkeit irgendwo gelegener Empfindungszellen zur Voraussetzung, ist also nicht denkbar ohne einen bestimmten Sitz.

Es ist daher durchaus konsequent, wenn die funktionellen Neurosen, denen doch entschieden ein „konstitutionelles" Moment anhaftet, in den Lehrbüchern nicht unter den Konstitutionsanomalien, sondern unter den Erkrankungen eines bestimmten Organs — des Nervensystems — abgehandelt werden.

Was bleibt dann aber tatsächlich für das Kapitel der Konstitutionsanomalien übrig? Sehen wir die bekannteren und maßgebenden Lehrbücher der „speziellen Pathologie" darauf hin durch, so zeigt sich bei den verschiedenen Autoren dieser Frage gegenüber ein recht verschiedenes Verhalten. Nur so viel läßt sich im allgemeinen sagen, daß die letzten Konsequenzen des anatomischen Gedankens in den speziellen Pathologien noch nirgends gezogen sind. Überall finden sich noch Krankheiten, die dem lokalisierenden Prinzip sich nicht fügen wollen — freilich bei den einzelnen Autoren in recht verschiedenem Umfange.

In dem ausgezeichneten und weitverbreiteten Lehrbuche Strümpells (1. Auflage) ist die ganze Pathologie innerer Krankheiten als Organpathologie abgehandelt — nur mit zwei Ausnahmen. Während in der Mitte des Werkes die Krankheiten der Respirationsorgane, die der Zirkulationsorgane, der Digestionsorgane, des Nervensystems (einschließlich Neurosen ohne bekannte anatomische Grundlage), ferner die Krankheiten der Nieren und Adnexa, und schließlich die Krankheiten der Bewegungsorgane abgehandelt werden, beginnt das Werk mit den „Akuten allgemeinen Infektionskrankheiten" und schließt mit den „Anomalien des Blutes und des Stoffwechsels (Konstitutionskrankheiten)". Nur diese beiden Gruppen fügen sich also nicht dem „anatomischen Gedanken", das die speziellen Krankheiten an bestimmte Organe geknüpft annimmt. Am verständlichsten ist das bei den Infektionskrankheiten. Freilich können auch sie dem lokalistischen Prinzipe nicht ganz sich entziehen. Sie haben erstens einen streng lokalisierten Ausgangspunkt (die Eintrittspforte des Virus in den Organismus) und zweitens Zellkomplexe, die sie toxisch schädigen. Bei einigen Infektionskrankheiten, wie z. B. bei der Pneumonie, steht dieser Ort oder das Organ, das spezifisch geschädigt wird, klinisch so sehr im Vordergrunde, daß es fraglich ist, ob man nicht besser tut, bei der alten topischen Klassifizierung zu bleiben und die Lungenentzündung eben unter den Lungenkrankheiten abzuhandeln. Bei anderen — so namentlich bei den akuten Exanthemen — fehlt eine derartige anatomisch leicht faßbare Lokalisation. Denn dieselben wegen der Hautsymptome, von denen sie ihren Namen tragen, in die Gruppe der Hautkrankheiten einzureihen, wie früher tatsächlich geschah, das wäre doch ein zu gewaltiger Anachronismus. Hier versagt das lokalistische Prinzip in der Tat und das ätiologische springt einseitig als Einteilungsgrund in die Lücke.

Im ersten Kapitel meiner Pathogenese habe ich weitläufig auseinandergesetzt, daß und warum der gegenwärtige Standpunkt unseres Wissens von Leben und Kranksein uns zwingt, in der Nosologie — den Lehren strenger Logik zuwider — von verschiedenen Einteilungsprinzipien nebeneinander Gebrauch zu machen. Vorläufig können wir weder das lokalistische, noch das ätiologische Einteilungsprinzip entbehren. Aber wir müssen uns darüber klar sein, daß sie sich gegenseitig keineswegs ausschließen, daß es also bis zu einem gewissen Grade vom Belieben des einzelnen abhängt, ob er gegebenenfalls das eine oder das andere in den Vordergrund stellen will. Der Bakteriologe, der den Typhus abdominalis ätiologisch abgrenzt, kann ebensowenig der hauptsächlich auf den Darm lokalisierten Untersuchungen des pathologischen Anatomen entraten, wie dieser die Frage vernachlässigen darf, ob und welche Mikroorganismen die Geschwüre verursachen. Auch hier sollte eben „der Knorr den Knubben hübsch vertragen", wenn es auch verständlich wird, daß und warum der „anatomische Gedanke" und der bakteriologische Ätiologismus so scharf aneinander geraten mußten.

Anders steht es mit der zweiten heterogenen Gruppe, den sog. „Konstitutionsanomalien". Hier herrscht eine ganz auffällige Willkür der einzelnen Autoren, wie weit sie in der Ausdehnung des lokalistischen Prinzips gehen. Während beispielsweise Strümpell die rheumatischen Erkrankungen (den akuten und den chronischen Gelenkrheumatismus), sowie die Rachitis und die Osteomalacie als Krankheiten der Bewegungsorgane streng lokalistisch einordnet, werden diese Krankheiten (mit Ausnahme des akuten Gelenkrheumatismus) von F. A. Hoffmann — freilich ohne jeden Versuch einer Begründung — schlankweg in seinem Lehrbuch der Konstitutionskrankheiten abgehandelt. Viel eher noch als die Osteomalacie, die eine streng lokalisierte Erkrankung der Knochen darstellt, könnte man etwa die Arteriosklerose, als Teilerscheinung einer allgemeinen Fibromatose, unter die Konstitutionsanomalien rechnen. Statt dessen figuriert sie überall als streng lokalisierte Gefäßveränderung unter den Organerkrankungen.

Folgen wir diesem Gedankengange weiter, so ist gar nicht abzusehen, warum die Erkrankungen des Blutes unter den konstitutionellen und nicht unter den lokalistischen Gesichtspunkt fallen sollen. Längst haben uns Histologie und Physiologie daran gewöhnt, das Blut als ein flüssiges Gewebe aufzufassen, das anderen Geweben gegenüber eine gewisse Selbständigkeit besitzt. Noch richtiger wäre es wohl, von dem „Organ" Blut zu sprechen. Es ist nicht einzusehen, was die Nerven vor dem Blute voraus haben sollen. Beide, Nerven und Blut, sind Organe, die die Verbindung zwischen den einzelnen Provinzen des Zellenstaates herstellen, den Verkehr vermitteln und so eine einheitliche Regierung desselben ermöglichen. Ebensogut, wie es organische Nervenkrankheiten gibt, gibt es daher auch organische Blutkrankheiten. Leukämie, Chlorose, die verschiedenen Formen der Anämie, das alles sind bestimmt charakterisierte, organische, d. h. mit typischem anatomischem Befunde behaftete Erkrankungen des Blutes, die, wie andere Organerkrankungen auch, teils als primär entstehend, teils als sekundär (z. B. durch primäre Erkrankung der blutbereitenden Organe — Leukämie) aufgefaßt werden. Wenn diese echten Organkrankheiten noch immer als konstitutionelle oder allgemeine Affektionen von den lokalisierten Erkrankungen abgesondert werden, so läßt sich das nur historisch begreifen. Die ursprünglichen Gründe dafür liegen — sonderbar genug — nicht weniger als 2500 Jahre zurück. Denn die alte hippokratische Krasenlehre, aus der sich die neuzeitliche Humoralpathologie als spezielle Hämatopathologie entwickelte, war und blieb eine ausgesprochene — Konstitutionspathologie!

Scheidet man die Erkrankungen der Bewegungsorgane und die Erkrankungen des Blutes aus dem Kapitel der Konstitutionskrankheiten aus, so bleiben nur die Stoffwechselanomalien — und unter diesen als besondere Krankheiten — Gicht, Fettsucht und Diabetes übrig. Aber auch sie können sich dem lokalisierenden Prinzip keineswegs ganz entziehen. Die falsche Richtung des Stoffwechsels, die sich beim Diabetes in der ungenügenden Verwertung der Kohlehydrate, bei der Gicht in einer Störung des Eiweißabbaues, bei der Lipomatose in einer perversen Fettaufspeicherung zu erkennen gibt, sie kann doch nicht völlig in der Luft schweben, sie muß irgendwo ihren Sitz haben, d. h. ein Substrat, an dem sie sich entwickelt und abläuft. Auch über diese Krankheiten kann, wie Virchow sagt, kein Arzt ordnungsmäßig denken, wenn er nicht imstande ist, ihnen einen Ort im Körper anzuweisen.

Ganz im Sinne eines ähnlichen Gedankenganges hat denn auch Ebstein (Über die Stellung der Fettleibigkeit, der Gicht und der Zuckerkrankheit im nosologischen System, Deutsche med. Wochenschr. 1898, Nr. 44) vorgeschlagen, den unklaren Konstitutionsbegriff für diese drei Krankheiten ganz aufzugeben und dieselben streng lokalistisch zu bezeichnen. Da er das Gemeinsame in der Pathogenese der Fettsucht, der Gicht und der Zuckerkrankheit in einer häufig familiären und vererbbaren Mangelhaftigkeit des Protoplasmas sieht, so schlägt er entsprechend „dem heutigen Standpunkt unseres Wissens" für diese Krankheiten die Bezeichnung „allgemeine Erkrankungen des Protoplasmas mit vererbbarer Anlage" vor.

Ob diese Charakterisierung sich einbürgern wird, ist doch wohl zweifelhaft. Ebstein hält sie für „kurz, bündig, zutreffend und eindeutig". Mir erscheint sie etwas zu unbestimmt. Um welches Protoplasma handelt es sich? Um das aller Körperzellen? Und wenn nicht, kommt bei allen drei Stoffwechselanomalien das Protoplasma derselben Zellterritorien oder derselben Zellart in Frage?

Aber, wie dem auch sei, für unsere gegenwärtige Untersuchung kommt vor allem die Tatsache in Betracht, daß auch diesen Krankheiten gegenüber der anatomische Gedanke sich als unabweisbar herausstellt.

Wenn man konstitutionell und allgemein identifiziert und die Konstitutionsanomalien lediglich als Gegensatz zu den irgendwie und irgendwo lokalisierten Störungen auffaßt, so dürfte Ebstein mit seiner Kritik Recht behalten. Es wäre besser, diese Namen aus der medizinischen Nomenklatur völlig auszumerzen. Krankhafte Störungen oder krankhafte Veränderungen ohne anatomischen Sitz gibt es nicht.

Aber — jeder fühlt, daß damit die Frage nicht erledigt ist. Der Konstitutionsbegriff ist mit diesem Gegensatze zum Lokalisationsbetrieb, das keine Ausnahme zuzulassen scheint, keineswegs erschöpft. Wenn von ererbter oder erworbener Konstitution die Rede ist, so meint man offenbar ganz etwas anderes als die Frage, ob und wo krankhafte Störungen lokalisiert zu denken sind. Es handelt sich vielmehr ganz allgemein um die Frage, welche Eigenschaften der Körper besitzt, die ihn befähigen, unter bestimmten Bedingungen zu erkranken oder gesund zu bleiben. In diesem Sinne hält man Körperkonstitution gewöhnlich für gleichbedeutend mit Körperbeschaffenheit. Ebstein meint jedoch, daß diese Ausdrücke sich keineswegs decken. Das Wort Konstitution sei ins Deutsche kaum zu übertragen. Der Ausdruck Körperbeschaffenheit lasse an das Äußere, etwa an das denken, was man lateinisch mit Habitus bezeichnet, während mit Konstitution vielmehr die „gesamte Zusammensetzung des Körpers" gemeint sei.

Nun, das Wort Konstitution hat, wenn wir auf ein anderes Gebiet, nämlich auf das politische übergreifen, eine ganz bestimmte Bedeutung, die sich sehr wohl verdeutschen läßt. Die Konstitution eines Staates ist seine Verfassung. Die Übertragung dieses Ausdrucks auf das medizinische Gebiet liegt um so näher, als ja der menschliche Körper ebenfalls am besten als ein komplizierter Staatsorganismus, als ein Zellenstaat mit zwar zentraler Leitung, aber sehr ausgeprägter provinzialer und kommunaler Selbstverwaltung anzusehen ist.

Ohne diesen Vergleich zu Tode zu hetzen, kann man sagen, daß, wie das Wohl und Wehe des Gesamtstaates von seiner allgemeinen Verfassung die gedeihliche Entwicklung und die Leistungsfähigkeit der Provinzen und Städte bis herunter zu den kleinsten Dörfern von ihrer Sonderverfassung abhängt, dies beim Zellenstaate des Menschen und seinen Einzelorganen nicht viel anders sein wird.

Diese Vergleichung soll die Tatsache in das hellste Licht setzen, daß die Konstitution nicht bloß eine allgemeine, dem ganzen Körper zukommende Eigenschaft ist, sondern daß jedes Organ seine besondere Verfassung hat. So wird es begreiflich, daß die Konstitutionskraft des Gesamtorganismus aus der variablen Verfassung der Einzelorgane sich zusammensetzt und demnach selbst eine variable Größe darstellt.

Von der erworbenen oder ererbten Verfassung des Einzelorgans hängt es aber ab, ob dasselbe gegebenenfalls, nämlich unter bestimmten äußeren Bedingungen, erkrankt, d. h. funktionelle oder materielle Abweichungen von der Norm erkennen läßt und von der Gesamtverfassung, d. h. von dem Zustande der Einzelorgane und ihrem Ineinandergreifen, sowie von der Wertigkeit der jeweils geschwächten Organe oder Organsysteme muß es abhängen, ob und wie sehr der ganze Organismus leidet.

Derartige Vorstellungen sind — mehr oder weniger deutlich bewußt — ein uralter Besitz der medizinischen Wissenschaft. Die verschiedene Mischung der konstituierenden, d. h. der den Körper zusammensetzenden vier Humores bedingten in der hippokratisch-galenischen Medizin nicht nur die

Temperamente, sondern auch die Krankheitsanlagen. Beide waren durch das Band der „Konstitution" unauflöslich miteinander verknüpft. Und so sehr sich im Wechsel der Zeiten mit der jeweils herrschenden Weltanschauung die inhaltlichen Vorstellungen über das Wesen der konstituierenden Elemente des Körpers änderten, ob man sie mehr chemisch oder mehr physikalisch oder mehr anatomisch-histologisch sich zurechtlegte, von der Art der Zusammensetzung (Konstitution von constituere) und von den durch diese erzeugten Eigenschaften des Körpers hing Leben und Kranksein seinem Wesen nach ab.

Freilich machte man schon frühzeitig die Erfahrung, daß durch von außen kommende Einflüsse die Konstitution geschädigt werden könne. Am auffälligsten war das bei der Giftwirkung. Auch zu viel und zu wenig oder falsch zusammengesetzte Nahrung oder atmosphärische Einflüsse wurden angeschuldigt. Kurz, schon frühzeitig bildete der aus der unmittelbaren Beobachtung immer wieder sich aufdrängende Begriff der äußeren Krankheitsursache sich aus.

Aber die — abgesehen von ihrer verfehlten Spekulation über das Wesen der Konstitution — streng auf nüchterne und voreingenommene Krankenbeobachtung haltende hippokratische Medizin blieb sich bewußt, daß die von außen an den Körper herantretenden Schädlichkeiten nur da pathologische Lebensprozesse auslösen, wo eine in der Anlage des Körpers gegebene Widerstandslosigkeit ihnen die Möglichkeit dazu gibt. In diesem wissenschaftlich guten Sinne war und blieb sie eine „Konstitutionspathologie".

Erst dem finsteren Wahne des Mittelaters blieb es vorbehalten, den äußeren Krankheitsursachen eine selbständige und ausschlaggebende Stellung einzuräumen. Unter dem Einflusse der Teufels- und Dämonenlehre, die schließlich in dem aller Menschlichkeit Hohn sprechenden Hexenglauben gipfelte, wurde die Krankheit zum selbständigen Wesen, das von außen in den Menschen hineinfuhr und von dem er „besessen" wurde. So entstand ein extremer und einseitiger Ätiologismus, der gegenüber den klaren Anschauungen des Altertums einen entschiedenen Rückschritt bedeutete.

Seit dieser Zeit kommt der Kampf zwischen dem extremen Ätiologismus und dem extremen Konstitutionalismus nicht mehr zur Ruhe. Während früher die Rolle der von außen kommenden, schädigenden Momente eine gegebene und selbstverständliche war und der Streit der Schulen sich der Hauptsache nach nur um das Wesen der Konstitution, d. h. um Art und Zusammensetzung des Körpers und um die daraus ableitbare Reaktion desselben auf äußere Ursachen drehte, wurden nun diese beiden Momente — die innere Natur des Körpers und die äußere Natur der Krankheitsursache in einen künstlichen Gegensatz gebracht, derart, daß nur das eine oder das andere für die Krankheitsentstehung maßgebend sein sollte.

Freilich war der Gegensatz kein so bewußter und ausdrücklicher, wie er hier aus didaktischen Gründen hingestellt werden mußte. Einsichtsvolle Ärzte betonten zu allen Zeiten, daß beide Momente bei der Krankheitsentstehung konkurrieren müßten. So lehrte beispielsweise schon vor 150 Jahren (1758) der vortreffliche Gaub, der das erste Lehrbuch über allgemeine Pathologie geschrieben hat, daß die krankheitserregenden Schädlichkeiten nicht kurzweg als alleinige Ursachen zu bezeichnen seien, sondern daß neben ihnen noch die Disposition des Körpers als bestimmende Grundlage der Krankheiten betont werden müsse. Von ihm stammt die Unterscheidung in innere oder nähere und äußere oder entferntere Ursachen der Krankheit. Ja, schon bei Celsus (Über Grundfragen der Medizin, Voigtländers Quellenbücher, Nr. 3, S. 24) einem klugen, römischen Polyhistor aus dem ersten Jahrhundert n. Chr. finden sich Ausführungen, in denen, wie der Herausgeber Meyer-Steinag bemerkt, die Lehre von der sog. „Krankheitsdisposition" steckt. „Diese besagt, daß der Körper, ohne geradezu krank zu sein, sich in einer Verfassung (dispositio) befinden kann, die ihn gegen allerlei schädigende Einflüsse weniger widerstandsfähig macht."

Aber diese vermittelnde Stellung war nicht immer maßgebend. Je nach der besonderen Richtung, die die medizinische Forschung einschlug, wurde bald der eine, bald der andere Faktor der Krankheitsentstehung ungebührlich und auf Kosten des andern in den Vordergrund geschoben.

Lediglich unter diesem Gesichtswinkel betrachtet, wird es begreiflich, daß die Zellularpathologie Virchows, wenn auch nicht dem Namen, so doch ihrem innersten Wesen nach — ausgesprochene Konstitutionspathologie ist. Sie lehrt die „Zusammensetzung" des Körpers aus Zellen und findet das Wesen der Krankheit in Veränderungen der Zelle beschlossen. Die äußere Krankheitsursache spielt nur eine zufällige und ziemlich nebensächliche Rolle. Diese Anschauung ist nach Virchows eigenen Worten ausgesprochen ontologisch. „Das ist ihr Vorzug, nicht ihr Fehler. Es gibt wirklich ein Ens morbi, wie es ein Ens vitae gibt; beide Male hat eine Zelle oder ein Zellenkomplex den Anspruch, so genannt zu werden."

Den vollsten Gegensatz bildete dazu ursprünglich die moderne Bakteriologie. Ihr liegen von vornherein Betrachtungen und Untersuchungen über die „Konstitution" weltenfern. Die „Disposition" wird zum Ammenmärchen. Nur der Bazillus hat Leben und Wirklichkeit, nur er bedingt das Wesen der Krankheit. „Diese Anschauung ist ausgesprochen ontologisch. Das ist ihr Vorzug, nicht ihr Fehler." So hätte auch sie ihre Stellung proklamieren können.

Man sieht, wie sonderbar die Gegensätze sich berühren. Beide Richtungen führen in ihren letzten Konsequenzen zur Ontologie, beide sind daher in ihrer Einseitigkeit unhaltbar.

Aber zunächst geht noch etwas anderes aus unserer Darstellung hervor. Die Schwierigkeit der Begriffskritik lag in diesem Falle darin, daß zwei ganz verschiedene Momente in dem Begriff des Konstitutionellen miteinander vermengt werden. Dieselbe Unterscheidung, die wir in der Lehre vom erwerbbaren Konstitutionalismus machen mußten, greift auch hier, in der Lehre vom angeborenen oder schlechthin vorhandenen Konstitutionalismus Platz. Die Auffassung des konstitutionellen Momentes als eines allgemeinen Faktors erweist sich hier wie dort als unfruchtbar. Bloß darum, weil sie den ganzen Körper durchseucht, anstatt, wie das Ulcus molle, lokal zu bleiben, bloß darum wird die Syphilis noch nicht konstitutionell. Sie wird es erst dadurch, daß sie die Gewebe nachweisbar in ihrer Verfassung und damit in der Art ihrer Reaktion auf krankmachende Reize hin verändert.

Ganz ebenso liegt es mit dem von Haus aus gegebenen konstitutionellen Faktor der Krankheitsentstehung. Dasselbe hat als Allgemeinaffektion immer mehr an Boden verloren. Hier bleibt der anatomische Gedanke Sieger. Gleichwohl läßt sich nicht leugnen, daß das lokalisierende Prinzip allein uns nicht weiter hilft. Wenn auch der Sitz der Krankheit die Zelle bleibt, so verstehen wir doch bloß aus der Konstitution der Zelle heraus in keiner Weise, wie die Veränderung in ihr zustande kommt, die wir Krankheit nennen. Irgendwie und irgendwoher muß der krankhafte Vorgang doch veranlaßt, ausgelöst werden. Daß andererseits das Spezifische des krankhaften Vorganges nicht allein oder vielfach nicht einmal vorwiegend durch die Natur des krankmachenden Reizes bedingt ist, sondern in der Konstitution des betroffenen Gewebes ihren letzten Grund hat, das kann selbst die Bakteriologie nicht mehr leugnen.

Nach alledem besteht das konstitutionelle Moment in der Krankheitsentstehung in voller Kraft. Aber es ist nicht geeignet, die speziellen Krankheiten in konstitutionelle und nicht konstitutionelle zu trennen.

Ebensowenig wie das Giftprinzip ist das konstitutionelle Moment geeignet, zur nosologischen Grundlage des Systems gemacht zu werden. Beides sind Begriffe der allgemeinen Pathologie, und ebenso wie wir fragen müssen, welches die besonderen Krankheiten sind, in deren Pathogenese Giftwirkungen eine Rolle spielen, ebenso werden wir untersuchen müssen, welche Krankheiten wir kennen, bei deren Entstehung das konstitutionelle Moment von ausschlaggebender Bedeutung ist.

Wird die Frage so gestellt, dann ergibt sich von selbst, daß die Konstitution als Maß der Widerstandskraft des Organismus gegen gegebene krankmachende Einflüsse eine veränderliche Größe ist, die einmal individuell schwankt und zweitens verschiedenen krankmachenden Potenzen gegenüber generell verschieden ist.

Es gibt krankmachende Faktoren von solcher Kraft, daß ihnen keine Konstitution gewachsen ist. Das gilt von traumatischen Momenten bestimmter Intensität und von gewissen Giften in gegebener Menge schlechthin, von pathogenen Kleinlebewesen unter bestimmten engbegrenzten Bedingungen.

Das moderne kleinkalibrige Geschoß durchschlägt innerhalb weiter Grenzen der Entfernung jeden menschlichen Schädel und es gibt keinen menschlichen Organismus, der nicht durch Blausäure, Strychnin oder Arsenik in genügender Menge umzubringen wäre. In diesen Grenzfällen spielt die Konstitution keine Rolle. Es ist der Gewalt der krankmachenden Ursache gegenüber gleichgültig, ob das betroffene Individuum eine zarte Haut hat oder zu den menschlichen Dickhäutern gehört. Diese Differenzen verschwinden gegenüber der Durchschlagskraft des Projektils und werden daher in der Gleichung vernachlässigt. Einem Dezigramm Blausäure gegenüber ist es vollkommen irrelevant, ob das unglückliche Opfer einen in der Anlage starken oder schwachen Magen hat. Die foudroyante Wirkung ist in beiden Fällen dieselbe.

Sowie dagegen der äußere Krankheitsfaktor unter einen gewissen Schwellenwert sinkt, dann wird — bei gleichbleibender Größe desselben — die Konstitution des betroffenen Organismus das ausschlaggebende Moment für die Frage, ob im Einzelfalle Krankheit entsteht oder nicht. Ein Knüppelhieb, der ein zartes Kind sofort in das Jenseits befördern würde, prallt an einem oberbayerischen Bauernschädel wirkungslos ab. Die Konstitution, d. h. die Verfassung ist in diesem Falle der Bau und das mechanische Gefüge des Schädels, von denen seine relative Widerstandsfähigkeit abhängt.

Eine derartige, in der Konstitution begründete Widerstandsfähigkeit kann man als eine spezifische bezeichnen, wenn sie einzelnen bestimmten Krankheitsfaktoren gegenüber besteht. Während man früher nur ganz allgemein von schwachen und starken Konstitutionen sprach, wird es immer mehr Aufgabe der experimentellen Wissenschaft, derartige Widerstandskräfte spezifischer Art nachzuweisen. Man darf nicht erwarten, daß es stets gelingen werde, im Einzelfalle gleich die Art oder Natur dieser spezifischen Widerstandskräfte zu erkennen. Zunächst muß es genügen, die Tatsache ihres Vorhandenseins rein empirisch festzustellen und ihre Größe nach empirischem Maße zu messen.

Durchsuchen wir von diesem Standpunkte aus die Pathologie, so stoßen wir auf Grenzfälle, die den erst erwähnten entgegengesetzt sind. Es sind das Erkrankungen, bei denen eine typische, äußere Krankheitsursache sich nicht nachweisen läßt, bei denen vielmehr von Haus aus eine so hochgradige spezifische Organ- oder Gewebsschwäche besteht, daß sie gewöhnlichen, an sich unschuldigen Lebensreize genügen, die Krankheit zum Ausbruch zu bringen. Dies sind die Krankheiten, die auch heute noch als Konstitutionsanomalien oder konstitutionelle Krankheiten im engeren oder eigentlichen Sinne des Wortes bezeichnet werden. Hierher gehören u. a. Gicht, Diabetes und Fettsucht insofern und so weit, als sie auf angeborener Anlage ohne bekannte äußere Ursache sich entwickeln. Das scheint aber bei sog. reinen Diabetes des Menschen wirklich der Fall zu sein.

In sehr scharfsinniger Weise hat Naunyn diese Auffassung in seinem ausgezeichneten Lehrbuch des Diabetes mellitus (Nothnagels Sammelwerk, Bd. VII, Teil VI), wohl der gründlichsten und besten Bearbeitung dieser Krankheit, die bisher existiert, vertreten. Er nennt „reinen" Diabetes diejenigen Fälle dieser Krankheit, bei denen jedes Zeichen einer ihr zugrunde liegenden Organkrankheit fehlt. In diesen Fällen nimmt er eine angeborene Anlage — eine angeborene Schwäche des Zuckerstoffwechsels — an, welche durch konkurrierende Schädlichkeit verschiedener Art zur Entfaltung gebracht werden kann. Für eine solche Annahme spricht in auffälliger Weise der Umstand, daß der Diabetes, der sich auf dem Boden anderweitiger Organkrankheiten — von Nerven-, Leber-, Pankreaskrankheiten, Arteriosklerose usw. — entwickelt, vorwiegend im reiferen Alter zu finden ist, während der „reine" Diabetes viel häufiger bei jugendlichen Individuen auftritt. Dazu kommt, daß der reine Diabetes eine viel schwerere Form der Erkrankung darstellt als der sekundäre, durch Organkrankheit bedingte. Alles das ist, nach Naunyn, wohl begreiflich. „Denn je schwerer die individuelle Schwäche der Anlage ist, um so sicherer wird die auf ihr gedeihende Unzulänglichkeit des Zuckerstoffwechsels hervortreten, auch ohne daß eine weitere Erkrankung der für den Zuckerstoffwechsel wichtigen Organe das noch zu begünstigen braucht, und um so frühzeitiger wird das geschehen; das sind die Fälle von jugendlichem, schwerem, reinen Diabetes." Das sind, fügen wir hinzu, diejenigen Fälle, für die der Ausdruck konstitutionell einen wissenschaftlichen Sinn hat, und zwar nicht deswegen, weil es sich um eine Allgemeinerkrankung handelt, sondern weil die angeborene, typische, d. h. in einer ganz bestimmten Richtung liegende Gewebsschwäche das ausschlaggebende Moment des ganzen Prozesses darstellt.

Wenn wir demnach das konstitutionelle Moment in der Krankheitsentstehung in positiven Eigenschaften der Gewebe suchen, die sich durch ihre Reaktion verraten und die sich dementsprechend durch Krankenbeobachtung und Experiment nachweisen und quantitativ bestimmen lassen, so wird damit dieser wichtige Begriff jenes unbestimmten, phrasen- und nebelhaften Charakters entkleidet, der ihn unserer naturwissenschaftlich wägenden und messenden Experimentalmedizin immer wieder so unsympathisch machte. Auch ein so scharfer Denker, wie Cohnheim, hat sich von dieser mißverständlichen Auffassung nicht frei zu machen gewußt, und wenn Ebstein hervorhebt, daß in der berühmten „Allgemeinen Pathologie" Cohnheims der Ausdruck Konstitution und konstitutionelle Krankheit überhaupt nicht vorkommt, so ist das richtig, beweist aber nicht, daß diese Begriffe unwissenschaftlich sind, als vielmehr, daß Cohnheim in diesem Punkte einen ganz einseitigen Standpunkt einnahm.

Es ist äußerst lehrreich, sich diesen Standpunkt Cohnheims wieder zu vergegenwärtigen. Aus dem Begriffe der Krankheit, als einer durch Änderungen der normalen Lebensbedingungen erzeugten Abweichung vom regelmäßigen Lebensprozesse, folge unmittelbar, daß die Krankheitsursachen nichts anderes

sind und sein können als veränderte Lebensbedingungen (?), oder anders ausgedrückt, „daß sie außerhalb des Organismus selbst liegen". Dieser Gedanke wird ganz streng durchgeführt. Er wäre aber nur richtig und wissenschaftlich haltbar unter der Voraussetzung, daß der menschliche (und tierische)
Organismus aus Organen zusammengesetzt ist, die — wenigstens innerhalb
derselben Spezies — bei allen Einzelindividuen mit qualitativ und quantitativ
völlig gleichen und gleichbleibenden Kräften ausgestattet sind. Der experimentelle Pathologe Cohnheim steht hier der gesamten Pathogenese gegenüber auf demselben einseitigen Standpunkte, den auf viel engerem Gebiete
die orthodoxe Bakteriologie den Infektionskrankheiten gegenüber eingenommen hat.

Ebenso wie nach Baumgartens (ursprünglicher, jetzt aufgegebener)
Ansicht jedes einer überhaupt empfänglichen Spezies angehörige Individuum
auf die Zufuhr eines pathogenen Erregers mit unfehlbarer Sicherheit spezifisch
erkrankt, ebenso reagiert nach Cohnheim jedes Individuum auf einen äußeren
Eingriff in derselben typischen Weise. Man braucht also nur die äußeren Eingriffe (seien dieselben chemischer, mechanischer oder biologischer Art) zu
variieren, um alle Krankheitsmöglichkeiten zu erschöpfen.

Daß der variable Erfolg auch von einer tatsächlich vorhandenen
Verschiedenheit der Organanlage abhängen kann, wird gar nicht in Rechnung gezogen. Von diesem Standpunkte aus glaubt Cohnheim berechtigt
zu sein, über die Dispositionspathologie der Alten die ätzende Lauge seines
Spottes ausgießen zu sollen. „Freilich hat der Abschnitt über allgemeine Ätiologie in unseren modernen Lehrbüchern nicht mehr das sonderbare Ansehen
wie vor noch nicht langer Zeit, wo die allerheterogensten Dinge, vom Temperament .bis zu den Betten, von der Luftelektrizität und dem Heiraten bis
zu dem Schimmel und den Flöhen, von der Erblichkeit bis zu den Getränken (!),
darin behandelt wurden."

Allerdings wollte er nicht leugnen, daß diese Dinge für die Ätiologie von
Bedeutung sein können!

„Was ich leugne, ist lediglich und allein, daß hier von irgend einem wissenschaftlichen Prinzip die Rede ist." Nun, in dieser Zusammenstellung, die ge-
flissentlich die Temperamente mit den Betten und die Erblichkeit mit den Getränken zusammenbringt, gewiß nicht. Aber — wer Krankheitsursachen
und Krankheitsanlagen begrifflich nicht zu scheiden weiß, mit dem läßt
sich über Krankheitsentstehung überhaupt nicht streiten.

Was wir den Cohnheimschen Anschauungen gegenüber betonen, das
ist die Erfahrungstatsache, daß — abgesehen von den Grenzfällen, in denen der
äußere Reiz, den auch das bestorganisierte Individuum, das stärkstkonstituierte
Organ überwindenden Schwellenwert erreicht —, abgesehen von diesen Grenzfällen, die spezifische Widerstandsfähigkeit der Individuen oder
ihrer Organe eine mitbestimmende Rolle spielt. Wenn gerade die
experimentelle Pathologie diesen Faktor prinzipiell zu übersehen geneigt ist,
so liegt das an dem sehr begreiflichen Umstande, daß sie bei ihren Experimenten absichtlich und bewußt nur oder doch fast nur mit solchen Eingriffen
arbeitet, die unter allen Umständen einen pathologischen Effekt
haben und zwar bei allen Individuen der Gattung denselben. Selbstverständlich sind derartige Experimente nicht wertlos. Im Gegenteil. Die gelungene
Pankreasexstirpation hat uns die große Entdeckung des Pankreasdiabetes
gebracht. Falsch ist nur die Meinung, als sei damit die Pathogenese des Diabetes
überhaupt geklärt. Auf den „reinen" Diabetes, d. h. eben auf den ohne
Pankreas- oder sonstige primäre Organerkrankung werfen auch diese
wichtigen Experimente noch kein Licht.

Ich weiß wohl, daß einzelne Autoren, neuerdings besonders v. Hanse-mann jeden Diabetes als Pankreasdiabetes aufgefaßt wissen wollen. Noch ist diese Streitfrage nicht entschieden. Aber auch von diesem Standpunkte aus bleibt die Frage bestehen, warum entgegen dem generellen Verhalten ge-legentlich sich ein Kind findet, bei dem — ohne exogene Auslösung (d. h. ohne Krankheitsursache im gewöhnlichen Sinne) — ein in wenigen Tagen unrettbar zum Tode führender akuter Diabetes ausbricht.

Derartige Fälle wollen eben prinzipiell anders aufgefaßt sein. Die wissen-schaftliche Basis, die Cohnheim grundsätzlich leugnet, ist gegeben, wenn es gelingt, durch Variation der Bedingungen ebenso die Krankheitsanlage dem wägenden und messenden Experiment zu unterwerfen, wie man längst die äußeren Krankheitsursachen d. h. die auslösenden Momente quantitativ abgestuft hat.

e) Zusammenfassender Rückblick.

Überschauen wir, an diesem Punkte angelangt, den durchmessenen Weg noch einmal rückwärts, so treten mit großer Schärfe eine Reihe von Gesichts-punkten hervor, deren Würdigung für den Bau einer künftigen Konstitutions-pathologie grundlegend ist.

In erster Linie hat es sich als ein verhängnisvoller Irrtum erwiesen, daß man von jeher versucht hat, im Sinne einer speziellen Pathologie, d. h. im System die Krankheiten in konstitutionelle und nicht konstitutionelle einzuteilen. Ebenso wie „die Autointoxikation" ist das „Konstitutionelle" in Krankheiten ein Prinzip der allgemeinen Pathologie. Bei jeder Erkrankung läßt sich fragen, wie groß das konstitutionelle Moment bei ihrer Entstehung war. ·Denn jede Erkrankung setzt eine Organisation voraus, die veränderlich, äußeren oder inneren Reizen zugänglich, kurz angreifbar ist. In diesem Sinne ist die Zellular-pathologie Virchows konstitutionell im strengsten Sinne des Wortes. Nicht aber in dem anderen Verstande, der konstitutionell mit allgemein verwechselt. ·Von diesem Gesichtspunkte aus besteht sogar schroffster Gegensatz. Der ana-tomische Gedanke läßt keine Allgemeinleiden zu. Und darin müssen wir Virchow recht geben. So kam es, daß der Organicismus in der speziellen Patho-logie den Konstitutionalismus immer mehr verdrängt oder besser eingeengt hat.

Dem Rest aber, der vom Konstitutionalismus noch übrig blieb, erstand ein neuer Feind in dem einseitigen Ätiologismus der Bakteriologie. Nicht gegen den Begriff der Allgemeinerkrankung richtete sich seine Kritik, sondern gegen den Kernpunkt der Zellularpathologie, daß nämlich das eigentliche Wesen des krankhaften Vorgangs in der Organisation der Zelle, ihren angeborenen oder erworbenen Eigenschaften, ihrer spezifischen Art, zu reagieren, begründet sei. Beherrscht von diesem Gedanken behandelte die Zellularpathologie allerdings lange Zeit hindurch die auslösenden Momente, die doch auch dazu gehören, da ja ohne ihren Anstoß die krankhafte Reaktion eben ausbleibt, allzusehr als quantité négligeable. Die Rache war gründlich, aber ihrerseits noch viel einseitiger. Daß und warum es unwissenschaftlich ist, das determinierende Moment des komplexen Vorgangs, den wir Krankheit nennen, ausschließlich und allein in den spezifischen Eigenschaften des auslösenden Reizes zu suchen und die spezifischen Eigenschaften des angegriffenen Organismus ganz zu ver-nachlässigen, das ist im ersten Kapitel meiner Pathogenese genügend auseinander-gesetzt. Die Zeit ist nicht mehr fern, wo man — unter vollster Würdigung der ungeheuren tatsächlichen Erweiterung, die unser Wissen und Können durch die Bakteriologie erfahren hat — den einseitigen Ätiologismus als wissen-schaftliches Prinzip ruhig ad acta legen wird. Die auf geläuterter erkenntnistheoretischer Grundlage aufgebaute Konstitutionspathologie der Zukunft wird „konstitutionelle Krankheiten" an sich nicht mehr kennen, aber sie wird — auf Grund streng exakter naturwissenschaftlicher Beobachtung am Krankenbette und auf Grund streng exakter Experimente an Mensch und Tier dem konstitutionellen Momente in der Entstehung der einzelnen Organ- oder Gewebserkrankung seine relativ große oder kleine Rolle nicht mehr abstreiten.

Diese Überzeugung rechnet mit einer Reihe teils neuer, teils längst bekannter Erfahrungstatsachen, deren richtige gedankliche Verwertung gegenwärtig Hauptaufgabe der allgemeinen Pathologie ist.

Dahin gehört erstens die Tatsache, daß durch längere und allmähliche Einwirkung exogener und endogener Gifte einzelne Organe oder ganze Gewebssysteme in ihrem inneren Gefüge derart verändert werden können, daß sie nunmehr auf Reize der verschiedensten Art anders als zuvor, und zwar meist in einer für den Gesamtorganismus ungünstigen Weise reagieren. Das ist der erworbene spezifische Syphilismus, Alkoholismus, Morphinismus usw. Von diesem Standpunkte aus bleibt der Tabes dorsalis ihre Stellung als eine ungewöhnlich scharf lokalisierten Organerkrankung. Aber ihre Pathogenese ist nicht zu verstehen ohne die Annahme eines konstitutionellen Momentes. Sie entsteht in der Mehrzahl der Fälle dadurch, daß die an sich unschädlichen Lebensreize (funktionelle Anstrengung, Erkältung usw.) ein durch die vorausgegangene luetische Durchseuchung geschwächtes, nicht mehr genügend widerstandsfähiges Nervensystem treffen. Daß gerade das sensible peripherische Neuron es ist, welches durch den Syphilismus leidet und kein anderes, das ist eine Tatsache, die wir hinnehmen müssen wie viele andere auch, ohne sie zunächst erklären zu können. Sie verliert alles Auffällige durch die generelle Erfahrung, daß vielen Giften überhaupt eine durch die Beobachtung oder experimentell feststellbare spezifische Beziehung zu bestimmten Zellterritorien zukommt. Ich erinnere an das Blei und seine Beziehung zu ganz bestimmten Radialisfasern, sowie an die entsprechenden Tatsachen, mit denen die moderne Bakteriologie in verschwenderischer Fülle uns bekannt gemacht hat. Weder das Diphtherienoch das Tetanustoxin ist ein Gift schlechthin. Man kann nicht einmal sagen, daß sie ganz allgemein „Nervengifte" sind. Die krankhaften Erscheinungen, die sie auslösen, sind nur zu verstehen unter der Annahme spezifischer Eigentümlichkeiten ganz bestimmter Zellterritorien, auf die sie, ohne solche vorzufinden, gar nicht einwirken könnten.

Die zweite uralte Erfahrungstatsache ist die, daß es nicht nur einen erworbenen, sondern auch einen angeborenen Konstitutionalismus gibt. Wenn es schwer ist, Tiere luetisch zu machen, so beweist das, daß dem tierischen Gewebe die ausgesprochene chemische Verwandtschaft zu dem syphilitischen Gifte fehlt, die den Menschen durchweg eignet. Wie weit die Gattungsverschiedenheit in der Organisation der Lebewesen giftigen Einwirkungen gegenüber geht, das lehrte von jeher die Toxikologie, das beweisen noch viel eindringlicher die zahllosen Infektionsversuche der Bakteriologie. Aber — und das ist für die menschliche Pathologie der springende Punkt — spezifische Verschiedenheiten in der Reaktion auf gleiche Reize finden sich in großer Zahl auch bei den einzelnen Individuen derselben Gattung. Und zwar herrscht das allgemeine Gesetz, daß, je höher organisiert die Gattung ist, um so variabler die individuellen Verhältnisse der Einzelwesen werden. Der Sprung, den die Differenzierung der Gehirnorganisation vom höchst entwickelten Tiere, etwa dem Affen, zum Menschen macht, ist so ungeheuer, daß wir uns nicht wundern dürfen, in der menschlichen Pathologie nervösen Reaktionen zu begegnen, über die uns das Tierexperiment niemals Aufklärung verschaffen kann.

Die Kenntnis solcher individueller Verschiedenheiten in der menschlichen Organisation ist so alt wie die Medizin überhaupt. Ja, sie drängte sich der unbefangenen ärztlichen Beobachtung von jeher so stark auf, daß ihre begriffliche Fixierung und Beschreibung immer einen Hauptteil der gesamten Pathologie ausmachte. Auf diesem Boden erwuchs die hippokratisch-galenische Lehr von den Temperamenten als Ausdruck spezifisch verschiedener Konstitutionen, hierher gehört die Lehre von den Idiosynkrasien, die — ursprünglich ernsthaft genommen — zur Zeit der einseitigen Herrschaft der pathologischen Anatomie in die Rumpelkammer der medizinischen Kuriosa geworfen wurde, bis sie zuerst unter dem Stichworte „Nebenwirkungen der Arzneimittel" endlich einer naturwissenschaftlichen Behandlung sich zugängig erwies und neuerdings als „Anaphylaxie" sogar „hochmodern" geworden ist.

Wenn dagegen die völlig in Mißkredit geratene Lehre von den Temperamenten, den Dyskrasien und den Konstitutionskrankheiten in der alten Form vergeblich ihrer Auferstehung harrt, so liegt das nicht daran, daß sie prinzipiell falsch war, sondern daran, daß entsprechend dem niedrigen Stande des tatsächlichen Wissens die an sich richtigen begrifflichen Konzeptionen mit einem der Wirklichkeit nicht entsprechenden, also falschen Inhalt erfüllt wurden. Mit Bestimmtheit wissen wir eben schon lange, daß die Verschiedenheit der individuellen Organisation nicht auf der verschiedenen Mischung von vier differenten Kardinalsäften beruht. Aber infolge dieser Erkenntnis braucht nicht gleich die Tatsache individuell verschiedener Organisation an sich mit über Bord zu fliegen. In der Tat reichen die Versuche, die Verschiedenheit der Konstitutionen besser und richtiger in ihrem Wesen zu erfassen, bis an die Schwelle der neuen Zeit. Noch vor 50 Jahren widmete Wunderlich in seinem groß angelegten und meisterhaft durchgeführten Handbuche der Pathologie und Therapie diesem Gegenstande einen ganzen, dicken Band von 637 Seiten, freilich ohne den schließlichen völligen Zusammenbruch des Konstitutionalismus gegenüber den siegreich vordringenden Ideen des Organizismus und des extremen Ätiologismus aufhalten zu können. Und das mit gutem Grunde. Denn auch Wunderlich ist noch in dem Wahne befangen, daß die Konstitutionsanomalie an sich Krankheit sei. Es ist erklärlich, daß der modern geschulte Mediziner, ohne es genauer zu studieren, ein Buch kopfschüttelnd beiseite legt, in welchem er u. a. neben dem Fieber, der Chlorose, den Skrofeln, der Fettsucht, dem Skorbut, der Wassersucht, dem Diabetes, dem Ikterus — die Pyämie, den Milzbrand, die akuten Exantheme (Pocken, Masern, Scharlach), die Syphilis und die Malariakrankheiten als typische konstitutionelle Störungen, d. h. als Allgemeinkrankheiten abgehandelt findet. Gerade das genaue Studium dieses in den Einzelheiten übrigens ausgezeichneten und eine Fülle guter Beobachtungen und geistreicher Bemerkungen enthaltenen Buches überzeugt a fortiori, wie falsch es war, das unleugbar vorhandene und überaus wichtige konstitutionelle Moment in der Pathogenese vieler, wenn nicht der meisten Krankheiten, im Einzelfalle zur Krankheit selbst zu machen.

So folgt als wichtigstes Ergebnis unserer historisch-kritischen Betrachtung der Satz, daß der Begriff der normalen und der von der Norm, d. h. dem gesundhaften Durchschnitte abweichenden Konstitution oder Körperverfassung in die allgemeine Pathologie gehört und nicht geeignet ist, einer speziellen Nosologie zur Unterlage zu dienen.

Der Konstitutionsbegriff in der Pathologie hat einen brauchbaren Inhalt nur in seiner wechselnden Beziehung zu der Summe der möglichen äußeren Krankheitsursachen, die wir durch das Symbol p (pathogen) bezeichnen. Von dem Verhältnisse p : C (Konsitution) hängt im Einzelfalle die Krankheitsentstehung oder das Gesundbleiben ab.

Konstitutionell im engeren Sinne nennt man heutzutage noch diejenigen Krankheiten, bei denen C, die Krankheitsanlage, so sehr überwiegt, daß p dagegen fast ganz verschwindet. Die mehrgenannten Stoffwechselkrankheiten Gicht, Fettsucht, Diabetes gehören hierher, soweit sie sich ohne erkennbare äußere Veranlassung infolge der normalen physiologischen Lebensreize bei dazu besonders disponierten Individuen entwickeln. Aber auch nur so weit. Denn wenn ein Diabetes im Tierexperiment oder bei einem nicht spezifisch disponierten Menschen durch Ausfall der Pankreasfunktion hervorgerufen wird, so ist ein solcher Diabetes eben nicht konstitutionell. Er stellt im Gegenteil den entgegengesetzten Grenzfall des Verhältnisses p : C dar, insofern p (der Pankreasausfall) als krankmachendes Agens eine derartige Mächtigkeit erreicht, daß es jeder Konstitution gegenüber wirksam wird, also keine besondere Krankheitsanlage voraussetzen läßt.

Von diesem Standpunkte aus ist es entschieden das beste, die Kategorie der konstitutionellen Krankheiten im nosologischen Systeme ganz aufzugeben und jeder Krankheitsgruppe gegenüber besonders zu untersuchen, wie groß das konstitutionelle, wie groß das ätiologische Moment bei ihr ist.

2. Die Behandlung konstitutioneller Probleme in der heutigen Wissenschaft.

Vergleicht man die medizinische Fachliteratur von heute mit den pathogenetischen Aufsätzen vor 10, 20 Jahren, so ergibt sich ein bemerkenswerter Unterschied. Abgesehen von den wenigen im einleitenden Kapitel gewürdigten Fällen prinzipieller Stellungnahme zum Konstitutionsproblem war um die Wende des Jahrhunderts namentlich unter dem alles beherrschenden Einfluß der Bakteriologie der Dispositionsbegriff — wenn auch nicht in der ärztlichen Praxis — so doch in der Wissenschaft fast vollständig verloren gegangen. Heute kann man kaum eine Nummer der führenden medizinischen Wochenschriften — wenigstens bei uns in Deutschland — aufschlagen, ohne auf konstitutionelle Gedanken zu stoßen. In einer Besprechung von O. Heubners Reden und Abhandlungen aus dem Gebiete der Kinderheilkunde, Leipzig, J. A. Barth, 1912, spricht Ludwig F. Meyer-Berlin (Berl. med. Wochenschr. 1912, Nr. 35, S. 1672) denselben Gedanken aus. Wenn Heubner betont, ,,daß die gesamte diätetische Behandlung sich gründen muß auf die Frage nach der Leistungsfähigkeit des einzelnen Individuums oder auf die Breite seiner Toleranz. Diese aber beurteilen wir nicht mehr wie früher durch ein von mehr oder weniger richtigem Instinkt geleitetes Probieren, sondern durch das experimentelle Studium der einzelnen Funktion", so fügt Mayer hinzu, daß die in diesen Sätzen ausgesprochene Forderung nach Würdigung des individuellen Faktors, das jetzt allenthalben erhobene Postulat, auch in anderen Abhandlungen immer wiederkehre. Mehr noch. Überall stößt man auf Abhandlungen über grundlegende Fragen, wie Vererbungsvorgänge, Rassenprobleme, Entartungsideen, mit denen der pathogenetische Konstitutionsbegriff biologisch eng zusammenhängt. Spezialfragen der Erblichkeitslehre, wie die des Mendelismus, mit der wir uns (im III. Kap.) grundsätzlich werden auseinandersetzen müssen, beherrschen geradezu das Feld selbst in den für den Praktiker bestimmten Wochenschriften, obgleich dieser sicherlich noch herzlich wenig mit ihnen anzufangen weiß.

In zahllosen Einzelarbeiten, die im Folgenden so weit wie möglich noch Erwähnung finden werden, spielt der Versuch, dem Dispositionsbegriff gerecht zu werden, eine mehr oder weniger ausgesprochene Rolle.

Ja, es fehlt nicht an wichtigen Versuchen größeren Stils, unter der Herrschaft des konstitutionellen Gedankens in sich abgeschlossene Gebiete der Pathogenese monographisch zu behandeln und einer eigenen nosologischen Darstellung zu unterwerfen. Schon im Jahre 1907 erschien Professor Dr. Berthold Stillers sehr bemerkenswertes Buch: Die asthenische Konstitutionskrankheit (Asthenia universalis congenita. Morbus asthenicus). Stuttgart, F. Enke.

Der auf diesem Gebiete durch eigene, in verschiedenen Zeitschriften zerstreute Sonderarbeiten längst bekannte Budapester Gelehrte hält es „nunmehr" (1907) für keine undankbare Aufgabe, (in seinem Buche) endlich ein Gesamtbild der so weitverbreiteten konstitutionellen Krankheit mit allem, was drum und dran hängt, mit allen dieselbe tangierenden pathologischen Zuständen zu entwerfen.

Der Geist klinisch reiner und unvoreingenommener Krankenbeobachtung gibt dieser in echt hippokratischem Sinne abgefaßten Arbeit das wissenschaftliche Gepräge. Und doch leidet sie bei aller Vortrefflichkeit in den Einzelheiten an einem — wenigstens meiner Auffassung nach — prinzipiellen Fehler, und zwar in der theoretischen Abgrenzung und Durcharbeitung des Stoffes. Stiller ist, wie so viele vor ihm und wie voraussichtlich noch manche nach ihm, der verhängnisvollen Neigung verfallen, anstatt bei den einzelnen Krankheiten das konstitutionelle Moment in seiner mehr oder weniger ausschlaggebenden pathogenetischen Bedeutung aufzusuchen, dieses zur Krankheit selbst zu machen.

Ausgehend von der Costa decima fluctuans, als dem Stigma so gut wie jeder konstitutionellen Minderwertigkeit, findet er, „daß diese stigmatische Vielheit im Grunde eine Einheit oder der Komplex einer einheitlichen Krankheit ist. Die vier Elemente: die Atonie, die Enteroptose, die Neurasthenie und die Dyspepsie bilden die Grundzüge eines spezifischen Krankheitsbildes, eines weitverbreiteten nosologischen Spezies sui generis. So entsteht die Konstruktion des „Morbus asthenicus", der „Stillerschen Krankheit". Durchaus klar erfaßt und streng durchgeführt ist die Erkenntnis, „daß die ganze Krankheit und alle ihre Äußerungen auf einer angeborenen Anlage beruhen und zur Entwicklung kommen". Der konstitutionelle Gedanke kommt zu seinem Recht. Und doch muß seine nosologische Prägung für nicht glücklich bezeichnet werden. Außer dem „typischen" Normalmenschen gibt es für Stiller, soweit das konstitutionelle Moment bei der Krankheitsentstehung in Frage kommt, nur seinen einen, typischen Astheniker. Freilich verkennt Stiller nicht, daß „im Einzelfalle das eine oder das andere dieser Lineamente (der genannten vier Elemente: Atonie, Enteroptose, Neurasthenie und Dyspepsie) mehr oder weniger zurück- oder hervortreten und dadurch dem individuellen klinischen Bilde sein Gepräge verleihen". Wenn er aber hinzufügt, daß trotzdem „die Zusammengehörigkeit und Identität (!?) all der äußerlich oft differierenden Einzelfälle durch das Familienzeichen des Stigma und Habitus festgestellt werde", so stimmt das nicht mit der realen Wirklichkeit. Die Konstruktion des Morbus asthenicus ist gemessen an den tatsächlichen Verhältnissen — wie man will — viel zu weit oder viel zu eng. Was hat der Diabetes mit der Costa decima fluctuans zu tun? Wie wir sehen werden, wäre es biologisch eine völlig unhaltbare Vorstellung, die Determinante des Morbus asthenicus als real vorauszusetzen. Ebensowenig, wie es die asthenische Konstitutionskrankheit, ebensowenig gibt es konstitutionelle Krankheiten überhaupt. Aber in allen Krankheiten steckt — innerhalb weitester Grenzen an Intensität schwankend — ein konstitutionelles Moment.

Man wende nicht ein, daß das unfruchtbare Begriffsspielerei sei. Erst die klare Vorstellung von der ungeheuren realen Variabilität der normalen und der vom Typus abweichenden Konstitutionen ermöglicht wirkliche Krankheitseinsicht. Der Morbus asthenicus als reale Wesenheit ist ein begriffliches Phantom. Dagegen sind Stillers klinische Beobachtungen an seinem Material von ihm willkürlich aus der großen Masse der konstitutionell Minderwertigen herausgegriffener und einseitig abgegrenzter kranker Menschen klinisch wertvollster Erwerb. Wir werden im Laufe unserer Betrachtungen noch vielfach darauf zurückkommen müssen.

Fast noch ausgesprochener als bei Stiller, kommt der konstitutionelle Gedanke in einer großen Monographie zum Ausdruck, die Professor Dr. Paul Mathes in Graz soeben (1912, fünf Jahre nach Stiller) bei S. Karger, Berlin veröffentlicht hat. Sie trägt — leider — den Titel: „Der Infantilismus, die Asthenie und deren Beziehungen zum Nervensystem". Ich sage: leider. Denn der Titel ist irreführend. Wer über den jetzt viel diskutierten Infantilismus im engeren biologisch-wissenschaftlichen Sinne Aufklärung sucht, kommt nur zum Teil auf seine Rechnung. Denn das Buch enthält im wesentlichen eine und zwar ausgezeichnete Schilderung konstitutioneller Minderwertigkeiten des weiblichen Geschlechts. Und das wieder verrät der Titel nicht. So mag es mancher ungelesen lassen, dem es von großem Nutzen sein würde, und das ist eigentlich jeder Arzt, der im Leben steht, im besonderen aber der angehende Gynäkologe. Denn Mathes ist ein hervorragend seelenkundiger Frauenarzt. Er gibt der operativen Technik, was der Technik ist, aber, wie nur wenige, betont er die echt konstitutionell bedingte körperliche und psychische Abart bzw. Minderwertigkeit seiner weiblichen Klientel. Daß die Konstitutionen, die er vorwiegend im Auge hat, vielfach einzelne „infantile" Merkmale erkennen lassen, wird man nicht bestreiten wollen. Jeder weiß, daß das Gehabe und Getue hystero-neurasthenischer Weiber oft auffällig „kindisch" ist. Aber darum das Wesen aller konstitutionellen Abartung und Minderwertigkeit als infantile Hemmungsbildung fassen und beschreiben zu wollen, schießt über das Ziel hinaus. Es ist ja richtig, daß der Terminus „neurasthenisch" stark abgegriffen und allmählich völlig verwaschen ist. Auch „hysterisch" sollen wir ja, wie Steyerthal verlangt, nicht mehr sagen. Was aber gewonnen sein soll, wenn wir statt „hysteroneurasthenisch" „infantilasthenisch" sagen, vermag ich nicht einzusehen. Die tatsächlich herrschende babylonische Sprachverwirrung, die das gegenseitige Verständnis verhindert, wird nur noch größer.

Ebenso wie Stiller macht auch Mathes den meiner Meinung nach nicht glücklichen Versuch, künstlich eine einheitliche Konstitutionskrankheit, den asthenischen Infantilismus oder die infantile Asthenie zu schaffen und in diese Form alles hineinzupressen, was ihm von Abarten und Minderwertigkeiten aufstößt. Ob das zulässig ist, ist eine Frage des nosologischen Denkens, in der ich, wie dies ganze Buch beweist, anderer Ansicht bin. Aber sehen wir von dieser Konstruktionsfrage ab, so muß ich bekennen, daß mir kaum ein Buch der neueren Zeit in der Sache selbst einen so reinen Genuß, eine so hohe Befriedigung gewährt hat, wie diese Arbeit von Mathes. Noch vor 10 Jahren wäre sie kaum möglich gewesen. Heute kommt sie zur rechten Zeit. Ja, ich glaube sogar, daß sie gelesen werden wird. Denn schon viele sind für diese Art, die Dinge zu sehen — reif!

Mutatis mutandis läßt sich dasselbe von einer kürzeren Darstellung sagen, die W. A. Freund und R. van den Velden in dem von Mohr und Staehelin herausgegebenen Handbuch der inneren Medizin (Springer, Berlin 1912) unter dem Titel: „Anatomisch begründete Konstitutionsanomalien. Konstitution und Infantilismus" (S. 534—572) gegeben haben.

Zunächst ein äußerer Berührungspunkt. Auch W. A. Freund ist bekanntlich Gynäkologe. Anschaulich schildert er, wie er gerade von der Gynäkologie aus schon als junger Arzt zu einer echt konstitutionellen Betrachtungsweise pathogenetischer Verhältnisse geführt wurde. Schon vorher im Anfang seiner Laufbahn, noch der inneren Medizin attachiert, studierte er die konstitutionell auftretenden Entwicklungshemmungen des Thorax, wobei ihm die wichtige Entdeckung der Stenose der oberen Brustapertur glückte, deren Wichtigkeit für die Pysiologie und Pathologie der Lungen er klar erkannte. Diese Anomalie, die Freund von vornherein als ein Zeichen des Infantilismus auf eine Wachstumshemmung des ersten Rippenknorpels zurückführte („Der Zusammenhang zwischen Lungenkrankheiten", Erlangen, 1859) blieb beinahe 50 Jahre der Ärztewelt gänzlich unbekannt.

Erst durch die Arbeiten von Hansemann, Hart, Bacmeister u. a., wurde in der Zeit der klinischen Renaissance nach Überwindung des einseitigen und orthodoxen Bakteriologismus die bedeutende Leistung Freunds wieder ausgegraben und ihm für alle Zeiten die Anerkennung des Verdienstes gesichert, „daß er als erster auf die ursächliche Bedeutung gewisser Thoraxanomalien für die Entstehung der tuberkulösen Lungenphthise aufmerksam gemacht und damit den Weg gewiesen hat zu einer exakten Begründung jenes alten Erfahrungssatzes von der konstitutionellen Bedeutung der Eng- und Flachbrüstigkeit" (Hart). Es ist überaus erfreulich, daß der Nestor der deutschen Gynäkologen nicht nur diese neue Zeit miterlebt, sondern anknüpfend an seine Jugendarbeit imstande ist, mit R. van den Velden zusammen nunmehr eine, wenn auch nur kurze und gedrängte, so doch recht umfassende „Konstitutionspathologie" herauszugeben.

Dem aufmerksamen Leser, deren ich dieser Arbeit besonders viele wünsche, wird es nicht entgehen, wie wurzelständig die konstitutionellen Gedanken bereits sich manifestieren.

Wenn Freund und van den Velden etwas einseitig den antomisch faßbaren Infantilismus in den Vordergrund stellen, so erklärt sich das ungezwungen aus den wissenschaftlichen Erfahrungen, von denen Freund ausging. Als der geistige Vater des jetzt so viel genannten und diskutierten Infantilismus liebt er begreiflicherweise auch dieses sein Kind.

Praktisch tritt dagegen die Neigung, „alles aus einem Punkte zu erklären", gerade bei diesen Autoren viel mehr zurück, wie bei Stiller und Mathes. Ja, an verschiedenen Stellen findet sich eine direkte Zurückweisung dieser unbiologischen Tendenz, so z. B. (S. 563) Meinert gegenüber, der von der (durch Korsetttragen) verursachten Enteroptose bekanntlich Chlorose, Hysterie, Neurasthenie und sonst so ziemlich die ganze funktionelle Pathologie des Weibes ableitete. „Der von Meinert auf Grund seiner umfangreichen Untersuchungen konstruierte Kausalnexus zwischen diesen Symptomen ist unseres Erachtens nicht ohne weiteres anzuerkennen; wir möchten vielmehr glauben, daß ebenso wie bei der engen Aorta, so auch hier bei der konstitutionellen Ptose es sich um der Chlorose koordinierte Symptome einer Entwicklungsstörung handelt, die allerdings in der weiteren Entwicklung durch gegenseitige Beeinflussung ein wohl kaum a posteriori entwirrbares Bild von Ursache und Wirkung abgeben können." Auch später ist immer wieder von „koordinierten Symptomen der Entwicklungsstörung" die Rede, die an Stelle eines einseitigen Kausalnexus treten.

Ferner darf ich wohl noch hervorheben, daß neben der anatomischen Begründung der Konstitutionsanomalien die Funktionsprüfung (beim Diabetes, der konstitutionellen Albuminurie) nicht zu kurz kommt.

„Es lag uns nur daran", schließen die Verfasser, „bei den Erkrankungen aller Organsysteme, sowohl dort, wo das auslösende Moment bakterieller Natur ist, wie dort, wo andere Ursachen in Betracht kommen, zu zeigen, wie das disponierende Moment stets mitwirken muß und wie in einigen Fällen sich klassische Bilder herausschälen lassen, die die Bedeutung des konstitutionellen disponierenden Faktors klar zeigen. Es ist dabei das meiste Gewicht gelegt worden auf die sinnfälligen Störungen der Konstitution, wie sie uns der Infantilismus bietet und es soll das Studium dieser Verhältnisse nicht nur die pathogenetische Betrachtungsweise fördern, sondern uns auch den Weg therapeutischen Handels weisen, der am besten schon dann einzuschlagen ist, wenn die Krankheitsbereitschaft noch nicht den auslösenden Faktor gefunden hat. Das Studium der morphologischen Disposition zeigt uns klar, wie wir prophylaktisch tätig sein können und sollen!"

Fügen wir zu der „morphologischen" Disposition noch die durch „Funktionsprüfung erkennbare" Krankheitsanlage hinzu, so haben wir die Grundprinzipien der konstitutionellen Denkweise in klassischer Reinheit vor uns.

Freilich — eben nur die Grundzüge. Noch bedarf es, wie gerade auch Freund und van der Velden hervorheben, der intensivsten klinischen Arbeit, um im einzelnen bei pathogenetischen Betrachtungen dem konstitutionellen Faktor zu seinem Recht zu verhelfen.

Aber — die Idee hat gezündet und greift überall um sich.

Auffällig tritt das hervor, wenn wir die wissenschaftlichen Einzeldarstellungen krankhafter Vorgänge in der medizinischen Tagesliteratur durchblättern.

Fragen, wie die nach der eigentlichen Bedeutung der konstitutionellen Albuminurie, der konstitutionellen Achylie, nach dem Wesen des asthmatischen Anfalls, des Kinderdiabetes, der Entstehung von Organdegenerationen, wie Schrumpfniere, primäre Muskelatrophie, das ganze Heer der funktionellen Neurosen und konstitutionellen Psychopathien drängen sich uns auf. Sie sind zu ewiger Unfruchtbarkeit verdammt, wenn man — überall gleichwertige Menschen voraussetzend — nur nach den determinierenden äußeren Schädlichkeiten sucht. Es wird noch im einzelnen davon die Rede sein.

Hier zunächst mit den Grundprinzipien der konstitutionellen Auffassung beschäftigt, wollen wir uns nunmehr fragen, wieweit der deutsche Kongreß für innere Medizin im Jahre 1911, der die „Diathesenfrage" im großen Stil behandelt hat, den Anforderungen des konstitutionellen Gedankens gerecht geworden ist.

3. Die klinische Diathesenlehre auf dem Kongreß für innere Medizin 1911.

Gibt man, wie ich in dem schon vor 13 Jahren geschriebenen ersten Abschnitt dieses Kapitels um Schluß vorgeschlagen habe, den Begriff der besonderen konstitutionellen Krankheiten ganz auf, weil schließlich in jeder Krankheit konstitutionelle und ätiologisch-exogene Momente — nur quantitativ in sehr wechselnden Verhältnissen — sich auffinden lassen, so fragt es sich, ob wir berechtigt sind, an der alten und neuerdings wieder in den Vordergrund gestellten „Diathesenlehre" festzuhalten. Denn „Diathesen" waren und sind für viele Ärzte auch heute noch nichts anderes, wie konstitutionelle Krankheiten.

Auf dem Kongreß für innere Medizin zu Wiesbaden ist im Jahre 1911 die Diathesenlehre Hauptgegenstand der Verhandlung gewesen. In welchem Sinne war dieser Ausdruck gemeint? Eine genauere Analyse der gehaltenen sachlich äußerst wertvollen Referate läßt erkennen, daß man von einer prinzipiellen Durcharbeitung dieses Begriffs, von einer eindeutigen wissenschaftlich in sich widerspruchslosen Fassung des berechtigten „diathetischen" Gedankens teilweise noch recht weit entfernt war.

Ohne daher auf eine sachliche Wertung des vorgebrachten überreichen Tatsachenmaterials schon hier einzugehen, ist zunächst eine gründliche Begriffskritik in dem schon mehrfach betonten Sinne nicht zu umgehen.

His, der erste Redner, stellte in seinem, das Problem: „Über Wesen und Behandlung der Diathesen" umgrenzenden und einführenden Vortrage zum Schluß die Frage, „die gewiß schon auf aller Lippen schwebe", „welchen Vorteil hat die Wiedererweckung dieses Begriffes in der Medizin?" (S. 16). Diese für den erstrebten Zweck, nämlich einen brauchbaren Diathesenbegriff neu zu schaffen, nicht besonders glücklich gewählte Fassung läßt es erklärlich erscheinen, daß an die Stelle der erstrebten Begeisterung Mißtrauen trat. Was? Der alte, mystische Diathesenbegriff soll wieder erweckt werden, dieser Begriff, den wir durch die glorreichen Erfolge des naturwissenschaftlichen Zeitalters in der Medizin endlich und zwar für immer losgeworden sind?

Mir kommt unwillkürlich ein Vergleich aus der hohen Politik. Als König Wilhelm mit Bismarck 1866 aus dem Felde heimkehrte und beide allein eine Nacht miteinander durchfuhren, fragte der König: „Was machen wir nun?" „Das erste ist," sagte Bismarck, „daß wir die Volksvertretung um Indemnität bitten." „Was?" brauste der König auf, „nach einem der gewaltigsten kriegerischen Erfolge, den die Weltgeschichte sah, soll ich zu Kreuze kriechen?" Bismarck blieb fest und der Gründung des Reiches stand nichts mehr im Wege. — Auch die Bakteriologie wird nach einem der glorreichsten Feldzüge in der Geschichte der Medizin die Indemnität dafür nicht entbehren können, daß sie das konstitutionelle Moment in der Krankheitsentstehung wider Natur und Recht bei der Konstruktion des Krankheitsbegriffes glaubte vernachlässigen zu können. Aber — und das ist das Wesentliche — die Wiederbelebung des Diathesenbegriffs ist keine künstliche Auferweckung tatsächlich überholter Anschauungen, sie erfolgt in völlig neuem und von allen alten Vorurteilen gereinigtem Sinne.

Der alte Diathesenbegriff deckte sich im wesentlichen mit dem einer konstitutionellen Krankheit. Bloch, der dritte (der dermatologische) Referent in Wiesbaden 1911, definiert denn auch „zunächst Diathese ganz allgemein als einen hereditär übernommenen oder seltener im späteren Leben erworbenen pathologischen Zustand, eine ihrem Wesen nach unbekannte Stoffwechselstörung, die sich in der verschiedensten Weise an dem oder jenem Organ oder Organkomplex bei dem oder jenem Glied einer Familie als abnorme krankhafte Reaktion gegen habituelle oder außergewöhnliche Schädlichkeiten des Lebens äußert". Kurz gefaßt ist demnach die Diathese eine besondere Art von Krankheit, deren von anderen Krankheiten abweichendes Wesen zu erforschen ist. Daß diese Definition vom jetzigen Standpunkt unseres biologischen Wissens aus völlig unhaltbar ist, soll in folgendem bewiesen werden. Wer diesen Beweis nach ernstlicher Erwägung aller Ausführungen und Gründe glaubt ablehnen zu müssen — oder zu können, soll seinen Standpunkt und seine Gründe vorbringen. Wissen muß er aber, daß in diesem Werke unter Diathese durchaus etwas anderes verstanden wird, nämlich lediglich das, was Pfaundler als Krankheitsbereitschaft (diathesis, dispositio) bezeichnet. Eine Krankheitsbereitschaft oder, wie wir bisher sagten, eine Krankheitsanlage ist aber kein pathologischer Zustand, keine Krankheit (auch keine krankhafte Reaktion), sondern nur eine der Voraussetzungen (bzw. nach Hansemann eine der Bedingungen) einer solchen. Ferner ist ein pathologischer Zustand (eine

Krankheit) im exakt biologischen Sinne nicht vererbbar. Die Krankheit ist ein Vorgang, der erst an dem erblich determinierten fertigen Produkt entsteht. Drittens ist ganz allgemein die Diathese als Krankheitsanlage nichts weniger als immer oder nur eine Stoffwechselstörung. Die angeborene Enge der Thoraxapertur als konstitutionelles Moment, das zur Tuberkulose disponiert, hat mit dem Stoffwechsel gar nichts zu tun. Bloch denkt oder besser spricht und schreibt freilich nur dermatologisch, aber auch dieses Spezialgebiet der Medizin kann erst theoretisch gesunden, wenn ihre Vertreter von der Vorstellung sich frei machen, daß zu den „diathetischen Individuen" nur solche Menschen gehören, denen eine einzige bestimmte Stoffwechselstörung gemeinsam ist.

Wenn His von einer „diathetischen Prädisposition" (S. 13) und Bloch von einer „diathetischen Disposition" (S. 76) spricht, so ist das rein sprachlich sicher nicht korrekt und doch handelt es sich, wie aus dem Zusammenhang der betreffenden Stellen hervorgeht, keineswegs nur um eine etwas laxe Ausdrucksweise. Diese Termini sind vielmehr sachlich in dem Sinne gemeint, daß die Diathese die Krankheitsäußerung ist, der ein konstitutionelles Moment als disponierend zugrunde liegt. Ganz richtig sagt Bloch an einer anderen Stelle, daß „bei diesen (nämlich gewissen Dermatosen und gewissen internpathologischen Zuständen) eine ihrem Wesen nach allerdings noch nicht aufgeklärte vererbbare pathologische Disposition des Organismus, die man Diathese nennen kann, zugrunde liegt". Aber — eins oder das andere! Diathese sei entweder Disposition oder Krankheit. Kann man sich zu dieser Klarstellung nicht entschließen, so lasse man den Begriff fallen. Für mich gibt es im nosologischen System weder Diathesen noch konstitutionelle Krankheiten. Beides, die Diathese und das konstitutionelle Moment der Krankheitsentstehung sind Begriffe der allgemeinen Pathologie und bedeuten ganz allgemein den Boden (le terrain der Franzosen), auf dem unter bestimmten Bedingungen jeweils eine Krankheit entsteht oder nicht entsteht.

Weitaus am konsequentesten hat auf dem Wiesbadener Kongreß Pfaundler den Diathesenbegriff aller ontologischen Rückständigkeiten entkleidet und die allgemeine pathologische Bedeutung desselben zur Geltung gebracht. Gleichwohl macht auch er, wenigstens an einer Stelle (S. 48 u. 49), Zugeständnisse an noch herrschende vorzeitige Auffassungen, die das sonst völlig eindeutige Bild wieder zu verwischen drohen. „Bisher", sagt er, „war immer nur von der Trias entzündlich-lymphatische Diathese, arthritische Diathese und Status thymico-lymphaticus die Rede. Ohne Zweifel fallen noch andere Zustände in den Diathesenbegriff. Prinzipiell schiene es vielleicht gerechtfertigt, diesen Begriff soweit zu fassen, daß er alle Fälle umschließt, in denen bei der Erkrankung eine gegen die Norm verminderte Widerstandskraft im Spiele war." Meiner Auffassung nach „schiene" das nicht nur „vielleicht" gerechtfertigt, sondern es ist richtig. Wenn Pfaundler fortfährt, „damit würde er (der Diathesenbegriff) aber zu weit und zu wenig prägnant werden", so kann ich dem nicht zustimmen. Pfaundler begründet nämlich diese seine Auffassung durch folgende Ausführungen: „Praktisch und in Anpassung an den bestehenden Gebrauch scheint daher doch eine engere Definition empfehlenswert; von Krankheitsbereitschaft sensu strictiori wird man nur da sprechen, wo das äußere pathogene Moment gegenüber dem inneren Moment, der Veranlagung erheblich in den Hintergrund tritt." Was heißt erheblich? Wo ist die Grenze und wer will die Abgrenzung ohne im einzelnen Widerspruch zu erleben, vornehmen? Wie wir später sehen werden, gilt das Relationsgesetz zwischen endogenen und exogenen Momenten der Krankheitsentstehung ganz allgemein. Das ergibt sich sofort, wenn wir die folgende praktische Nutzanwendung, die Pfaundler seinem Prinzip gibt, näher betrachten. Er sagte: „Spezifische Infektionskrankheiten würden nach dieser Definition auch dann nicht zu den Äußerungen einer Diathese zu rechnen sein, wenn das innere Moment erhöhter Krankheitsanfälligkeit bei der Krankheitsentstehung nachweislich im Spiele wäre."

Allerdings sind wir nicht gewohnt, die Tuberkulose unter die Diathesen zu rechnen, wenigstens dann nicht, wenn wir unter Diathese eine Krankheit verstehen. Die Tuberkulose ist seit Robert Kochs großer Entdeckung eine typische Infektionskrankheit spezifisch exogener Entstehung. Und doch wird Pfaundler sicher nicht leugnen wollen, daß es, kurz gesagt, eine individuell außerordentlich variable Disposition zur Tuberkulose, und zwar in betreff der Infektionsmöglichkeit, des Krankheitsverlaufs und der Heilbarkeit gibt.

Die Frage, wie die alte Pathologie bis in die neueste Zeit hinein sich das Wesen und die Ursache der Diathesen im Sinne bereits bestehender krankhafter Störung deutete, wie z. B. die sonderbare Identifizierung von Diathese und Dyskrasie entstand, gehört nicht hierher. Sie ist, wenn auch historisch von größtem Interesse, für den nicht mehr aktuell, der den Diathesenbegriff im allgemein pathologischen Sinne lediglich als angeborene oder erworbene Krankheitsbereitschaft auffaßt. Inwieweit die historischen Versuche, die Diathesenlehre mit materiellem nosologischen Inhalte zu füllen, auch heute noch von Interesse sind, müssen sie, wie beispielsweise die Lehre vom Arthritismus der Franzosen, der „gouty disposition" der Engländer, der „Lithaemie" der Amerikaner oder der „Oxypathie" Stölzners in den Sonderdarstellungen der Pädiatrie und Dermatologie abgehandelt werden. Nur eine begriffliche Unterscheidung muß bereits hier mit aller Schärfe in den Vordergrund gestellt werden. Für jede Krankheit besteht eine konstitutionelle Grundlage und das ist der erkrankende Organismus. In diesem allgemeinsten Sinne wird der uns beschäftigende Begriff in der Tat so verwässert, daß er so gut wie jede Bedeutung verliert. Wichtiger ist schon die Tatsache, daß es besondere Krankheitsanlagen gibt, die nur einer bestimmten Tiergattung zukommen, anderen fehlen. Der Unterleibstyphus ist eine spezifisch menschliche Erkrankung. Unsere Versuchstiere werden, mit den Eberth-Gaffkischen Stäbchen infiziert, septikämisch, aber nicht typhös. Dieser dem Menschen allein anhaftenden generellen Disposition für das Typhusgift entsprechen viele ähnliche Tatsachen in der allgemeinen bakteriologischen Krankheitslehre. Sie allein würden aber die Aufstellung einer besonderen Konstitutionspathologie niemals gerechtfertigt haben. Worauf es hauptsächlich ankommt, das ist vielmehr die uralte, immer wiederkehrende Erfahrung des gut beobachtenden Arztes, daß unter genau den gleichen exogenen Bedingungen das eine Individuum erkrankt, und das andere nicht. In diesem Falle muß die Krankheitsentstehung, resp. das Ausbleiben einer solchen in endogenen Momenten gesucht werden.

Wenn die Diathesenlehre ganz unabhängig von jedem Versuch theoretischer Konstruktion der Krankheitsauffassung rein aus praktischer Erfahrung gerade in der Pädiatrie in neuester Zeit ihre Auferstehung und ihre größten Triumphe gefeiert hat, so hat das seinen guten Grund. „Der Kinderarzt", sagt Pfaundler (S. 22), „wird in der Tat alltäglich und eindringlich hingewiesen auf die Konkurrenz äußerer mit innerer Krankheitsursachen, auf die Bedeutung der individuellen Anlage für die Krankheitsentstehung. Unter völlig gleichartigen Pflege- und Krankheitsverhältnissen sieht er das eine Kind prächtig gedeihen, das andere in kürzester Zeit erkranken und zugrunde gehen, und zwar an Zuständen, die ihm der Anatom oft nicht recht aufzuklären vermag. Ein tadellos gepflegtes und bisher niemals krank gewesenes Brustkind wird rachitisch, ein anderes ekzematös, ein „rationell" genährtes Flaschenkind zeigt hartnäckige Verdauungsstörung, ein anderes Neigung zu Krämpfen. Nicht, als ob es etwa gelänge, in solchen Fällen alle exogenen Schäden auszuschließen — gewisse unvermeidbare oder durch verbreitete Bräuche bedingte äußere Noxèn mögen bei den genannten Erkrankungen wohl im Spiele sein — diese treffen aber auch die gesundbleibenden Kinder, folglich können sie nicht allein maßgeblich sein; es muß vielmehr eine individuelle Krankheitsbereitschaft mitspielen: das ist die zwingende Logik, die die Pädiater aller Zeiten an die Diathesen hat denken lassen."

Und gerade der Kinderarzt ist hier ganz besonders im Vorteil. Er vermag die kurze Spanne Zeit von der Geburt bis zur ersten Erkrankung genau zu überblicken, kann exogene Krankheitsmomente unter Umständen mit Sicherheit ausschließen und hat dann den kindlichen Körper oft gleich einem noch unbeschriebenen Blatte vor sich. Er sieht das Naturexperiment der sog. spontanen Erkrankung unter den reinsten Bedingungen in relativ durchsichtiger Weise ablaufen. Wenn nun in solchen Fällen eine Krankheitsbereitschaft zutage tritt, die über die art- und altersgemäße hinausgeht, dann muß eine Abwegigkeit in der Anlage vorliegen, deren allfälliges familiäres Auftreten sich auch wieder dem Kinderarzte leichter offenbart (Pfaundler).

In diesen Sätzen tritt das biologische Grundprinzip deutlich hervor, mit dessen Erörterung unsere pragmatische Darstellung sich beschäftigt. Die Zahl der unter nachweisbar physiologischen Außenbedingungen erkrankenden Kinder sind von der großen überwiegenden Zahl ihrer glücklicheren Altersgenossen artverschieden. Das ist der springende Punkt.

4. Das Entartungsproblem. Artgemäßheit (Typus) und Abart.

In einer kleinen Monographie: „Neurasthenische Entartung einst und jetzt. Tröstliche Betrachtungen eines Kulturoptimisten, Fr. Deuticke 1909", habe ich vor kurzem auf literar-historischem Wege den Beweis zu erbringen versucht, daß die vielberufene Neurasthenie weder eine spezifisch amerikanische Krankheit (Beard), noch überhaupt ein ausschließlich modernes Kulturprodukt sei. Das determinierende Moment ist die angeerbte neurasthenische Veranlagung. Und diese war und ist graduell bei den einzelnen Individuen des Genus humanum recht verschieden. Der eine wird als Neurastheniker geboren. Die Veranlagung ist eine so starke, daß er auch bei günstigsten äußeren Bedingungen seinem Schicksal nicht entgeht. Das Nervensystem des zweiten hält lange vor. Aber es versagt schließlich doch, wenn das Leben mit seinen Anforderungen und Reibungen gar zu arg mit ihm umspringt. Der dritte und er gehört glücklicherweise zur großen Majorität seiner Zeitgenossen hält allen „entnervenden Kultureinflüssen" gegenüber Stand. Er stirbt an Altersschwäche, einem Unfall oder einer exogenen Krankheit als ein nervengesunder Mann. Und zwischen diesen drei Kategorien gibt es alle nur denkbaren Zwischenstufen, Variationen, Kombinationen und Übergänge, die sich nicht schematisieren lassen. Das ist so, das war so und das wird immer so bleiben, wenigstens so lange, als die Menschheit lebt und atmet, mit der wir es zu tun haben.

Die historische Vertiefung in die Lehre von der Spinalirritation (vgl. vor allem: Dr. Georg Hirsch: „Beiträge zur Erkenntnis und Heilung der Spinalneurosen. Königsberg 1843") beweist, daß vor 70 Jahren, in der uns zunächst liegenden guten alten Zeit unter ganz anderem Namen die Neurasthenie genau so „Modekrankheit" war wie heute. Die wirklich neue Modekrankheit unserer Zeit ist die mit der Wucht einer Massensuggestion auftretende Degenerationsfurcht unserer Kulturpessimisten.

Auch diese — nicht biologisch begründete, vielmehr rein in der herrschenden Ideenwelt wurzelnde — geistige Epidemie wird vorübergehen, wie schließlich

5*

jeder Aberglaube. Sie verdankt ihre Entstehung einer mißverstandenen Anwendung des großen, alle Naturwissenschaft beherrschenden Entwicklungsgedankens, über dessen prinzipielle Bedeutung im phylogenetischen Sinne ernsthaft nicht gestritten werden kann. Nur ist es falsch, sich vorzustellen, daß der historische Mensch, mit dem wir es zu tun haben, der, am Ende einer in unübersehbaren Zeiträumen vollzogenen Entwicklung bereits artfest geworden in die Geschichte eintrat, in den wenigen Menschenaltern, die wir nach rückwärts oder vorwärts zu überblicken vermögen, in seiner Organisation sich wesentlich ändert. Wenn es auch richtig ist, daß minderwertige Gehirne den Kulturanforderungen einer technisch in überstürzter Weise sich fortentwickelnden Zeit relativ schnell erliegen und ausgemerzt werden, so ist es auf der anderen Seite ebenso wahr, daß die Anpassungsfähigkeit des gesunden Gehirns an neue äußere Lebensbedingungen eine geradezu erstaunliche, eine fast unbegrenzte zu sein scheint.

Und doch das Degenerationsgeschrei auf allen Seiten! Wollen wir uns ganz nüchtern die Wertigkeit der konstitutionellen Momente, von denen zu einem großen Teil das Lebensschicksal des einzelnen abhängt, klar machen, so dürfen wir am Entartungsproblem nicht vorübergehen. Denn die Rasse kann biologisch nur dann und dadurch entarten, daß progressiv immer mehr widerstandslose und lebensunkräftige Individuen geboren werden. Und zwar sollen wenige Generationen genügen, durch direkte Vererbung kulturell erzeugter Minderwertigkeiten ein ganzes Volk, womöglich gleich „die Menschheit" in ihrer Existenz biologisch in Frage zu stellen.

Ich kann mir nicht versagen, kurz wiederzugeben, was ich über Art und Wertigkeit der herrschenden Degenerationsfurcht (a. a. O. S. 5ff.) bereits einmal ausgeführt habe.

Nietzsche, der moralische Umwerter aller Werte, hat wohl kaum jemals ernsthaft mit den modernen biologischen Problemen, die unsere Zeit beherrschen, sich beschäftigt. Aber schon das eine Wort vom Sichhinaufpflanzen und nicht minder das von der Züchtung des Übermenschen, die das Ziel aller Entwicklung sei, beweist, wie auch ihn der Entwicklungsgedanke gepackt hat. Unsere ganze neuere Literatur ist durchtränkt von Vererbungsideen und Entartungsproblemen. Ibsen, der psychologische Grübler, steckt voll davon. Zola und Thomas Mann wagen sich an das ungeheuere Problem, die Entwicklung und den Verfall einer Familie im streng naturalistischen Sinne, aber in vollendet künstlerischer Form dichterisch-episch zu schildern. In einer Zeit beispiellosen wirtschaftlichen Aufschwungs hat die Popularisierung des Entwicklungsgedankens mit fast elementarer Gewalt sein Gegenbild erzeugt, die Furcht vor dem Niedergang, der drohenden Degeneration. Und diese Furcht greift wie ein fressendes Geschwür um sich. Einer spricht und schreibt es dem andern nach, bis alle Welt davon überzeugt ist, daß es „völkisch" unaufhaltsam bergab geht.

Großen Eindruck gerade auf die Kreise der „Intellektuellen" hat vor Jahren Max Nordaus Buch „Entartung" gemacht. Wenn dieser geistreiche, aber paradoxe, medizinisch gebildete Publizist kurzerhand Richard Wagner, Ibsen, Tolstoi, Nietzsche und andere Geistesgrößen unserer Zeit für halbverrückte Idioten, jedenfalls für typisch degeneriert erklärt, so liegt die Übertreibung auf der Hand.

Sehen wir uns daher nach anderen Zeugnissen um. In einem recht lesenswerten und von edelster Gesinnung getragenen, populär-wissenschaftlichen Buche: Wen soll ich heiraten? Eine neue Antwort auf eine alte Frage, Berlin 1907, schildert Dr. Schmidt-Gibichenfels in drastischen Farben, wie gegenwärtig immer mehr die „erblichen Einflüsse der Belastung sich häufen" und wie es

schließlich zu den schwersten Formen der „Familienentartung" kommen müsse,
um dann fortzufahren:

„Genug des Traurigen, Widerwärtigen, Ekelhaften, das die Betrachtung
der zahlreichen und mannigfachen Erscheinungen der erblichen Krankheits-
belastung hervorruft. Es fragt sich nun, ob man denselben auch weiterhin
so achselzuckend, so ratlos und tatlos gegenüberstehen soll wie bisher. Meiner
Ansicht nach kann das unter keinen Umständen mehr so bleiben. Die Kulturmenschheit müßte sonst in überraschend kurzer Zeit im Sumpfe
der Entartung ersticken. Es ist Gefahr im Verzuge. Mit jedem Jahre
wird die Zahl der wirklich Gesunden, an Leib und Seele Kraftvollen kleiner
und damit die Möglichkeit, dem Übel abzuhelfen geringer; denn von den bereits
Entarteten ist ein so unerhörtes Aufraffen der Entschluß- und Tatkraft, wie es
hierzu erforderlich ist, nicht zu erwarten."

Das sind starke Worte. Wer ist Herr Dr. Schmidt-Gibichenfels,
der selbst vor den schärfsten gesetzlichen Maßnahmen nicht zurückzuschrecken
mahnt, um die „Eheschließung und Kindererzeugung der in größerem Maße
erblich Belasteten zu verhindern?"

Nun, jedenfalls befindet er sich nicht in schlechter Gesellschaft.

v. Krafft-Ebing, einer der hervorragendsten Nervenärzte der neueren
Zeit, schildert in seinem klassischen Artikel: Nervosität und neurasthenische
Zustände (Nothnagels Spez. Pathol. u. Ther. 12. Bd., 2. Hälfte, 1899) aus-
führlich die „Schäden unseres modernen Kulturlebens für die Integrität des
Nervensystems" und meint, das Angeführte werde vollauf genügen, „um die
Nervosität des heutigen Menschen begreiflich zu finden". Wenn er die „fatale
Überhandnahme dieser Infirmität" für eine „hoffentlich nur episodische Er-
scheinung im Kulturleben" erklärt, so spricht das, im Gegensatz zu Dr. Schmidt-
Gibichenfels für einen schönen Optimismus, ändert aber nichts an der Tatsache,
auf deren Feststellung es uns hier ankommt, daß auch dieser ausgezeichnete
Beobachter es für selbstverständlich erklärt, daß unser an sozialen Entwick-
lungen, Umwälzungen sich überstürzenden Erfindungen überreiches Zeitalter
die nervöse Entartung zur notwendigen Folge hat.

Freilich — Beweise suchen wir vergebens. Die Ausführungen v. Krafft-
Ebings sind der Ausdruck der subjektiven Erfahrung des vielbefragten Nervenarztes, dem das in körperlicher und geistiger Beziehung konstitutiv minderwertige Menschenmaterial in überwältigender Fülle vor Augen steht.

Und wie ihm, so geht es den anderen Nervenärzten und Praktikern auch.
Wo immer wir in die moderne medizinische Literatur hineingreifen, wir finden
dieselbe Überzeugung, dieselben beweglichen Klagen.

Wenn Laehr (Die Nervosität der heutigen Arbeiterschaft. Ein Beitrag
zur Beantwortung der Frage nach dem Zusammenhange zwischen Nervosität
und moderner Kultur, Allg. Zeitschr. f. Psychiatrie, 66. Bd., Berlin 1909) von
„dem lähmenden Pessimismus spricht, der uns gegenüber so vielen Stimmen
befallen wolle, welche von einem hoffnungslosen Degenerationsprozeß unseres
Volkes reden", wenn Lennhoff in der Diskussion zu dem Vortrage Cramers
über die Ursachen der Nervosität und ihre Bekämpfung auf der 33. Versammlung d. Deutsch. Vereins f. öffentliche Gesundheitspflege zu Wiesbaden 1908
von der „Verzweiflung spricht, die sich im Volke bezüglich der Nervosität
immer weiter ausgesprochen hat", so sind das einzelne Äußerungen unter
vielen, die die allgemeine Stimmung wiedergeben.

Natürlich fehlt es nicht an Versuchen, unserem Problem wissenschaftlich exakt zu Leibe zu gehen. Die sehr gründliche Studie von Dr. Walter
Claasen (Arch. f. Rassen- u. Gesellschaftsbiologie, 3. Jahrg., 1906): Die Frage
der Entartung der Volksmassen auf Grund der verschiedenen, durch die Stati-

stik dargebotenen Maßstäbe der Vitalität mag als Paradigma dienen. Ich kann nicht finden, daß durch diese Arbeit die Degeneration eine „nachgewiesene Tatsache" ist. Sie beweist vor allem, wie außerordentlich komplex die ganze Frage bei näherem Zusehen sich darstellt. Das entgeht auch dem Verfasser selber nicht. „Der Überblick über die verschiedenen Maßstäbe der Vitalität, den ich auf Grund der diskutierten Details gebe, zeigt, wie verschieden der Stand und die Entwicklung der Lebensenergie der Nationen beurteilt werden muß, wollte man nur einen Maßstab zugrunde legen." Um so mehr überrascht es, daß Claasen vom Niedergang der Kulturmächte, wie von einer selbstverständlichen Sache spricht und dem „verfaulten Westen" den baldigen Untergang prophezeit. „Wenn jemals die heute in passiver Ruhe, aber in ungebrochener Lebenskraft verharrenden Mächte: Rußland und China ihre aktiven Führer finden, dann hat die Stunde des Untergangs der europäischen Zivilisation geschlagen." (Als ob Rußland, wenigstens in seinem führenden Teil, nicht auch zu Europa gehörte.) Und weiter: „Wenn es Japan gelingt, seine leidenschaftliche Aktivität in wirtschaftlicher Beziehung einzudämmen und aufs militärische Gebiet zu beschränken, kann es nicht zweifelhaft sein, daß diese Nation der Testamentsvollstrecker des Panslawismus sein wird." (Vorläufig haben Rußland und Japan, nach Claasen die Hauptfeinde der westeuropäischen Kultur, sich noch gegenseitig paralysiert). Überhaupt dieses Japan! Der unerwartete Sieg des agilen Zwergs über den trägen und stark verlotterten Riesen Rußland ist allen rassenbewußten „Ariern" stark in die Knochen gefahren.

Noch mehr als bei Claasen tritt das in den merkwürdigen, aber durchaus ernsthaft zu nehmenden Spekulationen des Prager Philosophieprofessors Christian v. Ehrenfels hervor. Auch für ihn steht es unwiderleglich fest, daß, wenn nicht bald Hilfe kommt, die degenerierenden weißen Rassen im Kampf ums Dasein gegen die Mongolen sich nicht mehr behaupten können. Auch hier keine Beweise. Charakteristisch sagt v. Ehrenfels (Die konstitutive Verderblichkeit der Monogamie und die Unentbehrlichkeit einer Sexualreform. Arch. f. Rassen- und Gesellschaftsbiologie, 4. Jahrg., 1907) „Unsere abendländischen Kulturvölker unterliegen einer Reihe von durch den Menschen selbst geschaffenen Einwirkungen, von denen von vornherein feststeht, daß sie Entartung zur Folge haben müssen."

Auch diese Überzeugung, daß gerade die fortschreitende moderne Kultur es sei, die nervenzerrüttend wirke, findet sich immer wieder ausgesprochen. „Unsere Kultur", sagt Moebius, „ist nur für den der Betrachtung wert, der sie in der Berücksichtigung der Nervosität anschaut." Umgekehrt Hellpach: „Verständnis für die Nervosität kann nur der haben, der sie nicht rein medizinisch, sondern als Kulturproblem ansieht." Und His meint: „Die Nervosität in allen ihren Formen zeigt so offenkundige Abhängigkeit von kulturellen und sozialen Bedingungen, daß ihre Entstehung, ihr Wesen ohne das Studium des Kulturzustandes gar nicht verstanden werden kann" (zitiert nach Laehr). Ja, Max v. Gruber, der bekannte Münchener Hygieniker, meint: „Wie ein Fluch der Götter scheine es auf allem zu liegen, was glänzend, reich und mächtig geworden ist, Familie, Stand, Volk, daß es bald sterben muß!" Der jähe Sturz von stolzer Höhe in Verderben und Tod ist etwas so Häufiges und Regelmäßiges, daß viele Forscher als unentrinnbares Naturgesetz den Satz aufgestellt haben: „Die Kultur verzehrt den Menschen."

Schon greift dieselbe Stimmung in das Lager der Historiker und Nationalökonomen über. In Lamprechts „Deutscher Geschichte" finden wir (nach Laehr) eine eingehende Schilderung der Entwicklung des Volksseelenlebens von den primitivsten Regungen bis zu dem komplizierten Seelenzustand des modernen Kulturmenschen, den er (Lamprecht) mit der Nervosität identifiziert und Sombart schildert in seiner „Deutschen Volkswirtschaft des 19. Jahrhunderts" die charakteristischen Züge des neuen Geschlechts, die er in einer „Unstetheit, Unruhe und Hast des inneren Menschen sieht, hervorgegangen aus der Unbeständigkeit aller äußeren Lebensbedingungen und der von dem verschärften Kampf ums Dasein aufgezwungenen Intensivierung, d. h. Beschleunigung der Lebensführung" usw.

Schildert der berühmte Historiker (Lamprecht) mit beredten Worten das Hasten und Jagen des modernen Lebens, die Gewohnheitsempfindungen der Sorge und das höchst gesteigerte Verantwortungsgefühl, die endlosen und ewigen Arbeiten, den unablässigen und raschen Wechsel der Affekte usw. als die Hauptmomente, die die „Reizsamkeit" (wir Mediziner sagen Reizbarkeit) des modernen Menschen verschulden, so behauptet der Philosoph v. Ehrenfels als das allerschlimmste rassenschädigende Moment — die Monogamie erkannt zu haben. Kurzerhand will er sie abgeschafft und durch eine polygyne Weltordnung ersetzt sehen. Damit wirft er unsere ganze mühsam errungene, ethische Kultur über den Haufen. Ich kann das hier nicht weiter ausführen. Nur als klassischer Zeuge dafür soll uns v. Ehrenfels dienen, wie tief bei diesem Denker die Überzeugung von der unter den jetzigen Kulturverhältnissen unaufhaltsamen Rassendegeneration, der wir entgegentreiben, sein muß, wenn er ernsthaft Reformvorschläge machen kann, derart, wie sie jeder interessierte Leser in seinen Schriften selbst nachlesen mag.

Eine Hauptschwierigkeit, wissenschaftlich diesen die Menschheit immer mehr bewegenden Problemen näher zu kommen, liegt in der Unbestimmtheit und Unklarheit der Begriffe, mit denen gearbeitet wird. Was ist „Entartung"? Diese Frage muß eindeutig beantwortet werden, ehe wir der Lösung des Problems nähertreten können, ob wirklich „mit jedem Jahr" unser deutsches Volk, die europäische Völkerfamilie, die weiße Rasse — Schmidt-Gibichenfels sagt gleich: die ganze Kulturmenschheit — tiefer und tiefer in den Sumpf der Degeneration hineingerät, um rettungslos darin zu ertrinken.

„Entartung", sagt Näcke mit Recht, „setzt vorherige Gesundheit des körperlichen oder sozialen Organismus voraus. Nun ist aber Gesundheit, Normalität ein durchaus subjektiver Begriff, und dasselbe gilt auch vom Worte: Entartung, dessen Definition noch immer hin und herschwankt."

Meiner Meinung nach läßt sich der Begriff Entartung (Degeneration) nur wissenschaftlich biologisch fassen. Es ist darunter jede Abweichung vom Typus (d. h. vom mittleren Durchschnitt des gesunden Menschen) zu verstehen, soweit sie erstens vererbbar und zweitens der Art schädlich ist. Weiter vererbbar sind nur solche Abweichungen, die selbst ererbt waren, d. h. in der Anlage aus dem Keimplasma der Eltern stammten. Neuerwerbungen des Soma werden nach erlangter Artfestigkeit nicht weiter vererbt. Ich nehme diesen vielumstrittenen Satz für die weiteren Ausführungen als bewiesen an (vgl. die ausführliche Diskussion dieses Prinzips in meiner Pathogenese innerer Krankheiten, Heft 4, 1908). Daß die Artabweichungen, wenn sie unter dem Begriff der Degeneration fallen sollen, artschädlich sein müssen, braucht nicht erst bewiesen zu werden.

Zu den rasseschädlichen Abweichungen vom gesunden Typus gehören, das wird von keiner Seite bestritten, die Funktionsanomalien, die seit Beard (1880) unter dem Namen der Neurasthenie zusammengefaßt werden. Ja, es ist leicht ersichtlich, daß sie das Gros der Veränderungen ausmachen, an die bei der Frage der Rassendegeneration in erster Linie gedacht wird. Wir können sie daher als Paradigma nehmen, wenn wir an einem einzelnen Beispiel die Frage erörtern wollen, ob wirklich die Degeneration gegenwärtig unaufhaltsam progressiv ist. Dieses Paradigma ist um so brauchbarer für unsere Zwecke, als von keiner anderen Anomalie, auch von den eigentlichen Geisteskrankheiten nicht, mit solcher Bestimmtheit behauptet wird, daß sie in geradezu unheimlicher Weise um sich greife, ja daß sie überhaupt eine ganz neue Erkrankung sei, insofern sie geradezu den Typus der durch die modernen Kultursünden neu erzeugten Degenerationskrankheiten darstelle.

Diese Behauptung stammt bekanntlich von Beard, dem Vater des „unerhört populär gewordenen" Terminus Neurasthenie. Sie ist längst widerlegt. Das hindert aber unseren für die herrschende populär-medizinische Auffassung klassischen Zeugen Dr. Schmidt-Gibichenfels nicht, folgende Betrachtungen anzustellen.

„Dem Rattenkönig der mehr oder weniger miteinander zusammenhängenden erblichen Belastungen schließen sich würdig die zahllosen Nerven- und Geisteskrankheiten an. Das wahnsinnige Tempo, der wüste Taumel, in den entweder übermäßige Erwerbs- oder übermäßige Genußsucht oder beides vereint den modernen Kulturmenschen hineinpeitschen und hineinhetzen, schafft und steigert beständig die erbliche Veranlagung für derartige Krankheiten. Es ist dabei recht bezeichnend, daß die verbreitetste Form derselben, die Neurasthenie von den Ärzten zuerst in Amerika entdeckt (?!) und bekannt wurde. Hier hat ja die moderne rücksichtslose Erwerbsgier bekanntlich ihre wüstesten Orgien gefeiert. Hier hat sich die beleidigte Natur denn auch zuerst gerächt." Auch der Nervenarzt Dr. Willi Hellpach vertritt im Jahre 1902 (Politisch-anthropologische Revue) noch dieselbe historische Auffassung. Er beginnt einen Aufsatz über: „Soziale Ursachen und Wirkungen der Nervosität" mit folgenden Sätzen: „Die Nervosität ist die häufigste Geisteskrankheit im Kreise der westeuropäisch-amerikanisch-japanischen Kultur (?); im Durchschnitt der Fälle auch die leichteste. Das hat ihrer Erkennung lange Zeit im Wege gestanden; auch wußte man die meisten ihrer einzelnen Symptome, aber deren Zusammengehörigkeit wurde erst im Jahre 1880 durch den nordamerikanischen Arzt Dr. Beard erwiesen. Die Folgezeit ist denn in ihrem Studium der neuentdeckten Krankheit nicht unwesentlich über die von Beard geschaffenen Anschauungen hinausgegangen."

Bereits in meiner Pathogenese (S. 320) habe ich dem die folgende, schon aus dem Jahre 1885 stammende Bemerkung Arndts (Die Neurasthenie [Nervenschwäche.] Ihr Wesen, ihre Bedeutung, und Behandlung, Wien) gegenübergestellt: „Wie dem auch sei, aus allem (nämlich der vorausgehenden, ganz vortrefflichen historischen Darstellung Arndts) ergibt sich, daß die Neurasthenie ein uraltes Leiden ist, welches die Menschheit, solange wir von ihr Genaueres wissen, belästigt und gequält hat. Nicht ist sie deshalb als eine bloße Kulturkrankheit oder gar bloß moderne Krankheit anzusehen, geschweige denn gar für eine amerikanische oder besser gesagt Yankeekrankheit zu halten, wie die meisten Bearbeiter der Neurasthenie, und namentlich Beard, es wollen; die Geschichte beweist das Gegenteil und nur die krasse Unkenntnis derselben kann behaupten, was oben behauptet worden. Die Krankheit ist immer dagewesen; sie hat nur ihren Namen gewechselt. Der beste allerdings, den sie jemals gehabt, weil er ihr Wesen am genauesten bezeichnet, ist der gegenwärtige, ihr von Beard gegebene: Neurasthenie."

Der Beweis dafür, daß diese Behauptung Arndts, was die Neurasthenie betrifft, richtig ist, gehört nicht hierher. (Er findet sich in meiner oben zitierten Schrift: Neurasthenie einst und jetzt.)

Hier kommt es auf das viel allgemeinere und umfassendere Problem der individuell möglichen Abartung an, die zur Frage der Krankheitsentstehung in Beziehung steht. Vom Standpunkte des Psychiaters und Nervenarztes aus ist die ganze Frage neurdings durch Professor Oswald Bumke in ausgezeichneter Weise bearbeitet worden (Über nervöse Entartung, Berlin, Julius Springer 1912. Hier auch umfassendes Literaturverzeichnis!).

Auch Bumke kommt nach sehr eingehender Analyse der fraglichen Erscheinungen zu einem gesunden, biologischen Optimismus: „Das ist das Entscheidende: jede Generation vor uns würde unter den Bedingungen unseres Lebens genau so gesund und so krank gewesen sein (wie wir)." Alle wirkliche Degenerationserscheinungen, die wir feststellen können, sind auf äußere, auf soziale Ursachen (Keimvergiftung durch Alkohol, Syphilis usw.) zurückführbar und darum „kein Fatum, kein unaufhaltsames, geheimnisvolles Geschick, sondern ein sichtbarer, verwundbarer Feind", der sich überwinden läßt. Denn „auch die nervöse Degeneration ist eine soziale Erscheinung", kein biologischer Vorgang.

Wichtiger wie diese erfreuliche Übereinstimmung mit meiner schon mehrere Jahre früher sehr ausdrücklich vorgetragenen biologisch-optimistischen Grundstimmung ist es, daß Bumke in seinen pathogenetischen Auffassungen wissenschaftlich ganz auf dem konstitutionellen Boden steht, der in meiner Pathogenese grundlegend gemacht worden ist. „Psychopathische Konstitution, erbliche Belastung und Entartung — das sind drei Worte für denselben Begriff" (S. 13).

Nur, daß wir es hier nicht bloß mit angeborenen psycho- und neuropathischen Veranlagungen zu tun haben, sondern mit konstitutionellen Abweichungen jeglicher Art. Rot-Grünblindheit und Achylia gastrica simplex, Otosklerose und konstitutionelle Albuminurie gehören ebenso hierher, wie die angeborene Cyklothymie und die degenerativen Neurosen. Dabei vergißt man aber nur zu leicht, daß es nicht nur unterwertige, sondern auch überwertige Artabweichungen geben kann. Alle mystischen Spekulationen über das Wesen des Genies, an denen die Weltliteratur so reich ist, haben nicht vermocht, diesen Begriff uns wirklich näher zu bringen. Biologisch liegt die Sache klarer. Geniale Einzelleistungen finden sich da, wo eine nach einer ganz bestimmten Richtung hin liegende, über das übliche Mittelmaß hinausragende Sonderbegabung nicht nur vorhanden ist, sondern auch zur Entfaltung und Ausbildung gelangt. Dabei kann es sich ebensowohl um körperliche, wie um geistige Funktionen handeln und häufiger noch um die Kombination von beiden. Die mathematische Betätigung eines Gauß kann ein Mensch durchaus mittlerer Begabung trotz größter Anstrengung aller Energie ebensowenig „erlernen", wie die rein physische Klaviertechnik eines Franz Liszt. Aber auch dieser große Künstler hätte seine musikalischen Zeitgenossen nicht bis zur Ekstase begeistert, wäre zur überwertigen Technik nicht das überwertige musikalische Verständnis hinzugekommen.

Die Überwertigkeit einzelner Organe kann mit sonstiger Normalwertigkeit, aber auch mit Minderwertigkeit auf anderen körperlichen und geistigen Gebieten kombiniert sein. Da die letztere gerade bei sonst aus der Masse durch besondere Einzelbegabungen hervorragenden Menschen mehr als beim Durchschnitt hervortritt und bemerkt wird, so erklärt sich wohl einfach die sonderbare Idee Lombrosos, das Genie als eine besondere Art des Wahnsinns begreiflich machen zu wollen. Der geniale Staatsmann kann nur erwachsen auf dem Boden eines Organismus, der eine große Zahl überwertiger Funktionen in sich vereinigt. Wie im Erblichkeitskapitel ausgeführt werden wird, liegt es in der Natur der Sache, daß eine derartige Chromosomenkombination aus den Erbwerten der Aszendenz nur selten zustande kommen kann. Hat der Vater das große Los gewonnen, so gehört es zu den größten Seltenheiten, daß der Sohn dasselbe unwahrscheinliche Glück hat. Daß dagegen spezifische Einzelbegabungen, wie

Musikverständnis, Anlage zur Mathematik, häufiger direkt sich vererben, ist ebensowenig verwunderlich, wie, daß Vater und Sohn nicht selten eine ähnliche Handschrift oder dieselbe Nase haben.

Genau so nun liegt es mit den pathogenen Erbwerten. Sie brauchen nicht immer nach der Minusseite hin auszuschlagen. Ein sonst weder geistig noch körperlich besonders veranlagter Mensch kann eine geradezu geniale Widerstandskraft gegen gewisse exogene Schädlichkeiten besitzen. Worin sie besteht, ob im leichten flüssigen Spiel der altruistisch wirkenden Hormone oder in der gegebenen chemischen Konstitution der Zellen oder ihrer Blutprodukte, darüber wissen wir erst wenig.

Die kurzen Andeutungen müssen genügen, um klar zu machen, daß es individuelle Abweichungen gibt, nach unten und nach oben, daß nicht jede Abart — Entartung ist.

Nicht scharf genug kann gegen den üblichen Sprach- und Gedankenschlendrian Front gemacht werden, der beides identifizieren möchte.

Schon sprachlich erinnert die Entartung an die Entwertung. Der Begriff der Entartung schließt durchaus ein Werturteil ein. Biologisch genommen ist dies Werturteil natürlich nicht im moralischen Sinne gemeint. Es bedeutet nur die naturwissenschaftliche Tatsache, daß mit stärkeren oder zahlreicheren Krankheitsanlagen geborene Individuen im Kampf ums Dasein moralisch oder physisch weniger widerstandsfähig, den Anforderungen des Lebens gegenüber mehr gefährdet sind, als die bene nati.

Alle diese Betrachtungen drängen dahin, vom typischen Normalmenschen auszugehen und alle Dispositionen, Diathesen, konstitutionelle Minderwertigkeiten als Abweichungen vom Typus zu bezeichnen, mit denen es die Pathologie dann zu tun hat, wenn aus ihnen Krankheiten sich entwickeln.

Was ist aber der typische Normalmensch? Für unsere pathogenetischen Bedürfnisse ist damit offenbar der anatomisch-physiologisch vollkommene Mensch gemeint. Gibt es einen solchen? Gibt es einen Menschen, der als unbeanstandbares Vergleichsobjekt dienen kann, wie für die Normaleichungskommission der in Paris aufbewahrte Normalmeterstab?

Erinnern wir uns zunächst, daß auch andere biologische Wissenschaften ohne einen derartigen Begriff nicht auskommen können. So geht z. B. die moderne Nationalökonomie von einem wirtschaftlichen Normalmenschen aus, dessen typische Bedürfnisse, die individuell innerhalb weitester Grenzen schwanken, den Berechnungen zugrunde gelegt werden.

Ebenso war es die ursprüngliche Aufgabe der Statistik als „Staatswissenschaft" fiktive Durchschnittswerte durch Massenbeobachtung zu finden, die für den einzelnen nur relative Bedeutung haben.

Diese Beispiele lassen klar erkennen, daß es sich hier nicht um reale Objekte, sondern um Konstruktionen handelt, die nichts anderes darstellen, als die Kombination von Mittelwerten, die aus der Summe der Einzelbeobachtungen (als arithmetisches Mittel) abgeleitet sind.

Ist es auf andern Gebieten anders?

Jedem Zeitungsleser ist bekannt, daß in allen Gerichtsverhandlungen über literarische oder künstlerische Vergehen gegen die Sittlichkeit der moralische Normalmensch eine große Rolle spielt. Freisprechung oder Verurteilung hängen zum wesentlichen davon ab, ob dieser Normalmensch an dem in Frage stehenden Kunstwerk sittlichen Anstoß genommen hat oder nicht. Jeder wirklich Sachverständige erklärt in einem solchen Falle, daß es den postulierten Normalmenschen nicht gibt. Auch hier ist der Typus kein reales Wesen, kein „ens", sondern lediglich eine Abstraktion aus zahllosen Einzelbeobachtungen und zwar der mittlere Durchschnitt. Da nun auf keinem anderen

Gebiete die Unterschiede in dem Empfinden, je nach Anlage, Erziehung, Milieu und Denkgewohnheit so groß sind, wie gerade auf dem sog. sittlichen (eigentlich erotischen) Gebiete, so ergibt sich, daß hier noch weniger, wie anderswo, der Normalmensch einwandsfrei sich wird konstruieren lassen. Höchstens gleichartige, aber untereinander sehr verschiedene Gruppen lassen sich bilden. Der ultramontane Normalmensch nimmt heftigen Anstoß, wo der frei schaffende Künstler höchste Entzückung empfindet. Diese Betrachtungen lassen sich leicht vom ethischen oder sozialen Gebiet auf das biologische übertragen. Bei einigem Nachdenken ist es erstaunlich, daß die Vorstellung von einem real gedachten, physiologischen Normalmenschen, dessen sämtliche Organe anatomisch und funktionell ganz bestimmte, sich immer gleichbleibende Werte haben, so tief in den Köpfen steckt. Erklärlich ist das nur von der supranaturalistischen Vorstellung aus, daß der Mensch als fertiger Normalmensch in die Erscheinung getreten, nach einem vorbedachten Plan mit ganz bestimmten, ein für allemal als Norm feststehenden körperlichen und geistigen Eigenschaften geschaffen sei. Irgend eine Abweichung von diesem Typus, den jeder nach seiner Bildung und Weltanschauung sich selber zurechtmacht, ist für ihn Sünde, Krankheit, Entartung. Die naturwissenschaftliche Biologie hat mit diesen Vorstellungen prinzipiell längst gebrochen. Bei der Entwicklung von der Amöbe zum Menschen kam es schließlich zur Entstehung von Individuen, die bei gemeinsamem Grundbesitz der Organisation in den einzelnen geistigen und körperlichen Funktionen sehr verschieden sein können resp. müssen. Anatomie und Physiologie sind die grundlegenden Wissenschaften, deren erste und wichtigste Aufgabe es ist, die allen Einzelwesen der Gattung gemeinsamen und darum notwendigen Organe und deren Funktionen festzustellen. Die höheren Metazoen sind ohne Herz und Kreislauf undenkbar. Nervensystem und Muskeln gehören zu ihrer Organisation. Der Bauplan des Gehirns ist im großen und ganzen bei allen Menschen derselbe. Er steht ein für allemal fest und ist typisch. Trotzdem bestehen in den Gehirnfunktionen die ungeheuersten Unterschiede. Man vergleiche die geistigen Energien eines Bismarck mit denen eines Papuanegers. Und doch ist ihr Gehirn nach demselben Schema aufgebaut. Es muß also bei gleichem Grundtypus Unterschiede in der feineren Ausführung des Baues geben, deren funktionelle Wertigkeiten, wenn auch nicht gerade von Null bis Unendlich, so doch innerhalb ungeheurer Distanzen variieren können. Die individuelle Variabilität in allen nicht lebens- oder gattungsnotwendigen Einzelheiten ist genetisches Grundgesetz jeder höheren Organisation. Nicht, daß es Idiosynkrasien, d. h. individuell abweichende Reaktionen auf Gifte gibt, ist biologisch unverständlich oder ein Rätsel. Viel rätselhafter ist die Tatsache, daß die individuellen Abweichungen relativ selten sind, jedenfalls derart als Ausnahme erscheinen, daß sie immer wieder Erstaunen erregen. Das größere Rätsel der Biologie ist die Entstehung einer so weitgehenden gattungsmäßigen Übereinstimmung der Organisation, daß man imstande ist, einen Typus zu konstruieren. Diese Übereinstimmung in den wesentlichen Eigenschaften der Individuen einer Gattung drängte sich dem ordnenden Denken der Menschheit von vornherein so gewaltig auf, daß eben dadurch die allen Religionen zugrunde liegende Vorstellung von der Erschaffung des vollkommenen Menschen erklärlich wird. Es erscheint als eine Art intellektuellen Atavismus, wenn die Voraussetzung von der Entität des typischen Normalmenschen in ganz naivem Sinne immer noch die Köpfe auch der naturwissenschaftlich arbeitenden Laboratoriumsforscher, und gerade diese in besonderem Maße beherrscht. Im fünften Abschnitt des ersten Kapitels haben wir diese Verhältnisse vom erkenntnistheoretischen Standpunkte aus an der Hand einer Kritik des naturwissenschaftlichen Kausalproblems eingehend erörtert. Hier kommen wir in pragmatischer Darstellung auf denselben Grundgedanken zurück. Die Anschauung, daß die hochentwickelte und unendlich differenzierte Menschheit in allen ihren Individuen einen gleichartigen und gleichwertigen Nährboden bei symbiotischen Vorgängen darstellen müsse, derart, daß beobachtete Ausnahmefälle im Sinne der „exakten" Laboratoriumsforschung lediglich ausgeschaltet und als störend beiseite geschoben werden müssen, erweist sich als unbiologischer Rest alten Aberglaubens, wenigstens für den, der auf dem Boden der Entwicklungslehre steht und der, mag seine religiöse Überzeugung sein, welche sie wolle, die Schöpfungsgeschichte der Genesis nicht als realen Vorgang, sondern als herrlichstes Erzeugnis frei schaffender Völkerphantasie auffaßt.

So wird es, bei dem jetzigen Stand unseres Wissens vom Aufbau und der Funktion unserer Organe immer mehr notwendig, nach Feststellung der großen, typischen Grundzüge mit denselben Mitteln des Experiments und der naturwissenschaftlichen Analyse die möglichen und tatsächlich vorhandenen individuellen Abweichungen festzustellen. **Individuelle Krankheitsdispositionen sind ebenso Gegenstand exakter Forschung, wie das Studium von Epidemien und die Feststellung der Bedingungen genereller Krankheitsentstehung.**

5. Die sachliche Begründung der pathogenetischen Konstitutionslehre.

a) Auf pathologisch-anatomischem Wege (Beneke, Bartel).

Wie soll die konstitutionelle Diathesen-(Dispositions)-Lehre sachlich begründet werden? His schließt (a. a. O. S. 17) seinen an historischen Bemerkungen reichen Vortrag mit der Forderung, „nicht aus zufälligen Einzelbildern, sondern aus statistisch geordneten, gehäuften Krankheitsfällen müsse das Bild der Einzeldiathesen sorgsam zusammengefügt werden". Das ist der rein klinische Weg, den schon viele Forscher beschritten haben, ohne daß doch die Diathesenfrage zur Ruhe gekommen oder auch nur eine annähernde Übereinstimmung erzielt wäre. So entstand der Morbus asthenicus Stillers, die infantile Asthenie von Mathes, die verschiedenen Krankheitsbilder der modernen Pädiater, Versuche, die alle darin gipfeln, die übergroße Mannigfaltigkeit der pathologischen Erscheinungen jeweils aus einem Punkte zu erklären. Diese immer wiederkehrende Tendenz zur Konstruktion in sich abgeschlossener Krankheitsbilder auf diathetischer Grundlage, die als konstitutionelle Krankheiten (Diathesen im alten Sinne) der weit überwiegenden Masse der rein exogen bedingten „eigentlichen" Krankheiten gegenübergestellt werden, erweist sich, wie wir sahen, als das ewig sich wiederholende primum vitium jener biologischen Betrachtungsweise, die wir ablehnen müssen. Pfaundler hat vollkommen recht, wenn er nicht nur konsequent die Diathesen als Krankheitsbereitschaften von ihren Manifestationen (den aus ihnen entstehenden Krankheiten) trennt, sondern auch ausdrücklich betont, daß die Diathesen in diesem Sinne keine „geschlossenen, kausal in sich gebundene Einheiten" sind. Es stellt sich heraus, daß in 100 von ihm zusammengestellten Fällen alle überhaupt möglichen Kombinationen und Variationen der von ihm studierten Krankheitskomponenten (es sind das die lymphatischen, die exsudativen, die vagotonisch-vasomotorischen, die primär-neuropathischen und die dystrophischen Krankheitszeichen) vorkommen, und zwar in einem Frequenzverhältnis, das durch die allgemeinen Wahrscheinlichkeitsgesetze beherrscht wird. Dieses auf dem immerhin engen rein pädiatrischen Gebiete gefundene Gesetz besitzt viel weitere und allgemeine

Gültigkeit. Es deckt sich vor allem mit dem in erster Linie von Ziegler auf-gestellten Vererbungsgesetz, das nach den Regeln der Wahrscheinlichkeits-rechnung das Spiel der Chromosomen bei der Entstehung eines neuen Indivi-duums beherrscht So läßt denn Pfaundler mit Recht die immer wieder ge-suchten Gesamtdiathesen in eine Anzahl von Sonderbereitschaften zerfallen, die ziemlich selbständig auftreten können, die keinesfalls einander subordiniert, voneinander direkt abhängig sind. „Von einer gemeinsamen Wurzel, von einem unizentrischen System kann hier nicht die Rede sein; es handelt sich vielmehr um ein plurizentrisches System, um ein zwar häufiges, aber nicht zwangsmäßiges Zusammentreffen voneinan-der koordinierten Sonderbereitschaften."

Auch His stellt sich in dieser Frage auf denselben Standpunkt. Wenn ich auch seinen Versuch, die Diathesen wieder zu einer besonderen Art von Krank-heiten zu machen, ablehnen muß, so bin ich doch um so dankbarer für seine Anerkennung gerade in dieser prinzipiell ausschlaggebenden Frage. His sagt (a. a. O. S. 11): „Nun weist er (Martius) nach, wie die Widerstandskraft nicht eine Eigenschaft des Gesamtkörpers ist, sondern seiner einzelnen Organe und Gewebe: die Gesamtkonstitution ist die Summe der Teilkonstitu-tionen. Mit dieser Erkenntnis umschifft Martius die Klippe, an der alle früheren Erklärungen und Systemversuche gescheitert waren. Es gibt keine allgemeine Widerstandskraft, sondern nur ein individuell verschiedenes Maß von Wider-stand gegenüber ganz bestimmten, spezifischen Schädlichkeiten. So wird in logischer Folge der Begriff der erworbenen und angeborenen Konstitution abgehandelt und die letztere löst sich auf in eine Summe von Plus- und Minus-varianten anatomischer und funktioneller Natur."

Ich glaube in der Tat, daß es sich hier um den Kernpunkt der Konstitu-tionslehre handelt. Die Frage ist nur die, auf welche Weise die individuell wechselnden Krankheitsbereitschaften erkannt werden können und festgestellt werden sollen.

Drei Wege bieten sich der wissenschaftlichen Forschungen ohne weiteres dar. Anatomische Untersuchung, physiologische Funktionsprü-fung, klinische Beobachtung kommen in Frage. Aber wie? Die schul-mäßige normale Anatomie und Physiologie lassen uns vollkommen im Stich; ebenso die übliche generelle Betrachtungsweise der Klinik. Es kann sich nur um ad hoc angestellte Untersuchungen besonderer Art handeln; und die begegnen recht erheblichen Schwierigkeiten. Mit großem Nachdruck hat Pfaundler (a. a. O., S. 53 ff.), wenigstens für das Kindesalter, die Kriterien erörtert, die für die Feststellung bestehender Krankheitsbereitschaften gefordert werden müssen.

Wir werden gut tun, zunächst zu fragen, was denn auf dem einen oder anderen dieser Forschungswege bisher tatsächlich geleistet ist.

Wir beginnen mit der Schilderung der vorliegenden anatomischen Untersuchungen.

Ein eigenartiger Versuch, den uralten Beziehungen zwischen „Konstitution und Krankheit des Menschen auf Grund anatomischer Forschungen nach-zugehen", ist neuerdings in Wien gemacht worden. Dr. Julius Bartel, Professor und Assistent am pathologisch-anatomischen Universitätsinstitut in Wien hat mit seinen Mitarbeitern und Schülern eingehende Untersuchungen nach dieser Richtung hin angestellt und in zahlreichen Veröffentlichungen niedergelegt. Ich beziehe mich hauptsächlich auf zwei bei Franz Deuticke, Leipzig, erschienene Monographien: „Über Morbidität und Mortalität des Men-schen, zugleich ein Beitrag zur Frage der Konstitution, 1911" und: „Status thymico-lymphaticus und Status hypoplasticus. Ein Beitrag zur Konstitutionslehre, 1912." Diese sehr bemerkenswerten Arbeiten enthalten zugleich gute Literaturverzeichnisse der anatomischen Konstitutionsliteratur, auf die ich besonders hinweise.

Der Gedanke, das Wesen der konstitutionellen Veranlagung in anatomisch nachweisbaren, von der Norm, d. h. dem durchschnittlichen Typus abweichenden Organgestaltungen zu suchen, liegt im Grunde sehr nahe. Nach Bartel finden sich entsprechende Anklänge bei den pathologischen Anatomen schon frühzeitig. Anregungen in Fülle gibt bereits der Altmeister der pathologischen Anatomie Rokitanski, der neben der Wichtigkeit der pathologischen Chemie schon die Notwendigkeit betonte, auf die „Uranfänge der Krankheit" zurückzugehen und bei der Beurteilung der jeweiligen Lokalisation eines krankhaften Prozesses auf „Kombination oder Ausschließung" der verschiedentlichen pathologischen Zustände zu achten. Auf diesem Wege kam er zu der Lehre von den verschiedenen „Krasen", indem er von dem in einer „Dyskrasie" tiefer begründeten Antagonismus der verschiedenen krankhaften Prozesse sprach. Seine hierauf gegründete Krasenlehre, die uns heute völlig unverständlich erscheint, ist gänzlich von der Bildfläche verschwunden. Die vernichtende Kritik des jungen Riesen Virchow hat ihr unmittelbar nach ihrer Veröffentlichung den Garaus gemacht. Versteht man unter „Krasen" konstitutionelle Veranlagungen, so kommt auch heute noch Sinn in die Sache. Sehr weitgehend sind die Vorstellungen Rokitanskis über den sich gegenseitig ausschließenden Antagonismus gewisser krankhafter Zustände. So sollen sich Krebs und Tuberkulose ebenso wie Tuberkulose und Herzkrankheiten gegenseitig ausschließen. Auch in der Aufstellung derartiger überall gesuchter Antagonismen schießt Rokitanski über das Ziel hinaus, wenn sich auch ein richtiger Kern in dem Gedanken nicht verkennen läßt, daß gewisse Krankheitsanlagen, bzw. Gruppen von solchen, offenbar eine, wenn auch in ihren inneren Beziehungen noch nicht näher erkannte Verwandtschaft zueinander haben, während sie mit anderen zusammen selten vorkommen. So besteht nach meiner Erfahrung eine innere Verwandtschaft zwischen der konstitutionellen Achylia gastrica simplex und der Neurasthenie, während typische Neurastheniker erfahrungsgemäß selten an Karzinom zugrunde gehen. In den einzelnen Bemerkungen Rokitanskis über die „Tuberkelkrase" und die „Krebskrase" finden sich viele richtige Antezipationen jetzt klarer erkannter Verhältnisse. So spricht er von einem zur Tuberkelbildung disponierenden Gepräge der Gesamtvegetation, einem tuberkulösen Habitus. Ja, beim Studium allgemeiner Körperverhältnisse verweist Rokitanski bereits auf die Kombination von Kleinheit des Herzens als angeborenem Zustand mit zurückgebliebener Körperentwicklung überhaupt, und speziell beim weiblichen Geschlecht mit Unterentwicklung der Sexualorgane. Er verweist ferner auf die Hypertrophie des Gehirns (?), die er namentlich im kindlichen Alter kombiniert fand mit „hypertrophischer Entwicklung der Lymphdrüsen, mangelhafter Involution des Thymus mit Rachitismus" (nach Bartel), eine Zusammenstellung, die ganz modern anmutet.

Kommt Rokitanski über diese gelegentlichen Ansätze nicht heraus, so fand in dem auf Rokitanski fußenden und von ihm unmittelbar angeregten Marburger pathologischen Anatomen Beneke die Konstitutionspathologie in den siebziger Jahren des vorigen Jahrhunderts einen zielbewußten und prinzipiellen Vertreter. Ich verweise in erster Linie auf sein reifstes und die vorausgegangenen überaus mühevollen und zahlreichen pathologisch-anatomischen Erhebungen zusammenfassendes Werk: Konstitution und konstitutionelles Kranksein des Menschen, Marburg 1881. Ich habe bereits vor Jahren in meiner Pathogenese (S. 193) diesen streng wissenschaftlichen Versuch einer eingehenden Besprechung und Kritik unterzogen. Wenn Bartel meint ich hätte

Beneke ebenso verkannt, wie ich selbst von Cornet mißverstanden worden sei, so kann ich bei erneuter Prüfung dem nicht zustimmen. Ich habe gesagt (S. 197): „Gewiß, die Organmessungen Benekes behalten ihre wissenschaftliche Bedeutung. Aber für den Ausbau einer praktisch verwertbaren Konstitutionspathologie reichen sie allein nicht aus. Nur die exakte Funktionsprüfung kann hier zum Ziel führen." Wenn ich das „allein" unterstreiche und nicht das „nur", das stylistisch diese Antithese prägnanter machen sollte, so besteht meine Auffassung durchaus zu Recht. Auch jetzt noch muß ich die klinische Funktionsprüfung im weitesten Sinnes des Wortes für die wichtigste Grundlage konstitutioneller Bewertungen in der Pathologie erklären. Daß, wenn sich konstitutionelle Abwegigkeiten anatomisch begründen lassen, damit wertvollster wissenschaftlicher Erwerb gegeben ist, braucht nicht erst bewiesen zu werden. Die in den pathologisch-anatomischen Forschungen von Bartel selbst und seinen Schülern gefundene Fülle von Tatsachen schätze ich sehr hoch ein. Nur bleibt bestehen, daß Beneke, der durchaus das richtige Ziel vor Augen hatte, durch eine für den Zweck nicht genügende Methode auf einen toten Strang geriet. Beneke stellte sich bewußt die Aufgabe der Klärung von „individuellen Krankheitsanlagen" und glaubte derselben durch genaue systematische Untersuchungen am Obduktionstische näher kommen zu können. Seine spezielle Fragestellung lautete: „Inwieweit lassen sich gewisse konstitutionelle Krankheiten oder die Entwicklung und der Ablauf anderweitig zustande gekommener Störungen im Bau und in der Größe der einzelnen Organe erklären?" Durchaus korrekt sagt er: „Man spricht von Konstitutionen. Wir lesen und hören tagtäglich von einer „robusten", „schwachen", „anämischen", „skrofulösen" und anderen Konstitutionen. Hier wird tatsächlich der äußere Habitus oder die gesamte äußere Erscheinung mit der Konstitution verwechselt. Von der Konstitution des gesunden und kranken Menschen im eigentlichsten Sinne des Wortes wissen wir noch so gut wie nichts."

Diese Lücke nun will Beneke durch Untersuchungen am Leichentisch ausfüllen und zwar durch seine sog. anthropometrischen Feststellungen, d. h. durch exakte Messungen von Größe, Volum und Inhalt der Organe an der Leiche, unter den wechselnden Bedingungen des Alters, vorausgegangener Krankheiten usw.

Denn: „die Konstitution ist das Gesamtresultat der ineinandergefügten und gleich den Teilen einer Maschine zusammenarbeitenden einzelnen anatomischen Apparate," und nur „die Kenntnis von den absoluten und relativen Größenverhältnissen sämtlicher einzelner Maschinenteile" befähigt uns, „die Arbeit der einzelnen menschlichen Maschine zu beurteilen."

Außer über Arterienmessungen an nahezu 900 Leichen verfügte Beneke über volumetrische Bestimmungen sämtlicher Hauptorgane, nämlich des Herzens, der Lungen, der Leber, der Milz und der Nieren von 540 Leichen. Dazu kamen später noch die Bestimmungen von Länge und Kapazität des Darmkanals, sowie mikrometrische Bestimmungen der Dickenverhältnisse der Gefäßwandungen. Aus diesem Materiale zieht Beneke seine Schlüsse.

Was unter einer Anomalie der Konstitution zu verstehen ist, sei nach diesen Untersuchungen von selbst klar. „Wenn für den gesunden, normalen Organismus ein für jedes Lebensalter bestimmtes relatives Größenverhältnis der einzelnen anatomischen Apparate existiert, so wird jede Abweichung von diesem Verhältnisse auch eine Anomalie der jeweiligen Konstitution bedeuten, resp. bedingen. Diese Abweichungen schwanken nach meinen Untersuchungen zwischen minimalen und beträchtlichsten Größen. Übersteigen sie eine gewisse Größe nicht, so vermag sie der Organismus auf verschiedenen Wegen so weit zu kompensieren, daß sie in dem Arbeitsresultate desselben, in seiner Gesamtleistung, sowie in den individuellen Lebenserscheinungen kaum oder gar nicht erkennbar werden. Über eine gewisse Größe hinaus wird aber die Kompensation zur Unmöglichkeit. Die Störung der Arbeit des Organismus gibt sich jetzt in der Form von Krankheitserscheinungen kund, und man spricht dann mit Recht von einer „konstitutionellen Krankheit".

In seiner gegrifflichen Konstruktion der Krankheitsentstehung erweist sich hier Beneke als besonders glücklich. Er ist in der Tat meines Wissens der erste, der die Krankheitsanlagen generell und individuell von Null bis Unendlich variieren läßt und so an die Stelle eines tatsächlich mystischen Dispositionsbegriffs variable Realitäten setzt. Trotzdem sind die äußerst mühevollen und sorgfältigen anatomischen Untersuchungen Benekes fast ganz fruchtlos geblieben und zwar aus dem Grunde, weil er ganz einseitig das konstitutionelle Moment nur in den an der Leiche feststellbaren absoluten und relativen Größenverhältnissen sucht.

Schon die besonderen Schlüsse, zu denen Beneke auf Grund seiner Messung in pathogenetischer Beziehung kommt, müssen an der Wirklichkeit gemessen Bedenken erregen.

„Im großen und ganzen lassen sich die Konstitutionsanomalien nach zwei ganz verschiedenen Richtungen trennen. Bei der einen gestaltet sich die Kombination der relativen Größenverhältnisse der einzelnen anatomischen Apparate derart, daß die Leistungsfähigkeit und Leistung der ganzen Maschine hinter der normalen zurückbleibt; bei der anderen derart, daß sie das mittlere Maß derselben überschreitet."

„Was die erste Kombination anbetrifft, so finden wir hier in den typischen Fällen: ein relativ kleines Herz, ein relativ enges arterielles Gefäßsystem, relativ große Lungen, eine relativ kleine Leber, einen relativ kurzen Dünndarm. Bei der entgegengesetzten Kombination dagegen: ein relativ großes Herz, relativ weite arterielle Gefäße, relativ kleine Lungen, eine relativ große Leber und einen relativ langen Dünndarm von relativ großer Kapazität."

„Auf dem Grund und Boden der ersten Kombination entwickeln sich die sog. erethischen Formen des skrofulösen Krankseins, die Osteomyelitiden des Kindesalters, die skrofulösen (käsigen) Lungenphthisen der Blütejahre, die chronischen Anämien. Die Individuen bleiben hager. Die Pubertätsentwicklung ist in der Regel retardiert. Auf dem Grund und Boden der zweiten Kombination entwickeln sich eine große Anzahl der rachitischen Krankheitsformen, die Hyperplasien des Bindegewebes, die Fettsucht, die atheromatöse Arteriendegeneration, die Psoriasis, die Karzinome (?)".

In der Mitte zwischen beiden stehen diejenigen Konstitutionen, „welche in bezug auf die relativen Größenverhältnisse der einzelnen anatomischen Apparate der Norm entsprechen oder derselben nahekommen. Bei solchen Individuen handelt es sich, falls sie überhaupt erkranken, um unkonstitutionelle Krankheiten." Dahin gehöre z. B. der akute und chronische Gelenkrheumatismus und (sehr merkwürdig vor Entdeckung des Tuberkelbazillus) die Miliartuberkulose.

Auffällig ist bei dieser offensichtlich viel zu engen Schematisierung der Anklang an die besonders von den Franzosen ausgebildete Diathesenlehre, die wir bereits gestreift haben.

Man sollte meinen, daß die Benekeschen auf streng wissenschaftlich exakter (anatomischer) Methode aufgebauten Schlüsse gegenüber dem Wust unkontrollierbarer Angaben und Behauptungen der früheren Diathesenliteratur von weittragendem Erfolg hätten sein müssen. Und doch, wenn wir uns fragen, was Beneke wirklich erreicht hat, so muß die Antwort lauten: Eigentlich nichts. Seine überaus mühevollen Untersuchungen haben in der Wissenschaft keinen

Eindruck hinterlassen. Kein Mensch spricht von ihnen, kein Arzt kennt sie; und in den leitenden Pathologien (vgl. Ziegler, Birch-Hirschfeld usw.) werden sie kaum erwähnt. Und das alles trotz des unzweifelhaft richtigen Grundgedankens, daß sich der konstitutionelle Faktor bei der Entstehung von Krankheiten exakt müsse begründen lassen!

In der Tat, so richtig das Ziel war, das Beneke sich steckte, so einseitig — um nicht zu sagen falsch — war der Weg, den er zur Erreichung desselben einschlug. Denn dieser Weg führte ihn nicht über den Leichentisch hinaus und blieb hier in einem ganz extremen, weil rein formalen Organizismus stecken. Die prinzipielle Identifizierung von Volum und Leistungsfähigkeit war sein Verhängnis.

Daß die Leistungsfähigkeit bis zu einem gewissen Grade vom Volum abhängig ist, läßt sich natürlich nicht bestreiten. Aber es gibt Tatsachen genug, die beweisen, daß von einem absoluten Identitätsverhältnis hier nicht die Rede sein kann. Die vitale Energie anatomisch scheinbar, d. h. für unsere groben Maßmethoden, gleich konstituierter Organe erweist sich als individuell variabel.

Als ganz verfehlt muß der Versuch bezeichnet werden, die konstitutionell minderwertigen Anlagestücke in nur zwei typische Kombinationen zusammenzuschweißen und von diesen beiden Anlagetypen alles konstitutionell bedingte Elend der Menschheit abzuleiten.

Wie bereits mehrfach hervorgehoben wurde, handelt es sich um eine fast unübersehbar große Summe abwegiger, in der Erbmasse gegebener Determinanten, aus denen durch Zusammenfassung nur einzelne wenige, in sich geschlossene Krankheitstypen zu konstruieren, noch immer mißglückt ist. Ich erinnere an das über die „Stillersche Krankheit" Gesagte (S. 60). So wenig seine Konstruktion eines einheitlichen Krankheitsbildes den realen Verhältnissen entspricht, so glücklich sind andererseits Stillers klinische Einzelbeobachtungen. Die Bedeutung der Costa decima fluctuans als Stigma konstitutioneller Minderwertigkeit (und zwar als ein — nicht als das Stigma), deren semiotische Wertung ich seit Jahren kennen und schätzen gelernt habe, ist am Krankenbett jeder Zeit ohne weiteres feststellbar. Hierin liegt im Sinne unserer ärztlichen Aufgaben und Ziele der große Unterschied gegenüber den lediglich am toten Material des Leichentisches nach Ablauf der Krankheit gewonnenen Abstraktionen Benekes. Bewerten wir die reine Wissenschaft lediglich im Erkenntnissinne noch so hoch, immerhin hängt die kulturelle Wertigkeit unserer Untersuchungen, d. h. der Nutzen für die Menschheit von ihrer praktischen Verwendbarkeit ab. Was wir erstreben, ist die Möglichkeit der Erkennung konstitutioneller Minderwertigkeiten am **lebenden** Menschen noch vor der Erkrankung. Beneke selbst betont das. Fiebernde Kranke seines einen Typus, meinte er, müßten ganz anders behandelt werden, wie die des anderen. Wie aber in aller Welt — selbst die Richtigkeit seiner Folgerungen aus den Organmessungen an der Leiche zugegeben — sollen wir seine Typen in vivo erkennen? Das Volum von Lunge, Leber und Herz können wir bis zu einem gewissen Grade, aber freilich auch nur bis zu einem solchen durch die topographische Perkussion feststellen. Auch das Röntgenverfahren kann zu Hilfe genommen werden. Wie steht es aber mit den Schlüssen aus den erhaltenen Resultaten? Die vergrößerte Stauungsleber, die emphysematöse Lunge, das höhlenerweiterte Herz, sie sind in vivo vergrößerte Organe, die gerade durch ihre Vergrößerung an Leistungsfähigkeit eingebüßt haben.

Sehen wir aber, was ja Beneke offenbar gewollt hat, von diesen erworbenen pathologischen Veränderungen ab, so bleibt die Frage bestehen, wie wir uns am Lebenden über die angeborene Weite des Gefäßsystems, die Größe der Nieren, der Lunge, des Darmkanals unterichten sollen?

Auf einen viel verheißungsvolleren Boden stellt uns neuerdings Bartel mit seinen wichtigen anatomischen Untersuchungen, von denen wir ausgingen. Bartel selbst führt außer Rokitanski, Virchow und Beneke noch eine ganze Reihe anderer Forscher als seine Vorgänger auf diesem Gebiete an. Als der wichtigste unter diesen erscheint A. Paltauf, von dessen „Status thymico-lymphaticus" mit seinen Beziehungen zum plötzlichen Herztod bei Säuglingen noch die Rede sein wird. Paltauf gelangte bei besonderer pathologisch-anatomischer Untersuchung der Thymusdrüse und des lymphatischen Apparates zu der Überzeugung, daß es eine spezielle konstitutionelle Körperbeschaffenheit gäbe, den „Lymphatismus" in Kombination mit einer besonderen Entwicklung des Thymus, welche er (nach Bartel) mit folgenden Worten definiert: „Vergrößerung der Tonsillen, Lymphfollikel, ausgebreiteter Lymphdrüsenkomplexe, der Follikel des Zungengrundes, der Milz und endlich das Vorhandensein einer verschieden großen Thymusdrüse zu einer Zeit, in der diese sonst ganz geschwunden zu sein pflegt. Das zusammen bedingt einen allgemein krankhaften Zustand des Körpers, der in Übereinstimmung mit Recklinghausen als die „lymphatische Konstitution" bezeichnet wird. Dies ist der Ausgangspunkt einer ganzen, schon recht ausgebildeten Lehre geworden, die unter dem konstitutionellen Zeichen des Lymphatismus oder noch allgemeiner nach Bartel des Status hypoplasticus steht. Von den Klinikern haben sich besonders Ortner und v. Neusser auf den Boden dieser ursprünglich rein pathologisch-anatomisch begründeten Lehre gestellt. Wenn auch Neusser nicht verkennt, daß die dem Anatomen leichter zugänglichen charakteristischen Stigmata dieser Veranlagung dem Klinker oft verborgen bleiben können, so glaubt er doch behaupten zu dürfen, „daß die Symptome des Status lymphaticus, resp. hypoplasticus sich sehr mannigfaltig gestalten und daß die Diagnose dieser Konstitutionsanomalie nach dem bisherigen Stand der Wissenschaft außer allem Zweifel steht."

Al. Fränkel, ein Schüler Billroths erinnert an den von diesem genialen Chirurgen geschaffenen Ausdruck der „pathologischen Rasse" (ganz ähnlich wie Lancéraux (zitiert nach His) von den goutteux als „une sorte de race particulière" spricht) und betont die Notwendigkeit der Pflege „der zurzeit noch vernachlässigten Begriffe Konstitution und Disposition". Verwiesen sei schließlich noch auf das kritische Sammelreferat von R. Friedjung, „Der Status lymphaticus", Zentralbl. f. d. Grenzgeb. d. Med. u. Chir. 1900, 3. Bd. Nr. 12.

An alle diese Arbeiten knüpft Bartel an.

Durch seine Tuberkulosestudien auf die hohe Bedeutung des lymphatischen Gewebes aufmerksam geworden, lenkte er zunächst bei den Obduktionen sein Augenmerk auf die wechselnde Beschaffenheit des lymphatischen Apparates unter normalen wie unter pathologischen Verhältnissen. Er fand außer den von Paltauf bereits beschriebenen Erscheinungen eines ausgeprägten „Status thymico-lymphaticus" in Fällen derart auch noch andere Zeichen eines von der Norm abweichenden Körperzustandes und nannte die betreffenden Menschen „Individuen mit hypoplastischer Konstitution". Es sollte damit ausgedrückt werden, daß, wenn auch A. Paltaufs Definition bei der Auswahl der Fälle den Ausgangspunkt bildete, die Klassifikation derselben mit dem Vorhandensein eines „Status thymico-lymphaticus" nicht erschöpft war, daß vielmehr diese Fälle eben noch andere Zeichen abweichender Körperbeschaffenheit boten. Es wäre demnach der Status thymico-lymphaticus ein Teilsymptom der hypoplastischen Konstitution."

In dieser Darstellung von Bartels tritt zunächst ein Punkt scharf hervor, der als Grundpfeiler jeder wirklichen Konstitutionspathologie bezeichnet werden muß, nämlich die Tatsache, daß es anatomisch nachweisbare Abarten im Bau und in der Zusammensetzung der Organe, bzw. des ganzen Körpers, gibt, die nur einzelnen Individuen anhaften und diese von ihren Artgenossen deutlich unterscheiden. Unter der Voraussetzung, daß es sich um Abwegigkeiten handelt, die eine gegen die Norm erhöhte Krankheitsbereitschaft bedingen, kann man die derartig konstituierten Individuen unter dem Ausdruck „pathologische Rasse" als eine Sondergruppe zusammenfassen. Es fragt sich nur, ob die Kombination der Einzelzüge abweichender Art eine so übereinstimmende ist, daß nur eine, in sich wieder typische, Abart entsteht. Wie wir bereits sahen und im Folgenden noch ausführlicher sehen werden, besteht eine sehr starke Tendenz bei den die Fülle dieser Erscheinungen durchmusternden Forschern, möglichst wenige, einheitlich gestaltete Typen abnorm veranlagter Menschen zu finden und unter besonderem Namen zu beschreiben. So kennt Stiller, wie mehrfach erwähnt, außer dem Normalmenschen nur seinen „Homo asthenicus". Die Lehre von der Asthenia universalis congenita wird ihm „zum Grundpfeiler der ganzen künftigen Konstitutionspathologie". Ihr ordnet er als einem einheitlichen Typus alles unter, was er an klinischen Abwegigkeiten ausfindig machen kann. Eine ähnliche Rolle, wenn auch nicht ganz so einseitig, spielt bei Bartel das „Individuum mit hypoplastischer Konstitution". So sehr anzuerkennen ist, daß es in der Tat an mehr oder weniger übereinstimmenden Bildern der individuellen Kombination von angeborenen Organminderwertigkeiten nicht fehlt, so sehr schon im Sinne des ordnenden Denkens, d. h. um überhaupt eine Übersicht über die Fülle der wechselnden Erscheinungen zu gewinnen, die Tendenz zur Gruppenbildung naheliegt, so muß doch auch hier wieder mit aller Bestimmtheit betont werden, daß alle derartigen Abstraktionen mehr oder weniger nur künstlich sind, derart, daß im letzten Sinne schließlich jedes Individuum ein Typus für sich ist. Damit wird aber dieser Ausdruck „Typus" jedes wissenschaftlichen Inhalts entkleidet. Es ist also, wie schon oben so auch hier, wieder zu betonen, daß das ordnende Denken die Konstruktion eines typischen Normalmenschen mit im Durchschnitt gesundhaften Organen erfordert, daß aber jedes Individuum mehr oder weniger, und zwar in unendlicher Variationsbreite davon abweicht. Die hypoplastische Konstitution von Bartels ist eine der häufigsten Kombinationen, wie sie, unter sich allerdings auch wieder variabel, pathologisch-anatomisch und klinisch zur Beobachtung kommt. Die Art, wie Bartel seine außerordentlich sorgfältig gewonnenen Obduktionsverhältnisse gruppiert hat, um ein eindeutiges zusammenfassendes Tatsachenmaterial zu gewinnen, muß in seinen Originalarbeiten nachgelesen werden. Wenn er zu sehr beachtenswerten Schlüssen über den Antagonismus zwischen einzelnen Krankheitsgruppen, z. B. der Tuberkulose und anderer Krankheitsprozesse kommt, so ist nicht zu verkennen, daß es sich hierbei um generelle Feststellungen handelt, deren Erkenntniswert über den Rahmen statistischer Massenzusammenstellungen nicht hinausreicht. Gerade, was die Konstitutionspathologie im engeren und eigentlichen Sinne erstrebt, nämlich die Anwendung pathogenetischer, prophylaktischer, therapeutischer Maßnahmen auf den Einzelfall, ergibt sich aus derartigen Durchschnittsbetrachtungen nicht. Durchaus auf dem Boden der individuell betonten Konstitutionspathologie stehen dagegen die Untersuchungen von Bartel über die Beziehungen des Lymphatismus als eines in der Anlage gegebenen konstitutionellen Krankheitsmomentes zur Krankheitsentstehung. Auch hier zeigt sich, daß jede zu enge Begrenzung des Tatsachenmaterials vom Übel ist. Auch Bartel gelangt mit wachsenden Obduktionserfahrungen, man könnte sagen naturnotwendig, über den engen Begriff des Lymphatismus hinaus, indem er der Hoffnung Ausdruck gibt, daß es gelingen werde, den Zusammenhang auch weiterer Krankheitsbilder mit einer konstitutionellen Veranlagung zu erkennen. So denke er beispielsweise in betreff der primären perniziösen Anämie an die Möglichkeit, daß diese Krankheit als „Erschöpfungszustand" nach einer hyperplastischen Periode angesehen werden könnte. Auch den Diabetes mellitus, speziell bei jugendlichen Personen läßt er nicht unerwähnt. Hier sei ja die Ansicht über eine konstitutionelle Verursachung eine sehr weit verbreitete. So habe Weichselbaum in seiner jüngsten Mitteilung bemerkt, daß eine Ursache der Inselveränderungen des Diabetikers möglicherweise auf hereditäre Momente, angeborene Schwäche oder Bildungsfehler der Langerhansschen Inseln zurückzuführen sei, „so daß diese schon bei Einwirkung relativ geringfügiger Noxen der Degeneration verfallen", — eine Betrachtungsweise, die als „typisch konstitutionell" bezeichnet werden muß.

Auch die angeborene Neigung zur Fibrose (Bindegewebsdiathese!) zieht Bartel in den Kreis seiner Betrachtungen.

Schließlich streift er sogar die Frage von gewiß großer Bedeutung, ob es möglich sei, diese Verhältnisse im Tierexperimente wiederzugeben. Von tiefgründiger biologischer Einsicht sind folgende Bemerkungen: „Bezüglich des Lymphatismus müßte man neben der hypoplastischen lymphatischen Wucherung auch die Induration zur Entwicklung bringen. Vorbedingung wäre eine „eigenartig" beschaffene Zucht, die Tiere mit konstitutioneller Schwäche schafft. Im allgemeinen rechnet ja der Züchter und mit ihm der Experimentator nur mit physiologischen Verhältnissen durch Zuchtwahl und Vertilgung durchseuchter Stände. Es bedürfte also einer durch alle möglichen natürlichen Schädigungen hindurchgegangenen „pathologischen Rasse". Daß hier gewiß interessante Resultate zu erwarten wären, kann man einer Beobachtung von Roloff (Die Schwindsucht, fettige Degeneration, Skrofulose und Tuberkulose bei Schweinen, Berlin 1875) entnehmen. Roloff beobachtete „frühreife Rassen mit großer Mastfähigkeit, aber konstitutioneller Schwäche". Diese Tiere zeigten allgemeinen Blutmangel, auf dessen Basis sich vorwiegend Tuberkulose entwickelte. Kreuzung schaffte keine Abhilfe, wohl aber viel Bewegung im Freien in der Jugend und Vermeidung von Anhäufung von Futterstoffen im Dickdarm. Freilich würde sich ein derartiger Ausbau der Tierexperimente ungemein schwierig und langwierig gestalten. Übrigens erscheint eine solche Richtung schon durch die vielfachen Immunisierungsversuche inauguriert." Ich habe diesen ganzen Passus wörtlich wiedergegeben, weil er eine Anregung enthält, deren weitreichende Bedeutung für die Pathogenese der Zukunft heute noch kaum übersehen werden kann. Das Tierexperiment im Dienste einer zielbewußten, individuellen Konstitutionspathologie ist noch völlige Zukunftsmusik. Bis jetzt beklagten sich die generell arbeitenden und schaffenden Experimentatoren gelegentlich nur über die boshafte Tücke der Natur, die ihnen ihre besten Experimente verderbe, wenn sie zufällig auf individuelle Abwegigkeiten stießen. Erst wenn diese letzteren, wie in der Pathogenese des Menschen, so im Tierexperiment zum Selbstzweck der Forschung gemacht werden, wird der Weizen der Konstitutionspathologie blühen — zum Nutzen der Menschheit.

In seinen Schlußbetrachtungen der ersten der genannten Monographien meint Bartel, wenn auch manches bei weiterem Studien in diesen schwierigen Problemen bezüglich der

Bedeutung konstitutioneller Momente im Ablauf des menschlichen Lebens,

deren Erkenntnis unbeschadet der grundlegenden Bedeutung der Infektionslehre zweifellos von größter Wichtigkeit ist, sich etwas anders gestalten sollte, so glaube er doch, daß zum wenigsten aus den angeführten Tatsachen mit zwingender Notwendigkeit die überaus große

Bedeutung der pathologisch-anatomischen Forschung,

insofern sie auf diese konstitutionellen Momente achtet, hervorgehen muß als die notwendige Grundlage für den weiteren Ausbau der allgemeinen Erkenntnis.

Seine eigenen, überaus wichtigen Arbeiten auf diesem Gebiete beweisen am besten die Richtigkeit dieses Satzes.

Daß die pathologisch-anatomischen Feststellungen Bartels und seiner Mitarbeiter in der Tat in weitgehendem Maße die Klinik zu befruchten berufen sind (wenn auch Bartel selbst nicht verkennt, daß sie der Ergänzung durch die physiologische und klinische Funktionsprüfung am Lebenden bedürfen), geht besonders aus der zweiten der erwähnten Monographien (Status thymico-lymphaticus und Status hypoplasticus, Deuticke 1912) hervor. Die Einzelheiten der anatomischen Befunde selbst können hier nicht Platz finden; sie müssen im Original nachgelesen werden. Ebenso muß ich natürlich die anatomische Nachprüfung den berufenen Fachvertretern überlassen. Hier kommt es auf den Nachweis an, in wie weitgehendem Maße diese Wiener anatomisch-pathologische Schule in die Grundprinzipien der Konstitutionslehre sich eingelebt hat und wie groß die Übereinstimmung ihrer durch exakte Arbeit gewonnenen Resultate mit den Forderungen und Erwartungen ist, zu denen die Konstitutionspathologie berechtigte.

Aus einem Sammelreferate Friedjungs (Der Status lymphaticus. Kritisches Sammelreferat. Zentralbl. f. d. Grenzgeb. d. Med. u. Chir. 1900, 3. Bd., Nr. 12) ergibt sich nach Bartel folgendes: „Neben der Konstatierung, daß der Status thymico-lymphaticus A. Paltauf wohl zu den gesicherten Tatsachen der Pathologie zu zählen sei, ist die weitere Konstatierung Friedjungs, daß diese besondere Leibesbeschaffenheit bei akuten Infektionskrankheiten des Kindesalters eine wesentliche Rolle und zwar meist im prognostisch ungünstigen Sinne spiele, wohl das wichtigste Ergebnis seiner referierenden Ausführungen."

Bartel führt das „in groben Umrissen" selbst noch etwas ausführlicher folgendermaßen aus: „Der Höhepunkt der Empfindlichkeitskurve gegen die akuten Infektionskrankheiten (beurteilt nach dem lokalen Ausgang des Prozesses) liegt (ich würde hinzufügen: generell) stets in der frühen Kindheit. Es ist dies (wie Bartel selbst sagt) wohl ein allgemeines Gesetz. Innerhalb dieses Gesetzes fällt uns aber sofort die (individuelle, Martius) hohe Empfindlichkeit der „Lymphatiker" und in gesteigertem Maße der „Hypoplastiker" für akute Infektionskrankheiten in der frühen Kindheit gegenüber den „Nichtlymphatikern" auf. Das dem Kliniker ja vielfach schon geläufige Moment der ungünstigen Prognose bei lymphatischen Individuen und akuter Infektionskrankheit erfährt somit seine volle Bestätigung. Womit es zusammenhängt, daß beim Säugling (generell!) dieses Moment der Überempfindlichkeit — wir können es ja auch „erhöhte Krankheitsbereitschaft" nennen — nicht so stark als vom ersten Lebensjahre ab bemerkbar wird, ist wohl vorderhand noch nicht in vollem Umfange klarzustellen. Bei noch aufsteigender Entwicklung des lymphatischen Apparates beim Säugling mögen noch viele spätere Lymphatiker in dieser Zeit eben noch unerkannt bleiben, wenn man die Diagnose lediglich auf die Hyperplasie des lymphatischen Apparates stützt. Gewiß sind auch noch andere Momente zu beachten. Wird der Mensch älter, so tritt beim „Lymphatiker" und beim „Hypoplastiker" die Neigung zum Tode durch akute Infektionskrankheit sprunghaft rasch zurück, bis beide schließlich im hohen Alter (soweit sie noch übrig geblieben sind! Ma.) — wenn auch nicht vielleicht völlig immun —

ganz außerordentlich resistent erscheinen. Gegenüber der Allgemeinheit tritt also der im genannten Sinne gegenüber der Norm different beschaffene Mensch aus einer anfänglichen Zeit geringerer Widerstandskraft schließlich in ein Stadium erhöhter Resistenz!"

Auch in betreff der Tuberkulose als Todeskrankheit ergeben sich wichtige Beziehungen. „Sie gewinnt (individuell) eine bestimmte „Physiognomie", wenn sie sich mit Status hypoplasticus und Status thymicolymphaticus kombiniert." Lymphatiker zeigen nicht nur eine höhere Resistenz gegen Tuberkulose!, sie bilden auch insofern gleichsam wieder eine eigene Unterabteilung unter den Tuberkulösen, als „Form und Sitz der sich entwickelnden tuberkulösen Veränderungen wesentlich durch den Bestand eines Lymphatismus beeinflußt erscheint".

Wie kompliziert die Verhältnisse hier liegen, und wie irreführend es werden kann, wenn man unter Vernachlässigung aller konstitutionellen Momente lediglich — gewissermaßen naiv — nur „exogen" denkt, geht auch aus folgender wichtiger Festellung hervor. Die Bartelschen Tabellen lehren, daß bei Individuen mit hypoplastischer oder lymphatischer Konstitution ganz unverhältnismäßig häufig Darmtuberkulose sich findet. Bartel meint, diese Beobachtungen sollen jenen Autoren zu denken geben, die gewöhnt sind, isolierte manifeste Tuberkulose im Bereich des Digestions-, namentlich aber des Respirationstraktus unter allen Umständen mit der tatsächlichen Eintrittspforte zu identifizieren. „Sicherlich ist die Lokalisation der Tuberkulose in manifester Form (d. i. als Bildung typischer Tuberkel) in höherem Maße auch durch konstitutionelle Momente bedingt, als manche Autoren es anzuerkennen gewillt sind" (a. a. O., S. 72).

Wenn Bartel — im Hinblick auf beobachtete lymphatische Hyperplasie im Immunisierungsexperiment — den Lymphatismus des Menschen mit in der Natur im großen sich abspielenden Vorgängen eines Immunisierungsprozesses in Verbindung bringt, so führt uns dieser überraschende Gedanke auf einen Boden, der doch wohl noch zu sehr schwankt, als daß er bereits das schwere Gebäude so weitgehender biologischer Spekulationen tragen könnte. Macht doch Bartel selbst darauf aufmerksam, daß man „andererseits sehr wohl bei Lymphatikern speziell im Anschluß an die Pubertätsjahre oft auch rapid sich entwickelnde und meist unaufhaltsam fortschreitende tuberkulöse Prozesse sehen könne, die auch zumeist einen stark exsudativen Charakter zeigen. Es sind sehr häufig Individuen, die, in „strotzender Gesundheit" erkrankend, ungemein rasch der Tuberkulose erliegen".

Daß es sich bei den für den Obduzenten kenntlichen Merkmalen einer solchen abweichenden Körperbeschaffenheit (des Lymphatismus oder der Hypoplasie) nicht um „belanglose Nebenbefunde" handle, die in keinem wechselseitigen Verhältnis zum Erkranken des Menschen stehen, wird scharf betont. Das werde klar, „wenn man die verschiedenen Anzeichen spezieller Körperbeschaffenheit in ihren besonders prägnanten Erscheinungsformen und in ihrer schließlich gehäuften Kombination bei ein und demselben Individuum verfolgt und so zu bestimmten Gruppen von Menschen mit einem gegenüber dem allgemein gültigen (generellen) Gesetze im Ablauf des Lebens (individuell) differenten Verhalten gelangt. Am klarsten tritt diese Differenz speziell bei Infektionskrankheiten hervor und sehr prägnant bei der Tuberkulose in ihrem mannigfachen Wechsel von Form und Sitz der Erkrankung" (S. 73 u. 74).

Aber auf diese beiden Hauptpunkte beschränken sich die Bartelschen Erfahrungen keineswegs. Hier kann nur ganz kurz angeführt werden, „daß sich in der Neigung zur Konkrementbildung, in erster Linie in Cholelithiasis, abnormale konstitutionelle Veranlagung sehr oft verrät". Daß ferner das Glioma cerebri eine besonders bemerkenswerte Rolle im Status hypoplasticus zu spielen scheint. (Dabei fast absoluter Antagonismus dieser primären Hirngeschwulst gegenüber der Tuberkulose!)

Wichtig ist ferner die Ausdehnung der Untersuchung auf histologische Verhältnisse. Hier spielt das Bild der „Fibrosis" eine große Rolle. Diese „Bindegewebsdiathese" tritt nicht allein am lymphatischen Apparat hervor. Über entsprechende Befunde am Hodenparenchym, an der weiblichen Keimdrüse, am Thymus muß auf die Spezialarbeiten (Kyrle, v. Wiesner, Bartel und Havemann, Wiesel, genauere Literaturangaben bei Bartel) verwiesen werden.

Einschalten wollen wir an dieser Stelle, daß soeben (1912) bei Enke, Stuttgart, ein sehr geistreiches und wie alle Schriften dieses Autors von einer geradezu phänomenalen Belesenheit in der alten und neuen medizinischen Weltliteratur zeugendes Buch von Buttersack unter dem Titel: „Latente Erkrankungen des Grundgewebes, insbesondere der serösen Häute. Wissenschaftliche Winke für Diagnostik und Therapie" erschienen ist, in dem „das sog. Bindegewebe als Grundgewebe des Organismus" einseitig in den Vordergrund alles pathogenetischen Geschehens gerückt wird. Im Sinne der von mir vertretenen Terminologie geschieht das jedoch durchaus generell. An die Stelle der vorwiegend „parenchymatösen" tritt die vorwiegend „bindegewebige" Pathologie und Therapie und zwar ganz allgemein. Ob der Grundgedanke richtig ist, das werde nicht ich allein zu bezweifeln wagen. Aber darüber mögen die Vertreter der generellen Fachpathologie entscheiden. Hier fragt es sich, ob uns Buttersack neue Aufschlüsse im Sinne der individualisierenden Konstitutionspathologie geben kann. Anfangs scheint es fast so. S. 13 schreibt unser Autor: „Ein Gedanke drängt sich da sofort auf: Bei der notorischen Verschiedenheit der Menschen kann man nicht annehmen, daß dieses sog. Bindegewebe bei allen gleich sei. Ist es aber individuell verschieden, so müssen sich in der Fähigkeit, die einzelnen Organe zu reparieren, neu zu bilden (?), Unterschiede ergeben, sowohl hinsichtlich der Lebhaftigkeit des Stoffwechsels usw., als auch hinsichtlich seiner Dauer. Die immer wieder auftauchende Ansicht, daß jedem Menschen ein bestimmtes Quantum von „Lebenskraft" mitgegeben sei, kann somit auf dieses Gewebe als anatomisches Substrat hinweisen. Tatsächlich gibt es langlebige und kurzlebige Familien, eine Beobachtung, welche ohne Zwang auf Verschiedenheiten nicht bloß des embryonalen, sondern auch des postembryonalen Bildungsplasmas hindeutet."

Aber dieser im Prinzip echt konstitutionelle Gedanke — mag er nun sachlich richtig sein oder nicht — bleibt völlig unfruchtbar. Alle weiteren Ausführungen sind durchaus im üblichen generellen Sinne gehalten. Vielleicht liegt das daran, daß, abgesehen von der Arteriosklerose und dem Emphysem, gerade das Binde- oder Stützgewebe der Natur der Sache nach am wenigsten variiert.

Wenn Nietzsche mit der Umwertung aller Werte auf moralischem Gebiete so unerhörtes Glück gehabt hat, so beweist das nicht, daß auch auf biologischen Gebieten die Grundanschauungen nur umgekehrt zu werden brauchen, um sachlich neue Erkenntnis zu fördern.

Jedenfalls sind die geistreichen Ausführungen Buttersacks ernstester Beachtung wert. Scharf muß ich, um unliebsame Mißverständnisse zu vermeiden, hervorheben, daß generelle Krankheitseinsicht, d. h. die Feststellung der für das ganze Menschengeschlecht allgemein gültigen krankmachenden Faktoren, seien sie exogener oder endogener Art, die Grundlage aller Pathogenese war, ist und bleiben wird. Kommt — ganz generell gedacht — dem sog. Bindegewebe (wie Buttersack konsequent sagt) wirklich die bisher übersehene oder wenigstens nicht genügend gewürdigte Rolle zu, das regenerative Grundgewebe für den ganzen Organismus darzustellen und darum nicht nur die prima sedes morbi, sondern auch die prima sedes sanitatis darzustellen, so müssen wir alle umlernen. Erst auf dem Boden einer derartigen allgemeinen Krankheitseinsicht könnte die weitere Frage zur Erörterung gestellt werden, inwieweit auf diesem Gebiete individuelle Differenzen eine pathogenetische Rolle spielen.

Ich benutze diese Gelegenheit, hervorzuheben, daß es beispielsweise mit der ganz modernen Hormonenlehre ebenso liegt. Alles drängt zu der Annahme, daß viele überaus wichtige Organkorrelationen, die bisher ausschließlich als nervös bedingt erschienen, auf dem Wege der inneren Sekretion, also humoral vermittelt werden. Ist das richtig, so bedeutet das einen ungeheuren Fortschritt auf dem Gebiete der normalen Physiologie und der generellen Pathologie. Vermuten läßt sich, und viele Einzelbeobachtungen sprechen schon dafür, daß gerade hier in dem überaus fein abgestimmten Getriebe subtilster vitaler Kräfte individuelle Differenzen sich werden nachweisen lassen, die an der Krankheitsentstehung des einzelnen Falles eine determinierende Rolle spielen.

Wie das gemeint ist, das zeigt in prägnanter Weise eine Beobachtung Wiesels (Pathologie der Thymus, Lubarsch-Ostertag 1912), über die Bartel, zu dem wir nunmehr zurückkehren, berichtet (a. a. O., S. 94 u. 95): Wiesel sagt: „In diesem Zusammenhange möchte ich darauf hinweisen, daß es sich bei den pathogenetisch bisher so rätselhaften „Atrophien" der Nebennieren, wie man sie in manchen Fällen von Morbus Adisonii findet, um ähnliche Prozesse (individuell determinierter „Fibrose") handelt, wie bei den von Bartel und seinen Mitarbeitern in anderen Organen beschriebenen. Bei Fällen von Morbus Addisonii mit Atrophie der Nebennieren, für die eigentlich keine plausible Erklärung (der üblichen generellen Art) gefunden werden konnte, sieht man deutliche Zunahme des Bindegewebes innerhalb der Nebennieren mit Rarefizierung der spezifischen Drüsenbestandteile. Es handelte sich in den beiden derartigen Fällen, die ich zu sehen Gelegenheit hatte, um Individuen, bei denen die Krankheit in der zweiten Wachstumsperiode ausgebrochen war und nach kurzer Zeit zum Tode führte. In beiden Fällen fand sich neben der ausgesprochenen Hypoplasie des chromaffinen Systems Hypoplasie des Aortensystems — auch die Nebennierenarterien waren besonders enge — sowie Hypoplasie der Genitalien und sehr ausgesprochener Status thymico-lymphaticus."

Man mache sich diese Fälle klar. Der tödliche Addison ist generell die Folge eines spezifischen Hormonausfalls, bedingt durch Aufhebung der Nebennierenfunktion. Diese Funktionsvernichtung ist meist die Folge eines exogen ausgelösten Prozesses, in der Mehrzahl der Fälle die Folge einer totalen tuberkulösen Verkäsung. In den vorliegenden Fällen fehlt jeder Nachweis eines determinierenden exogenen Momentes. Dagegen handelte es sich um typische Hypoplastiker, bei denen rein endogen — infolge unglücklicher Veranlagung — primäre Bindegewebswucherung den Hormonausfall und damit den Tod herbeiführte. Male nati, deren Schicksal schon bei der Chromosomenmischung besiegelt war!

Wichtig sind endlich die zeitlichen Verhältnisse derartiger endogener Prozesse.

Daß bei anfänglich scheinbar „normalen" Individuen die Folgen der minderwertigen Veranlagung erst später, meist in gewissen Entwicklungs- und Wachstumsperioden sich „manifestieren" können, ist eine von den verschiedensten Seiten hervorgehobene Erfahrung. Ich erinnere an die Edingersche Lehre von den Aufbrauchkrankheiten, die recht eigentlich hierher gehört.

Bartel „denkt an folgende Möglichkeiten":

„Die durch angeborene Anlage gegebene Alteration spezifischen Parenchyms.

und die damit einhergehende Fibrosis können einmal schon zur Zeit der Geburt in Erscheinung treten und so bereits in früher Kindheit eine Insuffizienz des Organismus bedingen. Andererseits wäre zu bedenken, daß sie zunächst sich gleichsam okkult im Sinne einer Latenz der schon angeborenen Schädigung verhalten können. Dann aber mögen sie zur Zeit der zweiten Wachtumsperiode, zur Zeit der Pubertät, die ja so viele bedeutsame Umwälzungen im Organismus bedingt, sich gleichsam nach langer Latenz manifestieren. Die mehr oder weniger allgemeine Verbreitung der Schädigung wird ferner für die Art und Schwere des einzelnen Falles maßgebend sein, je nachdem ob Organkorrelation und vikariierendes Eintreten die Störungen an einzelnen Stellen beheben kann, oder bei Ergriffensein und Insuffizienz zahlreicher oder gar aller Organe die Schädigung gleichsam „irreparabel" ist."

So kann es sich ereignen, „daß Konstitutionsanomalien selbst an und für sich, also auch ohne Hinzutreten einer exogenen postfetal einwirkenden Noxe zur Ursache des Todes wird," z. B. beim akut tödlichen Diabetes des frühen Kindesalters.

Einschalten muß ich hier, daß das Vorkommen von Anlagen mit anfänglicher postgenitaler Latenz und gesetzmäßigem Manifestwerden in bestimmten Entwicklungsperioden schon vor Bartel in meiner Pathogenese (S. 410 u. 411) ausdrückliche Würdigung gefunden hat. Auch in meinen Leitsätzen (Med. Klinik 1910, Nr. 1) habe ich die Tatsache, daß gewisse Anomalien erst in einer späteren, und zwar meist typischen Entwicklungsperiode hervortreten, als das Prinzip der zeitlichen Bindung bestimmter angeerbter Entwicklungstendenzen besonders hervorgehoben.

Mit Befriedigung zitiert schließlich Bartel Chvostek, der in seiner Antrittsvorlesung: Konstitution und Blutdrüsen (Wiener klin. Wochenschr. 1912, Nr. 1) bekennt: „Die Erfahrung am Krankenbette zwingt uns in jedem Einzelfalle, einen ganz individuellen Faktor mit in Rechnung zu ziehen: die Konstitution des Kranken. Für sie sind bestimmend schon in der Keimanlage gegebene oder während des Lebens erworbene Eigenschaften."

So sei denn das Stadium der Stagnation dieser großen Frage wohl endlich wieder glücklich überwunden. Auch Bartel mißt der Bakteriologie mit ihren Erfolgen, die zunächst das Augenmerk nur auf die jeweiligen Erreger und die speziellen Krankheitsprodukte gelenkt und Fragen einer Disposition fast völlig verdrängt hat, die Hauptschuld an dieser langen Stagnation zu. „Hat ja doch ein extremer Vertreter der Infektionslehre (Cornet) die bedeutsamen Ausführungen eines Klinikers (Martius) in das Reich „geistreicher naturphilosophischer Betrachtungen" verwiesen und ihnen damit jeden praktischen Wert abgesprochen."

Und doch „führt gerade das durch die fortschreitende Erkenntnis in der Bakteriologie geförderte Immunitätsproblem gewiß auch die Bakteriologen wiederum zum Studium dispositioneller Momente in Erkenntnis von Überempfindlichkeit und erhöhter Resistenz zurück."

Das eingehende Studium individuell wechselnder Krankheitsveranlagung, wie ich es — ganz allgemein — vor mehr als 12 Jahren auf der Naturforscherversammlung in Düsseldorf gefordert habe, ist echt naturwissenschaftliche Betätigung, die durch dieses Studium gewonnenen Resultate echt naturwissenschaftlicher Erwerb.

Was die pathologische Anatomie dabei leisten kann, das haben Bartel und seine Mitarbeiter glänzend bewiesen.

Mit diesem bemerkenswerten Aufschwung der Lehre vom Status thymicolymphaticus, den wir der pathologischen Anatomie verdanken, hat nun aber leider die praktisch-klinische Bedeutung, die ihr für das ärztliche Handeln zukommt, keineswegs entsprechende Anerkennung gefunden. „Obwohl", sagt Schridde (Die Diagnose des Status thymo-lymphaticus, Münch. med. Wochenschr. 1912, Nr. 48, S. 2605) „die Literatur über diese Konstitutionsanomalie, wie es das ausgezeichnete Referat von Wiesel (Pathologie des Thymus, Ergebn. von Lubarsch und Ostertag, 15. Jahrg., Abschn. II, 1912) zeigt, schon eine überaus große ist, sind doch wirklich nutzbringende Lehren aus den reichen Erfahrungen bisher nur in geringem Maße gezogen worden." Es liege das daran, daß bestimmte Kriterien für diesen Zustand, die eine irgendwie sichere (klinische) Diagnose ermöglichen, heute noch nicht bekannt seien.

Das ist um so bedauerlicher, als auch nach Schriddes eigenen Untersuchungen die tatsächliche pathogenetische Rolle des Status thymico-lymphaticus) (Schridde schreibt: thymo-lymphaticus) keineswegs zu unterschätzen ist. Abgesehen vom eigentlichen „Thymustod" haben nämlich die Erfahrungen gezeigt, „daß bei Vorhandensein der in Rede stehenden Anomalie sowohl bei Kindern, wie bei Erwachsenen sehr geringe, oft die leichtesten Insulte den Tod herbeiführen können. So ist es, um nur einige Beispiele zu nennen, des öfteren beobachtet worden, daß solche Individuen plötzlich im Wasser zugrunde gingen. Oder der Tod trat nach geringfügigen Verletzungen oder gar nach Züchtungen oder Gemütserregungen ein. In allen diesen Fällen wurde ein Status thymico-lymphaticus festgestellt, und es gelang nicht, irgend eine andere Todesursache zu finden".

„Für den Arzt von besonderer Bedeutung sind die Beobachtungen, bei denen nach kleinen ärztlichen Eingriffen und Operationen oder ganz im Beginn der Narkose oder bei sonstigen, vermeidbaren Schädigungen geringer Art der Exitus erfolgte."

„Den Chirurgen sind hier in erster Linie die Todesfälle bei der Operation der Basedowstruma bekannt, die ja sehr häufig, vielleicht immer, mit dem Status thymico-lymphaticus, der allerdings verschiedene Grade aufweisen kann, einhergeht. Aber auch sonst enden ganz geringe chirurgische Eingriffe tödlich."

Schridde selbst führt zwei neue Beobachtungen an, die eines 10jährigen an Skarlatina leidenden Knaben und die einer 50jährigen Frau, die beide im unmittelbaren Anschluß an eine (generell unschädliche) Salvarsaninjektion verschieden. Pathologisch-anatomisch wurde der Status thymico-lymphaticus festgestellt.

Die große Bedeutung solcher Möglichkeiten für die Prophylaxe ärztlichen Handelns leuchtet ein. An die Stelle der gern verspotteten „Spekulation" des „theoretisierenden" oder (wenn der „Exakte" seine Verachtung noch stärker zum Ausdruck bringen will) des „philosophierenden" Konstitutionspathologen tritt brutal und erbarmungslos die Realität der Ur-Sache, eben die angeborene Abwegigkeit der Organisation, die über Leben und Tod entscheidet.

Wie der Anatom das feststellt, möge man in der Fachliteratur nachlesen. Der genannte allen Ärzten leicht zugängige Aufsatz Schriddes in der Münch. med. Wochenschr. sei zur Orientierung besonders empfohlen.

Daß in solchen Fällen die der Katastrophe folgende objektive Nekropsie gegebenenfalls aufklärend und darum befreiend wirkt, derart, daß juristisch und menschlich von Schuld und Sühne keine Rede mehr ist, daß ist gewiß mit Freuden zu begrüßen. Aber die konstitutionelle Betrachtungsweise erstrebt noch mehr. Sie verlangt klinische Kriterien, die es ermöglichen, vor dem (generell unschädlichen) Eingriff die drohende Gefahr zu erkennen. Mindestens kann man dann auf dieselbe aufmerksam machen. Dem naturwissenschaftlich und medizinisch ungeschulten Denken des Laien kann man es wohl kaum verargen, wenn es dem Arzte, der aus seiner generellen Erfahrung heraus die Operation vorher für durchaus ungefährlich erklärt hat, den nachfolgenden

Tod realiter auf das Schuldkonto schreibt. Und doch liegt die Schuld des Arztes nicht darin, daß er schlecht oder technisch falsch bei der Operation vorgegangen ist, sondern darin, daß er unbiologisch gedacht und ungenügend diagnostiziert hat.

Aber — darauf läuft die Sache hinaus — wie soll der Status thymico-lymphaticus am Lebenden diagnostiziert werden?

Schridde macht zunächst auf den pastösen Habitus solcher Fälle (besonders bei Kindern) aufmerksam. „Die Individuen sind blaß und fettreich, und ihre Körperdecke fühlt sich schlaff an."

Vergrößerungen des linken Ventrikels und Vergrößerungen des Thymus selbst seien dagegen meist schwer nachweisbar.

Aussichtsvoller ist der Versuch des direkten Nachweises einer Hyperplasie des lymphatischen Apparates. Freilich liegt hier die Schwierigkeit vor, daß die Hyperplasie der fühlbaren Lymphknoten in den Gelenkbeugen und am Halse, sowie die sichtbaren Hyperplasien der Gaumen- und Rachenmandeln auch entzündlichen Ursprungs sein können.

Wünschenswert sind genauere Studien über die Lymphozytose beim Status thymico-lymphaticus. Noch fehlen sie.

So sehen wir denn: Überall Hinweise, keine sicheren Kriterien.

Nur auf ein Merkmal macht Schridde aufmerksam, das er pathologisch-anatomisch nie vermißt habe. „Das ist die stets vorhandene Hyperplasie der Zungenbälge am Zungengrunde." Und deren Feststellung muß auch klinisch immer möglich sein.

Schridde schließt: „Ich bin daher durch meine Untersuchungen zu der Ansicht gekommen, daß es gelingen muß, den Status thymico-lymphaticus auch am Lebenden zu diagnostizieren und ihn auch in solchen Fällen, in denen diese Konstitutionsanomalie nur in mäßigem Grade ausgebildet ist, durch die klinische Untersuchung festzustellen. Das erste Kriterium für dieses Krankheitsbild ist die Hyperplasie der Zungenbälge. Ist dieser Befund erhoben worden, so muß natürlich die Untersuchung auf die sonst erwähnten Erscheinungen des Status thymico-lymphaticus fahnden. Es wäre ein erfreulicher Lohn für die pathologische Anatomie, wenn so die aus Toten gewonnenen Erfahrungen für die Lebenden nutzbringend gemacht werden könnten."

Hat der konstitutionelle Gedanke erst einmal Eingang in die Denkweise der Ärzte gefunden, so werden auch die entsprechenden Beobachtungsreihen sich bald einstellen. Den Nutzen wird die medizinische Wissenschaft und damit die Menschheit haben.

(Ein eigentümlicher „Nebenbefund" der sorgfältigen Obduktionen Bartels, die er an einem größeren Material von Selbstmördern (122 Fälle) gemacht hat, wird neuerdings auch von anderer Seite bestätigt und soll darum nicht übergangen werden. Oberarzt Dr. Eduard Miloslavich, Wien (Ein weiterer Beitrag zur pathologischen Anatomie der militärischen Selbstmörder, Virchows Arch., Bd. 208, S. 44), geht der auch schon vor Bartel von anderer Seite aufgeworfenen Frage nach, ob im Sektionsbefunde Anhaltspunkte zu gewinnen seien, um die abnormale Reaktion des Selbstmörders auf mannigfache, oft höchst unbedeutsame Reize erklären zu können. Bartel hat nun an seinem großen Material den vor ihm schon gelegentlich von Brosch gemachten Befund bestätigen können, daß bei Selbstmördern besonders häufig der Status lymphaticus zu finden sei, „der Lymphatismus, den wir ja", wie Miloslavich sagt, „mit Fug und Recht als ein sehr sicheres und sehr prägnantes Signum einer Konstitutionsanomalie betrachten dürfen." Ohne auf alle Einzelheiten einzugehen, sei kurz hervorgehoben, daß Miloslavich ebenfalls an einem sehr großen Material, nämlich bei 88 von 110 militärischen Selbstmördern, also bei 80% die lymphatische Konstitution nachweisen konnte. Miloslavich bemerkt dazu: „Es besteht also in meinen Fällen eine weitgehende Übereinstimmung mit den Beobachtungen Bartels. Ich glaube nun, daß man an diesen Tatsachen nicht gleichgültig vorübergehen darf, auch dann, wenn man bedenkt, daß Lymphatismus bzw. Status thymico-lymphaticus in der Jugend häufiger anzutreffen ist (siehe Bartel), als in späteren Jahrzehnten, und der Selbstmord, wie es auch aus meinen Fällen ersichtlich ist, speziell Individuen der ersten Jahrzehnte betrifft. Es fragt sich nun, inwieweit sich hier eine Möglichkeit ergibt, einen näheren Zusammenhang mit den letzten Ursachen des Selbstmordes zu finden. Untersuchungen der Schule Weichselbaums (Bartel, Bartel und Herrmann, v. Wiesner, Kyrle) haben ergeben, daß man bei Individuen mit lymphatischer Konstitution Entwicklungsstörungen an spezifischen Parenchymen, speziell an Lymphdrüsen und Sexualdrüsen mit gleichzeitiger Wucherung des Stützgerüstes sehen kann." — „Es erscheint nun nicht ganz unberechtigt, daran zu denken, daß bei solchen Lymphatikern auch das spezifische Parenchym des nervösen Systems, speziell der Nervenzellen ein von der Norm mehr oder weniger abweichendes Verhalten zeigen."

Freilich sei dies zurzeit noch Hypothese. Nun habe jedoch besonders Bonhöffer in einer Monographie (Die symptomatischen Psychosen, F. Deuticke, Leipzig und Wien 1910) auf Grund einwandfreier Fälle auf die „im Gefolge von akuten Infektionen und inneren Erkrankungen" auftretenden vorübergehenden Geistesstörungen hingewiesen. Es erscheine Miloslavich daher von besonderer Wichtigkeit, zu betonen, „daß das Zusammentreffen von solchen auf Grundlage von akuten Infektionen, von inneren Erkrankungen oder physiologischen Vorgängen (Status digestionis, Menstruation, Puerperium usw.) auftretenden passageren geistigen Störungen mit einem Status thymico-lymphaticus wahrscheinlich das Wesen der inneren organischen Selbstmorddisposition bildet, denn über die auffallende Häufigkeit dieser Konstitutionsanomalie bei Selbstmördern kann man sich füglich nicht mehr hinwegsetzen").

Ich kann das allgemeine Gebiet der anatomischen Konstitutionsforschung nicht verlassen, ohne auch hier auf die streng anatomisch begründete Freund-Hartsche Lehre von der zur Lungenphthise prädisponierenden Starre der oberen Thoraxapertur hinzuweisen, die ich bereits im einleitenden Kapitel erwähnt habe. Eine ausführliche Darstellung der anatomischen Disposition zur Tuberkulose habe ich im Handbuch der Tuberkulose, herausgegeben von Brauer, Schröder und Blumenfeld, J. A. Barth, Leipzig 1913, gegeben, auf die ich verweisen muß.

Hier sei nur hervorgehoben, daß auch Hart von seinem Standpunkt aus zu einer ähnlichen Formulierung gelangt, wie ich sie als das Prinzip der zeitlichen Bindung bezeichnet habe. Er sagt (a. a. O., S. 2025): „Wie jede primäre Konstitution beruht auch die phthisische, d. h. die ihr zugrundeliegende und ihr Wesen ausmachende anatomisch funktionelle Anomalie auf einer angeborenen Anlage, unbeschadet dessen, daß erst mit der Entwicklung des Individuums alles Fehlerhafte in Erscheinung tritt und wirksam wird."

Wer immer noch „erworben" im Sinne rein exogen entstandener Defekte mit „entwickelt" oder in einem bestimmten Alter „manifest geworden" verwechselt bzw. identifiziert, macht sich gröblicher Begriffsverwirrung schuldig. Ein Klappenfehler des linken Herzens, der als anatomischer Defekt nach Abheilung einer infektiösen Endocarditis zurückbleibt, ist exogen erworben. Die Thoraxstarre, die sich auf Grund angeborener (ererbter) Anlage entwickelt, fst konstitutionell-endogener Natur, gleichgültig, in welchem Alter sie manifest wird.

b) Durch die Funktionsprüfung.

Aus den Erörterungen des vorigen Abschnitts ergibt sich, gewissermaßen als Nebenbefund, die Tatsache, daß es außerordentliche Schwierigkeiten macht, im einzelnen festzustellen, was physiologisch ist. Nicht freilich in der willkürlich geschaffenen theoretischen Abgrenzung der Wissenschaftszweige, d. h. ihrer formalen Definition. Physiologisch sind alle Funktionen, die in den Bereich des Normalen fallen. Das erscheint klar, eindeutig und kaum mißverständlich, aber doch nur für den, der uns sagen kann, was normal ist. Da es den Normalmenschen, der als Maßstab dienen könnte, nicht gibt, so hat sich die Physiologie längst daran gewöhnt, bei allen, der exakten Messung zugängigen Funktionen eine gewisse Breite des als normal Zulässigen anzuerkennen. In der Feststellung der noch als physiologisch anzusprechenden Abweichungen der Funktionsgröße nach unten und oben vom Mittelwert liegt aber immer eine gewisse, um nicht zu sagen eine große Willkür. Wenn ich in meiner Klinik lehre, daß eine Gesamtazidität des Mageninhaltes nach Probefrühstück, die die Zahl 70 überschreitet, „pathologisch" sei, so notiert sich der Brotstudent diese Zahl und merkt sie sich für das Examen. Der kritisch veranlagte und selbst denkende Zuhörer macht dagegen ein großes Fragezeichen.

Tatsächlich handelt es sich auch keineswegs um eine reale Erkenntnis, sondern nur um eine kurze Bezeichnungsweise, die lediglich konventionelle Bedeutung hat. In Wirklichkeit sagt uns jene Zahl nur, daß im Durchschnitt bei einer großen Anzahl sog. völlig magengesunder Menschen jene kritische Zahl unter den ganz bestimmten Bedingungen des Versuchs selten höher gefunden wurde wie 70.

Daß es mit der jedem Lebensalter zukommenden physiologischen Pulszahl, der Atmungsgröße, den quantitativen Feststellungen der Drüsensekretionsprodukte usw. usw. ebenso liegt, braucht nicht erst bewiesen zu werden. Die generellen Feststellungen der physiologischen Mittelwerte beziehen sich auf ein möglichst ausgesuchtes und streng durchgesiebtes „gesundhaftes" Beobachtungsmaterial. Alle gröberen Abweichungen werden als „krankhaft" mit bewußter Absicht ausgeschieden. Hier liegt die Schwierigkeit.

Strümpell hat in einer seiner sehr entgegenkommenden Besprechungen meiner Pathogenese in Schmidts Jahrbüchern gelegentlich an dem von mir zuerst gebrauchten Ausdruck „gesundhaft" sprachlich Anstoß genommen. Zu meiner Verteidigung könnte ich anführen, daß, wenn ein durch den Sprachgebrauch anerkanntes Bedürfnis bestand, zwischen „krank" und „krankhaft" zu unterscheiden, die gleiche Wortbildung auch dem Gegenpol billigerweise zuerkannt werden könne. Tatsächlich handelt es sich um Unterscheidungen, zu denen sachliche Nötigungen vorliegen. Wenn man von einer krankhaften (oder — noch milder — von einer fast krankhaften) Neigung eines Menschen zum Klatsch oder zur Übertreibung spricht, so will man damit sagen, daß es sich nicht um Triebhandlungen einer tatsächlich kranken Psyche handelt, für die das betreffende Individuum nicht verantwortlich ist, sondern um unterdrückbare Neigungen, die eben darum noch in die Breite des konventionell Physio-psychischen fallen. Dies ist der gewöhnliche Sprachgebrauch und die konventionelle Auffassung. Aber wo liegt wissenschaftlich-sachlich die Grenze? Daß hier große Schwierigkeiten vorliegen, wird niemand verkennen wollen. P. Näcke, ein hervorragender Psychiater, der sich gerade um die Begriffserklärung andauernd mit Erfolg bemüht, setzt (Zeitschr. f. d. gesamte Neurologie und Psychiatrie, Bd. 10, Heft 4/5, 1912) in einem Aufsatz über die Einteilung der habituell Antisozialen und der mehr oder minder moralisch Defekten S. 397 eingehend auseinander, wie schwierig die praktische Abgrenzung dieser beiden Gruppen sei, da es genaue Methoden zur quantitativen und qualitativen Prüfung der Moral zurzeit nicht gebe. So müsse man die durch die Anlage bedingten moralisch Verkümmerten für „vermindert zurechnungsfähig" erklären. Nur bei ganz geringen Graden würde Strafbarkeit eintreten. Dies gelte auch von den moralisch Vollwertigen mit Hypertrophie der Triebe usw. Andererseits müsse man sich vor dem Vorwurf schützen, möglichst viele Verbrecher den Klauen des Gerichts zu entreißen und so dem sozialen Körper zu schaden. Freilich liege letztenorts bei jedem Verbrecher ein gewisses endogenes Moment, das ihn dazu disponiert, vor. Das dürfte aber auch wohl jedem sog. Normalen eignen, daher man diese nicht ganz ohne Unrecht als „latente" Verbrecher bezeichnet hat. Es können wohl sicher bei jedem Verhältnisse eintreten, die ihn zum Verbrechen führen! Das zeigt aber, daß man doch die physio- und psychologischen Grenzen der Normalen möglichst weit ziehen sollte, will man nicht schließlich alle Welt für verrückt, geistig minderwertig oder verbrecherisch halten. Das Gebiet der (als physiologisch anerkannten, Martius) „Personalvarianten" muß also möglichst erweitert werden!

Hier ist die ganze Frage aufgerollt. Das Gesagte läßt sich ohne weiteres auch auf alle körperlichen Funktionen übertragen. Daß ein Achyliker gesundhaft, also wie ein Gesunder leben und sich fühlen kann, steht fest. Ist er darum „gesund" im Sinne der Physiologie? Nach der geltenden Auffassung sicher nicht. Ist die Achylie sekundär, d. h. die Folge eines exogen bedingten abwegigen Vorganges bei einem von Haus aus mit normaler Magensaftsekretion behafteten Individuum, so ist sie im eigentlichen Sinne des Wortes pathologisch. Läßt sich dagegen beweisen, daß es sich im gegebenen Falle um eine angeborene, durch die „Anlage" determinierte Abweichung vom Typus, eine funktionelle Minusvariante (Martius) handelt, so liegt eine konstitutionelle Minderwertigkeit in der Organisation vor, ein Defekt in der gegebenen Körperlichkeit, der nicht pathologisch ist, aber noch viel weniger als physiologisch bezeichnet werden kann. Denn die überwiegend große Majorität der Menschen, von deren Organisation wir die Norm abstrahieren, hat eben einen anderen Magen. Wer sich noch nicht dazu entschließen kann, das Vorkommen einer konstitutionell bedingten Achylia gastrica simplex zuzugeben, der denke an die Rot-Grünblindheit, eine Minusvariante, deren rein konstitutionell vererbbare Natur von niemand bestritten wird. Ja, es könnten, wie ich schon einmal ausgeführt habe die Rot-Grünblinden wohl einmal auf die Vorstellung kommen und sie vertreten, daß ihre Organisation eigentlich die normale und der Farbensinn der anderen Menschen lediglich eine — wenn auch überwertige — Abart sei. Sie würden aber damit kein Glück haben, einmal, weil sie — trotz der immer mehr hervortretenden Häufigkeit (Nagel) dieser angeborenen Konstitutionsanomalie — sich doch stets in der erdrückenden Minderheit befinden werden und zweitens, weil der sog. normale Farbensinn sich als die höhere Organisation oder doch wenigstens als die im Kampf ums Dasein vorteilhaftere erweist.

Wie schwierig die Verständigung auf diesem Gebiete der funktionellen Abweichung von der Norm auf Grund gegebener Anlage mit zwar exogener Auslösung aber endogener Determinierung ist, beweist der endlose Streit um die „physiologische" Albuminurie, der nicht zur Ruhe kommen will und nicht zur Ruhe kommen kann, so lange mit unklaren Begriffen gestritten wird.

Jehle gebührt das unbestreitbare Verdienst, entdeckt zu haben, daß es ein sicheres Mittel gibt, durch mechanische Stauung in dem Gebiete der unteren Hohlader generell (d. h. bei fast allen Individuen der Gattung) eine vorübergehende, nicht nephritische Albuminurie hervorzurufen. Dies mechanische

Mittel ist die lordotische Haltung der Wirbelsäule. (Ich beziehe mich auf Jehles Monographie: Die lordotische Albuminurie (orthostatische Albuminurie), ihr Wesen und ihre Therapie. Deuticke 1909). An der Tatsache, daß es möglich ist, eine nichtnephritische Albuminurie durch Lordose auszulösen, und zwar auch bei sog. gesunden Individuen kann nicht wohl gezweifelt werden. Der Experimentalkritik und der weiteren kritischen Beobachtung muß es vorbehalten bleiben, zu entscheiden, ob der in Rede stehende Zusammenhang zwischen Lordose und Albuminurie ein derart einseitig kausaler ist, wie Jehle behauptet. Er sagt (S. 79): „Die Messungen und klinischen Beobachtungen lassen demnach unbedingt den Schluß zu, daß zwischen Lordose und Eiweißausscheidung ein kausaler Zusammenhang bestehen muß, denn ohne Lordose niemals eine „orthostische" Albuminurie; zum Auslösen derselben ist eine ganz bestimmte Lordose der Lendenwirbelsäule unbedingt notwendig." (Das „niemals" und „unbedingt" ist von mir durch den Druck hervorgehoben.)

Ebenso bestimmt und „unbedingt" wie diese experimentellen, lauten Jehles klinische Erfahrungen. Er sagt (S. 89): „Daß die Nieren der Lordotiker oder jener Kinder, bei denen ich durch meine Versuche Albuminurie künstlich hervorzurufen vermochte, keineswegs minderwertig sind, in dem Sinne etwa, daß sie auf irgendwelche Schädigung ihres Parenchyms sofort mit einer Albuminurie reagieren, zeigen bereits die wiederholt gemachten Beobachtungen, daß Lordotiker im Verlaufe von Infektionskrankheiten, welche sehr leicht zu einer Albuminurie führen, niemals (!?) von einer Albuminurie befallen werden."

Die biologischen Vorstellungen Jehles ergeben sich aus diesen seinen Beobachtungen, die jede andere „Bedingung" des Vorgangs im Sinne von Hansemanns konditionalem Denken ausdrücklich ausschließen, von selbst. Er hat sie kurz und prägnant zum Ausdruck gebracht in folgenden Bemerkungen seiner Einleitung: „Mit dem Namen „lordotische" Albuminurie bezeichne ich die orthostatische Albuminurie und präzisiere damit meinen Standpunkt in dieser vielumstrittenen Erkrankung." (Die Hervorhebung einzelner Worte durch den Druck in diesem Absatz stammt von mir und hat den Zweck, die Aufmerksamkeit des Lesers auf die Punkte hinzulenken, deren Diskussion mir notwendig erscheint, M.) „Die Bezeichnung orthostatische Albuminurie sagt uns, daß mechanische Momente, wie dies die aufrechte Körperhaltung ist, beim Zustandekommen dieser Albuminurie eine Rolle spielen müsse; doch hat weder diese Bezeichnung, noch die daran anknüpfenden Theorien bisher den Kernpunkt in der Pathologie dieser Erkrankung getroffen. Indem ich an Stelle der bisherigen Bezeichnung die „lordotische Albuminurie" setze, schließe ich in dem Namen zugleich das pathogenetische Moment dieser Erkrankung ein. Denn die Lordose ist nicht nur die sichtbare Gelegenheitsursache der Eiweißausscheidung, wie etwa mit dem Worte,, orthostatisch" die Körperhaltung bezeichnet wird, in welcher wir die Eiweißausscheidung bei dieser Erkrankung regelmäßig finden, sondern sie ist zugleich die eigentliche Ursache der Erkrankung, welche die pathologische Nierenfunktion und den abnormen Harnbefund verursacht."

„Auf Grund meiner Beobachtungen müssen wir annehmen, daß auf mechanischem Wege nicht etwa nur bei bestimmten, dazu disponierten Individuen Eiweiß ausgeschieden wird, sondern, daß auch eine gesunde Niere soweit meine Erfahrung am kindlichen Individuum reicht (später heißt es „unbedingt" und „immer"), auf mechanische Insulte leicht und prompt mit einer Albuminurie antwortet."

In diesen Sätzen prägt sich die ganze begriffliche Unbeholfenheit des lediglich exogen gerichteten pathogenetischen Denkens aus, für das die biologische

Konstitutionslehre ebensosehr (um Fremdwörter zu gebrauchen) terra incognita, wie quantité négligeable ist. Noch verstärkt wird dieser Eindruck durch das durchaus objektiv gehaltene, vortreffliche Referat der wesentlichsten bisher geäußerten Ansichten (Senator, Leube, Mörner, Pavy, Heubner, Strindberg, Keller, Hauser, v. Staykal, Kannegießer, Langstein, Fröhlich, Kuttner, Escherich, Teissier, Martius, Pfaundler, Jakobsen, v. Noorden, v. Krehl usw.).

Es ist kaum möglich, über eine andere engbegrenzte Spezialfrage der Biologie auf so wenig Seiten so viel einander widersprechende Ansichten trotz eines verhältnismäßig einfachen Tatsachenmaterials zusammenzubringen wie hier. Wie in solchen Fällen meist kann das nur an falschen Fragestellungen und biologisch unklaren Begriffen liegen, mit denen argumentiert wird.

Nur die einseitig „exogen" denkende Experimentalwissenschaft kann ernsthaft die Frage aufwerfen, ob es eine „physiologische Albuminurie", d. h. „eine Eiweißausscheidung bei einer normalen Nierenfunktion" (Senator nach Jehle, S. 3) gibt. Es ist ein durch millionenfache Feststellungen erhärtetes physiologisches Gesetz, daß (unter den Bedingungen des täglich von Tausenden von Ärzten angestellten klinischen Versuchs) die Nierensekretionsepithelien der überwältigenden Mehrzahl aller gesunden Menschen die merkwürdige Fähigkeit haben, das Bluteiweiß zurückzuhalten. Merkwürdig deswegen, weil wir hier auf eine gattungsmäßig (generell) bestehende vitale Funktion stoßen, die den physikalischen Gesetzen der Diffusion und Filtration widerspricht. Das biologische Rätsel ist diese vitale Tatsache selbst, nicht das biologisch eigentlich selbstverständliche gelegentliche Vorkommen von „Personal - Varianten", die eine Ausnahme von der physiologischen Norm, d. h. dem Durchschnittswert machen. Noch sind wir weit davon entfernt, das Wesen des Lebens „erklären" zu können. Ebenso, wie wir die Schwerkraft oder chemische Bindungskräfte als tatsächlich gegeben hinnehmen, ohne sie erklären zu können, und mit ihnen rechnen, ebenso sind wir gezwungen — und berechtigt — vitale Kräfte als vorhanden und wirksam anzuerkennen. Das ist kein aprioristischer Mystizismus, sondern rein naturwissenschaftlicher Tatsachenerwerb. Irgendwie müssen diese vitalen Funktionen phylogenetisch entstanden sein. Wie, wissen wir nicht. Ob wir es je wissen werden? Vorläufig müssen wir uns mit der Anerkennung ihrer tatsächlichen Wirkung begnügen. Man denke an die Legion der durch die moderne Serologie exakt festgestellten Wirkungen der Antikörper, der Alexine, Aggressine, Opsonine, Agglutinine usw. usw., die noch kein Mensch gesehen hat, und mit denen wir doch rechnen, wie mit realen Dingen. Das sind naturwissenschaftlich exakte Erfahrungstatsachen. Mystisch-aprioristisch ist nur die — freilich meist latente — Vorstellung, als seien alle diese vitalen Kräfte als erblich übertragbare Realitäten den Normalmenschen Adam und Eva beim Schöpfungsakt mitgegeben, derart, daß es von Gottes- und Rechtswegen keine individuellen Abweichungen von dieser Normalorganisation geben dürfte, ohne gegen die prästabilierten Gesetze der „Physiologie" zu verstoßen.

Der von der Naturwissenschaft allgemein anerkannte Entwicklungsgedanke bleibt schöne Phrase, wenn man sich nicht klar macht, daß die generell bestehenden vitalen Eigenschaften der Zelle mühsamer Erwerb des artfest gewordenen Menschen und darum in ihrer Wertigkeit variabel sind. Damit kommen wir auf die Albuminurie zurück. Immer wieder muß die ganz unbiologische Aut-aut Theorie bekämpft werden. Auch für Jehle und seine Gesinnungsgenossen sondert die „gesunde" Niere kein Eiweiß ab. Tut sie es, so ist sie krank. Krank aber wird sie nur durch äußere Einflüsse, wenn nicht entzündlicher, so mechanischer Art. „Wir müssen deswegen das

mechanische Moment als eine wichtige pathogenetische Ursache in die Klinik
der Albuminurie aufnehmen (?) und unsere bisherigen Vorstellungen über
das Wesen der Albuminurie entsprechend umbilden" (Jehle, Einleitung).
Als ob es eine neue Entdeckung wäre, daß es eine Stauungsalbuminurie gibt!
Neu ist die Entdeckung, daß die Lordose unter den gewählten Bedingungen
des Experiments und den gewöhnlichen Bedingungen des Lebens die häufigste
und wirksamste Form der zur Albuminurie führenden Stauung ist. Ja, dieses
mechanische Moment kann künstlich so gesteigert werden, daß es auch da Albuminurie auslöst, wo die Niere kräftig genug ist, der geringen Stauung durch die
Lordose des Aufrechtstehens zu widerstehen. Daß schließlich jede gequetschte
Niere Eiweiß absondert, ist nicht verwunderlich.

Denn es ist ein pathologisches Gattungsgesetz, daß alle schwereren
Veränderungen des Nierenparenchyms, seien sie nun entzündlicher oder degenerativer oder mechanischer Genese, dasselbe für Eiweiß durchlässig machen.

Während es aber von diesem Gattungsgesetz keine Ausnahme gibt, zeigt
die Erfahrung, daß in einem gewissen Prozentsatz der Fälle Reize leichterer
Art, die zwar nicht mehr als physiologisch bezeichnet werden können (weil
sie nicht zu den unvermeidlichen Lebensreizen gehören), aber doch nicht intensiv genug sind, um unter allen Umständen das anatomische Gefüge der Nierenepithelien zu lockern und damit generell Albuminurie zu erzwingen, eben in
jenen Ausnahmefällen leichte, mit der Veranlassung vorübergehende Eiweißausscheidung auslösen können, obgleich die Nieren anatomisch „gesund" sind.
Hierher gehört die Stauungsalbuminurie, die febrile, die alimentäre, die Gravi-
ditäts-Albuminurien und andere mehr, z. B. auch die Albuminurie desjenigen
Teils der Lordotiker, die zugleich Orthostatiker sind! Zur Entstehung dieser
Eiweißausscheidung genügen generell die genannten Reize nicht. Denn sonst
würde sie unter sonst gleichen Verhältnissen bei keinem Individuum fehlen.
Ihr Auftreten beweist daher trotz anatomischer Gesundheit (beweisender Fall
von Heubner!) individuell größere Schwäche, ihr Ausbleiben unter denselben
Bedingungen die gattungsgemäße größere Widerstandsfähigkeit der spezi-
fischen Elemente.

Alle individuell bedingten vorübergehenden Albuminurien funktioneller Art,
die ohne pathologisch-anatomisch nachweisbare Gewebsschädigung auftreten,
nennen wir, weil nicht gattungsgemäß, konstitutionell. Sie stellen „Personalvarianten" dar, die im generellen Sinne weder physiologisch, noch pathologisch sind. Ob wir uns die vorausgesetzte Nierenschwäche grob mechanisch
im Sinne Leubes als die Folge eines Nierenfilters mit weiteren Poren, eines
undichten Nierenfilters vorstellen sollen, ist eine weiter zurückliegende Frage.
Ich ziehe es vor, sie vorläufig offen zu lassen und lediglich im Sinne der exakten
Naturwissenschaft die Tatsache des Vorkommens individueller Abweichungen
vom mittleren Durchschnitt nach der Minusseite hin festzustellen.

Es wird sich nicht leugnen lassen, daß diese streng biologische Auffassung
viel befriedigender ist, wie etwa die unsichere Haltung von Lenhartz, der in
seiner vortrefflichen „Mikroskopie und Chemie am Krankenbette" (2. Aufl.,
Berlin 1895, S. 248) zwar „das Vorkommen der physiologischen Eiweißausscheidung nicht leugnen will", es aber „vom praktischen Standpunkt aus für durchaus geraten hält, sich demselben gegenüber etwas skeptisch zu verhalten".

Ebenso „skeptisch" verhält sich Krehl, wenn er in seiner bekannten
Pathologischen Physiologie 3. Aufl. in betreff der „sog. physiologischen Albuminurie" bemerkt (S. 501): „Wir alle kennen einzelne Menschen mit recht lang sich
hinziehender Albuminurie bei vollständig erhaltener Leistungsfähigkeit, ohne
irgendwelche Störung des Befindens. Alle die gewöhnlichen Folgeerscheinungen
der chronischen Nierenkrankheiten fehlen. Und doch wird der Arzt sich

von der Vorstellung nicht abbringen lassen, daß eine chronische Nephritis vorliegt."

Der in den unbiologischen Anschauungen einer naiven Aut-aut-Theorie befangene Arzt, der nur gesunde Normalmenschen oder exogen Kranke kennt (Tertium non datur!) allerdings nicht!

Auch Stiller rechnet in einem ausgezeichneten Aufsatze: „Die Pathogenese der orthotischen Albuminurie" (Berl. klin. Wochenschr. 1912, Nr. 40), in dem er sich in demselben Sinne wie ich, mit den Anschauungen Jehles auseinandersetzt, diesen Autor zu den Ärzten, die, experimentell geschult, bei der gedanklichen Verwertung ihrer Resultate von falschen Grundprinzipien ausgehen. „Der verdienstvolle Autor, sagt Stiller, möge sich nur mit der Asthenie (ich würde sagen der Konstitutionslehre) vertraut machen und es wird ihm manches klar werden, was zum bessern Verständnis seiner lordotischen Albuminurie dienen kann, und er möge die pathologischen Prozesse mehr mit biologischen als mit mathematischen Augen ansehen."

Daß ich von Stiller in der Art der Abgrenzung von Krankheitsbildern (der nosographischen Abstraktionen) abweiche, hindert nicht, uns in der Abwehr der Jehleschen Grundauffassung von Leben und Kranksein völlig eins zu wissen. Wir stehen eben beide, und zwar, wie hier noch besonders betont sein mag, ganz selbständig und durchaus unabhängig voneinander, auf dem Boden der biologischen Konstitutionslehre, die Jehle anscheinend in der Tat nicht kennt. Dabei kann ich es dem sonst gut belesenen Autor freilich kaum zum Vorwurf machen, wenn er meine Ausführungen über die „konstitutionelle Albuminurie", wie ich annehmen muß, nicht gelesen hat (denn daß er sie gänzlich unbeachtet gelassen haben würde, wenn er sie gelesen hätte, kann ich nicht annehmen). Meine Pathogenese freilich, in der zum erstenmal im Jahre 1900 (2. Heft, S. 211) der Ausdruck „Konstitutionelle Albuminurie" gebraucht und meine Auffassung biologisch begründet ist, dürfte wohl als allgemein zugängig gelten. Ein weiterer Aufsatz dagegen, der denselben Namen trägt und das beweisende Beobachtungsmaterial enthält, ist 1906 in der großen Leuthold-Gedenkschrift (Berlin-Hirschwald) erschienen, die das Schicksal wohl der meisten derartiger gelegentlicher Sammelwerke teilt: sie sind eine große Ehrung für den Gefeierten und ein großes Begräbnis erster Klasse für die in ihnen enthaltenen wissenschaftlichen Arbeiten.

Da ich gerade an diesem Aufsatze glaube nachweisen zu können, nach welcher Methode die klinische Pathologie biologisch-individualistisch arbeiten kann und soll, muß ich weiter unten (S. 108) noch einmal darauf zurückkommen.

Hier muß ich zunächst noch hervorheben, daß Stiller und ich keineswegs mit unserer Auffassung allein stehen, wie es nach Jehle scheinen könnte.

Der von uns vertretene konstitutionelle Standpunkt folgt eigentlich schon mit logischer Konsequenz aus den ersten experimentellen Versuchen v. Noordens, betreffend die Überanstrengungsalbuminurie. Auch die Mehrzahl der übrigen, zurzeit führenden Kliniker Deutschlands denken im biologischen Sinne konstitutionell. Sahli sagt in seinem Lehrbuche der klinischen Untersuchungsmethoden (Deuticke 1899, S. 183) ausdrücklich, daß die Verschiedenheit der Antworten auf die Frage, ob es eine physiologische Albuminurie gebe, eigentlich nur auf einer Begriffsverwirrung, auf einer Unklarheit des biologisch-klinischen Denkens beruhe. v. Strümpell meint in einer Besprechung von Rombergs Krankheiten der Kreislauforgane (Schmidts Jahrbücher, Bd. 265, 1900, Nr. 2, S. 208): „Hervorzuheben wäre dabei vielleicht noch die individuell ungemein verschiedene Widerstandskraft der Nieren, wie wohl auch der anderen Organe, gegenüber der Zirkulationsstörung. Dieses zeigt sich in der auffallenden Verschiedenheit des Auftretens der Stauungsalbuminurie."

Auch Quincke (Lymphurie? Münch. med. Wochenschr., Nr. 25, 1912) betont, daß von den rein mechanischen Erklärungen der in Frage stehenden Albuminurien keine recht befriedigen könne. (Genannt ist vorher auch die Beobachtung Jehles, daß „bei vielen orthotischen Kindern durch künstlich lordotische Stellung der Wirbelsäule auch im Liegen Albuminurie erzeugt wird"). „Sie alle benötigen ein individuelles Hilfsmoment unbekannter (ich würde sagen konstitutioneller) Art." Und in den Verhandlungen auf der Naturforscherversammlung in Karlsruhe betont wenigstens Escherich das konstitutionelle Moment.

Nur weil die konstitutionelle Albuminurie geradezu ein klassisches Schulbeispiel darstellt, an dem sich die Gegensätze der biologischen Betrachtungsweise zur generellen Experimentalpathologie im Sinne Cohnheims demonstrieren lassen, habe ich das alles hier ausgeführt.

Wir erkennen, daß und warum uns die generelle Pathologie ebenso im Stich läßt, wie die normale Physiologie, wenn es sich um die Frage des funktionellen Nachweises individueller Krankheitsanlagen handelt.

Wir bedürfen besonderer Untersuchungen, die — alle generelle Pathogenese ergänzend — die Feststellung der konstitutionellen Momente selbst unmittelbar zum Ziel haben.

Fragen wir uns, ob bereits prinzipiell durchgeführte Versuche in dieser Richtung vorliegen, so treten außer meinen eigenen Arbeiten in der allgemeinen Wertung die von Ottomar Rosenbach und Kraus in den Vordergrund.'

.His sagt darüber (a. a. O., S. 10): „Unterdessen ist der alte Konstitutionsbegriff unter den Händen scharfer Denker und Forscher wiederholt und in eine Form gebracht worden, welche ihm einen entscheidenden Einfluß auf die pathogenetischen Vorstellungen sichert und weiter sichern muß. Drei Namen sind es, an die sich diese Renaissance anknüpft, Ottomar Rosenbach, Kraus und Martius. Ottomar Rosenbachs Lebenswerk war, an Stelle des prädominierenden anatomischen Gedankens dem Funktionsbegriff wieder zu seinem Recht zu verhelfen und Rosenbach wurde nicht müde, immer wieder hervorzuheben, daß anatomische und funktionelle Läsion durchaus nicht in einfacher Proportion stehen. Fr. Kraus, den Konstitutionsbegriff im alten Sinne aufnehmend als die Gesamtheit ineinander greifender Körperfunktionen, legt dar, wie in dem Körper als einer Arbeitsmaschine die Läsion jedes einzelnen Teiles den Gesamteffekt vermindern muß: Die Ermüdung wird zum Maß der Konstitution. Wenn das Resultat seiner Exerimente schließlich als fast selbstverständlich vorauszusehen war, so ist der einleitende Gedankengang von großer Fruchtbarkeit und zurzeit noch nicht genügnd bekannt und ausgenutzt."

Diese Darstellung zwingt mich, noch einmal auf meine Stellungnahme zu den in Frage stehenden Arbeiten dieser beiden bedeutenden Forscher und Kliniker zurückzukommen, die bereits im Jahre 1909 in meiner Pathogenese ausführlich zum Ausdruck gekommen ist. Es ist das sachlich notwendig, weil beide Autoren sich nachweislich andere Ziele und Aufgaben gestellt haben, wie meine durchaus individuell gerichtete Konstitutionspathologie. Vor dem Vorwurf der Überhebung, der Rechthaberei oder des Besserwissenwollens schützt mich am besten die möglichst wörtliche Wiedergabe meiner damaligen Ausführungen. Ich rechne es mir zur besonderen Ehre an, zu einer Zeit, als O. Rosenbach von der offiziellen Medizin konsequent totgeschwiegen wurde, immer wieder auf die überragende Bedeutung dieses genialen Forschers und Denkers hingewiesen zu haben und meiner besonderen Wertschätzung der vielen bedeutenden Spezialarbeiten von Friedrich Kraus tut es keinen Eintrag, wenn ich der von ihm versuchten Wiederbelebung des uralten Begriffes einer Gesamtkonstitution und ihrer experimentellen Wertung nach Maß und Zahl skeptisch gegenüberstehe. Nebenbei stellt sich auch Pfaundler ohne weitere Begründung auf meinen Standpunkt, wenn er in einer Anmerkung (a. a. O., S. 59) gelegentlich der Erwähnung der zellulären Komplementproduktionsfähigkeit nach Ehrlich kurz hinzufügt: „Nicht als „Maß für die Gesamtkonstitution", da dieser Begriff sehr anfechtbar sei."

Jedenfalls ist es gänzlich unmöglich, zu einer präzisen Fragestellung zu gelangen, so lange man die — selbstverständlich nicht nur berechtigten, sondern durchaus notwendigen — generellen Gedankengänge mit den Anforderungen der individualisierenden Konstitutionspathologie identifiziert.

Wenden wir uns zunächst zu Rosenbach, der bekanntlich, so prinzipiell wie kein anderer, das funktionelle Moment der Pathogenese in den Vordergrund gerückt hat. Zum Verständnis diene folgender Passus aus meiner Pathogenese (S. 203):

„Die unter der ganz einseitigen Herrschaft der pathologischen Anatomie stehende Klinik der zweiten Hälfte des 19. Jahrhunderts strebte so gut wie ausschließlich der Ausarbeitung von Methoden nách, die es gestatten, in Krankheiten die fertige Gewebsveränderung zu diagnostizieren. Das ist und bleibt selbstverständlich auch heute noch ein wesentliches Ziel der klinischen Diagnostik. Die Erschließung eines Herzklappenfehlers, eines Hirntumors, eines Leberabszesses oder etwa eines nicht palpabeln Magenkarzinoms lediglich aus den Symptomen, die diese am Lebenden nicht sicht- und fühlbaren Krankheitsherde machen, das sind Aufgaben, die nicht nur immer wieder den Scharfsinn des überlegenen Klinikers reizen, deren Lösung vielmehr auch für den behandelnden Arzt die Conditio sine qua non einer gedeihlichen Tätigkeit am Krankenbette ist. Denn frühzeitig genug erkannt, sind diese anatomisch scharf ausgeprägten krankhaften Veränderungen teils einer wirklich kausalen Therapie noch zugängig — nämlich dann, wenn sie, wie Tumoren und Abszesse, dem Messer des Chirurgen erreichbar sind —, teils gelingt es wenigstens, durch geeignete Regulation, wie bei den Klappenfehlern, die schädlichen Folgen für den Gesamtorganismus auszugleichen oder doch wenigstens hinauszuschieben. Die Bestätigung oder Widerlegung der klinisch gestellten Diagnose am Leichentisch ist und bleibt der Prüfstein für ärztliches Wissen und Können des Lehrenden und des Lernenden beste Schulung.

Aber — und das ist ein wertvoller Besitz, den wir in das anbrechende neue Jahrhundert mit hinübernehmen, — wir wissen jetzt, daß in dem pathologisch-anatomischen Denken keineswegs alles das gegeben und beschlossen ist, dessen wir als Ärzte bedürfen.

Wir brauchen uns nur an die funktionellen Neurosen zu erinnern, die, von der anatomisch beherrschten Klinik lange Zeit völlig vernachlässigt und eingestandenermaßen nur mit mehr oder weniger Mißbehagen betrachtet wurden (vgl. Pathogenese S. 263). Aber — wenn sie auch im Gebiete der Nervenkrankheiten besonders hervortritt — die funktionelle Diagnostik, die die anatomische Diagnostik zu ergänzen und zu berichtigen berufen ist, sie beschränkt sich keineswegs auf das Gebiet der sog. Neurosen. Hier setzte Ottomar Rosenbach ein. Wie dieser unermüdliche und ideenreiche Vorkämpfer einer wahrhaft klinischen, von der einseitigen Herrschaft des Tierexperimentes und der pathologischen Anatomie befreiten Medizin, zuerst klar und bestimmt ausgesprochen hat, gilt es ganz allgemein, „an die Stelle der jetzigen diagnostischen Grundlagen, welche die Erkennung eines ausgeprägten geweblichen Zustandes zum Endziele haben, die funktionelle Diagnostik, welche den Werdeprozeß der Krankheit, die Erkennung des Übergangs von der Ermüdung zur Gewebsstörung zum Ziele hat, zu setzen." In seinem 1891 erschienenen kleinen Buche: Grundlagen, Aufgaben und Grenzen der Therapie, dem — wenigstens meiner Meinung nach — inhaltlich und formal bestem und reifstem Werke, das der unermüdlichen Feder Rosenbachs entstammt, hat jener Grundgedanke beredte und überzeugende Ausführung erhalten. Da Rosenbach sich wiederholt darüber beschwert hat, daß seine Ideen in der zeitgenössischen Literatur überall ihm entgegentreten, vielfach ohne daß doch ihres Ursprungs gedacht werde, so benütze ich selbst gern diese Gelegenheit, hervorzuheben, welche Fülle von Anregung ich den Werken Rosenbachs, namentlich dem obengenannten Buche, verdanke.

Ich betone das, gerade weil die Art der Funktionsprüfung, die ich als Grundlage einer exakten Konstitutionspathologie ansehe, etwas anderes ist als die von Rosenbach verlangte. Bei der funktionellen Feststellung der nach Rosenbach sog. Herz-, Magen-, Darminsuffizienz, Ausdrücke und Begriffe, die sich ungewöhnlich schnell eingebürgert haben, handelt es sich immer schon um den Nachweis einer bereits vorhandenen, wenn auch anatomisch noch unmerklichen Erkrankung. Die funktionell objektiv nachweisbare Mageninsuffizienz, die nach Rosenbach der ausgebildeten „therapeutisch viel schwerer oder gar nicht mehr zugänglichen" Magenerweiterung vorausgeht, ist zwar noch reparabel, aber eben doch schon Krankheit. Wollen wir zu einer wissenschaftlich und praktisch befriedigenden Pathogenese im Sinne einer exakten Konstitutionspathologie kommen, so müssen wir — unter voller Anerkennung des Rosenbachschen Standpunktes — noch einen Schritt weiter zurückgehen und die konstitutionelle Organschwäche nachweisen, noch ehe sie zur Krankheit Veranlassung geworden ist." Soweit O. Rosenbach!

Etwas ausführlicher muß ich meine Stellungnahme zu dem in Redestehenden Buch von Kraus wiedergeben, weil sich aus derselben nicht nur die Differenz unseres Standpunkts, sondern auch die Tatsache ergibt, daß die Grundzüge meiner ganzen Auffassung über das konstitutionelle Moment in der Krankheitsentstehung schon damals — vor 13 Jahren — vollkommen ausgebaut waren und fest standen (Pathogenese S. 197 ff.).

„Wie bereits aus unseren allgemeinen Erörterungen über das Wesen des konstitutionellen Moments, das bei der Krankheitsentstehung eine Rolle spielt, hervorgeht, dürfte dasselbe in angeborenen oder erworbenen, durch die Funktionsprüfung nachzuweisenden Eigenschaften der einzelnen Gewebe oder Organe zu suchen sein. Dieser Standpunkt, auf den wir uns bewußt stellen und dessen Berechtigung im einzelnen nachzuweisen ist, verzichtet also von vornherein auf die wissenschaftliche Wiederbelebung des uralten Begriffs einer Gesamtkonstitution. Der letztere läßt sich freilich theoretisch konstruieren als die Resultierende aller den Organismus zusammensetzenden Gewebe und Organe und ihres Zusammenwirkens zwecks Erhaltung der gesamten Leistungsfähigkeit des einzelnen Lebewesens. Aber bei dem unendlich kompliziert zusammengesetzten und unendlich hoch differenzierten Organismus des Menschen, um den es sich für uns handelt, ist die Zahl der Variationen, die sich aus den möglichen Kombinationen verschieden veranlagter Organe und Zellenkomplexe ergibt, eine so große, daß es von vornherein aussichtslos erscheinen muß, ein einheitliches Maß der resultierenden Gesamtkonstitution zu finden. Trotz aller typischen Gesetzmäßigkeit, die für die Gattung in der kunstvollen Zusammensetzung des Baues und in dem daraus erfließenden Zusammenspiele der Kräfte zu einem Zwecke besteht, gibt es im einzelnen so viel leise Abweichungen in Bau und Funktion der Organe, die sich in der verschiedensten Weise untereinander kombinieren können, daß es schließlich eigentlich so viele Konstitutionen wie Individuen gibt. Und das ist es ja gerade, was wir zu erforschen suchen.

Anatomie und Physiologie konstruieren den mittleren Gattungsmenschen, der als solcher aber niemals in der Wirklichkeit (realiter), sondern nur als ein Produkt unseres ordnenden Denkens (idealiter) existiert. Dieser mittlere Gattunsmensch kann nun auch typisch erkranken, d. h. es gibt typische Störungen im Gesamtbetriebe des Organismus, die für alle Individuen der Gattung in gesetzmäßiger Weise annähernd die gleichen Folgen haben. Wenn wir die schädlichen Wirkungen studieren, die beispielsweise ein bestimmter Klappenfehler des Herzens, sagen wir eine Insuffizienz der Aortenklappen, in dem Gesamtbetriebe des Organismus hervorbringen, so gelten die gefundenen Gesetze für alle Individuen der Gattung. Das ist die allgemeine Pathologie, wie sie nicht nur gwöhnlich aufgefaßt wird, sondern als Grundlage unseres ganzen medizinischen Denkens zu Recht besteht und immer bestehen wird. Sie gibt die generellen Regeln wieder, sie stellt die Gattungstypen der Krankheiten auf. Aber auch diese sind, wie die Regeln und Gesetze der Physiologie in ihrer Starrheit nur Abstraktionen. Gehen wir dazu über, den einzelnen Fall an ihnen zu messen und ohne theoretische Brille die lebende Wirklichkeit zu studieren, so zeigt sich sofort, daß das typische Gesetz mannigfache Abweichungen erkennen läßt, und daß diese Abweichungen auf einem individuellen, eben der Gattung als solcher fehlenden Momente beruhen. Um bei unserem Beispiele zu bleiben, so sind das diastolische Geräusch, der Pulsus altus et celer, die dilatative Hypertrophie des linken Ventrikels und alle sonstigen klassischen Symptome des genannten Klappenfehlers typisch. Ob aber derselbe lange ertragen wird oder frühzeitig zum Versagen der Maschine führt, das ist, abgesehen von andern von außen hinzutretenden schädigenden Momenten, also unter denselben Bedingungen des äußeren Lebens individuell, das ist Sache der Konstitution. Die durch den Klappenfehler dem Herzen dauernd aufgebürdete Mehrarbeit wird — unter sonst gleichen Bedingungen — von dem einen Herzmuskel länger und besser geleistet wie von dem andern. Die größere Schwäche des letzteren kann angeboren oder erworben sein. In beiden Fällen ist sie konstitutionell.

Um meine Gedanken über diesen Punkt ganz klar zu machen, muß ich hervorheben, daß ich unter erworbener konstitutioneller Schwäche nicht etwa grob anatomische Defekte, z. B. myocarditische Schwielen oder dgl. verstehe. Diese schädigen die Herzkraft typisch, generell, das eine Herz wie das andere.

Gemeint ist die tatsächlich vorhandene Differenz in der Leistungsfähigkeit des noch funktionierenden und grob anatomisch unversehrten Parenchyms. Und diese läßt sich nachweisen eben nur durch spezifische, d. h. auf das Einzelorgan gerichtete Funktionsprüfung.

Dieses individuelle Moment, das den typischen Charakter einer gegebenen Krankheit zu modifizieren imstande ist, kann nun aber auch — und das muß besonders hervorgehoben werden — an entferntere Organe gebunden und in ihnen lokalisiert sein. Die durch den inkompensierten Klappenfehler typisch-mechanisch bedingte Blutstauung der Organe wird ein individuell ganz verschiedenes Gepräge tragen, muß individuell ganz verschiedene Folgen für die Gesamtleistung des Organismus haben, je nachdem, ob das betroffene Individuum im übrigen über lauter kräftige Organe verfügt oder ob es von Haus aus nierenschwach, magenschwach, lungenschwach oder mit einer sonstigen Schwäche behaftet ist. Je mehr ein Individuum in der Anlage all seiner Organe und in ihrem typischen Zusammenspiele dem Ideal, d. h. dem mittleren Normalmenschen, dem gesundhaften Gattungstypus sich nähert, um so mehr werden, wenn es durch äußere Einwirkung (Infektion) einen Klappenfehler des Herzens erwirbt, die Folgeerscheinungen den typischen, durch das Experiment feststellbaren Gesetzen entsprechen. Diese Folgen lassen sich generell voraussagen. Die durch eventuelle spezifische Organschwäche der verschiedensten Art bedingte

Abänderung des typischen Bildes dagegen, die für den weiteren Verlauf des Falles vielleicht ausschlaggebend, jedenfalls für die Prognose wesentlich mitbestimmend ist, sie läßt sich als nicht zu vernachlässigender Faktor in die diagnostische und prognostische Rechnung nur dann einstellen, wenn man die „Konstitution" seines Patienten kennt, d. h. über seine spezifische Organanlage durch vorausgegangene klinische Beobachtung oder durch zweckmäßig angestellte Organprüfung unterrichtet ist.

Es ist ersichtlich, daß es eine allgemein gültige Methode der Konstitutionsprüfung in diesem praktisch eminent wichtigen Sinne nicht gibt und nicht geben kann. Wollte man zum Beispiel die Gesamtmuskelkraft als Maß der Konstitution hinstellen, so läßt sich nicht verkennen, daß ein solches Verfahren praktisch groben Irrtümern Tür und Tor öffnen würde. Ein muskelschwacher, aber sonst organgesunder Mensch wird einen Klappenfehler ceteris paribus viel länger und besser ertragen wie ein Riese an Kraft, der zufällig nebenbei nierenschwach ist oder zur allgemeinen „Fibromatose" neigt. Und derartige Kombinationen gibt es, wie wir sehen werden, tatsächlich und bereits nachgewiesenermaßen unzählige.

Diese vorläufigen Betrachtungen über die Art der vorzunehmenden Funktionsprüfungen zwecks Feststellung bestehender konstitutioneller Organschwäche waren notwendig, um zu einem sehr bemerkenswerten Versuche Stellung nehmen zu können, den vor Jahren Friedrich Kraus unternommen hat, ein allgemeines Maß der Konstitutionskraft zu finden.

.In einem überaus wichtigen Werke: Die Ermüdung als ein Maß der Konstitution, Cassel 1899, stellt sich Kraus in allgemein pathologischer Beziehung auf einen ganz ähnlichen Standpunkt, wie wir ihn unsererseits in diesem Werke zu vertreten versucht haben.

Auch er betont, daß das in der Pathologie der Alten allein maßgebende und entschieden überschätzte konstitutionelle Moment in der neueren Zeit, in der Epoche des anatomischen Gedankens und des pathologischen Experiments in ungebührlicher Weise zurückgedrängt sei und mehr als gut vernachlässigt werde. Auch er sucht nach dem auf das konstitutionelle Moment anwendbaren Maßbegriff.

So weit sind wir völlig einig, Die Differenz beginnt mit der Frage nach Art und Wesen des konstitutionellen Moments. Kraus sucht, ganz im Sinne der Alten, nach einem Prinzip der allgemeinen Konstitution und unterscheidet sich von jenen nur dadurch, daß er mit Hilfe der modernen Forschungsmittel und auf Grund des ganz modernen Energieprinzips einen exakten Maßstab für die konstitutionelle Gesamtkraft des Organismus, und zwar unter physiologischen und pathologischen Verhältnissen, glaubt gewinnen zu können. „Unbeschadet des anatomischen Gedankens," sagt er, „sollten wir aber doch der hippokratischen Vorstellung, nach welcher die Krankheit etwas „Allgemeines" darstellt, ein größeres Geltungsgebiet einräumen, als dies gegenwärtig geschieht, wo man, falls ich die herrschenden Anschauungen richtig verstehe, in Überschätzung der selbstlebenden Teile die Erhaltung der Einheit des Organismus auch unter pathologischen Verhältnissen bisweilen vernachlässigt."

Natürlich stelle die Krankheit klinisch nichts Allgemeines in dem Sinne dar, als ob im Körper jeder Teil verändert wäre und schlechterdings kein Anteil gesunden Lebens bestehen bliebe.

Vielmehr handle es sich darum, daß die Störung eines Teiles des Körpers oder eines einzelnen Organs mehr weniger alle übrigen in Mitleidenschaft ziehe, weil der Organismus ein geschlossen und untrennbar zusammenhängendes Tätigkeitssystem bilde. „Was äußerlich als Person sich darstellt, ist keine einfache summarische Erscheinung des Lebens der konstituierenden Elemente, sondern der nach Utilitätsgrundsätzen entwickelte Zellenstaat mit durchgeführter Arbeitsteilung und zweckentsprechender Formendifferenzierung. Jeder Elementarteil ist mit allen übrigen desselben Körpers solidarisch. Jede physiologische Funktion gewinnt, indem die Zustandsänderungen des einzelnen Organs ähnlich wie Reize auf entferntere und Nachbarteile wirken, Einfluß auf den Organismus und die anderen Funktionen des Körpers: Die Funktionen regulieren einander. Auch unter pathologischen Bedingungen stellt der Organismus noch einen durch Stabilität ausgezeichneten, zusammengesetzten Apparat mit ineinandergreifenden Selbstregulierungen dar." In dieser durch Selbstregulierung gewährleisteten Stabilität, welche (nach dem Sprachgebrauche der praktischen Maschinenlehre) als resultierende Leistung der Erhaltungsfunktionen an keinem der Teile, sondern am ganzen Organismus, bzw. an der Zusammenhangsform seiner Apparate haftet, sieht Kraus das Wesen der Konstitution.

Solle diese Betrachtungsweise nicht unfruchtbar bleiben, so müsse sie vor allem über ein unter physiologischen und pathologischen Bedingungen brauchbares Maß der konstitutionellen Kraft verfügen. Ein solches findet er unter der Voraussetzung, daß der Organismus eine einheitliche Kraftmaschine darstellt, in der bis zur Ermüdung bezüglich Erschöpfung getriebenen maximalen Muskelleistung des Gesamtorganismus. „Ich schlage vor, ein direktes Maß der konstitutionellen Energetik in jenem Bruchteile zu suchen, welcher als Nutzeffekt von der im Gesamtorganismus innerhalb bestimmter Zeit maximal, bis zu beginnender Desintegration der funktionierenden Gewebe, produzierten Kraft in der speziell untersuchten und gemessenen physiologischen Leistung (am besten als Muskelarbeit) zutage tritt und (wie herkömmlich) ökonomischer Vorteil heißen mag."

So läßt denn Kraus Gesunde und Kranke, und zwar speziell anämische und mit schweren Herzklappenfehlern behaftete Kranke maximale Arbeit leisten. Sie müssen schwere Sandsäcke möglichst schnell eine bestimmte Treppe hinauftragen. Die Art der Berechnung des im Einzelfalle erzielten „ökonomischen Vorteils" mag im Original nachgelesen werden. Das wesentliche Resultat ist das, daß Gesunde mehr leisten wie Kranke, und daß schwere Klappenfehler des Herzens die Leistungsfähigkeit des Gesamtorganismus maximaler Muskelarbeit gegenüber wesentlich tiefer herabsetzen wie bloße Anämien! Nun, sehr überraschend ist das eigentlich nicht. Gewiß ist es von hohem wissenschaftlichen Werte, zahlenmäßige Belege für die Tatsache zu haben, daß grob anatomisch bedingte Störungen einzelner Organfunktionen die Leistungsfähigkeit des Gesamtorganismus herabsetzen. Aber das, was wir suchen, ein Maß für die Organanlage, für die größere oder geringere Leistungsfähigkeit des noch gesunden Organs, für die größere oder geringere Widerstandsfähigkeit äußeren Krankheitsursachen gegenüber, gewinnen wir auf diesem Wege nicht.

So hoch ich also die geistreichen und tiefgründigen Ausführungen von Kraus über die „funktionelle Erhaltungsmechanik des Organismus", über seine „innere Selbststeuerung des Stoffwechsels (Hering)" und verwandte Begriffe stelle, so sehr muß ich andererseits betonen, daß gerade für die gesuchte Konstitutionspathologie diese Dinge unfruchtbar bleiben. Nur an einer Stelle des Krausschen Werkes finde ich den Ansatz zu einer Behandlung der Frage in unserem Sinne, nämlich im Abschnitte III (S. 7), wo er hervorhebt, daß die mit Mossos Ergographen gewonnene Ermüdungskurve, „immer vergleichbare sonstige Bedingungen vorausgesetzt, für jede einzelne Person ein (relativ) dauerndes individuelles Gepräge besitzt". In dieser nicht weiter verfolgten Tatsache tritt uns ein echtes, rein konstitutionelles

Moment in unserem individualisierenden Sinne entgegen. Nicht dagegen in der experimentell erwiesenen Tatsache, „daß in der Reihe der Werte für den ökonomischen Vorteil diejenigen der Herzkranken qualitativ zu unterst stehen, derart, daß die Herzkranken noch schlimmer daran sind wie die anämischen". Dies ist nach unserer Auffassung vielmehr ein generelles oder typisches Gesetz, für das Kraus eine sehr zutreffende Erklärung gibt. Er sagt: „Daß der Nutzeffekt des Organismus als Motor quantitativ am stärksten bei den Kardiopathien herabgesetzt erscheint, wird wohl begreiflich, wenn man sich überlegt, wie zur Erhaltung der Muskelerregbarkeit Gaswechsel und Kreislauf eng verbündet sind. Im Körper der Herzkranken sind zumeist nicht bloß die Triebkräfte der Blutströmung vermindert, es wird bei längerem Bestande des Herzfehlers auch die drüsige Funktion der Lungen geschädigt. Bei den Anämischen dagegen ist während langer Perioden ihres Leidens vorwiegend bloß der respiratorische Gasaustausch im Verhältnis zur Verminderung des Sauerstoffträgers im Blute erschwert. Mechanische Behinderungen für die Bewegung der Lungen fehlen. Und mannigfache Gründe sprechen dafür, daß hier gerade die Kreislaufsorgane einen zur Regulation (Kompensation) beitragenden Faktor bilden."

Das alles ist gewiß für das Verständnis der typischen Gesetze der Kreislaufstörung von fundamentaler Wichtigkeit. Wogegen ich mich wende, das ist lediglich die Anwendung des Begriffs „konstitutionelle" Energetik auf diese Verhältnisse. Kraus bleibt rein logisch damit freilich insofern im Recht; als er die „konstitutionelle" Energetik zuvor ja im Sinne eines den Gesamtorganismus beherrschenden Regulationsprinzips definiert hat. Aber gerade das halte ich für verwirrend und unfruchtbar. In diesem Sinne muß jede Organerkrankung zu einer Störung der „konstitutionellen" Energetik führen. Dann wird aber der Begriff konstitutionell so allgemein und verwaschen, daß man ihn ebensogut fortlassen kann. Ganz im Gegensatz dazu ist es unser Bestreben, diesem wichtigen, in der Pathogenese in der Tat unentbehrlichen Begriff endlich einen bestimmten, spezifischen Inhalt zu geben. Und den erhält er bloß, wenn man ihn nicht mehr, wie auch Kraus wieder tut, mit allgemein identifiziert, sondern wenn man darunter nur die am Individuum haftende, spezifische Gewebs- und Organanlage versteht, so weit sie das „innere Moment" für die Krankheitsentstehung darstellt und durch die Funktionsprüfung (bezüglich die klinische Beobachtung und das therapeutische Experiment) nachweisbar ist."

Diese im Jahre 1900 geschriebene Kritik des Prinzips, ganz allgemein die Ermüdung zum Maß der Konstitution zu machen, muß ich auch heute noch vollinhaltlich aufrecht erhalten. Die Aufstellung dieses Prinzips war es, die, wie die oben angeführte Darstellung von His erkennen läßt, Kraus den Namen eines Konstitutionspathologen eingetragen hat. Versteht man unter Konstitutionspathologie die in diesem Werke vertretenen pathogenetischen Grundanschauungen — mit Unrecht. Die historische Gerechtigkeit verlangt diese Feststellung. Und doch ist, was ich jetzt nach 12 Jahren mit besonderer Freude hervorhebe, Friedrich Kraus doch auch in unserem Sinne des Wortes ein echter Konstitutionspathologe.

In der Leuthold-Gedenkschrift aus dem Jahre 1906 (Berlin, Hirschwald) findet sich S. 327 ein Aufsatz des berühmten inzwischen von Graz nach Berlin auf den Lehrstuhl Traubes und Gerhardts berufenen Klinikers: Über die konstitutionelle Schwäche des Herzens, ein Aufsatz, der in klassischer Reinheit das individualisierende Konstitutionsprinzip hervortreten läßt. Sei er auch, meint Kraus, weit entfernt zu behaupten, daß alles, was wir von angeborener bzw. im Laufe des postembryonalen Wachstums hervortretender Herzschwäche wissen oder zu wissen glauben, sich ausschließlich gerade auf dieses (das von ihm anatomisch, funktionell und röntgenologisch beschriebene) Herz beziehen müsse, so könne er doch wenigstens sagen, daß hier wirklich ein konstitutionell scharf stigmatisiertes Herz vorliege, mit welchem häufig auch noch anderweitige Vegetationsanomalien, z. B. die exsudative Diathese Czernys (besonders die Hyperplasie des lymphadenoiden Schlundrings) und Anämie sich verbinden, und welches erfahrungsgemäß gerade zur Zeit besonderen Wachstums, um die Pubertätsperiode herum und einige Zeit nachher, unzweifelhaft funktionelle Schwäche aufweist".

Die von mir als „dilatative Herzschwäche", von Henschen als „Herzdilatation bei Chlorose und Anämie" (Jena 1898) beschriebenen Fälle gehören hierher.

(Aufmerksam machen muß ich hier auf einen sinnentstellenden Druckfehler in der Arbeit von Kraus, der Verwirrung stiften könnte. S. 348 heißt es: Martius sah für sein konstitutionell schwaches Herz als charakteristisch an: ungewöhnlich große Labilität der Herztätigkeit, Verbreiterung und Verstärkung des Herztones bei gleichzeitig niederer Pulsspannung usw. Es muß natürlich heißen des Herzstoßes. Handelt es sich doch um den von mir als „Gegensatz" beschriebenen auffälligen Vorgang, daß ein dilatativ geschwächtes Herz einen verbreiterten und verstärkten Stoß ausübt, ein scheinbarer Widerspruch, den Stokes in seinem berühmten Lehrbuch, Krankheiten des Herzens (Deutsch von Lindwurm. Würzburg 1855) mehrfach hervorhob, aber nicht erklären konnte, weil er in dem alten klinischen Irrtum befangen war, daß die Stärke der systolischen Brusterschütterung unter allen Umständen ein Maß sei der Größe der wirklich geleisteten Herzarbeit. Noch immer ist vielen Ärzten nicht klar geworden, daß der Stoß eine Funktion ist der Herzgröße, nicht der Umformungsenergie an sich.)

Wie Kraus die konstitutionelle Schwäche des Herzens begründet, ist im Original nachzulesen. Es handelt sich um eine Untersuchung mit rein klinischen Methoden, zu deren Wertung wir nunmehr übergehen.

c) Durch klinische Sonderforschung.

Keineswegs verfügt die klinische Konstitutionsforschung über spezifische, ihr eigentümliche Methoden besonderer Art. Sie bedient sich des ganzen großen Rüstzeuges, den das technische Zeitalter, in dem wir leben, der Erforschung biologischer Vorgänge zur Verfügung gestellt hat. Nicht Art und Maß der Methodik ist das Unterscheidende von der pathogenetischen Forschung überhaupt, sondern nur die auf ein besonderes Ziel gerichtete Eigenart der Fragestellung. Nicht auf die Feststellung typischer genereller Durchschnittswerte der Krankheitsverursachung kommt es an — (diese ist die Voraussetzung und die Grundlage einer jeden Pathologie) —; es handelt sich vielmehr um die Entdeckung individueller Abweichungen vom Typus, die auf die Entstehung von Krankheiten im einzelnen Falle von Einfluß sein müssen oder doch wenigstens können.

Sehr aussichtsvoll erscheint in diesem Sinne die pharmakodynamische Funktionsprüfung zur Feststellung konstitutioneller Abwegigkeiten, nicht im Sinne der mehr zufälligen Beobachtungen von „Nebenwirkungen der Arzneimittel", sondern zwecks prinzipieller Durcharbeitung ganzer pathogenetischer Gebiete, z. B. zur Aufklärung der so mannigfaltigen und verwickelten Symptomatologie funktioneller Nervenstörungen. Als klassisches Beispiel gelten die Versuche von Eppinger und Heß über die Vagotonie, die als Paradigma dienen mögen, (Zeitschr. f. klin. Medizin, Bd. 67 und 68. Ferner Sammlung klinischer Abhandlungen herausgegeben von v. Noorden, 9. u. 10. Heft). Die

Verfasser beobachteten, daß es Menschen gibt, die auf Atropin und Pilokarpin stark reagieren und gegen Adrenalineinwirkung relativ unempfindlich sind, während umgekehrt auch Menschen vorkommen, die nach Adrenalindarreichung Erscheinungen starker Sympathikusreizung darbieten und dem Pilokarpin und Atropin gegenüber sich refraktär verhalten. Dagegen sollen Menschen, die bei den angewendeten Dosen sowohl auf Atropin und Pilokarpin, als auch auf Adrenalin starke Reaktion zeigen, vollkommen fehlen. So kamen (nach einer Darstellung von Bauer) die beiden verdienstvollen Autoren zu einer Gegenüberstellung zweier „Systemerkrankungen" oder Dispositionen, der vagotonischen und der sympathikotonischen Disposition bzw. Erkrankung. Diese offenbar als verschiedene Konstitutionsarten gedachten Zustände werden in geistreicher Weise mit den mannigfachen Diathesenkomplexen, mit denen die neuere Pädiatrie sich wieder beschäftigt, in Beziehung gebracht. Ob wirklich, wie Eppinger und Heß meinen, die exsudative Diathese, der der Status lypmhaticus nahe stehe, nunmehr (wenn auch nur zum Teil) dem weiteren Begriffe der Vagotonie sich unterordnen läßt und eine infantile Form derselben darstellt, kann hier weder untersucht, noch gar entschieden werden. Zugegeben muß werden, daß die so ansprechende und konkrete Hypothese, wie Pfaundler (a. a. O., S. 37) sagt, vor den alten Annahmen von „Sympathicus- oder Vagusneurosen" jedenfalls eines voraus hat: sie sind der klinischen Prüfung zugänglich! Und darauf kommt es hier an. Können wir uns auch des Eindrucks nicht erwehren, daß hier wiederum, wie so oft in der Konstitutionslehre, die Konstruktion theoretisch einheitlicher Krankheitsbilder über das Ziel hinausschießt, so bleibt doch die Tatsache bestehen, daß wir hier echte individualisierende Konstitutionsforschung vor uns haben.

In diesem Sinne hat Bauer in der Innsbrucker medizinischen Universitätsklinik (Professor R. Schmidt) die Versuche von Eppinger und Heß nachgeprüft und fortgesetzt (Zur Funktionsprüfung des vegetativen Nervensystems. Deutsches Archiv f. klin. Med., 107. Bd., Heft 1, 1912). Auch auf diese Untersuchungen kann sachlich hier nicht eingegangen werden. Hervorzuheben ist nur, daß alle Versuche einen gemeinsamen Ursprungs- und Ausgangspunkt für die Gesamtheit der Manifestationen der bekannten sog. „Diathesen" zu finden, bisher nach Pfaundler ebensowenig durchschlagenden Erfolg hatten, wie jegliche daraus erwachsene Organ- und andere spezifische Therapie. Scharf tritt dagegen bei Bauer die individuelle Variabilität in der Reaktionsweise gegen die untersuchten pharmakodynamischen Potenzen hervor. „Gewisse konstitutionelle Typen reagieren auf Adrenalin mit Pulsbeschleunigung, andere mit Diurese oder Drucksteigerung oder Tremor oder Temperatursteigerung usw. besonders intensiv, und ebenso zeigen sich die verschiedenen Pilokarpinwirkungen bei verschiedenen Individuen verschieden ausgeprägt!"

Ferner: „Erscheinungen, welche nach Eppinger und Heß als Ausdruck eines erhöhten Vagustonus anzusehen sind, wie Eosinophilie, Asthma bronchiale, Hyperazidität, Neigung zu Schweißen finden sich oft bei Individuen, welche auf Adrenalin, ebenso wie auf Pilokarpin reagieren; andererseits können Leute mit Hypazidität oder Anazidität des Magensafts oder mit alimentärer Glykosurie, also „sympathikotonische" Menschen auf Pilokarpin intensiv reagieren." An Stelle der von Eppinger und Heß in geistreicher Weise ausgearbeiteten prinzipiellen Gegenüberstellung von Vagotonie und Sympathikotonie als besonderer Typen tritt die große Variabilität in der differenten Reizbarkeit des gesamten vegetativen Nervensystems überhaupt hervor.

Die pharmakodynamische Funktionsprüfung erweist sich als ein überaus wertvolles Hilfsmittel zum Studium individueller Abartungen des gesamten vegetativen Nervensystems, die als konstitutionell differente Veranlagungen der Ausgangspunkt mannigfachster Nervenkrankheiten werden können.

(Vgl. auch R. Cassirer: Die Rolle des vegetativen Systems in der Pathologie der vasomotorisch-trophischen Neurosen. Med. Klinik 1912, Nr. 47. Handelt es sich in dieser Arbeit auch weniger um die hier diskutierte Frage der Methodik, also der Möglichkeit durch pharmakodynamische Funktionsprüfung exakt individualisierende Konstitutionspathologie zu treiben, so ist sie doch in diesem Zusammenhange anzuführen, weil sie ebenfalls durchaus auf dem Boden moderner Konstitutionsforschung steht und klinisch gegenüber der von Heß und Eppinger ausgesprochenen Gegensätzlichkeit zwischen den Erscheinungen der Sympathikotonie und Vagotonie als krankhafter Zustände zu dem biologisch richtigeren Begriff der variablen individuellen Veranlagung kommt.)

Muß auch zugegeben werden, daß die auf diesem überaus schwierigen Gebiete gefundenen Tatsachen und abgeleiteten Meinungen noch recht bunt und unsicher durcheinandergehen, so wird sich doch nicht verkennen lassen, daß wir hier verheißungsvolle Anfänge typisch individualisierender Konstitutionsforschung vor uns haben. Diese steht ihrem Wesen nach ersichtlicherweise auf durchaus klinischem Boden. Die pharmakodynamische Funktionsprüfung ist nur ein allgemein-wissenschaftliches Hilfsmittel, dessen sich die klinische Konstitutionsforschung für ihre Zwecke bedient.

Schon fehlt es nicht an verheißungsvollen Anfängen, streng klinisch auf diesem Boden weiterzuarbeiten. Mit welchem Nutzen für Wissenschaft und Praxis, das beweist die wichtige Veröffentlichung G. v. Bergmanns (des Sohnes des großen Chirurgen) über „Das spasmogene Ulcus pepticum" in der Münch. med. Wochenschr. 1913, Nr. 4, in der ausgehend von den Untersuchungen von Eppinger und Heß der Versuch gemacht wird, die Genese des Ulcus pepticum auf einen konstitutionellen Faktor, die Spasmophilie, zurückzuführen. v. Bergmann ist sich der weitgreifenden Bedeutung dieser Art der Behandlung des Problems von der Genese des Ulcus ventriculi durchaus bewußt. Ausdrücklich hebt er hervor, daß hier ein großes zu bebauendes Feld vorliege, mit dessen Abbau ein tieferes Verständnis für Konstitution und Krankheitsdisposition sich anbahne. Ohne auf die Einzelheiten einzugehen, was uns hier zu weit führen würde, sei ausdrücklich auf diese Arbeit als ein Muster konstitutionell-klinischer Betrachtungsweise hingewiesen.

Erscheint nach alledem die pharmakodynamische Funktionsprüfung als ein wichtiges Hilfsmittel der rein klinischen Konstitutionsforschung, so gilt das ebenso von allen andern Methoden wissenschaftlicher Forschung, die sich als geeignet erweisen, in den Dienst der individualisierenden Diathesenforschung gestellt zu werden.

Hier ist der Punkt, wo wir, um die Sachlage weiter zu klären, zweckentsprechend auf die **konstitutionelle Albuminurie** als klinisches Beispiel zurückgreifen.

Noch viel zu sehr ist, wie ich in der Leuthold-Festschrift, Bd. 1, S. 497, in dem Aufsatze: Konstitutionelle Albuminurie auseinandergesetzt habe, unsere ganze Pathogenese einseitig auf Krankenhausbeobachtungen aufgebaut. Wollen wir individuelle, in der Konstitution begründete Abarten vom Typus (vom mittleren Durchschnitt gesunder Menschen) kennen lernen, die als Krankheitsanlagen unter ungünstigen Bedingungen zum Ausbruch manifester Krankheit prädisponieren, so ist das nur bei systematischer Durchuntersuchung eines großen, nicht schon ausdrücklich kranken Menschenmaterials möglich. Wichtige Ansätze dazu liegen vor in den berühmten Soldatenuntersuchungen v. Leubes, v. Noordens u. a. Die Frage erschöpfend sind sie nicht.

Hier winken dem künftigen Schularzte große und wichtige Aufgaben. Man sollte jedes Kind beim Schuleintritt und etwa alle 1—2 Jahre bis zum Schulaustritt auf seine körperlichen und geistigen Funktionen hin untersuchen und jedesmal ein entsprechendes, nach einheitlichem Plane ausgearbeitetes biologisches Schema ausfüllen lassen. Das so gewonnene große Aktenmaterial würde uns, systematisch bearbeitet, nach einigen Jahrzehnten eine bis jetzt ungeahnte biologische Einsicht in das Wesen der individuellen Krankheitsentstehung eröffnen. Vorläufig fromme Wünsche!

Wegen der großen, heutigen Tages noch unüberwindlichen, äußeren Schwierigkeiten, auf die eine systematisch durchgeführte Beobachtungsreihe im angedeuteten Sinne stößt, mußte ich mich meinem Ziele, eine wenigstens vorläufige Übersicht über Häufigkeit und Bedeutung der konstitutionellen Albuminurie und verwandter Zustände im Entwicklungsalter zu gewinnen, auf einem Um- oder Nebenwege nähern. Dieser war gegeben durch die meiner Leitung unterstellte Poliklinik. In ihr wurden außer dem gewöhnlichen poliklinischen Krankenmaterial, unter dem viele schwächliche Schulkinder sich befanden, seit vielen Jahren sämtliche Kinder, die sich aus Rostock und Umgegend zur Aufnahme in das Friedrich-Franz-Hospiz (Seehospiz) in Müritz und in die Kinderheilstätte Bethesda in Sülze (Solbad in Mecklenburg) melden, systematisch einer genauen Funktionsprüfung der wichtigsten in Frage kommenden Organe unterworfen. Festgestellt in allen Fällen ohne Ausnahme wurde die Beschaffenheit des Urins (Untersuchung auf Albuminurie), des Herzens und des Gefäßsystems (Untersuchung auf funktionelle [dilatative] Herzschwäche), des Blutes (Untersuchung auf Anämie und Chlorose), endlich der äußeren Bedeckungen und der Drüsen (Untersuchung auf Skrofulose).

Die so gewonnenen Resultate habe ich für zwei Zeitperioden zusammenstellen lassen. Die erste Periode umfaßt die Jahre 1899, 1900, 1901 bis April ($2\frac{1}{4}$ Jahre), die zweite Periode die Zeit vom April 1901 bis Ende 1904 ($3\frac{3}{4}$ Jahre). Die Fälle der ersten Periode (I der Tabellen) sind von Franz Greß zusammengestellt und in einer Dissertation (Zur Kenntnis der konstitutionellen [orthotischen] Albuminurie, Rostock 1902) veröffentlicht; die der zweiten Periode (II der Tabellen) ebenso in einer Dissertation von Hans Richter (Rostock 1905). In den folgenden beiden Tabellen sind die nach dem gleichen statistischen Plan gefundenen Zahlen zusammengestellt.

Ein Zufall will es, daß die absolute Zahl der in beiden Perioden gefundenen Fälle von konstitutioneller Albuminurie nahezu dieselbe ist: in Periode I 86, in Periode II 85! Daß in der zweiten, wesentlich längeren Periode absolut nur ebensoviel, relativ also bedeutend weniger Fälle gefunden wurden wie in I, hat in äußeren Umständen seinen Grund. Eine wesentliche Bedeutung hat diese zufällige Schwankung im Beobachtungsmaterial um so weniger, als die gewonnenen Zahlen (171 Fälle von konstitutioneller Albuminurie, beobachtet in einem Zeitraum von sechs Jahren in einer einzigen Poliklinik!) zwar ohne weiteres beweisen, daß es sich nicht um ein seltenes Kuriosum, sondern um eine biologische Tatsache ersten Ranges handelt, keineswegs aber geeignet sind, einen Schluß auf die relative Häufigkeit dieser Anomalie überhaupt zuzulassen. Das letztere wäre nur möglich bei der systematischen, lückenlosen und durch Jahre fortgesetzten Durchuntersuchung der Schuljugend einer ganzen Stadt oder eines ganzen Bezirks, ein Ideal, von dessen Verwirklichung wir, wie bereits bemerkt, noch weit entfernt sind. Darum hat es auch nur einen bedingten Wert, wenn man die gefundenen Fälle von K. A. (konstitutioneller Albuminurie) mit der Zahl der überhaupt untersuchten Kinder vergleicht. Für die erste Periode ist das geschehen. Die gefundenen 86 Fälle befanden sich unter einer Schar von 304 überhaupt untersuchten Kindern bzw. jungen Leuten von 4—20 Jahren. Wir können also sagen, daß von 304 nicht an Nephritis leidenden, aber schwächlich veranlagten und elenden Kindern (denn nur solche suchten die Poliklinik auf) 86, d. h. 38,3% an der in Frage stehenden, klinisch ohne weiteres erkennbaren, vorübergehenden oder dauernden, unter wechselnden Bedingungen auftretenden Eiweißausscheidung litten.

Der naheliegende Zweifel, ob es sich, wenn auch nicht bei allen, so doch bei vielen dieser Fälle nicht doch um eine schleichende Nephritis gehandelt habe, ist dahin zu beantworten, daß eine derartige Verwechslung in dem einen oder dem andern Fall wohl vorgekommen sein kann. Daß diese Vermutung aber für die Majorität der Fälle zutreffe, ist dagegen mindestens äußerst unwahrscheinlich. Es wurden eben nur solche Fälle gezählt, bei denen ausdrücklich die Symptome der chronischen Nephritis (Ödeme, Herzhypertrophie, erhöhte Pulsspannung, Epithelzylinder [einzelne hyaline Zylinder beweisen bekanntlich nichts]) längere Zeit fehlten! Wenn es auch leider nicht möglich war, alle Kinder unter dauernder Kontrolle zu behalten, so konnten wir uns doch bei vielen überzeugen, daß auch später — nach Jahren — nephritische Symptome nicht hervortraten. Jedenfalls bin ich als Kurator des Friedrich-Franz-Hospizes wenigstens über die nach Müritz gesandten Kinder genau unterrichtet. Es ist kein Fall zu meiner Kenntnis gekommen, wo ein derartiges Kind später nephritisch zugrunde gegangen wäre oder auch nur nephritische Symptome (Herzhypertrophie usw.) bekommen hätte [1].

Einschalten will ich, daß, was den Eiweißnachweis betrifft, nur die klinisch üblichen Untersuchungsmethoden (Kochprobe, Salpetersäureunterschichtung, Essigsäure und Ferrozyankali) benutzt wurden. Auf den durch Essigsäure fällbaren Körper (Fr. Müller) wurde weniger Wert gelegt, da seine Bedeutung (vgl. Mörner, Skand. Arch. f. Physiol., 6. S. 332) noch immer nicht völlig geklärt ist.

Gerechnet sind also nur solche Fälle, bei denen durch die einfachsten klinischen Methoden echtes Bluteiweiß (Serumalbumin und Serumglobulin) in einer jeden Zweifel ausschließenden Art und Menge ein- oder mehreremal im Harn sich nachweisen ließ. Zahlreiche der im engeren Sinne rein „orthotischen" Fälle wurden durch längere Zeit unter den wechselnden Bedingungen der Bettruhe und des Herumgehens beobachtet (das Genauere findet sich in der Dissertation von Greß).

Das so gewonnene Material genügt für unsern Zweck, nämlich zunächst eine grobe, rein klinische Übersicht über Häufigkeit und Art der nicht nephritischen, aber nephrogenen Albiminurie zu gewinnen. Eine ganz andere Aufgabe ist es, in die physiologischen oder pathogenetischen Details des Vorganges tiefer einzudringen. Sie verlangt eine genaue, fortgesetzte, chemische und klinische Analyse des Einzelfalles. Davon ist hier und heute absichtlich nicht die Rede.

Und nun zur genaueren statistischen Analyse unseres Materials.

Tabelle I gibt die Verteilung der 171 Fälle auf die verschiedenen Altersstufen an. Nicht ohne Interesse ist die Tatsache, daß beide Versuchsreihen (I und II) merkwürdig übereinstimmen, ein Verhalten, das sich auch in der folgenden Tabelle II verfolgen läßt. Wenn man bedenkt, daß die Untersuchungen zwar einheitlich nach dem von mir aufgestellten Plan, aber von ganz verschie-

---

[1] Ganz etwas anderes ist die Frage, ob nicht doch im späteren Leben eine relativ große Zahl dieser Individuen an Schrumpfniere zugrunde geht. Leider gibt uns unser Material darüber noch keine Auskunft. Gewiß ist es wahrscheinlich, daß aus der Schar der konstitutionellen Albuminuriker sich mit Vorliebe die späteren Nephritiker rekrutieren. Zahlenmäßig bewiesen ist es noch nicht. Hier kommt es nur darauf an, daß die betreffenden Kinder zur Zeit der Beobachtung noch nicht nephritisch waren.

denen Beobachtern (den wechselnden poliklinischen Assistenten) angestellt sind, ferner, daß die Zusammenstellung und statistische Bearbeitung der in den täglichen poliklinischen Aufzeichnungen niedergelegten Beobachtungen ganz unabhängig von zwei einander gänzlich fremden Doktoranden, die selbst wieder den Untersuchern fernstanden, rein objektiv (ich möchte sagen „mechanisch") bearbeitet sind, so dürfte in dieser auffälligen Übereinstimmung, die sich besonders auch in der Verteilung der Fälle auf beide Geschlechter ausprägt, ein starkes Moment für die Objektivität des ganzen Materials liegen.

Tabelle I.

Alter	Männlich		Weiblich		Summe		Summe I und II
	I	II	I	II	I	II	
2— 3	—	—	—	1	—	1	1
3— 4	—	—	—	1	—	1	1
4— 5	—	—	—	—	—	—	—
5— 6	—	—	—	2	—	2	2
6— 7	—	1	—	3	—	4	4
7— 8	1	5	2	4	3	9	12
8— 9	2	1	3	5	5	6	11
9—10	3	2	6	8	9	10	19
10—11	3	3	8	7	11	10	21
11—12	2	4	6	9	8	13	21
12—13	3	3	9	8	12	11	23
13—14	4	1	4	6	8	7	15
14—15	1	2	6	2	7	4	11
15—16	0	1	8	2	8	3	11
16—17	1	—	8	1	9	1	10
17—18	—	2	3	—	3	2	5
18—19	—	—	3	—	3	—	3
19—20	—	—	—	1	—	1	1
Summe	20	25	66	60	86	85	171

Als allgemeines Gesetz können wir der Tabelle entnehmen, daß (— für unser Material!) gegen die Pubertät hin die konstitutionelle Albuminurie immer häufiger gefunden wird und nach ihr schnell abnimmt. Freilich muß ich wiederholen: für unser Material! Es darf nicht vergessen werden, daß Kinder im Alter von etwa 7—16 Jahren weitaus am häufigsten zur Untersuchung kamen. Ob sich die konstitutionelle Albuminurie nach der Pubertät meist wieder verliert und wenn, in welchem Verhältnis, darüber gibt unsere Zusammenstellung keine Auskunft. Es ist das bedauerlich, aber vorläufig nicht zu ändern. Einzelbeobachtungen haben mich gelehrt, daß die konstitutionelle Albuminurie bis weit über die Pubertät hinaus unverändert fortbestehen kann. Ich verfüge über Fälle, in denen die konstitutionelle Albumniurie bis jetzt 10, ja 15 Jahre über die Pubertät hinaus von Bestand blieb. Diese Anomalie erweist sich eben gelegentlich als ebenso hartnäckig konstant und geradezu stereotyp bei manchen Individuen, wie etwa die Achylia gastrica simplex bei andern. Und dabei werden diese Individuen, wenigstens bei einer ihrem Zustand angepaßten Lebensweise, durch diese Anomalie an sich auf die Dauer weder „kränker" noch „gesünder". Dies wird sofort begreiflich, wenn man die Hypothese annimmt, zu deren Verteidigung ich diesen Aufsatz schreibe, daß es sich eben weder um eine Krankheit (einen abwegigen Vorgang mit progressiver oder regressiver Tendenz) noch um eine physiologische Funktion handelt, sondern um ein Drittes, nämlich eine angeborene Eigenschaft, die das betroffene Individuum von der überwiegenden Mehrzahl seiner Artgenossen unterscheidet. Überlegen wir uns die Sache recht, so besteht das große biologische Rätsel, vor dem wir stehen, in der wunderbaren Tatsache, daß die Nierenfilter bei den meisten Menschen, also generell, imstande ist, das Bluteiweiß, selbst unter erschwerenden Umständen, zurückzuhalten, nicht darin, daß bei einzelnen, minderwertig beanlagten Individuen diese bis jetzt für uns gänzlich unerklärliche Fähigkeit gelegentlich versagt. Daß diese konstitutionelle Minderwertigkeit zur Pubertätszeit besonders hervortritt, ist nicht ohne Analogie. Chlorose der weiblichen und Herzschwäche der männlichen Jugend sind naheliegende Beispiele. Genau wie diese Zustände verliert sich auch die konstitutionelle Anomalie häufig, nicht immer, mit der erreichten Entwicklung. In welchem Prozentualverhältnis das eine, in welchem das andere der Fall ist, darüber wissen wir leider etwas Genaueres noch nicht.

Diese ganze Auffassung gewinnt noch an Gewicht, wenn wir Tabelle II betrachten.

Tabelle II.

	Unter den 171 konstitutionellen Albuminurien befanden sich:	Männlich		Weiblich		Summe		Summe I und II
		I	II	I	II	I	II	
1	Entwicklungsschwäche ohne besondere Organschwäche	6	2	11	10	17	12	29
2	„ verbunden mit Skrofulose . .	2	4	7	11	9	15	24
3	„ verbunden mit dilatat. Herzschwäche	11	14	26	18	37	32	69
4	„ verbunden mit Chlorose . .	—	—	12	7	12	7	19
5	„ verbunden mit Chlorose und dilatativer Herzschwäche . .	—	—	5	5	5	5	10
6	„ verbunden mit Skrofulose und dilatativer Herzschwäche . .	2	4	4	9	6	13	19
7	Konstitutionelle Albuminurie allein	2	1	5	0	7	1	8
	Summe	23	25	70	60	93	85	171

Diese Zusammenstellung läßt zunächst erkennen, daß unter den 171 Fällen nur 8 Individuen sich befanden, bei denen die Albuminurie die einzige nachweisbare Konstitutionsanomalie war. Bei blühenden, kräftigen, normal entwickelten Kindern und jungen Leuten funktionieren eben auch die Nieren „normal". Diese Individuen sind von Haus aus „gesund" im landläufigen Sinne des Worts, d. h. keines ihrer Organe und Organfunktionen fällt aus dem Rahmen des mittleren Gattungstypus heraus. Daß gelegentlich bei sonst typischer Veranlagung eine einzelne Funktion minderwertig angelegt sein kann, ist nach unsern jetzigen biologischen Kenntnissen des Vererbungsvorganges (vgl. Martius, Krankheitsanlage und Vererbung, Deutike 1905) verständlich. Unsere Zusammenstellung zeigt aber, daß das gerade mit der konstitutionellen Albuminurie allem Anscheine nach relativ selten ist. Die überwältigende Mehrzahl unserer Albuminuriker fand sich in der Schar der blassen, schlecht entwickelten, elenden Kinder und jungen Menschen, die die Hospize bevölkern und für die der selige Historiker Leo in Halle a. S. mehr charakteristisch als liebevoll die sprichwörtlich gewordene Bezeichnung des „skrofulösen Gesindels“ erfunden hat. Bei genauerer klinischer Analyse zeigt sich freilich, daß Skrofulose im wissenschaftlichen Sinne, d. h. die lymphatische Diathese, die noch nicht zur Drüsentuberkulose geworden ist, nur 24 mal mit der fraglichen Eiweißausscheidung vergesellschaftet gefunden wurde. Ungefähr ebenso oft (29 mal) bestand neben der konstitutionellen Albuminurie einfache Entwicklungsschwäche ohne anderweitige funktionell nachweisbare Organschwäche. Bei 19 jungen Mädchen fand sich die Kombination der konstitutionellen Albuminurie mit Chlorose. Weitaus am häufigsten, nämlich 98 mal unter 171 Fällen wurde die konstitutionelle Albuminurie gefunden bei Kindern und jungen Menschen, die wegen kardiovaskulärer Störungen unserer Beobachtung zugingen. 10 junge Mädchen dieser Gruppe waren gleichzeitig chlorotisch, 19 Individuen (6 männlichen, 13 weiblichen Geschlechts) gleichzeitig skrofulös.

Diese, wie wir sehen, weit überwiegende Kombination der konstitutionellen Albuminurie mit Störungen seitens des Zirkulationsapparates erregt unser ganz besonderes Interesse. Zunächst könnte sie dem schon erörterten Verdachte neue Nahrung geben, daß es sich doch, wenn nicht in allen, so doch in vielen oder den meisten dieser Fälle um eine schleichend verlaufende diffuse Nephritis mit ihren bekannten Folgen für das Zirkulationssystem gehandelt habe. Schon die von mir gewählte kurze und prägnante Bezeichnung: „dilatative Herzschwäche“ für die fraglichen Störungen läßt erkennen, daß wir Symptome vor uns hatten, die dem entsprechenden Syndrom bei der chronischen Nephritis gerade entgegengesetzt sind. Bei der chronischen Nephritis finden sich konstant gespannter Puls und Herzhypertrophie, in unseren Fällen ein äußerst labiles Verhalten des Zirkulationsapparates derart, daß in der Ruhe annähernd normale Verhältnisse bestehen, die bei den geringsten Anstrengungen, zu denen bei manchen Individuen schon das Aufstehen und Herumgehen nach längerem Liegen gehört (orthotische Albuminurie!), sich dahin ändert, daß der Puls frequent und kaum fühlbar wird, während der diffuse Herzstoß in viel größerem Umfange und in scheinbar größerer Stärke an der Brustwand sich ausprägt (der sog. Martiussche Gegensatz!). Daß dieses Syndrom, zu dessen Feststellung eine einfache Funktionsprüfung genügt, in erster Linie auf eine angeborene Labilität des Herzmuskeltonus (dilatative Schwäche) schließen läßt, habe ich in mehreren Arbeiten weitläufig auseinandergesetzt und ausführlich zu begründen gesucht (vgl. meinen Vortrag: Die Insuffizienz des Herzmuskels auf dem XVII. Kongreß für innere Medizin, in dem der Ausdruck „dilatative Herzschwäche“ zum erstenmal gebraucht ist, und meine „Methodologie als Einleitung in die Lehre von den Herzkrankheiten“ in der deutschen Klinik von v. Leyden und Klemperer, Bd. 4, 2. Abschn.).

Daß in diesen Fällen von dilatativer Herzschwäche neben der großen Labilität des Herzmuskeltonus auch eine auffällige Labilität der peripherischen und zentralen Vasomotion (sit venia verbo!), auf die Laehr, Determann, Hoffmann, Krehl neuerdings das Hauptgewicht legen, bestehen kann, muß ich zugeben. Gleichwohl glaube ich, den kurzen und prägnanten Ausdruck „dilatative Herzschwäche“, der bereits Eingang in die pädiatrische Literatur gefunden hat, beibehalten zu sollen. Ich kann eben den Eindruck nicht los werden, daß in den zahllosen von mir beobachteten Fällen der angegebenen Art die angeborene Herzmuskelschwäche im Vordergrund der Erscheinungen stand.

Wenn Dr. Josef Palmar in Prag in einer soeben erschienenen Arbeit (Zur Pathogenese der orthostatischen Albuminurie, Zentralbl. f. innere Med. 1905, Nr. 42) den Versuch macht, auf Grund von 11 klinisch genau verfolgten Fällen, in denen nur der Übergang von der horizontalen Lage in die vertikale vorübergehende Albuminurie auslöste, während andere Momente (Nahrung, Getränke, Bäder, Affekte) keinen Einfluß auf ihre Entstehung hatten, die gleichzeitig bestehende kardiovaskuläre Schwäche pathogenetisch für die „orthostatische Albuminurie“ im engsten Sinne wesentlich mitverantwortlich zu machen, so läßt sich dagegen nichts einwenden. Anders steht es mit der weiteren Annahme, daß außerdem zur Entstehung der fraglichen Albuminurie noch jedesmal eine Läsion des Nierenparenchyms notwendig sei. Diese „leichte Schädigung des Nierenparenchyms“, sagt Palmar, „setze ich als reales Substrat an Stelle der hypothetischen Unterschiede in den Massen und in der Richtung der Poren der Bowmannschen Kapsel, an Stelle der Leubeschen Hypothese von Menschen mit absolut undichtem, relativ undichtem und dichtestem Nierenfilter.“ Diese Darstellung scheint mir das Verhältnis der vorliegenden Tatsachen nicht ganz zutreffend wiederzugeben. Leubes Annahme eines bei verschiedenen Individuen verschiedenwertigen Nierenfilters ist nichts anderes, als eine recht plausible Umschreibung der immer mehr sich bestätigenden Erfahrungstatsache, daß ebenso wie andere Organe, auch die Nieren gelegentlich, d. h. bei einzelnen Individuen konstitutionelle Abweichungen vom Typus, d. h. vom mittleren Durchschnitt zeigen können. In betreff der „kardiovaskulären“ Komponente seiner Fälle von orthostatischer Albuminurie gibt der Verfasser die durchaus individuelle Abwegigkeit der Konstitution zu. Es handelte sich bei allen um hoch aufgeschossene, grazil gebaute und blasse junge Leute mit Labilität des Pulses, erhöhten vasomotorischen Reflexen, Wanderherz, Asphyxie der Finger, Neigung zu Ohnmachten usw. Und bei diesen Individuen genügen die mechanischen Hindernisse, welche sich dem Blutstrom beim Übergange von der horizontalen Lage in die vertikale entgegenstellen, „und die von einem normalem Individuum unbemerkt überwunden werden, um eine Überfüllung der erschlafften Gefäße im Bereiche des Splanchnicus und eine Verlangsamung des Blutstroms im Malpighischen Körperchen zu verursachen.“ Aber das genüge nicht zur Erklärung der fraglichen Albuminurie. Dazu müsse immer noch (generell) die Läsion der Nieren hinzukommen. Warum? Was dem Gefäßsystem recht ist, kann auch den Nieren zugebilligt werden. Tatsächlich gibt es Individuen — ich habe sie mit aller Bestimmtheit unter meinem Material beobachtet — die an orthostatischer Albuminurie litten ohne eine Spur des kardiovaskulären Symptomenkomplexes oder der dilatativen Herzschwäche darzubieten. Bei ihnen ist das Nierenfilter derart schwach veranlagt, daß es jener individuellen kardiovaskulären Komponente gar nicht erst bedarf, um durch Anstrengungen Albuminurie auszulösen; und umgekehrt gibt es Individuen, die „kardiovaskulär“ recht minderwertig veranlagt und doch von orthostatischer Albuminurie frei sind. Sie haben, mit Leube zu reden, ein so dichtes Nierenfilter, oder inpräjudizierlich ausgedrückt, ihre Nieren sind so gut „veranlagt“, daß auch die auffällige kardiovaskuläre Schwäche, die ihr Erbteil ist, die Funktion der Nieren, selbst unter ungünstigen äußeren Bedingungen zu stören nicht imstande ist.

Jeder Versuch, die fragliche Albuminurie auf ein generelles Krankheitsmoment zurückzuführen, scheitert an den immer wiederkehrenden Erfahrungstatsachen, daß, was dem einen schadet, für den andern gleichgültig ist. In eindringlichster Weise predigt das von mir mitgeteilte Beobachtungsmaterial die Bedeutung des individuellen Einschlags bei der Entstehung derartiger Funktionsanomalien. Und dies konstitutionelle Moment — im Einzelfalle durch exakte Funktionsprüfung nach Maß, Zahl und Gewicht feststellbar — ist genau so gut „reales Substrat“ wie andernfalls die generelle Gewebsläsion — wenn nämlich eine solche sich nachweisen läßt!

Die Bedeutung der am Beispiel der konstitutionellen Albuminurie hier kurz entwickelten biologischen Betrachtungsweise für die Frage der individuellen Prophylaxe in praktischer Beziehung, für unsere ganze Auffassung von Leben und Krankheit in rein wissenschaftlichem Sinne liegt auf der Hand.

Ich habe diese ganze Darstellung meiner nunmehr fast zehn Jahre zurückliegenden Beobachtungen wörtlich wiedergeben, nicht nur, weil sie als Paradigma der von mir erstrebten biologischen Forschung dienen sollen, sondern weil sie mir auch heute noch sachlich von Wichtigkeit zu sein scheinen.

Es wird sich nicht leugnen lassen, daß die von mir schon 1906 mitgeteilten Erfahrungstatsachen auch nach der Jehleschen Entdeckung ihren vollen biologischen Wert behalten. Es darf als sicher angenommen werden, daß unter den 171 albuminurischen Kindern viele, wenn nicht die Mehrzahl Lordotiker im Sinne von Jehle waren. Ebenso unterliegt es wohl keinem Zweifel, daß unter der großen Zahl der teils schwächlichen, teils anscheinend völlig normalen Kinder, deren Urin untersucht, aber eiweißfrei befunden wurde, viele sich befanden, deren Nieren durch experimentell erzeugte künstliche mehr oder weniger gewaltsam durchgeführte Lordose zur Eiweißausscheidung hätten gebracht werden können. Daß der Stauung gegenüber, wenn sie nur genügend energisch durchgeführt wird, schließlich die Funktion auch der bestorganisierten Niere versagt, ist von Interesse, aber nicht gerade verwunderlich. Für unsere Zwecke kam es auf etwas ganz anderes an, nämlich auf die Entscheidung der echt biologischen Frage, ob und in welchem Umfange bei nicht nephritischen Kindern unter den Bedingungen des gewöhnlichen Lebens echte nephrogene Albuminurie auftritt und wodurch sich derartige Kinder von ihren Altersgenossen unterscheiden. Daß diese Abart viel häufiger ist, als man ohne besondere, daraufhin gerichtete Untersuchung ahnen konnte, haben meine poliklinischen Erhebungen bewiesen. Ebenso haben sie gezeigt, daß die konstitutionelle Albuminurie selten bei sonst gesunden kräftigen Kindern als einzige nachweisbare Konstitutionsanomalie vorkommt. Meist handelt es sich um Astheniker im Sinne von Stiller oder genauer um schwächliche Kinder, die auch mit andern Konstitutionsfehlern in wechselnder Kombination behaftet sind.

Ein weiteres geradezu klassisches Beispiel der besonderen Art experimenteller Fragestellung, um die es sich handelt, bieten die zahlreichen Untersuchungen über die **alimentäre Glykosurie e saccharo** (Naunyn).

Bekanntlich ist die alimentäre Glykosurie eine reine Funktionsstörung, die beim gesunden Organismus nach Fortfall der dieselbe hervorrufenden Bedingungen sofort sich wieder ausgleicht. Man kann sagen, der menschliche Organismus reagiere gesetzmäßig auf die Zufuhr übermäßiger Mengen gelösten Traubenzuckers mit Glykosurie. Dieser Sachlage gegenüber lag die Frage nahe, wie groß normalerweise die Verarbeitungsfähigkeit des menschlichen Organismus für Zucker sei. Die Zahl, welche angibt, welche Menge Zucker eben noch eingeführt werden kann, ohne Melliturie zu machen, bezeichnet man nach Hofmeister als Assimilationsgrenze. Man erwartete als Resultat der zahlreichen nach dieser Richtung hin bereits angestellten Versuche, daß die Assimilationsgrenze unter gleichbleibenden Bedingungen einen konstanten Wert darstelle, der für alle gesunden Individuen der Gattung Geltung habe. Zur Überraschung der Experimentatoren war das wirkliche Ergebnis ein ganz anderes. Wie de Campagnolle (Eine Versuchsreihe über alimentäre Glykosurie im Fieber, Arbeiten aus dem medizinisch-klinischen Institut in München, herausgegeben von v. Ziemssen und Bauer, Bd. 4, 1899) sich ausdrückt, fand man, daß es eine „präzise Assimilationsgrenze" für den gesunden Menschen, etwa auf das Kilogramm Körpergewicht als Einheit bezogen, nicht gibt. Unter sonst möglichst gleichen Bedingungen sahen Linossier und Roque bei ihren Versuchen mit Rohrzucker an 19 normalen Menschen bei einzelnen den Übergang schon nach 50, bei andern erst nach 100, nach 150, nach 200, nach 300 und sogar erst nach 350 Gramm erfolgen.

Andere (Moritz, Breul, Miura etc.) fanden ähnliche Differenzen. Daher wundert sich de Campagnolle nicht, auch bei Fiebernden derartige Unterschiede zu finden. Es gibt gesunde Individuen, sagt er, die abnorm hohe Zuckermengen, etwa 300 Gramm, völlig assimilieren können; es gibt fiebernde Individuen, welche auf die nämliche Dosis, die bei anderen Fieberkranken eine starke Zuckerelimination hervorruft, nur mit einer physiologischen Glykosurie reagieren. Allein, fügt er gleichsam zum Troste hinzu, das sind eben Ausnahmen.

Diese Auffassung ist für unsere moderne Medizin durchaus charakteristisch. Sie errinnert an das Verhalten der experimentellen Bakteriologie der auffallenden Tatsache gegenüber, daß es durchaus nicht gelingen wollte, mit gewissen pathogenen Mikroorganismen resp. pathogenem Virus (Typhus, Chorela, Maul- und Klauenseuche, Syphilis etc.) die üblichen Versuchstiere zu infizieren. Anstatt diese fundamentale Tatsache sofort zu dem die ganze Pathogenese überhaupt bestimmenden Schlusse zu benützen, daß es „pathogene Keime oder Gifte" schlechthin nicht gibt, spielte, wie Siegel (Über Immunisierung gegen Maul- und Klauenseuche, Deutsche med. Wochenschr. 1898, Nr. 47, S. 749) bezeichnenderweise sich ausdrückt, die teils auf erworbener Immunität beruhende, teils mit der Rasse zusammenhängende Unempfindlichkeit (vieler Versuchstiere gegen das Gift der Maul- und Klauenseuche) lediglich eine beim Experimentieren unangenehm auffallende Rolle!

Nun, die unangenehm auffallende Rolle, die die individuelle Disposition bei der alimentären Glykosurie e saccharo spielt und über die die experimentelle Pathologie sich mit der Verlegenheitsphrase, „das sind eben Ausnahmen", hinweghilft, sie ist geeignet, einer der Grund- und Eckpfeiler für die wahrhaft wissenschaftliche Konstitutionspathologie der Zukunft zu werden. Denn es ist ohne weiteres ersichtlich, daß die Feststellung der individuellen Assimilationsgrenze unter sonst möglichst gleichen Bedingungen uns einen direkten Maßstab für die Beurteilung der Konstitutionskraft des einzelnen in betreff eines bestimmten und wohlcharakterisierten Stoffwechselvorganges gibt.

„Erst wo Zahl und Maß berücksichtigt werden, beginnt das Wissen," sagt Stokvis in seiner großen Rede über vergleichende Rassenpathologie auf dem internationalen Kongresse in Berlin. Die Feststellung der individuellen Assimilationsgrenze gegenüber der alimentären Glykosurie e saccharo gewährt einen zahlenmäßigen Einblick in die konstitutionellen Differenzen, die der Zuckerverwertung gegenüber bestehen und eröffnet uns die Aussicht auf das höchste Ziel praktisch-ärztlicher Tätigkeit, die individuelle Prophylaxe.

Von diesem Standpunkt aus habe ich schon vor 10 Jahren durch einen japanischen Arzt in meiner Klinik systematische Untersuchungen anstellen lassen, die die individuelle Differenzierung des Zuckerverwertungsvermögens bei völlig Gesunden und leichtkranken Nichtdiabetikern zum Endziel hatten. (Saburo Kawachi, Beitrag zur Kenntnis von der alimentären Glykosurie e saccharo, Rostocker Inaug.-Diss. 1902). Untersucht wurden ca. 100 Personen, von denen 113 genaue Versuchsprotokolle vorliegen (mehrere Patienten wurden mehr wie einmal untersucht).

Das auffälligste Resultat der ganzen Untersuchungsreihe besteht darin, daß bei einer relativ großen Zahl der Untersuchten die durch einmalige Traubenzuckerdarreichung erzeugte Glykosurie nicht alsbald wieder verschwand, sondern bei zuvor sicher nicht diabetischen Individuen lange Zeit — in maximo bis zu 32 Tagen — anhielt. Diese Erfahrung war um so auffallender als Naunyn angibt, daß die Zuckerausscheidung nach einmaliger Gabe von Traubenzucker nur bis zu 6 Stunden dauert. So ist es in der Tat in der Mehrzahl der Fälle. Unter den 13 völlig Gesunden (mehr Gesunde standen leider nicht zur Verfügung), befand sich nur ein „Dauerausscheider" (um diese kurze, prägnante aus der Bakteriologie stammende Bezeichnung auf unsere Verhältnisse zu übertragen). Die Glykosurie dauerte bei 12 der Untersuchten nur 1—3 Stunden und war vorüber, wenn die künstlich erzeugte transitorische Hyperglykämie sich ausgeglichen hatte. Individuelle Unterschiede fanden sich bei diesen 12 nur in betreff der Toleranzgrenze, die von 75 g bis zu 200 g schwankte. Jedenfalls verursachte in diesen 12 Fällen die einmalige Überanstrengung des Zuckerverwertungsvermögens niemals einen Dauerschaden, es fand, wie Kawachi sich ausdrückt, stets eine rasche und vollkommene funktionelle restitutio ad integrum statt. Das ist vollkommen richtig, nur daß Kawachis Schluß, als müsse es bei „Gesunden" immer so sein, von ihm selbst widerlegt wird. Er hat nämlich übersehen, daß unter seinem Material sich doch ein Gesunder befand, bei dem die Sache sich anders verhielt. Es ist das der in der Übersichtstabelle (S. 74) zuletzt angeführte Fall (Untersuchungsprotokoll Nr. 41 und 47), der einen „gesunden, mittelgroßen, kräftigen, mäßig gut ernährten, 24 jährigen Krankenhausdiener" betraf. Dieser Mann hatte bei 150 g Traubenzucker eine Glykosurie von nur vier Stunden Dauer, bei einem spätern Versuch mit 200 g dagegen eine Glykosurie, die $29\frac{1}{2}$ Stunden dauerte.

Diese Tatsache, die Kawachi leider übersehen hat, die aber aus seinen genauen Versuchsprotokollen absolut sicher sich ergibt, beweist, daß auch bei sonst völlig Gesunden eine, wenn auch vorübergehende, funktionelle Schädigung des Zuckerverwertungsvermögens durch eine einmalige Überanstrengung auftreten kann. Man muß nur danach suchen!

Und das ist bei dem übrigen Versuchsmaterial geschehen. Kawachi selbst sagt, das überraschende Resultat der großen Häufigkeit einer mehr oder weniger lange dauernden funktionellen Schädigung durch einmalige Überanstrengung des Zuckerverwertungsvermögens „ließ sich nur dadurch gewinnen, daß systematisch die Urine auch nach dem ersten Verschwinden des Zuckers eine Zeitlang weiter regelmäßig untersucht wurden, eine Vorsicht, welche die meisten bisherigen Untersucher mehr oder weniger vernachlässigt haben".

Es gehört in der Tat die ganze zähe Energie des Japaners dazu, um derartig zeitraubende und in ihrer Eintönigkeit ermüdende Bestimmungen konsequent durchzuführen.

Das Resultat gibt die folgende Tabelle (s. Seite 118) wieder:

Wir sehen, wie überraschend häufig funktionelle Dauerschäden bei unserm Material sich fanden. Gänzlich ausgeschlossen nun erscheint es, diese „Minderwertigkeit" als eine erworbene ausschließlich mit der zufälligen Krankheit in kausale Beziehung setzen zu wollen, die die Krankenhausdiagnose macht. Das verbietet der Vergleich mit den Kontrollfällen. Ein Neurastheniker bekommt z. B. nach einer kleinen Dosis (50 g) eine zwar erst nach 7 Stunden erscheinende, dann aber 22 Tage anhaltende Glykosurie. Daraus schließen zu wollen: Die Neurasthenie setzt das Zuckerverwertungsvermögen herab, wäre voreilig und unbiologisch. Denn bei derselben Dosis (50 g) reagiert eine 43 jährige „Neurasthenica" überhaupt nicht, ein 33 jähriger neurasthenischer Mann mit einer Glykosurie von einer Stunde, d. h. ebenso, wie Gesunde verhalten sich auch sog. Neurastheniker diesem Agens gegenüber individuell verschieden.

Daß durch exogene Momente ein gegebenes (angeborenes) Zuckerverwertungsvermögen bestimmter Größe herabgesetzt werden kann, soll damit selbstverständlich nicht geleugnet werden. So ist es durchaus auffällig, daß unter

Fälle von länger als 6 Stunden anhaltender Glykosurie.
I. Gesunde.

Nr. v. Tab. I—IV	Protok.-Nr.	Name	☿ ♀	Alter J.	Diagnose	Menge Traubenzucker g	Auftreten des Zuckers im Harn n. Std.	Dauer der Glykosurie	Sonst. Bemerk.
13	47	Ch. S.	♂	24		200	1	29½ Std.	

II. Verschiedene Krankheiten.

14	59	E. W.	♀	20	Chlorose	50	4	6 Tage	
16	75	J. Z.	♂	25	Lues II.	50	2½	19 „	
17	77	W. W.	♀	21	„ „	50	8	3 „	
18	76	„ „	„	„	„ „	30	9	3 „	
19	79	M. W.	„	27	„ „	50	8	4 „	
20	78	„ „	„	„	„ „	25	9	24 Std.	
21	80	H. T.	„	52	„ „	50	2	24 „	

III. Magen-Darmsystem.

72	87	F. St.	♀	19	Ulcus ventriculi	50	1½	2 Tage	
73	86	„ „	„	„	„ „	25	24	12 „	
74	90	A. W.	„	24	„ „	50	24	3 „	
80	94	A. B.	„	19	„ „	50	4	3 „	
64 II.	63	J. K.	♂	62	Carcinom. hepatis	75	6	12 „	

IV. Nervensystem.

84	58	H. Kr.	♀	43	Neurasthenie	150	2	3 Tage	
87	106	S. S.	„	40	Ischias	50	2½	30 „	
88	107	H. K.	„	20	„	50	1	32 „	
89	103	T. M.	♂	60	„	50	2	8 „	
90	102	„ „	„	„	„	25	2½	3 „	
91	104	K. L.	„	42	„	50	3½	6 „	
92	105	„ „	„	„	„	100	2	11 „	
93	97	T. F.	„	45	Alkoholismus	50	1	6 „	
94	98	E. B.	„	36	„	50	1	10 „	
95	99	T. B.	„	56	„	50	4	7 Std.	
96	100	A. R.	„	44	„	50	3	3 Tage	
104	54	M. F.	♀	46	Tabes dorsalis	50	6	25 Std.	
105	55	„ „	„	„	„ „	100	4	20 Tage	
106	61	F. L.	♂	30	Neurasthenie	50	7	22 „	
107	60	„ „	„	„	„	25	6	6 „	
108	82	K. M.	♂	13	Kohlenoxydgasvergiftung	25	4½	2 „	
109	81	B. W.	♀	41	„	50	6	3 „	
110	83	M. W.	„	7	„	25	3	11 Std.	
112	67	F. O.	„	7	Spondylit. tub.	25	2½	5 Tage	
113	110	L. J.	♂	37	Polyneuritis	50	8	7 „	

Fälle von Glykosurie nach besonders kleinen Zuckergaben (25—30 g). — Niedere Assimilationsgrenze.

20	78	M. M.	♀	27	Lues II.	25	9	24 Std.	
18	76	W. W.	„	21	„ „	30	9	3 Tage	
34	71	A. H.	„	10	Enuresis nocturna	25	4	2 Std.	
72	86	F. St.	„	19	Ulcus ventriculi	25	8	12 Tage	
90	102	T. M.	♂	60	Ischias	25	2½	2 „	
107	60	F. L.	„	30	Neurasthenie	25	6	6 „	
112	67	E. O.	♀	7	Spondylit. tub.	25	2½	5 „	

6 untersuchten Ischiadikern 5 bei 50 g Dauerausscheidern von 3—30 Tagen wurden, während der sechste bei 100 g 11 Tage lang glykosurisch war. Der empirische Zusammenhang zwischen Diabetes und Ischias ist lange bekannt. Setzt „die" Ischias ihrer Natur nach das Zuckerverwertungsvermögen herab? Ist sie spezifisch diabetogen? So vorsichtig wir in unseren Schlüssen sein wollen, immerhin läßt sich die Frage diskutieren, ob geborene Ischiadiker nicht in besonders häufigem Maße zugleich geborene „Glykosuriker" sind.

Es leuchtet ein, daß bei dieser Betrachtungsweise der konkrete Mensch mit seiner individuell wechselnden Krankheitsbereitschaft und spezifisch verschiedenen Reaktionsfähigkeit mehr in den Vordergrund des pathogenetischen Denkens tritt, wie das Abstraktum „die Krankheit".

Kann ich die mühsamen Untersuchungen Kawachis auch nur in ihren Resultaten kurz wiedergeben, so werden sie damit vielleicht der Vergessenheit entrissen. Hier kam es mir darauf an, an einem weiteren Beispiel zu zeigen, wie auf dem Boden der allgemeinen streng exakten Experimentalpathologie das individuelle Moment der Krankheitsentstehung klinisch studiert werden kann.

Diese Auffassung, die die individuellen Abweichungen einer Funktion nicht lediglich als unangenehme Ausnahme empfindet, nur dazu gemacht, dem gelehrten Forscher seine Zirkel zu stören, die dieselben vielmehr selbst dem messenden Experimente unterwirft und grundsätzlich als mitbestimmende Faktoren bei der pathogenetischen Rechnung in Ansatz bringt, diese Auffassung ist freilich keineswegs völlig neu. Ihre Grundzüge finden sich — was die Diabetesfrage betrifft — in der Literatur deutlich ausgesprochen, aber bezeichnenderweise nicht von seiten der reinen, experimentellen Pathologie. Ein Kliniker und Arzt ist es, dem dieselbe Art und Weise, die Dinge zu sehen, am Krankenbette sich aufgedrängt hat. In einem für unsern Gegenstand sehr wichtigen Vortrag: „Zur Ätiologie der alimentären Glykosurie und des Diabetes mellitus" hat Strümpell auf der Frankfurter Naturforscherversammlung im Jahre 1896 mitgeteilt, daß seiner Erfahrung nach alimentäre Glykosurie besonders ausgeprägt bei starken Biertrinkern zu finden sei. „Besonders betonen möchte ich aber," fügt er hinzu, „daß eine abnorme alimentäre Glykosurie sich keineswegs bei allen starken Biertrinkern findet. Sicher spielen individuelle Verhältnisse hier eine große Rolle, wie bei allen sonstigen Folgeerscheinungen chronischer Intoxikationen. Die bei der Zersetzung des Zuckers wirksamen Faktoren bieten offenbar bei verschiedenen Menschen von vornherein quantitativ verschiedene Verhältnisse dar. Diese Faktoren sind von vornherein bei dem einen Menschen „stärker", bei dem andern „schwächer" veranlagt. Auf derartige quantitative individuelle Verschiedenheiten aller einzelnen physiologischen Funktionen des Organismus werden wir ja immer mehr und mehr hingewiesen. Darum ist auch dieselbe Funktion oder — anatomisch ausgedrückt — sind dieselben einer Funktion dienenden Zellen bei dem einen Menschen derselben Schädlichkeit gegenüber viel widerstandsschwächer als bei einem andern."

Wenn nun die Assimilationsgrenze für Zucker bei (sonst gesunden) habituellen und starken Biertrinkern besonders häufig abnorm niedrig gefunden wird, so beweist das nach Strümpell, daß der überreiche Biergenuß unmittelbar schwächend auf die zuckerverarbeitende Funktion des Körpers einwirkt. Mit andern Worten, der chronische Bieralkoholismus erzeugt (ganz entsprechend unseren Ausführungen über den erworbenen Konstitutionalismus im dritten Abschnitte dieses Kapitels) eine veränderte Konstitution, die den Organismus der Zuckerüberschwemmung gegenüber weniger widerstandsfähig macht. Allmählich kann auf diesem Wege die Energie der Zuckerverarbeitung so weit sinken, daß es der ungewöhnlichen Überschwemmung mit Zucker gar nicht mehr bedarf, daß Verbrennungsenergie und Regulationsmechanismus schon der gewöhnlichen Kohlehydratzufuhr gegenüber versagen. Dann ist der „Bierdiabetes" fertig. Aber auch hier wieder sprechen die individuellen Verhältnisse mit. Denn bei weitem nicht alle habituellen Biertrinker werden diabetisch.

„Daß unzählige „feste" Konstitutionen auch dieser Schädlichkeit (dem übermäßigen Biergenusse) dauernd Widerstand leisten, ist gewiß. In nicht ganz seltenen Fällen aber, wo die genannte Funktion, bzw. die derselben dienenden Zellen vielleicht schon von vornherein eine gewisse „schwächliche Anlage" haben, führt die genannte Schädigung zu einer dauernden krankhaften Beeinträchtigung dieser Funktion, d. h. zu einem echten Diabetes.

Wie sehr diese Erkenntnis, wenn man sie für richtig hält, unser praktisches Handeln in bezug auf Prophylaxis und in bezug auf die diätetische Behandlung der Diabeteskranken beeinflussen muß, liegt so sehr auf der Hand, daß ich nicht näher darauf einzugehen brauche."

Leider, das muß gesagt werden, entspricht dieser theoretisch richtigen Erkenntnis noch keineswegs die nötige Energie, mit der man versuchen muß, die für eine brauchbare Prophylaxe sich ergebenden Konsequenzen in praktisches Handeln umzusetzen. Noch viel zu sehr denkt der Arzt heutzutage nur an die Möglichkeit der Behandlung von Kranken. Wissenschaftlich exakte Versuche der Krankheitsverhütung bei noch Gesunden, aber konstitutionell Gefährdeten müssen nunmehr ernstlich in Angriff genommen werden. An Vorschlägen fehlt es nicht. Freilich sagt Weiland (Theorie und Behandlung des Diabetes mellitus, Beihefte zur medizinischen Klinik. 9. Jahrgg., 1913, Heft 1) mit Recht, „eine Prophylaxe des Diabetes sei bei der jetzt gewöhnlichen Art ärztlicher Behandlung durch sporadische Sprechstundenuntersuchung nur schwer und in beschränktem Maße möglich; der Hausarzt jedoch sollte, besonders in Familien, in denen der Diabetes vorkommt, eine solche ausüben, und würde damit viel Gutes schaffen können. Er werde mit seinem Vorgehen nicht auf zu große Schwierigkeiten stoßen, da auch in Laienkreisen die Erblichkeit des Diabetes bekannt sei. Ferner solle sich die Prophylaxe womöglich auch auf hereditär nicht belastete Menschen beziehen, bei denen Fettleibigkeit oder Gicht bestehen und die Gefahr eines komplizierenden Diabetes in die Nähe rückt. „Hier wird eine Beschränkung stärkehaltiger Nahrung, eine vorsichtige Unterernährung (!) am Platze sein, bei Gicht außerdem eine Beschränkung der nur leimhaltigen Nahrungsmittel."

Wichtiger noch, und darin müssen wir Weiland durchaus zustimmen, erscheint diesem Autor die diätetische Beobachtung von Kindern aus diabetischen Familien. Er empfiehlt, einem Vorschlag von Lauritzen (Therapie d. Gegenw. 1910) zu folgen, der in solchen Fällen in gewissen Zeitabständen sich wiederholende Toleranzprüfungen macht. Lauritzen gibt eine Probemahlzeit aus 25 g Fisch, 30—50 g Reis, 100—200 g Kartoffeln und 25—35 g Brot, je nach dem Alter des Kindes und beobachtet die danach auftretende Glykosurie; wenn nicht Fieber und Infektion das Auftreten einer solchen begünstigen, oder die ausgeschiedene reduzierende Substanz im Urin sich nicht als Traubenzucker erweist, dann muß man diese Glykosurie ex amylo als diabetisch auffassen und nun die Kinder demgemäß behandeln. Mit Recht mache Lauritzen darauf aufmerksam, daß die frühzeitige Diagnose nach der Belastungsprobe den Diabetes zwar nicht hindert, aber seine Prognose im weitesten Maße bessert. „Wir (Weiland) geben dieser Belastung mit Amylazeennahrung den Vorzug vor der Toleranzprobe mit Traubenzucker, weil die Assimilationsgrenze für diesen schwankend ist und man andererseits durch die Zufuhr größerer Mengen Traubenzucker vielleicht Schaden stiften könnte."

„Aus diesem letzten Grunde wird man auch die Probe auf alimentäre Hyperglykämie mit fortlaufender Bestimmung der Blutzuckerwerte, wie sie Tachau (Deutsches Archiv f. klin. Med., Bd. 104) vorschlägt, und deren Vorhandensein er als erstes Zeichen diabetischer Stoffwechselstörungen kennzeichnet, nach Verabreichung einer kohlehydratreichen Mahlzeit vornehmen und nicht nach Zufuhr von reinem Traubenzucker per os."

Diese Ausführungen Weilands, die ich mit Absicht wörtlich wiedergegeben habe, sind in der Tendenz vortrefflich. Sie lassen das volle Verständnis für die praktisch-prophylaktischen Konsequenzen einer wissenschaftlichen Konstitutionspathologie hervortreten. Aber sie beweisen doch auch wieder, wie unsicher tastend die ersten Vorschläge und Versuche auf diesem neuen Gebiete noch sind. Ob die Versuche mit einer reinen Amylazeennahrung zum Ziele führen, nämlich die angeborene, individuelle Intoleranz gegen Zuckerbelastung hervortreten zu lassen, müßte doch erst bewiesen werden. Daß die Übertreibung des Traubenzuckerversuchs gelegentlich, wie jede individuell zu hoch gegriffene Belastungsprobe, schädlich wirken kann, ist selbstverständlich und ist durch die Versuche Kawachis bewiesen. Sie müssen also sachgemäß und vorsichtig angestellt werden. Wenn aber Weiland die Traubenzuckerprobe verwirft, weil „die Assimilationsgrenze für diesen (den Traubenzucker) schwankend ist", so verstehe ich das nicht. Gerade diese individuellen Schwankungen sind ja Gegenstand des Versuchs!

Ich zweifle keinen Augenblick, daß weitere systematisch angestellte Versuche ·in unserm Sinne bald kommen werden, weil sie kommen müssen.

Sehr nahe liegt es, analog der alimentären Glykosurie e saccharo zum Zweck der Diabetesprophylaxe Untersuchungen darüber anzustellen, ob es eine individuelle angeborene Schwäche funktioneller Art dem Purinstoffwechsel gegenüber gibt bei jugendlichen Individuen, die **gichtisch** erblich belastet, aber noch gesund sind. Dukworth (zit. nach Pensquens, Die diätetische Behandlung der Gicht, Med. Klinik 1913, Nr. 3) nimmt eine gichtige „Krankheitsbereitschaft" an, die vor Ausbruch der Gicht (in 50% der Fälle von Gicht sei Heredität nachweisbar) als funktionelle Schwäche · des Organismus · dem Purinstoffwechsel gegenüber sich müsse nachweisen lassen.

Auch hier werden systematisch durchgeführte Untersuchungsreihen größeren Umfangs hoffentlich nicht mehr lange auf sich warten lassen.

Schon jetzt können wir folgendes sagen:

Die abnorm niedrige Assimilationsgrenze für Zucker bei einem sonst noch gesunden Individuum beweist, ebenso wie die orthotische Albuminurie, ebenso wie die dilatative Herzschwäche, ebenso wie die einfache Achylie eine angeborene oder erworbene Konstitutionsschwäche, die als quantitativ bewertbare Krankheitsanlage den aufmerksamen Arzt nicht nur befähigt, sondern geradezu zwingt, seinen Klienten nach Kräften vor Schädlichkeiten zu bewahren, die für andere keine sind, für ihn aber Siechtum und frühzeitigen Tod bedeuten können.

Ihre notwendige Ergänzung finden die klinischen Feststellungen der in der Anlage gegebenen minderwertigen Organfunktion in den Einzelfällen durch die über Jahre ausgedehnte weitere Beobachtung, ob und unter welchen Bedingungen aus der frühzeitig nachgewiesenen Organschwäche (der spezifischen Veranlagung) die entsprechende manifeste Krankheit sich entwickelt. Unser gewöhnliches Beobachtungsmaterial und die übliche Beobachtungsart selbst des klinisch geschulten und sorgfältigen Hausarztes (soweit es überhaupt noch Hausärzte im alten guten Sinne gibt), genügen dazu keineswegs. Noch weniger kann die (aus andern Gründen absolut notwendige) Krankenhausanamnese gerade in diesem Punkte neue Einsicht bringen.

Ich muß auf meinen Vorschlag der staatlich organisierten, systematisch durchgeführten, etwa jährlich vorzunehmenden Funktionsprüfungen der gesamten Schuljugend durch eigens dafür angestellte Schulärzte zurückkommen. Freilich denkt man auch heute noch, wenn von der überwachenden Tätigkeit der Schulärzte die Rede ist, viel zu einseitig an die ausschließliche Bazillenjagd. Gewiß ist auch diese notwendig. Das Rätsel der Epidemiologie liegt auf dem Gebiete der Bazillenträgerei. Aber das ist nur die eine Seite der Sache. Die Immunitätsforschung auf der andern Seite hat es mit der systematischen Durchuntersuchung der gesamten Schuljugend auf den individuellen Grad der angeborenen oder erworbenen Widerstandsfähigkeit gegen die Toxine von Diphtherie, Typhus, Tuberkulose usw. zu tun, und zwar noch vor erfolgter Infektion. Die Experimentalwissenschaft verfügt schon jetzt über die genügende Methodik, um beispielsweise alle Individuen einer gegebenen „Population" auf den Grad ihres persönlichen Besitzes an Diphtherieantitoxin auszutitrieren.

Aber alles das kostet Geld, viel Geld und nochmals Geld. Ich schreibe dies in dem Augenblicke, in dem die Kanonen auf dem Balkan ihr menschenmordendes Feuer eröffnen. Den Hygieneminister der Zukunft, der mit ähnlichen Mitteln biologisch mobil machen könnte, wie heute der über den Reichtum der Nationen verfügende Kriegsminister, werden wir nicht mehr erleben.

So muß sich die Wissenschaft bescheiden. Aber auch mit bescheidenen Mitteln läßt sich manches erreichen, wenn man nur die Ziele und Aufgaben richtig stellt.

So halte ich bei dem jetzt feststehenden nahen Zusammenhang zwischen perniziöser Anämie und **Achylie** die systematische Untersuchung auf das Vorkommen der Achylia gastrica simplex bei noch gesunden Kindern für eine wichtige biologische Aufgabe. Nur systematisch durchgeführte Massenuntersuchungen an Kindern und jungen Menschen aller Altersstufen können uns darüber aufklären, in welchem Lebensalter die auf angeborener Anlage beruhende Achylia gastrica simplex manifest wird.

Ich muß auch hier etwas weiter ausholen.

Nur sehr schwer scheint sich bei der großen Mehrzahl der immer noch nicht genügend biologisch denkenden Ärzte die Vorstellung Eingang zu verschaffen, daß es sich bei der typischen einfachen **Achylie** in der Tat primär um eine bloße Abart vom Normaltypus handelt. Daß ein derartiges nicht krankhaftes, aber aphysiologisches Gewebe, wie die Magensekretionszellen der Achyliker es darstellen, exogenen Schädlichkeiten widerstandsloser gegenüberstehen, daß daher, wie ich schon in meiner ersten Arbeit über diesen Gegenstand mit Lubarsch zusammen nachgewiesen habe, Rundzellenanhäufungen und andere Produkte stattgehabter Reizung häufiger und leichter vorkommen wie beim Normaltypus, ist leicht verständlich. Weniger leicht die Tatsache, daß aus diesem Befunde immer wieder die exogene Natur dieser „Diathese" abgeleitet wird.

Erst in neuester Zeit erreicht der konstitutionelle Gedanke auch in diesem Punkte seine werbende Kraft. In einem klinischen Vortrag: Über die „konstitutionelle" Achylie (Med. Klinik 1912, Nr. 15) nimmt Professor R. Schmidt (Innsbruck) scharf in diesem Sinne Stellung. Mit Nachdruck wendet er sich gegen Knud Faber, der auf Grund zahlreicher histologischer Untersuchungen gegen Martius u. a. die Meinung vertritt, daß alle Achylien — nach Ausschluß einer malignen oder hämatogenen Erkrankung — nichts anderes seien, als die Folgezustände chronischer Gastritiden. Schmidt sagt ganz allgemein: „Es ist heutigentags — bei der Vervollkommnung histologischer Untersuchungstechnik — nicht schwer, von der Norm abweichende histologische Befunde aufzudecken, sehr schwierig aber dieselben ätiologisch richtig einzuschätzen. (Ich erinnere zum Vergleich an die zahllosen anatomischen Untersuchungen von Epileptikergehirnen, bei denen irgendwelche positiven Befunde fast nie vermißt werden, ohne daß doch bisher eine irgendwie befriedigende ätiologische Beziehung sich hätte feststellen lassen. Die genuine (idiopathische) Epilepsie gehört nach wie vor trotz aller aufgewandten Mühe zu den funktionellen Neurosen, Martius.) Im konkreten Falle häufen sich aber die Schwierigkeiten in ganz besonderem Maße. Nehmen wir an, daß die von Ewald, Einhorn, Martius, Kelling, Stiller u. a. vertretene Anschauung einer funktionellen Genese der Achylie unserer Fälle zu Recht besteht, so ist a priori anzunehmen, daß in diesen neurogen mangelhaft gesteuerten ev. konstitutionell abnorm angelegten Organbezirken besonders leicht organische Veränderungen im Sinne von Entzündung oder Atrophie sich etablieren werden, wie ja auch eine längere Zeit gelähmte Extremität anatomische Veränderungen aufweist. Es ist mir daher nicht klar, wie die Vertreter der neurogenen Theorie anatomische Befunde als Einteilungsprinzip aufstellen können. Es wird ja gerade bei der Annahme einer mehr funktionellen Genese unserer Fälle von Achylie (ich würde sagen: einer angeborenen Gewebsschwäche und darum größerer Lädierbarkeit der Magenschleimhaut, Martius) mit der Möglichkeit und Wahrscheinlichkeit histologischer Veränderungen der Magenschleimhaut durchaus zu rechnen sein, um so mehr, wenn es sich, wie in den Fällen von Knud Faber, meist um ältere Individuen, um Säufer, Nephritiker, vorgeschrittene Fälle von Lungentuberkulose usw. handelt.

Das ist überhaupt nicht der Rahmen, in dem die klinisch gut gesicherten Fälle von „essentieller" Achylie zur Beobachtung kommen.

Die klinisch gesicherten Fälle betreffen vielmehr jugendliche Individuen, die infolge ihrer meist schwächlichen Gesamtkonstitution Exzesse sowohl im Essen, Trinken und Rauchen stets mieden, als auch wegen ihrer „Magenschwäche" sich größter Vorsicht in der Auswahl ihrer Nahrung befleißigen."

Etwas kürzer und prägnanter sagt R. Schmidt am Schluß seiner Arbeit: „Auf jeden Fall möchte ich von klinischen Gesichtspunkten aus entschieden Stellung nehmen gegen Bestrebungen, die dahin gehen, die Gruppe zweifellos konstitutionell verankerter Fälle von Achylie restlos in eine banale exogen ausgelöste chronische Gastritis aufgehen zu lassen."

Kann ich mich mit der prinzipiellen pathogenetischen Auffassung R. Schmidts nur einverstanden erklären, ebenso damit, daß er an die Stelle der von mir vor 15 Jahren gewählten Bezeichnung Achylia gastrica simplex (simplex = einfach, d. h. von Haus aus gegeben, nicht sekundär, nicht exogen entstanden) das prägnantere Stigma „konstitutionell" setzt, so muß ich doch aus biologischen und klinischen Gründen davor warnen, unter begrifflicher Kristallisation an die Achylie als dominierendem Mittelpunkt einen neuen komplexen Krankheitstypus etwa entsprechend der Stillerschen asthenischen Konstitutionsanomalie zu schaffen. Schon in meiner ersten Veröffentlichung 1897 habe ich hervorgehoben, daß unter den geborenen Achylikern die überwiegende Mehrzahl Neurastheniker sind, aber durchaus nicht alle. Wer sich in die streng naturwissenschaftlich-biologische Determinantenlehre (siehe das Vererbungskapitel S. 153) eingelebt hat, wird es ohne weiteres begreiflich finden, daß die Achylie eines der vielen artdifferenten (atypischen) Anlagestücke zur Voraussetzung hat, derart, daß sie sich allein in eine sonst normale Anlagemasse verirren kann (Achyliker, die im übrigen gesund sind, etwa nach Analogie sonst völlig normaler rot-grün-blinder Menschen), oder aber, daß sie (und zwar erfahrungsgemäß viel häufiger) mit andern erblich determinierten Minderwertigkeiten sich kombiniert. In meinem, auf diesem Gebiete recht großen Beobachtungsmaterial ist die häufigste Kombination die mit wechselnden neurasthenischen Merkmalen. Eine besondere Rolle spielt die, wie es scheint, nahezu konstante Korrelation der typischen perniziösen Anämie zur konstitutionellen Achylie, ein Zusammenhang, dessen pathogenetische Bedeutung jetzt Gegenstand ausgedehnter Forschung ist.

R. Schmidt hat besonders häufig die Kombination: Achylie, Bradykardie, Tuberkulin-Empfindlichkeit beobachtet. Es ist nicht ausgeschlossen, daß einem andern Beobachter in einer andern Bevölkerung eine andere Kombination besonders häufig entgegentritt. Das würde begreiflich sein, aber nicht maßgebend im Sinne nosologischer Konstruktion. Der ganzen pathogenetischen Auffassung nach, die in diesem Buche ihre Begründung finden soll, würde es von neuem auf ontologische Abwege führen, wenn man sich verleiten ließe, aus der Schmidtschen Trias wieder eine neue Krankheit zu machen. Was ist aus der berühmten Merseburger Trias des alten Basedow geworden? Und doch ist jene Trias immerhin viel mehr noch innerlich unter sich verwandt zu denken als die von Schmidt.

Kurz, die konstitutionelle Achylie ist eine der vielen unzähligen Möglichkeiten vererbbarer Artabweichungen, die ihrem Wesen nach in die allgemeine Pathologie gehören, und deren praktisches Vorkommen, deren Kombination mit andern Minderwertigkeiten, deren Rolle als disponierendes Agens anderen Krankheiten gegenüber der klinischen Erfahrung unterliegen.

Aber — wie soll diese Auffassung bewiesen, gegen alle Anzweiflungen der „Exogeniker" exakt verteidigt werden? Ich sehe keinen andern Weg als den bereits geschilderten der systematischen Funktionsprüfung an ganzen „Populationen", beginnend mit der Schuljugend, oder wenigstens doch an einem größeren Material von Kindern, wie sie die Kinderhospize bevölkern, entsprechend meinen Untersuchungen über konstitutionelle Albuminurie.

Daß, solange umfassende Untersuchungen der Art nicht vorliegen, auch klinische Einzelerfahrungen verwertbar sind, soll nur angedeutet werden. Ich verfüge über die Tatsache, daß ich bei zwei Söhnen im Alter von damals etwa 5 und 7 Jahren eines an perniziöser Anämie mit typischer Achylie zugrunde gegangenen Vaters ebenfalls bereits typische Achylie feststellen konnte.

Diese Beobachtung führt hinüber zu der großen biologischen Frage der Vererbarkeit derartiger konstitutioneller Abwegigkeiten. Es unterliegt keinem Zweifel, daß alle konstitutionellen Krankheitsanlagen oder Artabweichungen (Varianten) — von wenigen nachweisbar exogen entstandenen abgesehen — aus der Vererbungsmasse des Ahnenplasmas stammen. Es könnte der Gedanke auftauchen, den genealogischen Erbnachweis grundsätzlich zum Kriterium der konstitutionellen Natur einer „Diathese" zu machen. Wir werden sehen, daß die Dinge viel zu kompliziert liegen, als daß eine derartige Forderung sich durchführen ließe. Umgekehrt freilich ist es klar, daß, wenn, wie bei der familiären Hämophilie, die Vererbung der Artabweichung (hier die Schwergerinnbarkeit des Blutes) feststeht, damit die konstitutionelle Natur dieses Leidens im Sinne unserer Auffassung bewiesen ist. Mit Bestimmtheit muß schon hier betont werden, daß im Einzelfalle der fehlende genealogische Nachweis erblicher Belastung niemals als endgültiger Beweis gegen die konstitutionelle Natur einer Abart bzw. für die notwendige Annahme exogener Entstehung gelten kann.

Schließlich ist noch einmal besonders hervorzuheben, daß, wenn bei generellen Untersuchungsreihen zwecks Feststellung des Typus (des mittleren Durchschnitts der Funktion oder der physiologischen Funktionsbreite) auffällige „Ausnahmen" absichtlich ausgeschaltet werden müssen, gerade diese sog. „Ausnahmen" das Zielobjekt des forschenden Konstitutionspathologen sind. Beide Arten der Forschung sind notwendig. Sie ergänzen und fördern sich gegenseitig. Nur muß der Forscher wissen, was er eigentlich will. Eins oder das andere. Am besten, aber deutlich voneinander unterschieden, beides!

Wir sehen, besondere Methoden der pathogenetischen Konstitutionsforschung gibt es nicht. Jeder Experimentalforscher und jeder Kliniker, der sich der Grundprinzipien seiner Wissenschaft bewußt ist, muß auseinanderzuhalten imstande sein, was zur generellen und was zur individuellen Organisation gehört und in welchem Verhältnis beides zur Krankheitsverursachung und -entwicklung steht.

Drittes Kapitel

Pathogenetische Vererbungslehre.

1. Einführung in das Problem der pathogenetischen Vererbungslehre.

a) Umgrenzung der Aufgabe.

Die pathogenetische Vererbungslehre, d. h. die relativ eng umschriebene Frage nach dem Einfluß erblicher Momente auf die Entstehung von Mißbildungen und Krankheiten beim Menschen umfaßt nur einen kleinen Teil des großen biologischen Vererbungsproblems; sie bildet gewissermaßen nur einen Anhang an die ein bedeutendes Sondergebiet der Biologie umfassende „Vererbungswissenschaft". Dieser letztere Ausdruck „Vererbungswissenschaft" ist neu. Erst allmählich hat sich aus der in der zweiten Hälfte des vorigen Jahrhunderts die Biologie beherrschenden Abstammungslehre die Vererbungslehre als ein besonderer Zweig der biologischen Wissenschaft herauskristallisiert. Während unter dem alles beherrschenden Einfluß der Deszendenztheorie Darwins, die im wesentlichen nur mit Variabilität, Anpassung und Auslese (Selektion) im Kampf ums Dasein arbeitete, das Vererbungsproblem im engeren und eigentlichen Sinne des Worts fast ganz zurücktrat, drängt es sich heute immer machtvoller in den Vordergrund. Hat es sich doch, wie Goldschmidt (Einführung in die Vererbungswissenschaft, Leipzig 1911) sagt „überhaupt als das zentrale Problem der ganzen Biologie" erwiesen. Als solches hat es Beziehungen nach allen Seiten, bildet es einen wesentlichen Faktor der Verbindung der Biologie mit allen ihren Tochterwissenschaften, nicht zum wenigsten mit der Soziologie, der Landwirtschaft, der Medizin. Diese zentrale Stellung, die ihr heute in der Tat zuerkannt wird, hat die Vererbungslehre aber erst ganz allmählich errungen, und zwar nicht etwa so, daß sie eine zeitlich kontinuierliche und geradlinige Entwicklung durchgemacht hätte. Vielmehr wurden anfänglich von allen Seiten recht planlos und unabhängig voneinander gleichzeitig die verschiedensten Vererbungsfragen, je nach Bedürfnis und Laune, in Angriff genommen. Der Tierzüchter machte sich über die Ursachen seiner praktisch unleugbaren Erfolge seine eigenen, oft recht wunderlichen Ideen selbst zurecht, der Arzt verwertete ebenso unkritisch seine persönlichen und zufälligen Familienerfahrungen und der experimentelle Biologe suchte auf dem Erbwege etwa durch Verstümmelung der Zuchttiere eine stummelschwänzige Hunderasse zu züchten, ohne über die Tatsache, daß die Juden immer noch mit einer Vorhaut geboren werden, sich viel Gedanken zu machen!

Und doch lagen überall schon damals, in den letzten Jahrzehnten des vorigen Jahrhunderts, wichtige Ansätze zu einer wissenschaftlichen Behandlung des Problems vor. Wenn auch etwas willkürlich schematisch lassen sich die verschiedenen Forschungsrichtungen, die ebenfalls wieder, ohne viel aufeinander Rücksicht zu nehmen, sich nebeneinander entwickelten, in mehrere wohlcharakterisierte Kategorien einteilen. In England entwickelte sich unter der Führung Galtons, eines Vetters von Charles Darwin, eine auf statistisch-mathematischer Forschungsmethode beruhende Vererbungswissenschaft, die in England und Amerika Schule machte, ohne in Deutschland viel Beachtung zu finden. In Deutschland beschäftigte man sich zu derselben Zeit unter dem Einflusse der genialen Arbeiten von Weismann tiefeindringend mit der zytologischen Seite des Vererbungsproblems, d. h. mit den mikroskopisch feststellbaren Zellvorgängen bei der Befruchtung. Das Resultat war die Chromosomentheorie der Vererbung, an deren geistiger Durcharbeitung eine klare Fixierung der grundlegenden, bis dahin recht konfusen Vererbungsbegriffe sich anschloß. Ihre für die Vererbungslehre beim Menschen notwendige Ergänzung fand die Chromosomentheorie durch die Anwendung der genealogischen Forschungsmethode, wie sie, beruhend auf der Darstellung des Historikers Lorenz, von mir und andern speziell in die pathogenetische Vererbungslehre eingeführt wurde.

Schien es bis vor kurzem als wenn, wenigstens für die pathogenetische Vererbungslehre, die Kombination der genealogischen Betrachtungsweise mit der biologisch festbegründeten Chromosomenlehre einen wissenschaftlichen Boden von genügender Tragfähigkeit hergab, um darauf das Gebäude einer exakten Vererbungslehre zu errichten, so sollte bald noch von einer ganz andern Seite her neues Licht in das äußerst verwickelte Vererbungsproblem geworfen werden. Es ist das die als klassisch zu bezeichnende Renaissance des Mendelismus. Kurz gesagt, handelt es sich um Wiederausgrabung und Nachprüfung von exakten Vererbungsversuchen, die schon in den sechziger Jahren des vorigen Jahrhunderts Gregor Mendel, ein Mönch im Kloster zu Brünn, an Pflanzen angestellt hatte und die bis zum Jahre 1900 völlig unbeachtet geblieben waren.

Diesen Versuchen wird jetzt seitens der exakten Experimentalbiologen, in erster Linie der Botaniker und Zoologen, eine „dominierende" Stellung in der ganzen modernen Erblichkeitswissenschaft zugeschrieben. Wir werden gleich sehen, wie hoch gegenwärtig diese Wertung von vielen Seiten getrieben wird.

Für uns ergibt sich nun folgende Situation. Es ist klar, daß die pathogenetische Vererbungslehre, die völlig steril und bedeutungslos blieb, solange sie sich auf sich selbst stellte, ohne sich um die Biologie zu kümmern, nunmehr ebenso mit dem Mendelismus sich auseinandersetzen muß, wie sie sich bisher auf die Lehren der zytologischen Erblichkeitsforschung und der Genealogie angewiesen sah.

Ehe wir aber zu der Erörterung der Frage übergehen, was die Krankheitslehre von all den genannten Richtungen der Erblichkeitsforschung zu erwarten hat und gewinnen kann, ist zunächst noch kurz zu begründen, warum die ganze pathogenetische Hereditätslehre hier im Zusammenhang mit dem pathogenetischen Konstitutions- und Dispositionsproblem, das wir bisher behandelt haben, gebracht wird. Der innere Zusammenhang ist leicht einzusehen. Alle Krankheitsanlagen, so weit sie nicht gelegentlich intra- oder extrauterin erworben sind, stammen aus dem Keimplasma der Eltern, sind demnach ererbt. Das braucht im einzelnen Falle nicht erst bewiesen zu werden, das steht nach den Lehren der Biologie fest. Das gilt ebenso, wie von den Krankheitsanlagen (Dispositionen, Diathesen) im engern Sinne, überhaupt von allen individuellen, atypischen Organisationsabweichungen, die irgend ein Mensch besitzt. Immer abgesehen von den extra- oder intrauterin durch äußere Einflüsse erworbenen Organisationsunterschieden des Individuums vom Typus (dem mittleren Durchschnitt), sind alle Variationen, also auch die Krankheitsanlagen durch das Keimplasma determiniert und werden somit durch den Akt der Vereinigung der Geschlechtszellen vererbt. Die Summe aller möglichen individuellen Abartungen vom Typus, die entweder erbliche Mißbildungen oder erbliche Krankheitsanlagen darstellen, muß sich demnach decken mit der Summe der klinischen Konstitutionsanomalien in dem Sinne unserer bisherigen Betrachtung, d. h. soweit nicht nachweisbar erworbene Konstitutionsänderungen in Frage kommen. Die pathogenetische Vererbungslehre gibt uns in thesi Aufschluß über die Provenienz aller konstitutionellen Abwegigkeiten. Eine Konstitutionspathologie in unserm Sinne wäre demnach ohne die pathogenetische Vererbungslehre ein unbrauchbarer Torso. Oder umgekehrt ausgedrückt: die Vererbungslehre ist zugleich Grundpfeiler und Schlußstein einer jeden wissenschaftlichen Konstitutionspathologie.

Ehe ich dazu übergehe, in den folgenden Abschnitten dieses Kapitels die bereits erwähnten einzelnen Komponenten der wissenschaftlichen Erblichkeitslehre, soweit sie für die Pathogenese von Wichtigkeit sind, im einzelnen abzuhandeln, will ich in den folgenden einleitenden Bemerkungen dieser Einführung den Versuch machen, von vornherein unsern rein ärztlichen Standpunkt gegenüber den allgemeinen biologischen Vererbungsfragen festzulegen. Wenn ich damit Behauptungen und Ansichten vorwegnehme, die ihren Beweis erst in den pragmatischen Darstellungen der spätern Abschnitte finden werden, so geschieht das im didaktischen Interesse. Ich schreibe nicht für die biologischen Spezialforscher, sondern für die Ärzte, denen die äußerst schwierig zu behandelnde Materie meist noch recht wenig vertraut ist.

Ich beginne mit einigen Bemerkungen über die biologisch jetzt im Vordergrunde stehende sog. experimentelle Vererbungslehre, den Mendelismus.

(Wer über Art und Wesen des Mendelismus noch völlig unorientiert ist, möge zunächst Abschnitt 3 dieses Kapitels (S. 170) vorweg lesen. Die hier folgenden Ausführungen haben lediglich den Zweck, den medizinischen Leser von vornherein auf die tatsächliche bzw. von biologischer Seite behauptete Bedeutung des als bekannt vorausgesetzten Mendelismus für die Pathogenese des Menschen hinzuweisen.)

b) Das Verhältnis der Pathogenese zur „experimentellen" Vererbungslehre.

Nach A. Lang hat seit 1900 durch die Wiederentdeckung der Mendelschen Regeln die experimentelle Vererbungslehre einen so ungeheuren Aufschwung genommen, daß sie „in einem Dezennium (1900—1910) in der Ermittlung von Gesetzmäßigkeiten, in der Erkenntnis der natürlichen Ordnung nach Zahl, Maß und Gewicht mehr geleistet hat, als im ganzen vorausgehenden Zeitraume" (zitiert nach Lutz, Über einige Stammbäume und die Anwendung der Mendelschen Regeln auf die Ophthalmologie, v. Gräfes Archiv, 79. Bd., Heft 3, 1911, S. 397).

Lang ist Zoologe. Sein Urteil ist daher allgemein biologisch, nicht etwa speziell medizinisch orientiert. In der Tat läßt sich nicht verkennen, daß der befruchtende Anstoß, den die Biologie durch die experimentelle Wiederaufnahme der klassischen Versuche Mendels bekommen hat, ungewöhnlich stark und, wie es scheint, auch nachhaltig ist. Der Freude über die neue Methode und dem berechtigten Stolz auf die Fülle der gewonnenen Tatsachen entspricht die hohe Wertschätzung des Neuerwerbs an Einsicht und Verständnis bisher nahezu unzugänglicher biologischer Probleme. Voll Stolz sagt Correns, einer der Wortführer der neuen Lehre (Die neuen Vererbungsgesetze. Berlin, Bornträger, 1912, S. 75): „Die Zeit des „Gedankenexperiments" in der Vererbungslehre ist vorbei. Mühsam in jahrelanger oder jahrzehntelanger Arbeit muß jetzt Baustein für Baustein gerichtet werden. Dafür hoffen wir aber auch, ein festes Gebäude aufzurichten, das nicht dem Schicksal der bisherigen Vererbungstheorie verfallen soll."

Gleiche Zuversicht, ähnliche Begeisterung herrscht überall im Lager der Botaniker und Zoologen. Lawinengleich wächst die Literatur auf dem bisher so sterilen Gebiete der Vererbungslehre an. Eine ganze Reihe größerer, zusammenfassender Darstellungen kommen dem Wissensdurste des zünftigen und unzünftigen Lesers entgegen. Die wichtigsten sind folgende:

Baur, E., Einführung in die experimentelle Vererbungslehre. Berlin 1911. — Bateson, W., Mendels Principles of Heredity. Cambrige 1909. — Derbishire, A. D., Breeding and the Mendelism. Discovery. London 1911. — Godlewski, E., Das Vererbungsproblem im Lichte der Entwicklungsmechanik. Leipzig 1909. — Goldschmidt, R., Einführung in die Vererbungswissenschaft. Leipzig 1911. — Haecker, V., Allgemeine Vererbungslehre. Braunschweig 1911. — Johannsen, W., Elemente der exakten Erblichkeitslehre. Jena 1909. — Kronacher, C., Grundzüge der Züchtungsbiologie. Berlin, Parey 1912. — Lenz, F., Über die krankhaften Erbanlagen des Mannes und die Bestimmung des Geschlechts beim Menschen. Jena 1912. — Plate, L., Vererbungslehre mit besonderer Berücksichtigung des Menschen, für Studierende, Ärzte und Züchter. Leipzig, Engelmann 1913. — Punnet, R. C., Mendelisme. 3 Ed. London 1911. — Roux, W., Terminologie der Entwicklungsmechanik der Tiere und Pflanzen. Leipzig, Engelmann 1912. — Weismann, A., Vorträge über Deszendenztheorie. 3. Aufl. Jena 1913. (Der 22. und 13. Vortrag, Bd. 2, S. 32—67 geben eine neue, sehr klare Darstellung des Mendelismus.)

Es ist für den Mediziner nicht leicht, durch diese zum Teil dickleibigen Werke sich durchzuarbeiten. Erschwert wird das Studium der Vererbungsbiologie durch die verhängnisvolle Neigung namentlich der Mendelianer zu neuen Begriffs- und mehr noch zu neuen Wortbildungen derart, daß, wie v. Hansemann sagt, jedem dieser Werke eigentlich ein besonderes Lexikon beigegeben werden müßte. Auch das in seiner Art wertvolle und für jeden, der sich in Rouxs eigenartige Gedankenwelt einarbeiten will, unentbehrliche Lexikon dieses Autors hilft dem allgemeinen Bedürfnis nicht ab, da es in der Hauptsache Rouxsche Definitionen mit dessen eigenen Worten enthält. Wenn es schon für jeden Mediziner bekanntlich schwierig ist, sich in die nach Ehrlichs Muster immer verwickelter ausgebaute serologische Terminologie einzuarbeiten, so liegt die Sache hier noch viel hoffnungsloser. v. Hansemann sagt mit Recht (Berl. klin. Wochenschr. 1913, Nr. 9, S. 403): „Schon für denjenigen, der sich stets mit diesen Dingen beschäftigt, ist jede neue Abhandlung darüber schwierig zu lesen, weil fortwährend neue fremdartige Ausdrücke auftreten. Die Fernerstehenden verstehen das überhaupt nicht mehr, und an manchen Stellen wird es jedem, der sich nicht eingehend mit diesem Gegenstand beschäftigt hat, klingen, als wäre die Abhandlung in einer fremden Sprache geschrieben. Das ist ein Hindernis, das die Autoren, die heutzutage über Erblichkeit schreiben, schließlich berücksichtigen müssen, wenn sie verlangen, daß von anderer Seite von ihren Erörterungen und Entdeckungen Kenntnis genommen werden soll."

Ich habe mich in der folgenden Darstellung bemüht, möglichst propädeutisch vorzugehen, d. h. den Leser ohne wesentliche Voraussetzungen allmählich in das Problem einzuführen. Damit mögen manche Weitläufigkeiten und gelegentliche Wiederholungen entschuldigt werden. Leichter, als klar zu sein, ist es freilich, durch die Anwendung dunkler Begriffe den Anschein besonderer Gelehrsamkeit und tiefgründiger Weisheit zu erwecken. Und doch hoffe ich, dem Vorwurf der Oberflächlichkeit zu entgehen, wenn ich den Versuch mache, den medizinischen Leser nur so weit in die an sich äußerst verwickelte und schwierige Materie einzuführen, als es das Verständnis der uns angehenden pathogenetischen Vererbungsfragen verlangt.

In diesem Sinne soll es unsere Aufgabe sein, zu untersuchen, welcher Gewinn der Medizin aus dem bedeutsamen biologischen Neuerwerb bereits erwachsen ist und in Zukunft erwachsen wird. Auch sachlich ist das eine überaus schwierige Frage. Ich kann es mir nicht versagen, auch in diesem Punkte v. Hansemann zu zitieren, der an einer andern Stelle sagt:

„Wenn neue bahnbrechende Entdeckungen gemacht werden, so nehmen sie gern die Gemüter so vollständig in Beschlag, daß häufig alles darüber vergessen oder als unnütz beiseite geschoben wird, was bis dahin als förderlich und nützlich erschien. Dieser Fehler ist gemacht worden, so lange wissenschaftliche Forschung besteht; und merkwürdigerweise hat diese Erfahrung nicht Schule gemacht, sondern bei jeder neuen Entdeckung ereignet sich immer wieder dasselbe.“

Auch der Mendelismus entgeht diesem Schicksal nicht. Ich darf daran erinnern, daß ich schon im Jahre 1908 (Pathogenese S. 465) gelegentlich einer kritischen Würdigung von R. Sommers: Familienforschung und Vererbungslehre (Leipzig 1907) mich mit Bestimmtheit gegen den „neuerdings mit Vorliebe wiederkehrenden Versuch“ gewandt habe, „das Mendelsche Gesetz ohne weiteres auf die menschliche Pathologie zu übertragen“.

Das sei unzulässig, weil die künstlichen Bedingungen der Mendelschen Pflanzenzüchtungsversuche (die biologisch ihre Stärke ausmachen!) in der menschlichen Genealogie gar kein Analogon haben. „Das Analogon wäre — Selbstbefruchtung oder reine fortgesetzte Geschwistermischung. Beides kommt beim Menschen nicht vor.“

Auch Baur (Einige Ergebnisse der experimentellen Vererbungslehre. Beihefte zur med. Klinik, 1908, Heft 10, S. 291) steht der Frage — er ist nicht nur Dr. phil., sondern auch Dr. med. — von vornherein skeptisch gegenüber. Nach einer für den Mediziner sehr empfehlenswerten (auch von uns weiter unten benutzten) kurzen, aber durchaus klaren Darstellung des Mendelismus (dieser Ausdruck ist von den Engländern geprägt) fragt er: „Was wissen wir nun über alle diese Dinge beim Menschen? — zurzeit noch fast nichts, und die Aussicht, daß das bald besser würde, ist sehr gering. Gerade beim Menschen sind die zu überwindenden Schwierigkeiten besonders groß.“ Auch H. Bayer, der vom gynäkologischen Fachstandpunkt aus an die Vererbungsfrage herangetreten ist, verschließt sich derselben Einsicht nicht. In seinem Vortrag: Über Vererbung und Rassenhygiene (Jena, Fischer 1912), wohl der besten kurzen Einführung für den Mediziner in das ganze schwierige Gebiet, sagt der Straßburger Gynäkologe: Man brauche nur „die Länge eines Menschenalters, die geringe Individuenzahl der Kinder eines Ehepaares, den Ausschluß aller Paarungen unter denselben, überhaupt die Unmöglichkeit einer jeden planmäßigen Regulierung der Fortpflanzung zu bedenken“, um einzusehen, „daß hier alle jene Prämissen fehlen, die Mendels große Entdeckung begünstigt, überhaupt ermöglicht haben.“

Ebenso erklärt der Augenarzt Crzellitzer (Die Vererbung von Augenleiden. Berl. klin. Wochenschr. 1912, Nr. 44), der die pathogenetische Vererbungsfrage im wesentlichen empirisch-statistisch bearbeitet, — unter Hinweis auf spätere Veröffentlichungen — zunächst so viel, daß seines Ermessens ein einfacher, monohybrider Mendel-Fall bei keiner bekannten Augenanomalie vorzuliegen scheine. „Seitdem in den letzten Jahren die Mendelschen Lehren anfangen in die Kreise der Medizin einzudringen, wird sehr oft in oberflächlicher Weise der Versuch gemacht, irgendwelche menschliche pathologische Vererbung gewaltsam in das bequeme Schema des monohybriden Merkmals ($\frac{1}{4} + \frac{2}{4} + \frac{1}{4}$) zu pressen, aus dem einfachen Grunde, weil dieser „Schulfall" der leichteste ist und viele, die heute über „Mendeln" reden, die komplizierten polyhybriden Schemata gar nicht kennen. Die experimentellen Ergebnisse der Zoologen und Botaniker haben gezeigt, daß in der Mehrzahl der Fälle eine Eigenschaft nicht durch ein einziges Gen, sondern mehrere (Polyhybride im Sinne Mendels) bedingt ist und somit die Verhältnisse recht kompliziert werden.

Daher ist es in der menschlichen Vererbungslehre vorläufig recht wenig angebracht, in falscher Schematisierung und unberechtigter Vereinfachung, bestimmte Eigenschaften als dominant oder rezessiv (regressiv ist ein Druckfehler) oder nicht spaltend zu proklamieren."

An verständigen Warnungen fehlt es also keineswegs. Und trotzdem stürzt man sich mutig kopfüber in die wild wogende biologische Flut! Wer die von Crzellitzer erwähnten Ausdrücke dominant und rezessiv gebraucht oder sein dürftiges Stammbaummaterial gar als hetero- oder homozygotisch bezeichnet (termini, deren Bedeutung weiter unten erörtert werden wird), der glaubt auf der Höhe modernster Forschung zu stehen. Und doch werden wir sehen, daß die pathogenetische Erblichkeitsforschung vorläufig in der Tat mit diesen Dingen durchaus noch nicht besonders viel anfangen kann.

Sagt doch Bayer, der den Stammbaum der Habsburger von Ernst dem Eisernen bis zu Leopold I. wiedergibt, in dem die vielbesprochene Vererbung der Habsburger Unterlippe dargestellt ist, ebenso besonnen, wie kritisch durchschlagend: „Aus diesem Stammbaum lernen Sie nicht mehr, als daß Träger des Merkmals (in dem dargestellten Verwandtenkreise) recht häufig vorkommen!" In der Tat sind derartige Stammbäume, wie ich schon früher hervorgehoben habe, lediglich bildliche Darstellungen von — statistischem Rohmaterial! Eine Einsicht in Vererbungsgesetze vermitteln sie nicht.

Diese kritischen Bemerkungen, für die die Beweise erst später folgen werden, sollen von vornherein das Verhältnis der pathogenetischen Vererbungslehre zur allgemeinen biologischen Forschung festlegen. Wenn ich dabei in erster Linie gerade gegen die kritiklose Anwendung der Mendelschen Regeln auf die Vererbungsprobleme des Menschengeschlechts Front mache, so geschieht das nicht etwa aus Nichtachtung oder aus Verkennung der großen Bedeutung des Mendelismus. Im Gegenteil. Hat doch die experimentelle Vererbungslehre den naturwissenschaftlich exakten Beweis erbracht (und zwar ganz allgemein für alle geschlechtliche Fortpflanzung), daß allen „mendelnden", d. h. unabhängig voneinander erblich übertragbaren „Merkmalen" reale „Erbeinheiten" entsprechen, die sich — ebenfalls völlig unabhängig vonainander — auf die Gameten des Bastard (und jeder Mensch ist im Sinne der Biologie ein Bastard) verteilen. Haben wir bisher aus den Tatsachen der embryologischen Zytologie (speziell der Chromosomenlehre) und aus den unabweisbaren Forderungen der wissenschaftlichen Genealogie (Lorenz, Martius) den Schluß gezogen, daß biologisch ganz allgemein, also auch für den Menschen, die Realität und Selbständigkeit der „Erbeinheiten", nennen wir sie nun „Gene", „Determinanten" oder sonstwie, existiert, so hat uns der Mendelismus den experimentellen Beweis dafür erbracht. Wir wissen jetzt, daß bei einem Menschen beispielsweise eine Hyperdaktylie nur dann auftreten kann, wenn in dem Ahnenplasma seiner Aszendenz eine entsprechende Determinante realiter verborgen war. Zum Nachweis der Entstehung dieser Anomalie auf dem Erbwege (vorausgesetzt natürlich, daß sich exogene embryonale Verbildung ausschließen läßt), bedarf es demnach nicht mehr durchaus der genealogischen Feststellung einer offenkundigen „Belastung" (wenn freilich auch eine solche immer besonders überzeugend wirkt.); es steht vielmehr von vornherein fest, daß es sich um ein Erbe aus dem Keimplasma der Aszendenz handelt. Denn es gibt für derartige „Eigenschaften", „Merkmale", „Variationen", wie übrigens Schallmeyer schon vor Kenntnis des Mendelismus gesagt hat, keine andere Quelle als die Erblichkeit.

Wenn nun aber, wie es so oft vorkommt, weder Eltern noch Großeltern das „Merkmal" besassen, wir also annehmen müssen, daß es weiter oben in (uns meist genealogisch unbekannter) Aszendenz zu suchen ist, wie sollen wir uns die „Latenz" vorstellen? Das Schlagwort „Atavismus" (Erbe der Vorfahren) ist ersichtlicherweise eine verbale Umschreibung des Vorgangs, keine Erklärung. Auch hier hat der Mendelismus die erlösende Einsicht gegeben. Die Spaltungsregel, die sich auf „rezessive" Merkmale der Heterozygoten bezieht, ist allgemein biologisches Gesetz, erklärt also auch die fraglichen Vorgänge beim Menschen. Nur, daß wir nicht erwarten dürfen, hier immer auch nur annähernd die zahlenmäßige Regelmäßigkeit zu finden, die der experimentelle Mendelismus erkennen läßt, weil beim Menschen jede Züchtung in „reinen Linien" fehlt.

Stellen wir uns demnach ganz uneingeschränkt auf den allgemeinen Boden der biologischen Forschung, so bedarf es doch im einzelnen der besonnenen Kritik, wenn es sich darum handelt, die eigenartigen Verhältnisse der erblichen Pathogenese des Menschen zu studieren. Das ist um so wichtiger, als offenbar eine starke geistige Strömung im Werden und Wachsen begriffen ist, die dahin drängt, die neu erworbenen Vererbungsgesetze im Sinne einer weitausschauenden Rassehygiene mit Hilfe von Staat und Gesetzgebung in die Wirklichkeit umzusetzen. (Nebenbei, wenn Crzellitzer vorschlägt, den mißverständlichen Ausdruck Rassehygiene durch „Konstitutionshygiene" zu ersetzen (Deutsche med. Wochenschr. 1912, S. 1652), so kann ich mich dem nur aufs dringlichste anschließen). Besinnt sich aber der Staat auf seine Pflicht, für eine möglichst gute Konstitution unserer Nachfahren zu sorgen, weil davon nicht zum wenigsten seine (des Staates) Zukunft abhängt, so muß er erst wissen, wie das zu machen sei! Soll er die Botaniker und Zoologen um Rat fragen? Ja, wenn das „Mendeln" beim Menschen so einfach und leicht wäre, wie bei Mirabilis Jalapa alba und rosea! Nur der auf dem Boden der wissenschaftlichen Biologie stehende Arzt oder, wenn man lieber will, der ärztlich geschulte Anthropologe kann als Ratgeber wirklich in Frage kommen. Diese Sachlage bürdet aber dem Arzt und Anthropologen eine ungeheure Verantwortung auf. Das hat noch jeder empfunden, der ohne laienhafte Hurrastimmung ernsthaft an diese ernsthaften Fragen herantritt. Auch Crzellitzer, der in dem erwähnten Aufsatze (Die Aufgaben der Rassehygiene) Stimmung in Ärztekreisen für die neuen Bestrebungen zu machen sucht, hebt das hervor. „Bevor allerdings", sagt er, „so schwerwiegende, in die persönliche Freiheit tiefeingreifende Maßnahmen, wie die Verhinderung oder Erschwerung der Fortpflanzung bestimmter Menschen, den Parlamenten und Regierungen empfohlen werden dürfen, ist gewissenhafteste Festellung des tatsächlichen Vererbungsmodus der betreffenden Qualität absolut nötig. Nichts könnte die Rassehygiene schlimmer diskreditieren, als ungenügend begründete Eheverbote, die nachher wieder aufgehoben werden müßten."

Voraussetzung aller derartigen Vorschläge ist demnach eine wissenschaftlich begründete Vererbungspathogenese des Menschen. Es ist bewußte Absicht, wenn ich der Darstellung des heutigen Standes einer solchen, die meine Aufgabe ist, die besondern, ich möchte sagen, spezifischen Schwierigkeiten voranstelle, die sich ihr entgegentürmen. Nichts ist gefährlicher für eine junge Wissenschaft als der vorgetäuschte Schein einer Sicherheit, die sie noch nicht besitzt.

c) Die Verhältnisse der Pathogenese zum Neolamarkismus.

Ebenso, wie gegen die kritiklose Übertragung der „mendelnden" Regeln der biologischen Experimentalwissenschaft auf die unvergleichlich komplizierteren Verhältnisse der menschlichen Fortpflanzung mache ich von vornherein Front gegen die bedingungslose Anwendung des sog. Lamarkismus auf die pathogenetische Vererbungslehre des Menschen.

Auch hier handelt es sich um ein biologisches Prinzip. Nicht dieses bekämpfe ich. Seine allgemein biologische Wertung überlasse ich den berufenen biologischen Fachvertretern. Was ich bekämpfe, das ist die Behauptung, daß bei dem Menschen von heute die Vererbung erworbener Eigenschaften eine nennenswerte Rolle spielt. Freilich, die Zeit der vollständig kritiklosen Sammlung entsprechender volkstümlicher Behauptungen und unbesehen geglaubter „Familientraditionen", die sich bis in die neueste Zeit hinein als Vererbungslehre ausgab, ist unwiederbringlich dahin. In diesem Sinne hat Correns Recht, wenn er dem „Gedankenexperiment" die Berechtigung abspricht. Th. Ribots bekanntes Werk: „Die Erblichkeit. Eine psychologische Untersuchung ihrer Erscheinungen, Gesetze, Ursachen und Folgen. Deutsch von O. Hotzen, Leipzig, Veit u. Co. 1876, mag als Paradigma dienen, wie eine wissenschaftliche Vererbungslehre — nicht aussehen soll!

Diese von Weismann unbarmherzig und unerbittlich verspotteten Anekdotensammlungen völlig unkritisch zusammengewürfelter Provenienz spielten bis in die neueste Zeit hinein namentlich bei den Ärzten eine große Rolle. Glaubte doch selbst ein so kritischer Kopf wie Rudolf Virchow noch an die direkte Vererbung der Schwanzverstümmelungen bei Hunden und Katzen!

Der Lamarkismus in diesem groben Sinne, d. h. der Glaube an die direkte Vererbbarkeit von zufälligen oder experimentell erzeugten Verletzungen und Verstümmelungen ist allseitig und endgültig aufgegeben. Die eifrigsten Lamarkisten unter den Biologen rechnen nicht mehr damit und selbst unter den Ärzten spielen derartige Vorstellungen nur noch eine vage und kümmerliche Rolle.

Damit war aber das Prinzip des genialen Vorgängers von Darwin keineswegs selbst aufgegeben. Nur hatte sich in den letzten Jahren der Neolamarkismus mehr auf das Gebiet feinerer vitaler Vorgänge zurückgezogen.

Vererbung erworbener Instinkte oder durch die „Lebenslage" (Klima, Kälteeinwirkung) erzeugter äußerer Merkmale (Standfuß, Fischer, Kammerer usw.) standen biologisch zur Diskussion, während für die Pathogenese des Menschen eigentlich nur noch die Immunisierungsvorgänge ernsthaft in Frage kamen.

Wie wir sehen werden, hat auch das sich geändert. Fast alle maßgebenden Biologen sind immer mehr vom Lamarkismus abgerückt.

Ehe ich auf diese neueste Phase der biologischen Wissenschaft eingehe, die, wenn sie zur völligen Herrschaft gelangt, den Pathogenetiker der Verpflichtung entbindet, den Lamarkismus überhaupt noch zu diskutieren, erscheint es mir nötig und nützlich, die Frage noch einmal vom Standpunkt der ausschließlich menschlichen Vererbungslehre aus zur Darstellung zu bringen.

Die in diesem Sinne für die Vererbungspathogenese des Menschen ausschlaggebenden Tatsachen habe ich in meiner Pathogenese einer eingehenden Kritik unterzogen. Möge man sich, wie scharf betont wurde, phylogenetisch die Sache zurechtlegen wie man wolle, so viel stehe fest: auch noch nicht der Schatten eines Beweises sei dafür erbracht, daß der heutige artfestgewordene Mensch individuell während seines Lebens erworbene seelische oder körperliche Eigenschaften erblich auf seine Nachkommenschaft überträgt.

Es sei das für die Vererbungspathogenese, ebenso wie für die Vererbungsprophylaxe des Menschen eine Tatsache ersten Ranges. Sie bestehe völlig unabhängig von allen phylogenetischen Spekulationen zu Recht. Das scheint allmählich anerkannt zu werden. Auch L. Plate, früher einer der biologischen Anhänger des Lamarkismus, hat neuerdings (Münch. med. Wochenschr. 1912, S. 1013, Referat) noch in einer Diskussionsbemerkung behauptet: „Die Vererbung erworbener Eigenschaften anzunehmen, ist man aus theoretischen Gründen gezwungen, aber man kann es nicht beweisen!" Soviel ich sehe, beziehen sich diese „zwingenden theoretischen Gründe" durchaus auf die Phylogenese. Dagegen wende ich mich nicht. Nur gegen den Schluß habe ich mich stets gewehrt, daß die Vererblichkeit erworbener Eigenschaften, ohne die man in phylogenetischen Spekulationen nicht glaubt auskommen zu können, darum auch beim Menschen von heute noch realiter eine Rolle spielen müsse. Man lese den langatmigen Streit um dieses wichtige Problem einmal wieder durch und überzeuge sich, daß dieselben Tatsachen und Begriffe immer wieder hin- und hergeschoben werden, ohne daß auf diese von mir vorgeschlagene Distinktion Rücksicht genommen wird. Kein Getreide- und kein Schmetterlingsversuch vermag an der brutalen Tatsache etwas zu ändern, daß der Mensch erworbene Eigenschaften erblich nicht überträgt. Gerade darum nennen wir ihn ja „artfest geworden", und rechnen ihn mit Johannsen zu den „festen" Biotypen! Ist die Anerkennung einer derartigen Tatsache „unbiologisch"? Sicher nicht. Auch unsere biologischen Begriffe haben sich nach den Erfahrungen zu richten. Und die Erfahrung beweist, daß auch andere anfänglich vorhanden gewesene vitale Eigenschaften im Laufe der Jahrmillionen unserer Entwicklung verloren gegangen sind. So z. B. der größte Teil der bei Pflanzen und Tieren noch vorhandenen und geradezu bis ins Ungeheure wirksamen Regenerationskraft. Aus einem Steckling entwickelt sich der ganze Baum mit allen seinen Eigenschaften und dem Axolotl wachsen die abgeschnittenen Beine wieder — dem Menschen nicht! Das Regenerationsvermögen seiner Gewebe ist ein recht beschränktes (vgl. Schwalbe, Über fehlerhafte Entwicklung, Berl. klin. Wochenschr. 1912, Nr. 44).

Auch Semons geistreiche Spekulationen über: Die Mneme als erhaltendes Prinzip im Wechsel des organischen Geschehens, Leipzig, Engelmann, 1904 ändern an diesen Tatsachen nichts.

Wenn Semon früher behauptet hat, die Legende zerstört zu haben, es sei die Vererbung erworbener Eigenschaften bis jetzt noch keine erwiesene Tatsache, so liegt es außerhalb meiner Absicht, ihm an dieser Stelle auf den Boden der (theoretischen) Phylogenese oder des (praktischen) Tierexperiments zu folgen. Das ist Sache der Biologen, deren Stellungnahme ich weiter unten mitteilen werde. Was ich beurteilen kann, und womit ich mich beschäftige, das ist die Krankheitsentstehung beim Menschen auf dem Boden vererbter und weiter vererbbarer Eigenschaften. Daß diese aber, beim Sohn sich manifestierend, auch nur einmal von den Eltern erst individuell erworben werden mußten, ohne in deren Gesamterbmasse als Anlage schon vorher existiert zu haben, für ein derartiges Vorkommnis fehlt bis jetzt jeder Beweis.

Wenn ich auch das in diesen einleitenden Bemerkungen — gewissermaßen programmatisch — so scharf in den Vordergrund stelle, so geschieht es, weil ebenso wie von der Stellung zum Mendelismus von der zum Lamarkismus das weitere Schicksal der pathogenetischen Vererbungslehre des Menschen abhängt. Die biologische Betrachtungsweise, die jetzt — endlich — machtvoll sich durchringt, muß, wie wir bereits sahen, zu dem ernsthaften Versuch gelangen, die biogenetischen Grundprinzipien auf die von allen Seiten geforderte Vererbungsprophylaxe anzuwenden. Wenn wir schon so weit wären — und es kommt die Zeit, wo wir so weit sein werden —, daß der Gesetzgeber von der Wissenschaft Normen verlangte für die Aufstellung von Eheschließungsgesetzen zur Erzeugung eines gesunden, lebenskräftigen Nachwuchses und zur Verhütung der gefürchteten Rassendegeneration, dann stände auch sofort die Frage des Lamarkismus — nicht mehr bloß theoretisch im Streite der Schulen — sondern praktisch als eine der wichtigsten Lebensfragen der Kulturmenschheit im Vordergrunde.

Auch hier hätte die Praxis den Beweis des Geistes und der Kraft zu erbringen.

R e i b m a y r hat in einem interessanten Buche: Die Ehetuberkulose und ihre Folgen (Deuticke 1894), aus dem Prinzip des Lamarkismus heraus deduziert, daß die durch Überstehen einer Krankheit individuell erworbene größere Widerstandsfähigkeit gegen eben diese Krankheit erblich übertragen und daß auf diesem Wege eine allmähliche Sanierung des Menschengeschlechts herbeigeführt werden könne. Ehen zwischen „belasteten" Kindern aus Phthisikerfamilien wären danach ärztlicherseits nicht zu widerraten, sondern staatlicherseits zu befördern! Die epidemiologische Empirie entscheidet anders!

Schon G o t t s t e i n hat im Jahre 1897 (Die erworbene Immunität bei den Infektionskrankheiten des Menschen, Berlin. Klinik, September 1897, S. 29) kurz und bündig unser Wissen über diesen Punkt folgendermaßen zusammenfaßt:
„Experimentelle, wie klinische Beobachtungen lehren, daß in bezug auf die Vererbung der Seuchenempfänglichkeit ein großer Unterschied zwischen erworbener und angeborener Immunität besteht. Die i n d i v i d u e l l e r w o r b e n e I m m u n i t ä t w i r d n i e m a l s a u f d i e N a c h k o m m e n s c h a f t ü b e r t r a g e n."
„Umgekehrt verhält es sich — und auch hier stimmt Versuch und Erfahrung überein — mit der angeborenen Immunität. Diese überträgt sich als Rasseeigenschaft stets unverändert auf die Nachkommenschaft, unbeeinflußt durch individuell erworbene Abweichungen im Verhalten der Erzeuger. Das Auftreten geringerer oder höherer Grade angeborener Immunität nach Verlauf längerer Zeiträume in der Zusammensetzung einer Rasse kann also niemals durch die Übertragung der erworbenen Eigenschaft erreicht werden, sondern nur durch Ausjätung der minder widerstandsfähigen Varianten." Die Natur sorgt für beweisende „Experimente" im großen Stile. Geht der in die Theorie verstrickte Biologe achtlos an ihnen vorüber, der für diesen Punkt nicht seelenblinde Arzt sieht und — wertet sie richtig. Ein Beispiel.

Für die Masern sind die Menschen generell empfänglich. Darum und n u r darum sind die Masern überwiegend eine Kinderkrankheit. Wenige entgehen der frühzeitigen Ansteckung und so gut wie alle Angesteckten erkranken. Das Überstehen der Krankheit schafft individuelle I m m u n i t ä t — r e c h t e i g e n t l i c h e i n e e r w o r b e n e b i o l o g i s c h e E i g e n s c h a f t. So kommt es, daß meist beide Ehegatten im Besitz derselben erworbenen Eigenschaft die Ehe eingehen. Und doch werden mit einer geradezu grausam zu nennenden Naturnotwendigkeit immer wieder ausschließlich masernempfängliche Kinder geboren! Wenn irgendwo, so liegen hier die Verhältnisse für die etwaige Möglichkeit des Lamarkismus günstig. L a m a r k sagt (zitiert nach R i b o t, a. a. O., S. 11): „Alles, was die Natur die Einzelwesen durch den Einfluß der Verhältnisse, denen ihre Gattung lange Zeit hindurch ausgesetzt war, erwerben oder einbüßen ließ, erhält sie mittelst der Zeugung für die neuen Wesen, welche jene hervorbringen, v o r a u s g e s e t z t, d a ß d i e s e V e r ä n d e r u n g e n b e i d e n G e s c h l e c h t e r n o d e r d e n j e n i g e n, d i e d i e s e n e u e n I n d i v i d u e n z e u g t e n, g e m e i n s a m w a r e n." Die durch den Druck von mir hervorgehobene Einschränkung wird bei den früher üblichen überaus naiven Diskussionen über den medizinischen Lamarkismus meist vergessen. So, wenn man sich darüber aufregte, daß studentische „Schmisse" gelegentlich sich auf den Sohn, glücklicherweise aber, nach einer sarkastischen Bemerkung Weismanns nicht auf die Tochter „vererbt" haben sollen. Abgesehen davon, daß die Vererbbarkeit von Verstümmelungen, über die, wie schon erwähnt, Virchow mit Weismann heftig zusammengeriet (siehe die merkwürdige Diskussion über die schwanzlosen Hunde), jetzt wohl überhaupt keinen ernsthaften Verteidiger mehr findet, fällt sie ja gar nicht unter die Lamarksche Regel. Wohl aber tut das, und zwar in geradezu klassischer Weise unser Masernbeispiel. Wo bleibt da Semons Engraphie?

Wer sich, wie ich, auf den Boden der Weismannschen Theorie von der Kontinuität des Keimplasmas stellt, muß mit Weismann konsequenterweise den Lamarkismus prinzipiell ablehnen. Soweit der Mensch mit seiner Pathogenese in Frage kommt, tue ich das auch unbedingt. Aber nicht bloß der Theorie wegen. Die Tatsachen entscheiden. Von diesem Standpunkt aus habe ich in meiner Pathogenese (S. 450) den ganzen Streit folgendermaßen formuliert: „Weismann kann die Vererbung erworbener Eigenschaften nicht anerkennen, weil er damit seine ganze Theorie zerstören würde. Er muß also versuchen, immer wieder alle von seinen Gegnern vorgebrachten sog. Tatsachen anders zu interpretieren. Die Lamarkisten halten umgekehrt an dem Dogma von der Vererbbarkeit erworbener Eigenschaften um so zäher fest, als sie bei Aufgabe dieses Prinzips (meiner Meinung nach freilich zu Unrecht) den Boden des naturwissenschaftlichen Evolutionismus unter ihren Füßen wanken fühlen (oder richtiger zu fühlen glauben). Da sie den Neovitalisten um keinen Preis das Feld räumen wollen, muß der Lamarkismus unter allen Umständen gerettet werden.

Bei dieser Sachlage ist die Kritik im Vorteil, solange es ihr gelingt, alle scheinbar positiven Beobachtungen einwandfrei anders zu erklären. Das positive Prinzip (hier der Lamarkismus) siegt, sobald es ihm gelingt, durch einwandfreie Beobachtung oder eindeutig ausfallende Experimente neue Tatsachen beizubringen, die jeder Kritik standhalten.

Der positive Beweis im Streitverfahren muß also den Lamarkisten zugeschoben werden. Weismann hat denn auch in echt naturwissenschaftlichem Sinne erklärt, „daß er sich gegebenenfalls einem solchen ohne weiteres fügen müsse."

Das letztere tue auch ich. Nur mit der Einschränkung, daß ich die Unvererbbarkeit individuell erworbener Eigenschaften nur für den historischen Menschen behaupte, den wir kennen, für den heutigen Menschen, der Gegenstand unserer ärztlichen Fürsorge ist und für den wir unsere Gesetze machen, mit einem Worte für den artfest gewordenen Menschen, der gerade darum als artfest bezeichnet werden muß, weil er individuell erworbene Eigenschaften nicht mehr vererbt.

Daß und warum diese Einschränkung eines sonst scheinbar allgemein geltenden Prinzips keineswegs unbiologisch ist, darauf habe ich unter Berufung auf die von keiner Seite bestrittene, mit der höheren Organisation und Differenzierung immer stärker auftretende Rückbildung der Regenerationsfähigkeit der Metazoen bereits hingewiesen. Im Gegenteil sollte es als ein biologisches Verdienst anerkannt werden, wenn ich viel schärfer als es je geschah, den ganz unbiologischen Unfug zurückgewiesen habe, die verschiedenen völlig differenten Organisationsstufen der Lebewelt, wie sie in ihren Ausläufern jetzt nebeneinander bestehen, mit derselben Elle zu messen. Gewiß liegen die Vererbungsverhältnisse bei den Einzelligen offener zutage, wie bei den Wirbeltieren oder gar beim Menschen. Wer aber, allein schon um Zeit zu sparen, die menschlichen Vererbungsgesetze, wie gelegentlich ganz ernsthaft vorgeschlagen wurde, an den kleinsten Lebewesen, den Einzelligen, studieren will, deren Generationen in Stunden aufeinanderfolgen, während der Mensch die unbequeme Eigenschaft hat, meist erst nach 20 Jahren mit dem Vererben anzufangen, der scheint mir nicht gerade zum Anthropologen prädestiniert.

Was für Amöben sich nachweisen läßt, das gilt noch lange nicht ohne weiteres für den Menschen. Weismann geht noch weiter, wenn er hervorhebt: „Das Lamarksche Prinzip kann keine Geltung beanspruchen bei allen höheren Organismen, zum mindesten den Vielzelligen, bei allen, welche schon den Gegensatz von Keimsubstanz und Körpersubstanz aufweisen." Und selbst Forel, einer der bedingungslosesten Anhänger der Lehre Semons sagt (Archiv für Rassen- und Gesellschaftsbiologie, 2. Jahrg., Heft 2, S. 197): „Wenn ich Semon einen prinzipiellen Einwand (Details beiseite gelassen) machen kann, so ist es nur der, daß er wohl die Raschheit der engraphischen Umwandlung der höher organisierten Arten etwas zu überschätzen scheint." Dieses halbe Zugeständnis brauchen wir nur dahin zu erweitern, daß wenigstens für den Menschen für die Zeit, in der wir ihn beobachten können, keine „Engraphie der Keimzellen" nachweisbar ist, um den Boden einer der Wirklichkeit entsprechenden Vererbungspathogenese zu gewinnen.

Das große Tatsachenmaterial, das in dieser wichtigen Frage bis zum Jahre 1908 vorlag, habe ich im letzten Heft meiner Pathogenese (Kritik des Lamarkismus, S. 354ff.) einer eingehenden kritischen Würdigung unterzogen. Das Resultat ist — wenigstens für die Pathogenese des Menschen — ein rein negatives. Trotz aller biologischen Versuche, den Neolamarkismus experimentell zu begründen, bleibt die Tatsache bestehen, daß für die Vererbbarkeit erworbener Verstümmelungen oder Krankheiten in der Form von Anlagen zu eben diesen Krankheiten oder gar von identischen Mißbildungen auch noch nicht der Schatten eines Beweises erbracht ist. Von diesem in meiner Pathogenese vertretenen Standpunkt abzugehen, habe ich um so weniger Veranlassung, als gerade seit jener Veröffentlichung die bereits erwähnte scharfe Reaktion der Biologen gegen den bis dahin mindestens mit einer gewissen Vorliebe behandelten Neolamarkismus einsetzte.

Diese Reaktion scheint auch R. Semons neuestes Buch, mit dem er die bedrohte Position des Lamarkismus im Sinne seiner eigenen Theorie, die mit diesem steht und fällt, nicht aufhalten zu können. Der Mediziner findet eine orientierende Darstellung über dieses Buch (R. Semon, Das Problem der Vererbung erworbener Eigenschaften, Leipzig, Engelmann, 1912) in der Berl. klin. Wochenschr. 1912, Nr. 52 aus der Feder von Professor Robert Meyer, eine Darstellung, die ich, um objektiv zu bleiben, um so mehr empfehlen kann, als sie von einem begeisterten und überzeugten Anhänger der Lehre Semons stammt. Nur gegen den Schluß dieser Arbeit möchte ich mich wenden. Der Autor sagt: „Die jedem denkenden Mediziner zum eigenen Studium wärmstens empfohlene Monographie Semons, deren zahlreichen Anregungen sich niemand entziehen wird, bejaht mit gutem Rechte die Frage der Vererbung erworbener Eigenschaften im Sinne der somatischen Induktion der Keimzellen.

Möge sie die oft leidenschaftlichen Vorurteile zerstreuen und ein kritisches Verständnis auch weiter Kreise anbahnen."

Diesen Satz von den „oft leidenschaftlichen Vorurteilen" der Antilamarkisten hätte Meyer nicht schreiben sollen. In einem rein wissenschaftlichen Streitverfahren ist es immer mißlich, den Gegner durch den Vorwurf leidenschaftlicher Verblendung bei der großen Masse der unbeteiligten Zuschauer zu diskreditieren. Und das ist um so weniger gerechtfertigt, wenn es sich, wie hier, um eine reine „Tatsachenfrage" handelt.

Im Vordergrund der Diskussion stehen, soweit es sich um neue Tatsachen handelt, die Versuche Towers am Koloradokäfer, über die bei Haecker (a. a. O., S. 168) nachgelesen werden mag. Sie sind wichtig, weil sie „zu besonders klaren Ergebnissen geführt haben." Und diese sprechen durchaus im Sinne einer sog. „Parallelinduktion", sind also, „alles in allem, zweifellos in der Weise zu denken, daß in keinem Falle eine Vererbung im Sinne Lamarks stattgefunden hat" (Haecker).

Das ist das Urteil eines sehr nüchtern und kritisch abwägenden Biologen. Meyer sagt: „Die Richtigkeit der Schlußfolgerung" (daß es sich um Parallelinduktion handle, mithin die Vermittlung des Somas auf die Veränderung in den Keimzellen auszuschließen sei) „bestreitet Semon entschieden." — „Damit wird der einzige „Beweis" für das Vorkommen einer Parallelinduktion hinfällig." (!)

Aber wie dem auch sei, ich vermisse jeden Beweis dafür, daß vor unsern Augen jemals eine „somatische Keimzelleninduktion" beim Menschen sich vollzieht oder vollzogen hat. Und darauf kommt es uns hier an. Der Arzt, der Meyers Aufsatz in der Berliner klinischen Wochenschrift liest, muß glauben, daß das nunmehr eine bewiesene Sache sei. Das halte ich der Konsequenzen wegen für einen verhängnisvollen Irrtum. Freilich, sollte es sich beweisen lassen, daß die Vererbung erworbener Eigenschaften im wohl definierten Sinne Lamarks beim Menschen von heute eine auch nur nennenswerte Rolle spielt, so müssen wir uns mit den Konsequenzen abfinden. Die phantastischsten Degenerationsbefürchtungen wären ebensowenig abzuweisen, wie der Glaube an die kurzfristige Züchtung des Übermenschen.

Dazu aber liegt keine Veranlassung vor. Ebenso, wie die Pathologie, rückt auch die Biologie immer mehr vom Lamarkismus ab. So referiert Haecker (a. a. O., S. 179) den gegenwärtigen Stand der Frage dahin, es bestehe heutzutage „wohl bei der Mehrzahl der Biologen die Auffassung, daß eine Vererbung auf dem Wege der somatischen Induktion der Geschlechtszellen (und das ist der eigentliche Lamarkismus, Martius) bisher in keinem Falle mit Sicherheit nachgewiesen werden konnte. Dagegen liegt eine Anzahl von Fällen vor, in denen eine Vererbung allseitiger Abänderungen mittelst paralleler Induktion festgestellt wurde." Das ist der Tatsachenbestand. Wenn Haecker hinzufügt: „Eine solche Übertragung entspricht zwar nicht vollkommen dem von Lamark und seinen Anhängern angenommenen Vererbungstypus, es liegt aber wohl kaum ein Bedenken vor, auch hier von einer Vererbung erworbener Eigenschaften zu sprechen. Auch wird man in diesen Fällen dem von Hering, Semon, A. Forel, Rignano u. a. gezogenen Vergleich zwischen der Vererbung und dem psychischen Gedächtnis (der Mneme) eine mehr als metaphorische Bedeutung zuweisen dürfen," so kann ich mich dieser Logik nicht anschließen. Parallelinduktion ist eben keine Vererbung erworbener Eigenschaften im Sinne Lamarks. Und darum wollen wir sie auch nicht so nennen.

Von weiteren Autoren, die neuerdings zu der Frage Stellung genommen haben, nenne ich unter den Biologen außer Weismann noch Johannsen, W. Roux, Godlewski jun. und Plate, unter den Pathologen v. Baumgarten und Hansemann. Sie alle stehen prinzipiell auf demselben ablehnenden Standpunkt dem Neolamarkismus gegenüber, den ich in meiner Pathogenese eingenommen und ausführlich begründet habe.

Wichtig ist zunächst die Stellungnahme Johannsens.

Die 21. Vorlesung in seinem großen Werke: Elemente der exakten Erblichkeitslehre (Fischer, Jena 1909), einem Buche, das allgemein als grundlegend, ja geradezu als epochemachend anerkannt wird, geht mit dem biologischen Neolamarkismus scharf ins Gericht. „Die Erfahrungen der Bastardlehre (des

Mendelismus), so schließt Johannsen, über die sozusagen quer durch alle vermeintlich geerbte Anpassung vorgehende freie Kombination von Eigenschaften und Zügen, die in der neuen Kombination gleich auch ein zweckmäßig reagierendes Ganzes ergibt, ist wohl eine Sache, welche die Repräsentanten lamarkistischer Anschauungen näher als es bisher geschah, überlegen sollten. Lamarkismus und die Resultate der Bastardforschung stehen aber nicht gut zueinander."

Diese Stellungnahme Johannsens zum Neolamarkismus dürfte ihres Eindrucks nicht verfehlen. Und das um so weniger, als Johannsen auf Grund seiner exakten Erblichkeitsversuche mit „reinen Linien" einige neue Begriffe geschaffen hat, die sich in der Biologie schnell eingebürgert haben und die von den grundlegenden Vorstellungen des Lamarkismus weit abrücken. Wenn Johannsen von „festen" Biotypen spricht, so ist im Grunde damit nichts anders gesagt, als was ich — für den Menschen — als „Artfestigkeit" bezeichnet habe. Wir kommen weiter unten ausdrücklich auf diese und verwandte Begriffskonstruktionen Johannsens zurück.

Daß neuerdings auch Plate, früher ein eifriger Vertreter des Lamarkismus in seiner neuen großen Vererbungslehre wohl unter dem starken Eindruck des Mendelismus seine Frontstellung völlig verändert hat, ist wichtig. Interessant ist es, daß er, um seinen Rückzug zu verdecken, überhaupt nicht vom Lamarkismus spricht. Er drückt seine neue Stellungnahme folgendermaßen aus (S. 33): „Zieht man nur wenige Generationen in Betracht, so ist also bis jetzt der Übergang einer Somation in eine Mutation noch nicht beobachtet worden." Nun, das ist es ja, was wir immer behauptet haben.

Ebenso bestimmt, wie die Stellungnahme der genannten Biologen zum Problem der Vererbbarkeit erworbener Eigenschaften, ist die Kritik, die vom pathogenetischen Standpunkt aus die pathologischen Anatomen v. Baumgarten und v. Hansemann am Lamarkismus geübt haben. Der erstere äußert sich sehr ausführlich im Handbuch der Allgemeinen Pathologie, herausgegeben von L. Krehl und F. Marchand (Leipzig, Hirzel, 1908, 1. Bd., S. 374—387). Nur in betreff der allgemein weit über Verdienst bewerteten Meerschweinchenversuche Brown-Séquards wäre wohl auf Grund der Tatsachen, die ich in meiner Pathogenese gegeben habe, eine prinzipiellere Zurückweisung am Platze gewesen.

Sehr scharf ist die Kritik v. Hansemanns über das schon erwähnte Buch Semons, das klar und eindringlich geschrieben dem Uneingeweihten die Vorstellung erwecken müsse, als sei alles in schönster Ordnung, als sei nunmehr unwiderleglich bewiesen, daß somatisch erworbene Eigenschaften unter günstigen Bedingungen vererbt werden können, und daß diese günstigen Bedingungen überaus häufig vorkommen. Demgegenüber bemerkt v. Hansemann: Es trete bei Semon in der Bewertung der Tatsachen eine außerordentliche Glaubensseligkeit hervor. „Jeder, der die Experimente Kammerers aus eigener Anschauung kennt, hat zwar keinen Zweifel über die Richtigkeit der Beobachtungen, aber sehr erhebliche in bezug auf die Deutung, die Kammerer seinen Experimenten gibt. Alle diese Deutungen nimmt Semon als bare Münze. Man kann auch nicht umhin, Semon den Vorwurf zu machen, daß er insofern das Tatsachenmaterial einseitig verwendet, als er alles, was scheinbar für seine Anschauung spricht, ausführlich verwertet, während er alles, was dagegen spricht, und vor allem die zahllosen Bedenken, die von anderer Seite geäußert werden, übergeht. Vor allen Dingen hätte Semon auch ausführen müssen, daß fast sämtliche Zoologen, die doch am ehesten befähigt sind, über diese Frage zu urteilen, auf dem Standpunkte stehen, daß somatisch erworbene Eigenschaften nicht vererbbar sind. Aus den Ausführungen Se-

mons könnte man meinen, daß das nur eine kleine Minorität sei, die sich seinen
Anschauungen nicht anschließt. Das Buch Semons ist von größtem Interesse
und gibt eine sehr sachliche Zusammenstellung der neueren Untersuchungen
auf diesem Gebiete, aber es stellt eine sehr große Gefahr dar, wenn es von Nicht-
sachverständigen kritiklos gelesen und geglaubt wird." (Berl. klin. Wochenschr. 1913, Nr. 9, S. 403.)

Nach alledem begnüge ich mich damit, jeden interessierten Arzt, der
in der Frage der direkten Vererbbarkeit erworbener pathologischer Eigenschaften
beim Menschen noch zu keinem festen Standpunkt gekommen ist, außer auf
meine Pathogenese auf die neueren Ausführungen der genannten Biologen
und Pathologen hinzuweisen.

Ich kann diesen Gegenstand nicht verlassen, ohne wenigstens in Kürze
darauf hinzuweisen, welche weittragende Bedeutung die Annahme oder Ablehnung des Lamarkismus für unsere gesamte biologische Weltanschauung hat.
Ich knüpfe zu dem Zwecke an einen Satz von Plate an, dem folgendes voraus-
zuschicken ist.

Plate sagt (S. 10): „Im Gegensatz zu den erblichen Eigenschaften stehen
die nichterblichen. Die Erfahrung lehrt, daß viele Einflüsse der Ernährung,
Temperatur und andere äußere Verhältnisse ebenso wie mechanische Verletzungen
aller Art nicht auf die Nachkommen übergehen. Sie verändern nur den Körper
(Soma) im günstigen oder ungünstigen Sinne, aber nicht die in den Geschlechtszellen aufgespeicherten Gene und sind daher nicht erblich. Wir können alle
solche nicht erblichen Eigenschaften, um einen kurzen prägnanten Ausdruck
zu haben, Somationen nennen (die Botaniker nennen sie vielfach Modifikationen), während sich für die erblichen Eigenschaften die Bezeichnung
Mutationen (Blastovariationen) eingebürgert hat."

In einem spätern Abschnitte (S. 32) hebt Plate aus dem „ungeheuer
umfassenden Gebiet" der Somationen einige besonders wichtige Kategorien
hervor:

„Starke Ernährung vergrößert, schlechte verkleinert den Körper; aber
erblich sind derartige Veränderungen nicht, sonst müßten die Fürstengeschlechter
schließlich zu Riesen, die Proletarier zu Zwergen werden."

Gebrauch und Nichtgebrauch der Organe (der Muskeln, Drüsen usw.)
fördern bzw. hemmen die Ausbildung derselben. „Aber auch in diesem Falle
läßt sich eine Übertragung auf die nächste Generation nicht erkennen. Das
Söhnchen eines Athleten erhält nicht stärkere Muskeln, wie das des Stuben-
gelehrten, die fein ausgebildete Muskulatur eines Klavierspielers ruft keine
sichtbaren Einwirkungen auf die nächste Generation hervor, ebensowenig,
wie die Herzhypertrophie des berufsmäßigen Radfahrers seine Kinder schädlich beeinflußt."

„Mechanische Einflüsse und Amputationen aller Art vererben sich
nicht."

Das alles sind uns — olle Kamellen.

Aber nun kommt der Satz, der eine durchaus schiefe Perspektive gibt.

Am bedauerlichsten (von mir gesperrt, M.) ist, daß auch geistiger
Besitz zu den Somationen gehört; selbst die Muttersprache, die doch seit zahllosen Generationen geübt worden ist, geht nicht im geringsten über: ein Neger-
kind, welches von frühester Jugend an in Deutschland aufgezogen wird, spricht
nur deutsche Worte. Wieviel rascher würde der Fortschritt der Menschheit
sein, wenn der geistige Erwerb der Menschheit nur zum zehnten Teil sich vererbte!"

Wie mancher Faulpelz hat es schon „bedauert", daß es keine Nürn-
berger Trichter gibt!

Wenn die allweise Mutter Natur jeden Menschen zwingt, selbst zu arbeiten und selbst zu denken, so hat sie ihm für diese „bedauerliche“ Zumutung ein großes Äquivalent in die Wagschale gelegt, das ist der Schutz vor der erblichen Verkümmerung. Gäbe es ohne die Unvererbbarkeit erworbener Eigenschaften noch einen Menschen mit unverkrüppelten Gliedern? Und wie könnten aus dem sozialen Milieu des proletarischen Elends überhaupt noch geistig und moralisch unverkrüppelte Menschen hervorgehen, wenn die durch die Daseinsmisère erworbenen schlechten Gewohnheiten, wenn die anerzogenen Abstumpfungen des moralischen Gefühls (die natürlich ebenso, nur in anderer Form, auch auf der andern Seite der sozialen Stufenleiter vorkommen) direkt erblich auf das Keimplasma sich übertrügen! Die geniale Theorie von der Kontinuität des Keimplasmas ist eine der größten Konzeptionen des über sich selbst grübelnden Menschengeistes. Wer diesen Gedanken erfaßt und ganz durchdacht hat, ist gefeit gegen jeden hyperpessimistischen Entartungsaberglauben.

Ich schließe: „Bei dem — gleichviel auf welchem Wege — artfest gewordenen Menschen ist schon im Keimplasma die ungeheure Differenzierung gegeben, die der Erwerb der Phylogenese von Jahrmillionen ist. Darum braucht der Mensch somatogene Neuerwerbungen nicht mehr zu vererben. Er kann es nicht mehr, weil er durch weitgehendste Differenzierung in seiner Organisation die Fähigkeit dazu verloren hat, ebenso wie die Fähigkeit der Regeneration ganzer Gliedmassen. Er hat diese Fähigkeit verloren, weil sie ihm auf der Höhe der Organisation nur Schaden bringen würde, nämlich die Gefahr der erblichen Degeneration, die ungeheuer und unaufhaltsam wäre, wenn jede somatische Verstümmelung, jede somatische krankhafte Veränderung noch auf das Keimplasma abzufärben imstande wären!“ (Pathogenese, S. 395.)

Viel wichtiger als die ewige Diskussion dieser alten Streitfrage ist für uns Ärzte die Aufgabe, der wir einen besondern Abschnitt widmen werden, die embryologischen (oder wie man jetzt allgemein sagt: die zytologischen) Grundlagen der biologischen Vererbungslehre, wie sie durch Haeckel, Naegeli, O. Hertwig, de Vries, Weismann, Straßburger, Boveri Roux, Haecker und viele andere geschaffen sind, für unsere pathogenetischen Zwecke grundlegend zu machen. Von den Ärzten, die, in der Zeit vor Beginn des Mendelismus auf dem Boden der biologischen Forschung stehend, mehr oder weniger gelegentlich mit dem Vererbungsproblem sich beschäftigt haben, nenne ich als die wichtigsten Orth, Weigert, Bollinger, Ziegler, Ribbert, Dietrich, Sommer und verweise auf meine eigenen Veröffentlichungen, von denen die Pathogenese auch die wichtigsten Literaturangaben enthält. (Eine, wenn auch nur referierende, aber sonst recht vollständige Zusammenstellung aller biologischen und medizinischen Erblichkeitsarbeiten — aber nur bis zum Jahre 1895 — findet der Leser bei Friedrich Rohde: Über den gegenwärtigen Stand der Frage nach der Entstehung und Vererbung individueller Eigenschaften und Krankheiten, Jena, G. Fischer, 1895.)

d) Pathogenese und Genealogie.

Ihrer grundlegenden biologischen Bedeutung entsprechend, werden wir im zweiten Abschnitt dieses Kapitels die zytologischen Grundtatsachen des allgemeinen Vererbungsproblems (wir können sie kurz als die „Chromosomentheorie“ der Vererbung bezeichnen) insoweit zur Darstellung bringen, als es zum Verständnis der Vererbungspathogenese unumgänglich notwendig ist. Im Anschluß daran findet eine kurze Darstellung der experimentellen Arbeiten über Vererblichkeit (Praxis und Theorie des Mendelismus) die geeignete Stelle. Es wäre aber eine völlige Verkennung des Standpunkts, auf den die Vererbungspathogenese des Menschen zu stellen ist, wollte man sich mit diesen beiden, recht eigentlich biologischen Grundlagen einer jeden wissenschaftlichen Vererbungslehre begnügen. Wenigstens für die medizinische Forschung kommt hinzu die Genealogie als Wissenschaft. Wie die experimentelle Vererbungslehre an den Namen eines Mönchs anknüpft, so verdanken wir die genealogische Betrachtungsweise in der Medizin ebenfalls einem Outsider, nicht einem Naturforscher oder Arzte, sondern einem Historiker. Im Jahre 1898 veröffentlichte Ottokar Lorenz, weiland Professor der Geschichte in Jena, ein „Lehrbuch der gesamten wissenschaftlichen Genealogie, Stammbaum und Ahnentafel in ihrer geschichtlichen, soziologischen und naturwissenschaftlichen Bedeutung". (Berlin, W. Hertz), das, anfänglich wenig beachtet, von tiefgreifendem Einfluß auf unsere Wissenschaft geworden ist. Wenn es immer noch Naturforscher und Ärzte gibt, denen der fundamentale Unterschied von Ahnentafel und Stammbaum nicht geläufig ist und die daher über menschliche Vererbungsfragen so sachlich und — naiv reden, wie der Blinde über die Farbe, so ist das nicht meine Schuld. Immer wieder habe ich und zwar in aller Welt zugänglichen Veröffentlichungen (zuerst in einem Berliner Vortrage: Das Vererbungsproblem in der Pathologie, Berl. klin. Wochenschr. 1901, Nr. 30 u. 31) hervorgehoben, daß es sich hier um grundlegende Tatsachen und Begriffe handelt, deren Kenntnis absolute Voraussetzung einer jeden wissenschaftlichen Behandlung menschlicher Vererbungsfragen ist. Auch heute noch begegnen wir groben Mißverständnissen innerhalb dieses Gebiets auf Schritt und Tritt. Der biologische Familienbegriff z. B. bedarf dringend kritischer Erklärung, um endlich dem unleidlichen Zustand ein Ende zu machen, daß jeder Autor an dem andern vorbeiredet.

Leider hat Ottokar Lorenz die befruchtende Wirkung seines wichtigen (bedauerlicherweise an zahllosen Druckfehlern leidenden) Buches auf die Pathogenese nicht mehr erlebt. Er selbst war, wie er mir in einem rührenden Briefe vom 20. September 1901 dicht vor seinem Tode schrieb, „eigentlich der Sache einigermaßen überdrüssig geworden", weil er anfänglich weder bei seinen „historischen Herren Kollegen", noch sonst auf wirkliches Verständnis gestoßen sei. Wenn Lorenz mit dem Dank „für die Zusendung Ihres prachtvollen Aufsatzes über das Vererbungsproblem" die Versicherung abgibt: „Zum erstenmal finde ich mich vollständig geklärt über das, was vom medizinischen Standpunkt gelehrt und behauptet werden kann" — so erwähne ich das nur, um zu zeigen, welchen Wert Lorenz selbst auf die Anwendung seiner genealogischen Grundsätze gerade auf die Medizin legte. Nicht zu irren glaube ich, wenn ich annehme, daß der ungeheure Eindruck, den der Mendelismus überall gemacht hat, im letzten Jahrzehnt die Bedeutung der Genealogie noch nicht genügend hat aufkommen lassen. Gregor Mendel hat bereits in Brünn das verdiente Denkmal in Marmor. Für Ottokar Lorenz fordern wir nicht mehr, als daß er gelesen und — verstanden wird!

e) Der Galtonismus und die Begriffskonstruktionen Johannsens.

Ebenso wie Zytologie und Bastardforschung (Mendelismus) wird auch die genealogische Seite der Vererbungspathogenese einer besonderen Darstellung unterzogen werden müssen (Abschnitt 3 dieses Kapitels). Dagegen erscheint es vorteilhaft, das Nötige über die Galtonsche Eugenik und über die an eine eingehende Kritik des Galtonismus anknüpfenden, überaus wichtigen Begriffkonstruktionen Johannsens schon hier vorzubringen, und zwar deshalb, weil die neuen Termini biologisch bereits derart landläufig geworden sind, daß ihre Kenntnis bei einer pragmatischen Darstellung der pathogenetischen Vererbungsverhältnisse nicht wohl entbehrt werden kann.

Es handelt sich zunächst um den bereits erwähnten von England ausgegangenen wichtigen Versuch, die Vererbungsfragen des Menschen statistisch-wissenschaftlich zu gestalten. Diese Bestrebungen knüpfen sich an den Namen des kürzlich verstorbenen englischen Vererbungsforschers Francis Galton. Es war, wie Bayer (a. a. O., S. 3) es schildert, der Lebenswunsch dieses ausgezeichneten Mannes, die Fortpflanzungshygiene, der er den Namen einer „Eugenik" gab, zu einem anerkannten Zweig der biologischen Wissenschaften auszugestalten. Zu diesem Zweck gründete er mit persönlichen Opfern ein eigenes eugenisches Laboratorium an der Londoner Universität. Unter dem bezeichnenden Titel: „Die Fortpflanzungshygiene als ein Faktor der Religion" publizierte er die ihn dabei leitenden Ideen, das Programm für jene Eugenik, die er „einen männlichen, hoffnungsvollen, an die edelsten Gefühle der Menschennatur appellierenden Glauben" nannte.

Diesem hohen Idealismus entsprechend laufen die Forderungen der Galtonschen Eugenik hinaus auf eine Verbesserung der Rasse durch eine sorgfältige Heiratswahl, während zugleich die willkürliche Beschränkung der Kinderzahl in den besseren Kreisen als das größte Verbrechen bezeichnet wird, das der einzelne an seinem Vaterlande verüben kann.

Das ist gewiß sehr sympathisch. Eine andere Frage ist die nach den wissenschaftlichen Grundlagen der Eugenik. „Eugenik ist das Studium derjenigen unter dem Einfluß der menschlichen Gesellschaft stehenden Bedingungen, welche den Rasseneigenschaften künftiger Generationen in physischer und psychischer Hinsicht Nutzen oder Schaden bringen können". (Ankündigung des ersten internationalen Kongresses für Eugenik, London 1912.)

Wie soll dieses Studium betrieben werden? Galton sah die Aufgaben der eugenischen Forschung zunächst in der Sammlung einer größtmöglichen Anzahl nach biologischen Gesichtspunkten aufgenommener familiärer Daten. Die Verarbeitung des gesammelten Materials soll dann eine statistische sein, zwecks Beschaffung der notwendigen Unterlagen zur Berechnung der Vererbungsaussichten und zu praktischen Vorschlägen im Sinne einer Rassenverbesserung. Unter Führung des Mathematikers Karl Pearson hat sich im Anschluß an Galton in England eine ganze Schule sog. „Biometriker" aufgetan, die das statistisch gewonnene Material dem mathematischen Kalkul unterwirft, der (nach Bayer) „auch bei Kenntnis der höheren Mathematik schwer verständlich" ist.

Wenn Pearson zu dem Schluß kommt, daß schon eine über wenige Geschlechter fortgesetzte Auslese eine Verbesserung der Rasse herbeizuführen vermag, also die Möglichkeit einer kurzfristigen Höherzüchtung des Menschengeschlechts behauptet, so widerspricht das in schroffster Weise allen sonstigen Auffassungen von der Selektion als eines nur ausmerzenden, nicht aber höherzüchtenden Faktors. Das muß Bedenken erregen. Ja, Bayer behauptet schlechtweg, daß eine experimentelle Studie, wie die des dänischen Botanikers Johannsen (Über Erblichkeit in Populationen und reinen Linien, Jena 1903), mit ihren wenigen Seiten die ganze Bibliothek der biometrischen Schriften aufwiegt.

Dieses harte Urteil bedarf mindestens der Erläuterung und das um so mehr, als die „Biometriker" selbst die Bedeutung der sog. Galtonschen Gesetze vom „Rückschlag und Ahnenerbe" ihrerseits sehr hoch bewerteten. Sagt doch (zit. nach Goldschmidt a. a. O., S. 105) der Mathematiker Pearson, Galtons Hauptnachfolger, vom „Ahnenerbe": „Es ist höchst wahrscheinlich, daß es das einfache deskriptive Gesetz ist, durch das all die zerstreuten Strahlen des Erbeinflusses in einem Brennpunkt vereinigt werden. Wenn Entwicklung im Darwinschen Sinne durch natürliche Zuchtwahl und Vererbung bedingt ist, dann muß das einfache Gesetz, das das ganze Gebiet der Erblichkeit umfaßt, sich für die Biologen als ebenso epochemachend erweisen, als das Gravitationsgesetz für den Astronomen." Das sind hohe Worte! Welches ist das „einfache deskriptive Gesetz", dem eine so ungeheure Bedeutung zukommen soll?

Nach der Darstellung Kronachers (Züchtungsbiologie, S. 50) hat das Gesetz vom Ahnenerbe (Law of ancestral inheritance, d. h. das Gesetz von der Mischung elterlicher Eigenschaften in den Kindern), das Galton auf Grund seiner Studien über die auf hundert berühmte Männer durchschnittlich entfallende Zahl hervorragender Verwandter gleichen Berufs, über die Erblichkeit der Körpergröße beim Menschen und der Färbung bei Rassejagdhunden aufgestellt hat, folgenden Inhalt: „An dem am Kinde zur Entfaltung kommenden Ahnenkomplex sollen die Eltern zusammen mit durchschnittlich der Hälfte, die vier Großeltern mit einem Viertel, die acht Urgroßeltern mit einem Achtel usw. beteiligt sein. Der Anteil der ganzen Aszendenz an der gesamten Erbmasse (inheritance) des einzelnen Individuums ließe sich dementsprechend nach V. Haecker (Allgem. Vererbung 1911, S. 14) durch die Reihe $\frac{1}{2} + \frac{1}{4} + \frac{1}{8} + \frac{1}{16} + \dots = 1$, bzw. $\frac{1}{2} + \left(\frac{1}{2}\right)^2 + \dots = 1$ darstellen.

Die Untersuchungen Galtons über die Erblichkeit der Körpergröße beim Menschen bzw. der Samengröße von Lathyrus hatten weiter die Formulierung des Gesetzes vom Rückschlag (Regressionsgesetz, Law of filial regression) zur Folge: Kinder von Eltern, die hinsichtlich irgend einer Eigenschaft bedeutend vom Mitteltyp abweichen, zeigen meist nach der gleichen Richtung Abweichungen vom Typ, aber doch auch gleichzeitig die Neigung der Rückkehr zum Mittelmaß. Die Regression soll nach Galton aus der allgemeinen Neigung der Abnormitäten zur Rückkehr vom Typus, sowie durch die mosaikartige Zusammensetzung der nach Galton aus Erbteilchen sämtlicher Vorfahren bestehenden Erbmasse des Einzelindividuums zu erklären sein.

Während dies zweite Gesetz wesentlich für die phylogenetische Frage nach der Wirkung des Selektionsprinzips Bedeutung hat (womit wir uns hier nicht beschäftigen), ist das erste Gesetz, das vom Ahnenerbe, unmittelbar auch für die Erblichkeitspathogenese des heutigen Menschen von Wichtigkeit.

Betrachtet man die graphische Darstellung, die Goldschmidt (a. a. O., S. 104) von diesem Gesetz gibt, so springt die formale Übereinstimmung dieses Schemas mit der genealogischen Ahnentafel nach Lorenz in die Augen. Die Ahnentafel ist nun nichts anderes als der bildliche Ausdruck der biologischen Tatsache, daß jeder Mensch zwei Eltern, 4 Großeltern, 8 Urgroßeltern usw. hat. Lorenz hat aus dieser Tatsache geschlossen, daß jeder Mensch die halbe Erbmasse von jeder seiner Eltern hat, also $\frac{1}{4}$ von jeder seiner Großeltern, $\frac{1}{8}$ von jeder seiner Urgroßeltern usw. Das stimmt mit der Chromosomentheorie, wie wir sehen werden, gut überein und bedarf nur einer Ergänzung dahin, daß der wirkliche Anteil der Vererbungsmasse, der von jedem Individuum einer der aszendierenden Generationsreihen stammt, keineswegs der gleiche zu sein braucht. 8 Urgroßeltern haben 8 Anteile geliefert, aber nicht jeder in jedem Falle gerade $\frac{1}{8}$. Das ist nur eine von vielen Möglichkeiten. Lediglich das steht an sich fest, daß die Summe der Anteile in jeder Generationsreihe gleich eins ist.

Das besagt aber tatsächlich etwas ganz anderes, wie die obige Formel des Galtonschen Gesetzes nach Haecker. Ich setze voraus, daß diese Formel die Ansicht Galtons korrekt wiedergibt. Ist das der Fall, so entspricht sie jedenfalls nicht den biologischen Tatsachen. Wir werden noch sehen, daß die Ahnentafel in zahllose biologische Einzelfamilien zerfällt, d. h. in Gruppen von je einem Individuum mit seinen beiden Eltern. Von diesen beiden Eltern stammt in jeder Gruppe die ganze Erbmasse, nicht bloß die Hälfte! Daher stammen von den Großeltern insgesamt $^4/_4$ oder je $^1/_4$, nicht bloß, wie die Haeckersche Formel ergibt, $^1/_4$ überhaupt. (Immer mit der Einschränkung, daß es nicht jeder Anteil gerade $^1/_4$ sein muß, sondern nur so, daß die vier Bruchteile stets zusammen gleich 1 sind.)

Das ist so einleuchtend, daß entweder Galtons Gesetz oder die Haeckersche Wiedergabe desselben falsch sein muß.

Da das Verhältnis der genealogischen Betrachtungsweise von Lorenz zur Chromosomentheorie im —— Abschnitt dieses Kapitels noch weitläufig erörtert werden soll, so würde ich hier in den einleitenden Ausführungen auf diese Dinge noch nicht eingegangen sein, wenn nicht die von ganz andern Gesichtspunkten ausgehende überaus scharfe Kritik, die die modernen exakten Experimentalbiologen ihrerseits an der Galtonschen Methode und ihren Schlüssen ausgeübt haben, zur Aufstellung neuer Begriffe in der biologischen Vererbungslehre geführt hätte, mit denen wir uns auseinandersetzen müssen, weil sie — biologisch anerkannt — auch in der pathogenetischen Vererbungslehre bereits Eingang gefunden haben. Es sind das besonders die von Johannsen geschaffenen Begriffe des „Genotypus", im Gegensatz zum „Phaenotypus", die zu unserer ganzen Auffassung vom Konstitutionsproblem eine bisher noch nicht gewürdigte, sehr nahe Beziehung haben, die schon hier zu erörtern nötig und nützlich ist.

Nächst dem Dänen Johannsen war es besonders der Engländer Bateson, der — ursprünglich selbst Biometriker — nach Wiederentdeckung der Mendelschen Bastardierungsregeln zu der Erkenntnis kam, daß — kurz gesagt — statistische Gesetze und biologische Gesetze zweierlei ganz verschiedene Dinge sind. Auch das ist nicht eigentlich etwas Neues. Längst steht es fest, daß die statistischen Gesetze Durchschnittswerte geben, die niemals für den künftigen einzelnen Fall eine Voraussage zulassen. Wenn die Statistik ergibt, daß in einer gegebenen „Population" jährlich durchschnittlich von 1000 Menschen eine gewisse Zahl (sagen wir ganz willkürlich 5) an Pneumonie stirbt, so kann dieses „statistische Gesetz" keinem Menschen in der Welt zu der Erkenntnis verhelfen, ob er selbst im nächsten Jahre zu jenen statistisch vorher bestimmten Opfern der Pneumonie gehören wird oder nicht. Das ist einleuchtend. Ist es nun mit den „Vererbungsgesetzen" anders? Crzellitzer berechnet, daß im Gesamtdurchscnitt (seines Materials) auf jede untersuchte Familie 1,46 Kinder kommen, die mit hoher Kurzsichtigkeit erblich affiziert sind; davon entfallen 1,43 affizierte Kinder auf je eine Arbeiterfamilie, dagegen 1,57 auf je eine wohlhabende Familie (Berl. klin. Wochenschr. 1912, Nr. 44, S. 2073).

Das ist gewiß recht interessant. Aber was in aller Welt sollen wir damit anfangen? Da lautet die Botschaft der Mendelianer denn doch verheißungsvoller. G. Correns, obgleich seines Zeichens Botaniker, versagt es sich nicht, auf die soziale Bedeutung der Erbsenversuche auch für das Menschengeschlecht ausdrücklich hinzuweisen (Die neuen Vererbungsgesetze, Berlin, Gebrüder Bornträger, 1912, S. 72). Zunächst sagt er programmatisch: „Der Hauptfortschritt, den die Vererbungslehre gemacht hat, liegt also in der Erkenntnis, daß, wenigstens im Einzelfalle, bei der Vererbung alles gesetzmäßig vor sich geht, und daß wir diese Gesetze auch wirklich feststellen können," um dann folgendes hinzuzufügen: „Einstweilen wissen wir ja sehr wenig Genaues über die Gültigkeit der neuen Gesetze beim Menschen. Man kann aber, auch ohne Prophet zu sein, behaupten, daß für immer mehr von unsern Eigenschaften gezeigt werden wird, wie sie diesen Gesetzen unterworfen sind. Schon jetzt können wir, wenn uns genügende Angaben über die Vorfahren vorliegen, zuweilen genau sagen, welche Chancen bestehen, daß das Kind eine bestimmte Anomalie oder Krankheit erbt. Wenn wir einmal über alle jene Eigenschaften ebensogut unterrichtet sein werden, durch die der Mensch für seinen Nebenmenschen unnütz wird, ihm lästig fällt und ihn schädigt, oder mit denen er sich nützlich machen kann, so wird sich auch naturgemäß das Verlangen einstellen, die Konsequenzen aus dieser Erkenntnis zu ziehen und die Gesetze auf uns selbst anzuwenden." Freilich werde man, bevor man allgemein (durch Ehegesetze, wie in manchen Staaten Amerikas) in das Leben des Einzelnen eingreift, sich davon erst überzeugen müssen, ob die dann unvermeidliche Härte wenigstens durch den Erfolg ihre Berechtigung erhält. „Das wird nicht leicht sein; handelt es sich dabei doch um sehr komplizierte Probleme." Aber — das folgt aus den ganzen Ausführungen von Correns — tatsächlich müsse es doch möglich sein! Denn bewußt beginnt Correns seine (übrigens ausgezeichnete) Wiedergabe des Mendelismus mit dem Hinweis auf die Stellung der Nativität — das Horoskop — im Mittelalter. „Aus dem Stande der Planeten zur Stunde der Geburt suchte der Astrolog rechnerisch das künftige Schicksal des Kindleins zu bestimmen. Melanchton hat daran geglaubt, und Keppler hat noch solche Rechnungen ausgeführt. — Wir wissen nun längst, daß all das Aberglauben war. Und doch hat jetzt die Biologie einen Weg betreten, der uns wieder dazu führen kann, einem Kinde das Horoskop zu stellen."

Und weiter: „In den letzten zehn Jahren ist es nun wirklich in vielen Fällen möglich geworden, feste Gesetze aufzudecken, nach denen die Übertragung der Anlagen von einer Generation auf die andere erfolgt und die die Entfaltung der unsichtbaren Anlagen zu den sichtbaren Merkmalen beherrschen.

Damit sind wir dem Ziele näher gerückt, die Vererbungslehre in den Dienst des Allgemeinwohls gestellt zu sehen.

Es ist einstweilen nur eine Perspektive in weite Ferne, die sich uns geöffnet hat; es wird noch viel geduldige Arbeit brauchen, bis wir auf Grund unserer Einsicht in die Vererbung mit gutem Gewissen den Eingriff des Staates verlangen können. Dieser Zeitpunkt wird aber kommen."

Daß es sich bei diesen Ausführungen Correns um die echte Erblichkeit der Biologie und nicht etwa um die sog. „falsche Erblichkeit", also z. B. um die Übertragung von Infektionskrankheiten von den Eltern auf den Fetus handelt, ist klar. Das Eheverbot für manifest Syphilitische ist eine hygienische Forderung, deren Berechtigung im Prinzip niemand bestreitet. Was Correns im Auge hat, ist ganz etwas anderes. Vererbt werden, wie wir sehen werden, nicht die Krankheiten, sondern nur die Anlagen dazu. Ist es denkbar, bei genügender Kenntnis der gesamten Aszendenz eines Kindes im Einzelfall stets voraussagen zu können, welche der in der gesamten Keimesmasse der Aszendenz vorhanden gewesenen Krankheitsanlagen auf das Kind übertragen werden müssen, bzw. welche nicht übertragen werden können?

Man ziehe sich nicht auf den Standpunkt zurück, daß es unwahrscheinlich sei, im Einzelfalle jemals in den Besitz einer so genauen Kenntnis des genealogischen Tatsachenmaterials zu kommen, wie es die Stellung des biologischen Horoskops verlangt. Wir fragen, ob, diese Kenntnis wirklich vorausgesetzt, die verlangte Berechnung in der Theorie überhaupt möglich sei. Correns beantwortet, wenn anders Worte überhaupt einen Sinn haben, diese Frage unbedingt mit ja. Ich muß sie — für den Menschen — unbedingt mit nein beantworten. Wenn wir noch so genau wissen, wieviel Kinder aus einem Blutsverwandtenkreise, in dessen Gesamtkeimplasma das „Gen" der Hämophilie so und so oft steckt und „dominiert", nach Mendels Regeln durchschnittlich hämophil, wie viele nicht hämophil zu erwarten sind, so wissen wir über das Schicksal des einzelnen Kindes im voraus gar nichts. Trotz größter „Belastung" kann es frei bleiben, trotz geringer Belastung kann es das Gen mitbekommen! Auf Grund welcher Gesetze: Amphimixis, Reduktionsteilung, Chromosomenmischung!, werden wir sehen. Hier kommt es nur auf die Betonung der Tatsache an, daß aus statistischen Durchschnittswerten keine biologischen Gesetze folgen. Das ist nun wirklich nichts Neues. Aber es ist das Verdienst von Johannsen, durch eine glückliche Begriffskritik die Biologen von dieser Tatsache überzeugt zu haben.

Johannsen geht von der Feststellung aus, daß die erwähnten von Galton berechneten Abweichungen vom Mittel ($\frac{1}{2}$, $\frac{1}{4}$ usw.) Durchschnittswerte sind, „rein und bar statistischer Art" (S. 110). Auf statistischem Wege festgestellte „Typen" im Queteletschen Sinne seien nun aber Erscheinungen oberflächlicher Natur, von denen man an sich nie wissen könne, ob und welche wirklich existierende biologische Typen differenter Art ihnen zugrunde liegen. „Darum könnte man den statistisch hervortretenden Typus passend als Erscheinungstypus (richtiger „scheinbaren" Typus, Johannsen, der Däne, hat sein Buch selbst deutsch niedergeschrieben!) bezeichnen, oder, kurz und klar, als „Phänotypus". „Solche Phänotypen sind an und für sich meßbare Realitäten: eben was als typisch beobachtet werden kann; also bei Variationsreihen die Zentren, um welche die Varianten sich gruppieren. Durch das Wort Phänotypus ist nur die notwendige Reservation genommen, daß aus der Erscheinung selbst kein weitergehender Schluß gezogen werden darf. Ein gegebener Phänotypus mag Ausdruck einer biologischen Einheit sein; er braucht es aber durchaus nicht zu sein. Die in der Natur durch variationsstatistische Untersuchungen gefundenen Phänotypen sind es wohl in den meisten Fällen nicht" (S. 123).

Das letztere ist weder sehr präzis noch klar. Viel bestimmter können wir sagen: Statistische Durchschnittswerte sind Abstraktionen, die (wie das oben von mir gebrauchte Beispiel von der tödlichen Pneumonie beweist) ein Urteil oder eine Voraussage auf den einzelnen Fall niemals zulassen.

Wiederum ist das nichts Neues. Interessant wird die Sache im Hinblick auf die Vererbung. Der Unterschied zwischen Spezies oder Gattungen (z. B. Hund und Katze) ist bedingt durch entsprechende Unterschiede in den Geschlechtszellen der betreffenden Lebewesen. „Es hat nie bezweifelt werden können, daß die Geschlechtszellen — die Gameten, wie man jetzt mit einem gemeinsamen Namen für Ei- und Spermazelle sagt — etwas enthalten, welches den Charakter des durch die Befruchtung gegründeten Organismus bedingt oder doch sehr wesentlich beeinflußt. Die Zygote — das Vereinigungsprodukt der beiden bei der Befruchtung beteiligten Gameten — enthält eben dasjenige, welches von den betreffenden Gameten bei der Vereinigung mitgebracht wurde. Dieses „Etwas" nennt man gewöhnlich mit einem recht mehrdeutigen Ausdruck „Anlagen". Johannsen setzt dafür im Anschluß an Darwins „Pangen" die letzte Silbe „Gen", das frei von jeder Hypothese nur die sichergestellte Tatsache ausdrücken soll, „daß jedenfalls viele Eigenschaften des Organismus durch in den Gameten vorkommende besondere trennbare und somit selbständige „Zustände", „Grundlagen", „Anlagen" — kurz, was wir eben Gene nennen wollen — bedingt sind".

Außer etwaigen (richtiger vielen) ähnlichen oder gar identischen Genen haben aber Hund und Katze wesensverschiedene Gene, die ihren Unterschied ausmachen.

So kommt Johannsen zu den „Genen der Eigenschaften" und die sind selbständig, weil sie durch die Mendelschen Kreuzungen „glatt trennbar" sind.

Das führt zum Begriff des „Genotypus". Zwei Individuen derselben Gattung sind genotypisch gleich, wenn sie aus identischen Genen hervorgegangen sind; sie sind genotypisch verschieden, wenn ihre Erbmasse Gene enthielt, die verschieden waren. Phänotypisch verschieden sind sie nur wegen der (nicht erblichen) Variationsunterschiede, die nur statistisch hervortreten.

In demselben Sinne sind Zygoten, die aus völlig gleichen (identischen) Genen gebildet werden, homozygotisch, andernfalls heterozygotisch.

„Ein homozygotisches Wesen ist also aus der Vereinigung von Gameten hervorgegangen, welche gleiche Genen mitbrachten, und ist demnach als „rein" oder rasserein zu bezeichnen. Ein heterozygotisches Wesen ist aus Gameten produziert, welche nicht identisch in bezug auf Gene waren. Ein solches Wesen hat Bastardcharakter."

Mit dieser letzten Definition ist dem Worte „Bastard" ein ganz neuer Inhalt gegeben. Da die Experimentalbiologen diese neue Bedeutung des Wortes angenommen haben, werden auch wir uns damit abfinden müssen. Daher dürfte es nicht überflüssig sein, den historischen Wandel der Wortbedeutung „Bastard" hier kurz einzuschalten (vgl. Correns, a. a. O., S. 8).

Ursprünglich rein soziologisch zur Bezeichnung der Kinder aus einer nicht ebenbürtigen oder wilden (illegitimen) Ehe gebraucht, wurde das Wort biologisch zuerst auf die Nachkommen verschiedener Tierspezies bezogen. Als Beispiel sei der Maulesel, der Pferdehengst-Eselstuten-Bastard bzw. das Maultier, der Eselhengst-Pferdestuten-Bastard erwähnt. Man hat lange versucht, diese Bedeutung festzuhalten und hat für die Nachkommen aus der Verbindung zweier Eltern, die sich näher stehen, als zwei „Arten" es tun, z. B. für die Nachkommen aus der Verbindung zweier Varietäten, Rassen oder Sorten, die Bezeichnung Blendlinge angewandt. Diese Unterscheidung schien zunächst dadurch gerechtfertigt, daß man die Artbastarde steril (fortpflanzungsunfähig), die Varietäten- und Rassenblendlinge fruchtbar fand. Ja, als die scharfe Scheidung zwischen Arten und Rassen nach Darwins Auftreten ins Wanken geriet, glaubte man sogar in der vorhandenen oder fehlenden Fruchtbarkeit des Bastards einen Anhaltspunkt zu haben, um in fraglichen Fällen zu entscheiden, ob zwei Sippen Varietäten oder Arten seien. Jetzt wissen wir längst, daß zwar sehr entfernt stehende Sippen sterile Bastarde geben, und Sippen, die sich sehr nahe stehen fertile, daß es aber gar keine scharfen Grenzen gibt, und daß dort, wo andere Merkmale uns im Stich lassen, um den systematischen Wert einer Sippe festzustellen, das Verhalten ihrer Bastarde hinsichtlich der Fruchtbarkeit auch nicht weiter hilft.

Heutzutage, meint Correns, ist es am einfachsten, jede Vereinigung zweier Keimzellen, die nicht die gleichen erblichen Anlagen haben, Bastardierung zu nennen, gleichgültig, wie nah oder wie fern die Eltern verwandt sind. Freilich, fügt er hinzu, wären nach dieser Definition beim Menschen die Kinder faktisch stets das Produkt einer Bastardierung; denn die Eltern stimmen nie ganz in ihren Merkmalen und noch weniger in ihren Anlagegarnituren überein. „Es wird wohl einige Zeit brauchen, bis man sich an diese Erweiterung der Begriffe „Bastard" gewöhnt haben wird, sie scheint mir aber doch ratsamer als der Versuch, ein neues Wort einzubürgern."

Demnach hat jeder Mensch Bastardcharakter (ist heterozygotisch). Homozygotische Menschen wären nur denkbar als „identische (eineiige, homologe) Zwillinge" [1]). Nur diese haben denselben Genotypus. Abgesehen von dieser (sehr seltenen) Ausnahme sind also alle Menschen, und das ist eine sehr bequeme Ausdrucksweise, genotypisch voneinander verschieden. Das bezieht sich zunächst auf eine einzelne bestimmte Eigenschaft, z. B. schwarze Haarfarbe, Sechsfingerigkeit, Anlage zur Mathematik.

---

[1]) „Eineiige Zwillinge sind immer gleichen Geschlechts und in der Regel durch auffallende Ähnlichkeit des Körpers wie der geistigen Begabung und Neigungen ausgezeichnet (Bumm, Grundriß zum Studium der Geburtshilfe. Wiesbaden, Bergmann 1905, S. 263).

Nimmt man den ganzen Menschen, um ihn mit einem andern zu vergleichen, so findet sich immer irgend eine (gewöhnlich mehrere) genotypische Verschiedenheit. Selbst rechte Geschwister, die genealogisch vollkommen gleichgestellt sind (d. h. dieselbe Ahnentafel haben, also „aus identischer Erbmasse" stammen), haben biologisch einen verschiedenen Erblichkeitswert, weil sie genotypisch verschieden sind.

Wir haben denselben Gedanken bisher so ausgedrückt, daß wir sagen, jeder Mensch ist ein „Individuum", hat, unabhängig vom Artcharakter, seine besondere Konstitution, seinen ihm eigentümlichen Charakter, seine speziellen Krankheitsanlagen. Es ist ersichtlich, wie nahe die Begriffskonstruktionen Johannsens sich mit den Auffassungen decken, die zunächst gänzlich losgelöst von der Vererbungslehre und längst vor allem experimentellem Mendelismus die Konstitutionspathologie beherrschten und in den vorangegangenen Kapiteln dieses Buches bereits ausführliche Darstellung gefunden haben.

Folgen wir diesem Gedankengang, so sind phänotypisch die (aus Massenbeobachtung abstrahierten) Durchschnittswerte bestimmter Eigenschaften. Auch das ist, so gefaßt, durchaus nichts Neues. Konstruiere ich mir den mittleren physiologischen Menschen mit einer bestimmten Pulszahl, Atemzahl, Körpergröße usw., so schaffe ich einen Scheintypus, der realiter nicht existiert, eben gar kein Typus ist! Da es nun die Erblichkeit nur mit realen Werten zu tun hat, so sagt Johannsen (S. 133) in betreff der Konstruktionen Galtons und anderer statistischer Erblichkeitsforscher mit Recht: „Aber statistische Untersuchungen solcher Art eignen sich wirklich nicht dazu, die bei Erblichkeitsfragen uns begegnenden biologischen Grundprobleme richtig zu beleuchten."

Gegen die Anwendung des Ausdrucks phänotypisch in diesem engbegrenzten Sinne läßt sich nun durchaus nichts einwenden. Verfänglich und irreführend ist nur der Anschein, als ob der Phänotypus eben doch ein Typus, also eine reale Existenz sei, nur eine andere wie der Genotypus. Ich habe den Eindruck, als wenn auch Johannsen gelegentlich diesem Irrtum verfiele. Hat er sich nur mißverständlich ausgedrückt (vgl. das wörtliche Zitat zu Anfang dieser Erörterung S. 147), so ist es um so wichtiger, einer Einwurzelung des Mißverständnisses in der Wissenschaft sofort entgegenzutreten.

Damit sind wir aber mit den Neuformulierungen biologischer Begriffe, die in der Pathogenese bereits Verwendung finden, noch nicht zu Ende. Aus Johannsens ersten klassischen Versuchen stammt der Begriff der reinen Linien. „Eine reine Linie ist der Inbegriff aller Individuen, welche von einem absolut selbstbefruchtenden Individuum abstammen" (und die dabei immer weiter Selbstbefruchtung treiben, S. 133). Weder beim Menschen, noch bei den Experimenten der Tierzüchter kann so etwas je vorkommen. Bei der Auslesezüchtung der Tierzüchter, die allen menschlichen Rasseverbessern als Ideal vorschwebt, handelt es sich nie um Selbstbefruchtung, sondern stets um Paarung zweier Individuen. (Baur, Einführung in die experimentelle Vererbungslehre, Berlin. Bornträger, 1911, S. 254 nennt das „Züchtung bei obligat allogamen Organismen.")

„Bei diesen Organismen, sagt Baur, sind fast alle Individuen einer jeden Rasse, die nicht schon sehr weitgehend rein gezüchtet sind, kompliziert heterozygotisch. Auch hier kommt es ausschließlich darauf an, eine Rasse zu gewinnen, welche homozygotisch alle die gewünschten Eigenschaften aufweist, aber hier ist das ungemein schwierig."

Um das verständlich zu machen, konstruiert Baur einen schematischen Versuch, aus einer Population — einer unreinen Zucht — von schwarzen, braunen, gelben und weißen Kaninchen eine absolut konstante schwarze Rasse zu züchten.

Das ist nach den Regeln des experimentellen Mendelismus theoretisch durchaus möglich, praktisch aber deswegen sehr schwierig, weil (nach Analogie berechnet) unter 729 herausgegriffenen schwarzen Pärchen erst ein homozygotisch schwarzes sich befinden würde. „Nur dieses eine Paar unter 729 schwarzen Paaren gibt sicher in der Deszendenz eine absolut konstante schwarze Rasse,“ die in sich weiter gezüchtet, schwarz bleibt. Wie soll ich aber dies eine Paar herausfinden? Daß ich es nicht finde, hat eine Wahrscheinlichkeit von 728 zu 1. Bei allen andern Paaren besteht die Möglichkeit, daß durch Spaltung in der nächsten Generation doch wieder neben den schwarzen, braune, gelbe und weiße Tiere „herausmendeln“. „Mit einer Selektion von Pärchen wird man demnach sehr wenig Freude erleben.“

Aber das ist Sache der Tierzüchter. Für uns kommts auf den Menschen an. Und da liegt die Sache — nicht biologisch — sondern in ihren Endzielen ganz anders. Nehmen wir an, es lasse sich erweisen, daß „musikalische Anlage“ ebenso ein genotypisch mendelndes Merkmal beim Menschen ist, wie die schwarze Farbe beim Kaninchen. Dann liegt die Sache biologisch ganz ebenso hier wie dort. Die Züchtung einer konstant homozygotisch musikalischen Rasse wäre, wenn auch technisch noch schwieriger (man denke an die Langfristigkeit des Versuchs beim Menschen und vor allem an die Unmöglichkeit fortgesetzter Geschwisterinzucht), so doch theoretisch möglich. Aber was wäre damit gewonnen? Sollen wir bei der zielbewußten Rassifizierung (man verzeihe das häßliche Wort) alle andern Eigenschaften vernachlässigen? Die Frage aufwerfen, heißt sie beantworten!

Und damit kommen wir auf Johannsen zurück. Den Rassefanatikern schwebt so etwas vor, als handle es sich um die Möglichkeit der Züchtung etwa des Germanen „in reinen Linien“. „Reine Linien“ der Menschen im Sinne der Biologie gibt es nicht und kann es nicht geben. Rassenreinheit im Sinne der Biologie bezieht sich auf einzelne Merkmale und damit ist uns nicht gedient.

Die ganzen Verhältnisse werden noch klarer, wenn wir den Gedankengängen Johannsens weiter folgen und sie auf den Menschen anwenden.

Bisher haben wir von genotypischen Unterschieden der einzelnen Menschen gesprochen. Diese stets vorhandenen Unterschiede betreffen nur ein oder höchstens mehrere Merkmale. Nehmen wir nun aber nicht einzelne Eigenschaften, sondern den komplexen Gesamtmenschen, so ist derselbe ebenfalls im ganzen genotypisch (d. h. erblich) bestimmt. Es handelt sich, wie Johannsen sagt, um „einen genotypischen Gesamttypus“, und diesen bezeichnet er als einen Biotypus. Die erblich bestimmten Gesamteigenschaften des Biotypus sind nun — und das ist eine der wichtigsten Thesen Johannsens — nicht fließend, sondern „fest“. Der Biotypus Mensch ist, wie ich es schon lange ausdrücke, ein artfest gewordener Gesamttypus. Zwar bestehen vielfache einzelne genotypische Unterschiede zwischen den Individuen, aber die Art, der Biotypus, ist „fest“. Johannsen braucht diesen Ausdruck immer wieder. Ist das richtig, so folgt, daß, wie wir das täglich sehen, durch Erbvariation zwar sehr verschieden begabte Individuen, aber nie ein neuer Biotypus entstehen kann. (Wieder wird auch in diesem Zusammenhange daran erinnert, daß der komplexe „statistische“ oder Zahlentypus — der Numerotypus, wie Johannsen hier sagt — kein Biotypus ist.)

So ergibt sich denn das Hauptproblem, die große und umfassende Frage der Deszendenzlehre (oder besser der Evolutionsphilosophie): Wie können neue Biotypen entstehen, bzw. wie sind sie phylogenetisch entstanden? Im Grunde genommen sind es (nach Baur, a. a. O., S. 258) nur zwei Erklärungsversuche, die allen ernsthafteren Artbildungstheorien zugrunde liegen. Das eine Erklärungsprinzip ist die Selektionstheorie, das andere die Lehre von der Erwerbung erworbener Eigenschaften."

Beide lehnt Johannsen ab. Die Selektion schafft keine neuen genotypischen Unterschiede. Sie kann ausmerzen, d. h. auf dem Erbwege nicht gewünschte Gene aus der Erbmasse der Biotypen einer Population entfernen, aber nichts Neues hervorbringen. Ebensowenig erkennt Johannsen, wie wir bereits sahen, den Lamarkismus an. Daß eine täglich und stündlich wirkende Vererbung erworbener Eigenschaften in der Lebewelt mit Johannsens Konstruktion des „festen" oder „konstanten" Biotypus ebenso unvereinbar ist, wie mit der Weismannschen Lehre von der Kontinuität des Keimplasmas, leuchtet ein.

So bleibt denn für Johannsen zur Erklärung des Evolutionismus (neben der Neukombination von Genen bei Kreuzungen, die aber offenbar keine große Rolle spielt) nur die Mutation als einzig sicher nachgewiesene Form der Neubildung von Biotypen übrig. Der Begriff der Mutation ist von Hugo de Vries (Die Mutationstheorie, 2. Bd., Leipzig 1901—1903, Veit & Co.) in die Wissenschaft eingeführt. Er versteht darunter unvermittelt und sprunghaft auftretende Abänderungen des Typus, die vererbbar sind. Daß es derartige Erscheinungen gibt, ist den Tier- und Pflanzenzüchtern längst bekannt. Man beobachtete, daß gelegentlich (d. h. ganz unvermutet) in konstanten, reinen, augenscheinlich von Kreuzungen freigehaltenen Zuchten ganz plötzlich einzelne Individuen auftreten, die neue, den Eltern fremde Eigenschaften aufweisen und diese Eigenschaften von Beginn in mehr oder minder großem Umfange weitervererben. (Es sind das die „Sports" der Züchter, die „single variations" Darwins, die auch als Sprungvariationen bezeichnet werden.) In der modernen Vererbungslehre ist der Ausdruck „Mutationen" herrschend geworden. Das Wesentliche dabei ist, daß die neuen Eigenschaften von vornherein vererbbar sind. Derartige Mutationen kommen nun selbstverständlich, wie Johannsen sagt, nicht „von selbst" vor. Wie sie aber entstehen, d. h. wie „die Faktoren der Lebenslage hier auf die betreffenden genotypischen Grundlagen einwirken", das ist uns noch völlig unklar (Johannsen).

Im biologischen Sinne endet unsere Darstellung mit einem großen Fragezeichen. Es unterliegt keiner Frage, daß die ganze Deszendenzlehre an einem kritischen Standpunkt angekommen ist. Wenn auch wohl kein Naturforscher ernsthaft daran denkt, das große wissenschaftliche Prinzip des Evolutionismus selbst aufzugeben, so sind doch die Grundlagen der Deszendenztheorie im engern Sinne des Wortes ins Wanken geraten. Die Selektion bringt im günstigsten Falle und unter den besten Bedingungen das vollendetste Geschöpf seiner Art hervor, aber eben nur seiner Art. Sie erweist sich außerstande, einen neuen Biotypus zu schaffen. Das könnte nur gelingen mit Hilfe vererbbarer Mutationen. Wie aber diese entstehen, das wissen wir nicht. Darum wissen wir auch nicht, mit Hilfe welcher Kräfte die Mutationen zustande gekommen sind, die die tatsächlich bestehenden „festen" Biotypen geschaffen haben.

Weit entfernt davon, in diesen biologischen Anschauungen, die zurzeit herrschend sind, der Weisheit letzten Schluß zu erblicken, müssen wir doch mit ihnen rechnen, wenn wir ärztlicherseits Vererbungspathogenese treiben wollen. Und da befinden wir uns der allgemeinen Biologie gegenüber, trotz des Nachteils, daß wir mit Menschen nicht experimentieren können, wie der Botaniker mit Erbsen, in einem gewissen Sinne im Vorteil. Nicht, wie der Mensch entstand, ist das Rätsel, um das wir uns abmühen. Dieses große Rätsel interessiert uns als denkende Menschen, die nach einer geschlossenen Weltanschauung streben, nicht minder wie jeden andern. Aber es ist kein rein ärztliches Problem. Es steht und fällt mit den großen Fragen der Biologie überhaupt. Als Ärzte interessiert uns die Frage, nicht wie er ward, sondern wie der Mensch ist und sein wird. Woher bekommt der gegebene Mensch von heute seine Mißbildungen, seine krankhaften Anlagen oder seine hervorragenden Eigenschaften? Hat ihm die zufällige Lebenslage seiner Eltern zu dem gemacht, was er ist, oder handelt es sich, abgesehen von etwaigen exogenen Verbildungen, um die individuelle Kombination eines fast unerschöpflich großen Ahnenerbes? Und wenn das letztere der Fall ist, wenn der Mensch von heute einen festen Biotypus darstellt, der — individuell zwar variabel — aus dem Rahmen seiner Art nicht heraus kann, so müssen wir uns eben bescheiden. Mit der kurzfristigen Züchtung des Nietzscheschen Übermenschen ist es vorläufig nichts. Denn auf die Mutation zu warten, die ihn plötzlich und ohne Übergang in die Erscheinung treten läßt, wäre mehr als zulässige Annahme, wäre Utopie. Die strenge Wissenschaft verträgt sich nicht mit uferlosen Phantastereien.

Überlassen wir also die große Frage der Evolutionsphilosophie der biologischen Wissenschaft. Wer sich über die experimentellen Grundlagen der Mutationslehre unterrichten will, möge die neueren Darstellungen der biologischen Vererbungswissenschaft (ich empfehle besonders die bereits erwähnten Werke von Kronacher und Baur) zu Rate ziehen.

Die Vererbungspathogenese steht auf dem Boden der biologischen Grundgesetze und bedient sich der Begriffe, die die Biologie geschaffen hat. Im übrigen aber verfolgt sie ihre eigenen Ziele und arbeitet mit den ihr eigentümlichen Methoden, die in den folgenden Kapiteln zur Darstellung kommen sollen.

Zum Schluß dieser das Problem der Vererbungspathogenese einleitenden Bemerkungen sei noch einiger mehr äußerer Ereignisse gedacht, die am besten das große Interesse illustrieren, das — man kann wohl sagen ziemlich plötzlich — für die Vererbungsfragen überall entstanden ist. Aus dem engen Kreis des zünftigen Gelehrtentums heraustretend, ergreifen die Ideen über Fortpflanzung und Weiterentwicklung oder Rückgang des Menschengeschlechts weiteste Kreise der Gebildeten. Das Vererbungsproblem wird zur anerkannten Kulturfrage der Menschheit. Das kam mit erwünschter Deutlichkeit zum Ausdruck an dem ersten dieser Ereignisse, auf der Internationalen Hygiene-Ausstellung 1911 in Dresden.

Wir verdanken es der energischen Initiative M. v. Grubers und E. Rüdins, daß das überaus reiche und wertvolle Demonstrationsmaterial, namentlich von ausgezeichneten Anschauungstafeln, das in Dresden vereinigt war, nicht nur erhalten bleibt, sondern auch den weitesten Kreisen bequem zugänglich gemacht ist. Unter dem Titel: Fortpflanzung, Vererbung, Rassenhygiene haben v. Gruber und Rüdin einen bei J. F. Lehmann in München 1911 erschienenen Katalog der Gruppe Rassenhygiene herausgegeben, der die Reproduktion der Tafeln mit einem verbindenden Text von Gruber enthält. Der billige Preis (die Herstellung wurde ermöglicht durch eine dankenswerte Subvention des k. Staatsministeriums des Innern für Kirchen- und Schulangelegenheiten in München) gestattet jedem Arzt die Anschaffung. Da es gänzlich ausgeschlossen erscheint, in diesem meinem Buche, das lediglich eine wissenschaftliche Propädeutik der menschlichen Konstitutions- und Vererbungspathogenese darstellt, das grundlegende, ungeheure biologische Wissensgebiet selbst zur umfassenden Darstellung zu bringen und da es ebensowenig möglich ist, die eigenen, biologisch nur das zum Verständnis Notwendige gebenden Ausführungen mit mehr als den nötigsten Bildern und Tafeln zu belasten, so muß ich ausdrücklich mich auf den bei aller Kürze ausgezeichnet orientierenden Text Grubers mit seinem wertvollen Anschauungsmaterial beziehen. „Katalog Gruber-Rüdin. Tafel X", bedeutet also im folgenden das betreffende Bild des genannten Werks.

Nicht unerwähnt bleiben darf, daß der Katalog noch eine, zwar nichts weniger als vollständige, aber doch wenigstens orientierende Bibliographie von Dr. R. Ahlers enthält.

Von weiteren äußern Ereignissen sind die in Gießen unter Professor Sommers Leitung stattfindenden Kurse mit Vorträgen über die Erblichkeitslehre und die Gründung einer deutschen Gesellschaft für Rassenhygiene unter der tatkräftigen Leitung von Ploetz zu erwähnen, die des weitestgehenden Interesses der Ärzte wert sind. Gehen die Einzelströmungen, namentlich in ihren praktischen Zielen, auch noch etwas chaotisch durcheinander, in der Vererbungslehre herrscht frisches Leben. Wir wollen im folgenden versuchen, die pathogenetischen Grundlagen der Vererbungslehre wenigstens soweit zur Darstellung zu bringen, als es für das Verständnis des weiteren Kreises der wissenschaftlich und kulturell interessierten Ärzte nötig und nützlich ist.

2. Die zytologische Grundlage der pathogenetischen Vererbungslehre.

Der Vererbungsakt bei den Metozoen, also auch beim Menschen, um den allein es sich hier handelt, besteht in der Fortpflanzung auf geschlechtlichem Wege.

Das Wesentliche der geschlechtlichen Fortpflanzung ist die Vereinigung der männlichen mit der weiblichen Geschlechtszelle, die Befruchtung. Dieser Vorgang der Befruchtung ist zytologisch außerordentlich sorgfältig studiert und genau festgestellt. Es handelt sich um einen sehr komplizierten Vorgang, der nach den allgemeinen Gesetzen der sog. indirekten oder mitotischen Zellteilung sich abspielt (vgl. Katalog von Gr. und R., 1. Kapitel). Sowohl die Reifung der Geschlechtszellen, wie die weitere Entwicklung des befruchteten Eies geht nach dem Grundschema der mitotischen Zellteilung vor sich. Die Einzelheiten mögen in den wissenschaftlichen Standardwerken (O. Hertwig, Allgemeine Biologie, 2. Auflage des Lehrbuches: Die Zelle und die Gewebe, Jena 1906 und Korschelt und Heider, Lehrbuch der vergleichenden Entwicklungsgeschichte der wirbellosen Tiere, Fischer, Jena 1903) nachgelesen werden. Worauf es hier ankommt, das ist die Feststellung der Tatsache, daß der Akt der Vererbung im allgemein biologischen, also auch im pathogenetischen Sinne in der Verschmelzung der beiden Geschlechtszellen besteht und mit dieser Verschmelzung beendet ist.

Der fragliche Vorgang vollzieht sich nach einer kurzen zusammenfassenden Darstellung von Verworrn folgendermaßen:

„Bei der Verschmelzung der Geschlechtszellen vermischt sich das Protoplasma des Spermatozoons, das gegenüber dem an Nährmaterial reichen Protoplasma der Eizelle gewöhnlich an Masse bedeutend zurücktritt ununterscheidbar mit dem letzteren. Dagegen sind die beiden Zellkerne bei ihrem Verhalten in der gemeinschaftlichen Protoplasmamasse dauernd deutlich zu verfolgen. Sie wandern im Protoplasma einander entgegen und verlieren allmählich die sie umschließende Kernmembran. Dadurch werden ihre Inhaltsbestandteile im Protoplasma frei, und es ist nun von großer Wichtigkeit, daß sich von den Chromatinfäden, welche den wesentlichen Inhalt der Kerne bilden, die Hälfte eines jeden Kernes mit der Hälfte des andern zu je einem neuen Kern vereinigt, so daß nunmehr in der gemeinschaftlichen Protoplasmamasse zwei neue Kerne enthalten sind, von denen jeder ebensoviel Material vom männlichen Spermatozoon, wie vom weiblichen Ei besitzt. Nach Ablauf dieser Vorgänge in den Kernen teilt sich das Protoplasma durch eine Scheidewand zwischen beiden Kernen, so daß jetzt zwei Zellen entstanden sind: die beiden „Furchungszellen". Aus der sich nun immer wieder von neuem wiederholenden Teilung und fortschreitenden Differenzierung dieser Zellen und ihrer Abkömmlinge baut sich allmählich der ganze vielzellige Organismus auf, bis er das Ende seiner Entwicklung erreicht hat. Dabei wird mit jeder Teilung jeder Zelle auf ihre beiden Tochterzellen immer wieder Material von Kern und Protoplasma übertragen, so daß schließlich das Material einer jeden Zelle des ganzen Körpers in lückenloser Deszendenz von dem Material der befruchteten Eizelle abstammt und dadurch in einer materiellen Kontinuität steht mit dem Vater durch das Spermatozoon und mit der Mutter durch die Eizelle."

Das Wesentliche aber bei diesem ganzen Vorgang besteht darin, „daß in dem neuen aus dem Ei sich entwickelnden Tier in allen Zellen seines Körpers gleichviel Chromatin (Kernsubstanz) väterlichen, wie mütterlichen Ursprungs enthalten ist" (Weismann).

Dies Gesetz gilt ganz allgemein. „Wir kennen heute, sagt Weismann, den Befruchtungsvorgang in allen seinen Einzelheiten bei einer großen Zahl von Tieren aus den verschiedensten Gruppen: er ist im wesentlichen überall derselbe; überall ist es eine Samenzelle, welche normalerweise die Verbindung mit dem Eikern eingeht, überall bildet sich aus dem Kern der Samenzelle, mag er anfänglich noch so winzig sein, ein nahezu oder genau dem Eikern gleich großer Kern, und überall enthält derselbe die gleiche Zahl von Chromosomen, wie der Eikern."

Diese allseitig anerkannte und bestätigte Beobachtung, daß die Kerne der neuen Zellen nach der Befruchtung sich stets zusammensetzen aus den gleichen Anteilen von Chromatinsubstanz beider Geschlechtszellen, hat nun die Biologie zu dem unabweisbaren Schluß gedrängt, daß die Substanz der Chromosomen in den Kernen der Geschlechtszellen den eigentlichen und ausschließlichen Träger der Vererbung darstellt.

Dieser wichtige Satz, daß das Chromatin des Kerns die vielgesuchte Vererbungssubstanz ist, wurde im Jahre 1885 zuerst von Straßburger und O. Hertwig, wenige Monate später von Weismann ausgesprochen. Er fand schnell allgemeine Anerkennung und beherrscht zurzeit die biologischen Vererbungsvorstellungen fast uneingeschränkt — wenn auch nicht absolut.

Dem in der Vererbungsbiologie nicht genügend vorgebildeten Leser darf nicht verschwiegen werden, daß das „Kernmonopol" in dem Mechanismus der Vererbung, dessen Annahme wir unserer Darstellung zugrunde legen, auch seine Gegner hat. Nachdem R. Fick in sehr beachtenswerten Ausführungen (Betrachtungen über die Chromosomen, ihre Individualität, Reduktion und Vererbung, Arch. f. Anat. u. Entwicklungsphysiol., Anat. Abt. 1905 und Vererbungsfragen, Reduktions- und Chromosomenhypothesen, Bastardregeln, Erg. d. Anat. u. Entwicklungsgesch., Bd. 16, 1907) gegen diese Lehre Stellung genommen hat, hat sich vor allem auch Godlewski jun. in seiner hervorragenden Bearbeitung des Vererbungsproblems im Lichte der Entwicklungsmechanik (Heft 9 der Vorträge und Aufsätze über Entwicklungsmechanik der Organismen, herausgeg. von W. Roux, Engelmann 1909) der Opposition angeschlossen. „Die Argumente, sagt dieser Autor, aus dem Gebiete der Zytologie und der allgemeinen Physiologie sprechen übereinstimmend mit den vorhergehenden Argumenten dafür, daß an der Determinierung der Vererbungsrichtung nie der Kern allein, nie das Protoplasma allein, sondern stets beide Zellbestandteile teilnehmen" (S. 275).

Es soll und kann nicht meine Aufgabe sein, in den Streit der biologischen Schulen bestimmend einzugreifen. Die Abwägung der Gründe für und gegen das Kernmonopol würde uns hier viel zu weit führen und den medizinischen Leser, der sich in die ihm fremde Begriffswelt erst einarbeiten muß, nur verwirren. Wer tiefer in die Materie eindringen will, muß eben die Originalarbeiten studieren. Nach R. Fick haben sich in früheren Jahren außer ihm selbst schon Flemming, Rauber, Frenzel, Verworrn und Waldeyer gegen das Kernvererbungsmonopol ausgesprochen. In neuerer Zeit hätten sich (nach Fick) Nußbaum, A. Fischel, Rabl, Godlewski, Renaut und Sabatier der Auffassung Ficks angeschlossen.

Wenn ich gleichwohl die biologische Chromosomentheorie der Vererbung meiner Darstellung zugrunde gelegt habe, so geschieht das, weil sie trotz jener sehr beachtenswerten Einwände noch immer die, soviel ich sehe, am besten gestützte und darum fast durchweg herrschende Lehre darstellt. Jedenfalls kommt sie den Bedürfnissen einer pathogenetischen Vererbungslehre des Menschen zurzeit am besten entgegen. Wie ich schon in meiner Pathogenese hervorgehoben habe, und weiter unten erneut zur Darstellung bringen werde, stimmt die Annahme einer nach den Prinzipien der Wahrscheinlichkeitsrechnung sich regelnden individuellen Variabilität der Chromosomenkombinationen sehr gut mit den unabweisbaren Forderungen der wissenschaftlichen Genealogie überein. Auf dem entgegengesetzten Standpunkt steht R. Fick. Er sagt in einem ganz kurzen, sehr lesenswerten Aufsatz „Über Vererbungsfragen" (Zeitschr. für den Ausbau der Entwicklungslehre, München 1908, Heft 8/9): „Die moderne Anschauung, wonach die Verschiedenheit der Abkömmlinge eines Elters (? muß wohl' heißen zweier Eltern) auf der zufälligen Chromosomenkombination bei den Reifungsteilungen (beider Gameten!) beruhen soll, scheint mir ganz absolut unzulässig. Jeder nicht durch die Reduktionshypothesen voreingenommene Forscher wird es von vornherein für selbstverständlich erklären, daß die Variabilität, und umgekehrt das häufige starre Festhalten der Nachkommen an Erbeigentümlichkeiten auf inneren physiologischen Gründen, nicht auf dem Zufall beruht." Hier scheint mir eine völlige Verkennung der wissenschaftlichen Erkenntnisprinzipien vorzuliegen. Auch die Wahrscheinlichkeitslehre a priori hat es mit streng gesetzmäßigen Vorgängen zu tun. Sonst hätte sie sich nicht dem mathematischen Kalkul unterwerfen lassen. Aber auch die Wahrscheinlichkeit a posteriori hat es nicht mit dem „Zufall" im Laiensinne, d. h. mit einem als unbedingt gedachten Geschehen zu tun. Sie schließt nur ihrem Wesen nach jede Möglichkeit der Voraussage vom Eintritt eines bestimmten Einzelvorganges aus. In thesi, d. h. unter Voraussetzung der Kenntnis aller wirkenden Faktoren ergibt uns die Wahrscheinlichkeitsrechnung a priori Zahl und Art aller Möglichkeiten bei der Menschwerdung des Einzelindividuums aus dem Chromosomenerbe der Ahnen. Jeder Einzelvorgang der Art verläuft völlig in sich gesetzmäßig. In diesem Sinne gibt es keinen Zufall. Nur bleibt er darum eine Möglichkeit unter vielen, und zwar eine Möglichkeit mit einer ganz bestimmten Wahrscheinlichkeit seines Eintretens.

A posteriori treten diese Wahrscheinlichkeiten erst bei sehr gehäuften Beobachtungen hervor (Gesetz der großen Zahlen). Niemals aber ist es möglich, und niemals wird es der Natur der Sache nach möglich sein, vorauszubestimmen, welche Eigenschaften ein aus der Vereinigung zweier Gameten hervorgehender Zygote haben muß. Verstehe ich Fick recht, so muß er folgern, daß das, die Kenntnis jener inneren physiologischen Gründe, von denen er spricht, vorausgesetzt, der Wissenschaft doch gelingen werde. Auch der moderne Mendelismus denkt sich die Sache so. Das ist meiner Auffassung nach eine wissenschaftliche Utopie vom Range des Perpetuum mobile oder der Quadratur des Zirkels. Wegen der weittragenden praktischen Konsequenzen hebe ich das schon hier mit aller Schärfe hervor. Immer wieder wird vergessen, daß die

Mendelschen Zahlenregeln nur unter einfachen Verhältnissen und nur bei Massenbeobachtungen als Durchschnittswerte rein hervortreten.

In betreff der erkenntnistheoretischen Grundlagen der Forschungsmethoden, um die es sich hier handelt, und die den meisten Ärzten leider immer noch ebenso fremd sind wie so manchem Biologen und Naturforscher, verweise ich auf meinen, schon vor 30 Jahren geschriebenen Aufsatz in Virchows Arch., Bd. 83, 1881: Die numerische Methode (Statistik und Wahrscheinlichkeitsrechnung) mit besonderer Berücksichtigung ihrer Anwendung auf die Medizin. (In seinen Hauptteilen wieder abgedruckt in meiner Pathogenese, S. 242 ff.).

Nach dieser nicht wohl zu umgehenden Abschweifung kehren wir zu unserer systematischen Darstellung zurück.

Bewußt stellen wir uns auf den, namentlich von Weismann konsequent festgehaltenen Standpunkt, im Kern der Gameten die Träger der Vererbungssubstanz zu sehen.

Entscheidend ist, sagt dieser Forscher, die gleiche Zahl, in welcher diese Vererbungsträger (die Chromatinschleifen) in den beiden sich verbindenden Keimzellen enthalten sind, und die immer, bei Pflanzen wie bei Tieren, die Hälfte der Normalzahl ist. „Präziser können wir ja die logische Forderung, daß die Vererbungssubstanz von beiden Eltern her in gleicher Menge auf das Kind übertragen werden müsse, nicht erfüllt finden, als sie uns in der gleichen halben Zahl der Chromosomen in den beiden Geschlechtskernen im Ei entgegentritt.“

So geht ganz gesetzmäßig die Amphimixis, d. h. die Vermischung zweier verschiedener Erbschaftsmassen, zweier verschiedener Erbstrukturen vor sich, von denen, und zwar zu gleichen Teilen, die eine vom Vater, die andere von der Mutter stammt.

Schon hier können wir zunächst einmal Halt machen. Denn schon hier ergeben sich aus den zytologischen Tatsachen einige Folgerungen, die für die pathogenetische Vererbungslehre ausschlaggebend sind (vergl. meine „Leitsätze zu einem auf dem 16. internation. medizinischen Kongreß in Budapest 1909 gehaltenen Vortrag“ abgedruckt: Med. Klinik 1910, Nr. 1).

Wir stellen fest: Unter ererbt (von seiten der Kinder) oder vererbt (von seiten der Eltern) versteht die Biologie und somit auch die Pathogenese, nur solche Eigenschaften und deren materielle Substrate, die als Anlagen im Keimplasma der elterlichen Geschlechtszellen enthalten sind. Offen lassen können wir dabei die Frage, ob die uns interessierenden Eigenschaften (Merkmale) sämtlich schon in den „Gameten“, d. h. im unbefruchteten Ei und im Samenfaden in potentia vorhanden waren, oder ob auch gelegentlich erst durch das zufällige Zusammentreffen zweier bestimmter Keimzellen, also erst im befruchteten Ei („Zygote“) gewisse Anlagen entstehen. Wenn es auch vorkommen mag, daß gewisse als Mißbildungen bezeichnete Varianten erst im befruchteten Ei entstehen, so müssen doch die uns hier beschäftigenden pathogenetischen Veranlagungen sämtlich in den Gameten, dem unbefruchteten Ei und dem Samenfaden schon in irgend einer Form gegeben sein. Das Zusammentreffen der beiderseitigen Erbmassen, die in den zufällig bei der Befruchtung sich findenden Gameten gegeben sind, bestimmt das Schicksal des neuen Menschen.

Wir nehmen also an, daß die ganze Vererbungsmasse — sowohl die physiologische, wie die pathogenetische — materiell und virtuell in den beiden nach dem Kopulationsakte miteinander verschmelzenden Geschlechtszellen, dem Ei und dem Spermatozoon, gegeben ist.

Halten wir daran fest, daß mit dieser Verschmelzung der Akt der Vererbung sich vollendet hat, so ergibt sich, daß alles, was nun noch hinzukommt, durch Einflüsse äußerer Art entsteht, durch Causae externae, die auf den wachsenden Embryo einwirken und die sich von den normalen und pathologischen Reizen des extrauterinen Lebens im Wesen nicht unterscheiden.

Hieraus folgt, daß im Sinne dieser biologischen Definition angeboren (kongenital) und angeerbt (hereditär) keineswegs identische Begriffe sind. Angeboren ist der viel weitere Begriff. Er umfaßt alles, was das Kind mit auf die Welt bringt. Vererbt sind nur solche Eigenschaften oder deren materielle Substrate, von denen wir wissen, oder doch voraussetzen dürfen, daß sie notwendig aus Anlagestücken sich entwickeln, die in den Keimzellen materiell oder virtuell von vornherein gegeben waren.

Ist das richtig, so ergibt sich mit zwingender Konsequenz, daß es keinen Sinn hat, von „hereditären Krankheiten" zu sprechen. Obgleich das schon oft gesagt und schon oft bedingungslos zugegeben ist, können wir z. B. den Ausdruck hereditäre Lues nicht los werden. Reinliches Denken hat eine reinliche Sprache zur Voraussetzung. Wer die angeborene (kongenitale) Syphilis sich als vererbt vorstellt, denkt unbiologisch oder redet gedankenlos. Jede germinative oder intrauterine Übertragung eines Krankheitskeimes, hier der Spirochaete pallida, ist ein Akt der Infektion, kein Vererbungsvorgang. Schon Weismann hat das vor vielen Jahren bestimmt genug ausgesprochen (Vorträge zur Deszendenztheorie Fischer, Jena 1902, Bd. 2, S. 78). Klipp und klar sagt er: „Nur das letztere — die Überlieferung von Keimplasma samt den in seinem Bau begründeten Eigenschaften — ist Vererbung im wissenschaftlichen Sinne, das erstere aber — die Übertragung von fremden Mikroorganismen durch die Keimzellen — ist Keimesinfektion."

Noch viel weniger Sinn aber hat es, die etwaige Infektion des wachsenden Embryo (des Fetus) durch die kranke Mutter auf dem Blutwege durch die Plazenta als Vererbung zu bezeichnen. Das muß gesagt werden, da immer wieder zu lesen ist, daß beispielsweise die Vererbung mit der Phthisiogenese deshalb nichts zu tun habe, weil — germinative und intrauterine Infektion dabei keine wesentliche Rolle spielten. Beschränkte sich R. Koch darauf, diesem groben Trugschluß seine Autorität zu verleihen, so war es v. Behring, dem genialen Begründer der Serumtherapie, vorbehalten, in der Konstruktion der „postgenitalen Vererbung" den Gipfel des Widersinns zu erklimmen. Es muß das angeführt werden, weil es beweist, daß auch die erfolgreichste Experimentalforschung entgleist, wenn sie unbekümmert um feststehende biologische Fundamentalsätze ganz willkürlich in phantastischen Begriffen sich ergeht. In zwei kleinen Sonderaufsätzen: „Die Erblichkeit in der Phthiseogenese nach v. Behring" und „die Pseudohered ität der Infektionskrankheiten" (Pathogenese, S. 436—442) habe ich zunächst kritisch, dann historisch das Nötige über diese Dinge gesagt. Ich brauche nicht noch einmal darauf zurückzukommen. Wer sich noch jetzt darauf versteift, die germinative oder intrauterine Infektion mit dem biologischen Vererbungsakt zu verwechseln, mit dem läßt sich wissenschaftlich nicht streiten (vgl. auch das bereits auf S. 32 über Baumgartens „Anerbung" des Tuberkelbazillus Gesagte!). Aber der Satz: „Es gibt keine hereditären Krankheiten" bezieht sich nicht nur auf das Gebiet der Infektionen, er hat vielmehr eine ganz allgemeine Bedeutung. Eine Krankheit ist weder ein Wesen (ein Ens, wie etwa ein Bazillus), noch eine Eigenschaft, sondern ein Vorgang, und zwar ein abwegiger, dem Organismus schädlicher Vorgang, der, entweder scheinbar spontan oder häufiger durch irgend eine erkennbare Causa externa ausgelöst, an einem Teile des Körpers abläuft. Dieser

Vorgang kann nicht vererbt werden; er entsteht ja erst an dem ausgebildeten Gewebe, das im Keimplasma als solches noch gar nicht vorhanden war, vielmehr nur in der Anlage dazu existierte.

Wie nicht die Mathematik, als eine Summe realer Kenntnisse, vererbt wird, sondern gegebenenfalls die größere oder geringere Anlage zur Mathematik, so wird nicht die Geisteskrankheit vererbt, sondern die Anlage zu einer abwegigen Reaktion der spezifischen Gehirnzellen gegenüber den Reizen der Umwelt.

Noch ist die Mehrzahl der Ärzte weit entfernt davon, im praktisch-medizinischen Denken diesem Prinzip durchweg Rechnung zu tragen. Ganz allgemein gilt die angeborene familiäre Hämophilie für den Typus einer angeerbten und weiter vererbbaren „Krankheit". Analysieren wir die Sache genauer, so ist vererbt — ebenso wie die generelle Gerinnungsfähigkeit des extravasierten Blutes beim Normalmenschen — die individuelle Gerinnungsunfähigkeit oder Schwergerinnbarkeit des Blutes beim Hämophilen. Worauf diese letztere gefährliche Eigenschaft beruht, dies zu untersuchen ist eine Frage für sich (vgl. Sahli, Über das Wesen der Hämophilie, Zeitschr. f. klin. Med. Bd. 56, Heft 3 u. 4, 1905).

Hier kommt es nur auf die Festlegung der Tatsache an, daß im Gesamtkeimplasma der Menschheit einzelne Blutdeterminanten herumirren, die die fatale Eigenschaft haben, daß, wenn sie gelegentlich durch den Vererbungsakt übertragen werden, aus ihnen gerinnungsunfähiges Blut sich entwickelt. Diese Eigenschaft bleibt aber beim Bluter völlig latent, so lange jedes äußere Moment fehlt, das ihre „Manifestation" bedingt. Die auslösende Ursache ist in diesem Falle, ebenso wie bei der Hauptform der konstitutionellen Albuminurie, mechanischen Charakters. Der krankhafte Vorgang ist die schwer stillbare Blutung. Und die wird nicht — vererbt!

Ebenso ist es im Grunde unbiologisch, von einer Thomsenschen Krankheit zu sprechen. Vererbt ist die angeborene Myotonia congenita, d. h. eine Muskulatur, die mit andern vitalen Eigenschaften begabt ist, wie die aller andern Menschen. Ist der Daltonismus eine physiologische Minusvariante, so sind Hämophilie und Achylia gastrica simplex Dysvarianten, alle drei vererbte Zustände, an sich aber keine Krankheiten.

Das folgt mit Notwendigkeit aus der biologischen Grundlage der pathogenetischen Vererbungslehre und wird ernsthaft nicht bestritten werden können.

Nicht eindeutig geklärt ist dagegen zurzeit noch die Frage, wie wir uns die Determinaten oder Gene, d. h. die die Entwicklung bestimmenden Anlagestücke in den Geschlechtszellen, vorzustellen haben. Daß sie in den Chromosomen der Kerne enthalten sind, wird allgemein angenommen. Die Chromosomen sind also die eigentlichen Erbträger, aus deren mathematisch berechenbarer Kombinationsmöglichkeit die genealogisch zu fordernde, ungeheuer große Variabilität der Individuen bei starrer Konstanz der Art, wie wir sehen werden unschwer sich ableiten läßt.

Mit dieser Erkenntnis erhalten wir aber noch keine Vorstellung darüber, in welcher Art und Form die Anlagemasse in den Erbträgern gegeben ist oder doch wenigstens als gegeben gedacht werden kann.

Wir verstehen mit Korschelt und Heider (a. a. O., S. 81) unter Anlage jedes als geordnete Gruppe erkennbare oder doch vorzustellende System von Teilchen, welches vermöge besonderer Struktureigentümlichkeiten einen bestimmten Teil des ausgebildeten Zustandes hervorzubilden imstande ist. Da sich der gesamte Körper des ausgebildeten Tieres (und des Menschen) aus dem befruchteten Ei entwickelt, so muß sich naturgemäß jeder Teil des ausgebildeten Körpers auf gewisse Teilchen im befruchteten Ei zurückführen lassen

(O. Hertwig). Nur fragt es sich, „ob im befruchteten Ei für eine bestimmte Bildung des entwickelten Zustandes bereits eine bestimmte, als gesondertes System zu betrachtende und auf bestimmten Strukturen beruhende Anlage vorhanden ist, oder ob eine solche sich erst im weiteren Verlaufe der Entwicklung ausbildet".

Daß diese Frage, die in der Biologie das vielumstrittene Problem: „Präformation oder Epigenese?" ausmacht, auch für unsere pathogenetischen Erblichkeitsvorstellungen von Wichtigkeit ist, geht aus folgender Betrachtung hervor:

A ist sechsfingrig, B farbenblind geboren. A hat ein Glied zu viel, B bestimmte Nervenelemente (die rot-grün-empfindenden Zäpfchen und Stäbchen, sowie die dazu gehörigen Leitungsbahnen) zu wenig. Wie kam das zustande? Zwei Möglichkeiten liegen vor. Entweder liegt die Sache so, daß in dem Keimplasma, aus dem A entstand, ein entsprechendes Bestimmungsstück zu viel, in dem Keimplasma, aus dem B entstand, ein entsprechendes Bestimmungsstück zu wenig vorhanden war, beider Keimplasma also sich in diesen Punkten von vornherein materiell untereinander sowohl, wie von dem ihrer Artgenossen unterschied, oder man muß annehmen, daß die befruchteten Eier, aus denen A und B hervorgingen, von vornherein, d. h. unmittelbar nach der Befruchtung, materiell sich noch nicht unterschieden, daß vielmehr erst während der nun folgenden Embryogenese Kräfte wirksam wurden, die hier zu einem materiellen Plus des ausgebildeten Organismus (dem sechsten Finger), dort zu einem materiellen Minus (der auf einem anatomischen Defekt beruhenden Rotgrünblindheit) geführt hat.

Nach der üblichen Terminologie bezeichnet man die erstere Annahme als Präformation, die letztere als Epigenesis.

Die Präformationshypothese setzt voraus, daß im befruchteten Ei für sämtliche am ausgebildeten Zustande erkennbare gesonderte Bildungen normaler oder artabweichender (pathologischer) Art bereits besondere, selbständige Anlagestücke materiell vorhanden sein müssen. Die Epigenesis nimmt an, daß dieselben erst in einer späteren Zeit der Entwicklung (der Ontogenese) entstehen.

Ist die erstere Hypothese, die Präformation, von vornherein begreiflicher, sagen wir, natürlicher, so setzt sie auf der andern Seite, wie die einfachste Überlegung hervortreten läßt, einen so ungeheuer komplizierten Bau des spezifischen Keimmaterials voraus, daß uns bei der Ausmalung desselben schwindlig wird. Man überlege, daß nach dieser Theorie jedes Chromosom einen gesetzmäßig gegliederten Bau haben muß, der an Kompliziertheit dem des ausgebildeten Organismus nicht nachsteht. Hat jede der zahllosen funktionell differenzierten Hirnrindenzellen ihre eigene Determinante im Keimplasma?

Vermeidet die zweite, die Epigenesistheorie, diese unleugbar große Schwierigkeit, da sie mit der Annahme einer nur beschränkten Zahl von Anlagen auskommt, der Eizelle also einen verhältnismäßig einfachen Bau zuschreiben kann, so operiert sie andererseits mit durchaus unfaßbaren, um nicht zu sagen mystischen Begriffen, für die uns erst recht jede Vorstellung fehlt. Die Entwicklung (in der Ontogenese) vollzieht sich (für den Epigenetiker) „unter wirklicher Produktion von Mannigfaltigkeit" (Korschelt und Heider).

Wer aber produziert die Mannigfaltigkeit? Was sind das für Kräfte?

Es ist das Verdienst von Roux, in seinem Programmartikel (Einleitung zur Entwicklungsmechanik des Embryo, Zeitschr. f. Biol., Bd. 21, Ges. Abhandl. II, Nr. 13) erst einmal wenigstens begrifflich die beiden Möglichkeiten scharf präzisiert zu haben.

„Wenn wir (ich folge der Darstellung von Korschelt und Heider), vom Standpunkte der Präformationslehre ausgehend, annehmen, daß die Entwicklung im wesentlichen in einer gesetzmäßigen Verteilung und Aktivierung des in der befruchteten Eizelle vorhandenen Anlagematerials besteht, so werden wir für die Entwicklung der einzelnen Teile des Embryos einen hohen Grad von Selbständigkeit voraussetzen dürfen. Denn das weitere Schicksal derselben wird ja durch den ihnen überkommenen Teil des Anlagematerials bestimmt. In diesem Falle beruht die Entwicklung der einzelnen Teile des Embryos im wesentlichen auf Selbstdifferenzierung, d. h. die zur Erzielung eines bestimmten, typisch gestalteten Resultats dienenden Kräfte sind in diesem Teile selbst vorhanden, während den von außen aufgenommenen Energien keine das typische Resultat irgendwie bestimmende Wirksamkeit zukommt. Der Gesamtembryo besteht dann aus einzelnen Teilen, die sich unabhängig voneinander weiterbilden. Die Entwicklung ist Mosaikarbeit.

Im andern Falle, wenn die Entwicklung auf Epigenesis beruhen sollte, so würden wir zu der Annahme genötigt sein, daß die Entstehung neuer Anlagen im wesentlichen auf ein Zusammenwirken der verschiedenen Teile des Eies zurückzuführen sei. Wir müßten dann den Wechselbeziehungen (Korrelationen) der einzelnen Teile des Eies aufeinander einen wesentlichen gestaltenden Einfluß zuschreiben und die Entstehung neuer Differenzierungen auf eine Einwirkung, die das Ganze des Embryo auf seine einzelnen Teile ausübt, zurückführen. Die Entstehung einzelner Teile des Embryos wäre dann abhängige oder korrelative Differenzierung.“

Überlegen wir ruhig und unvoreingenommen, so ist die Präformationstheorie, abgesehen von der vorauszusetzenden großen Kompliziertheit im Bau der befruchteten Eizelle, also diese zugegeben, für die Ontogenese ohne weiteres einleuchtend und verständlich. Schwierig bleibt die phylogenetische Frage nach dem Ursprung des komplizierten Keimplasmas selbst, das ja nach dieser Lehre alle Geheimnisse des Lebens, an denen wir herumstudieren, schon enthält, nur in andrer Form wie der entwickelte Organismus!

Nur bis zu dieser Fragestellung wollen wir hier vordringen.

Wenn ich in meiner Pathogenese vor wenigen Jahren hervorhob, daß die ganze Streitfrage, wie das „Mosaik“ des Keimplasmas im einzelnen zu denken sei, biologisch noch völlig ungeklärt in der Schwebe sich befinde und wenn ich bei dieser Sachlage raten mußte, in betreff der Konstruktion einer Vererbungspathogenese des Menschen den künftigen Tatsachenerwerb der rastlos weiterarbeitenden Zytologie abzuwarten, so sind inzwischen die fraglichen Verhältnisse noch viel schwieriger geworden. Und das kommt daher, weil die experimentelle Vererbungslehre (der Mendelismus), die gegenwärtig in der Vererbungswissenschaft die Führung an sich gerissen hat, unter ihren „Genen“, wie wir im nächsten Abschnitt sehen werden, etwas wesentlich anderes versteht, wie die Zytologie unter den „Determinanten“ Weismanns. Für beide handelt es sich um die im Keimplasma als notwendig gegeben vorauszusetzenden „Erbeinheiten“, „Faktoren“, oder welche allgemeinen Ausdrücke sonst man gebrauchen will. Aber was repräsentieren diese Erbeinheiten? Was entspricht ihnen nach ihrer Manifestation am ausgebildeten Organismus? Während die Zytologie mehr an Gewebs- oder Organeinheiten denkt (Beispiel: Die Habsburger Unterlippe, der sechste Finger bei der Polydaktylie, die eine Determinante zuviel voraussetzen lassen, oder der Daltonismus, bei dem eine Artdeterminate fehlt), arbeitet die experimentelle Vererbungslehre mit mendelnden „Merkmalen“, oder, wie Baur sagt, mit mendelnden „Reaktionsarten“ auf die Umwelt. Hier liegt eine Hauptschwierigkeit, die beiden gleichwichtigen biologischen Forschungsrichtungen, die heute noch allzu unvermittelt nebeneinander hergehen, demselben Zwecke, nämlich einer brauchbaren Vererbungspathogenese des Menschen, dienstbar zu machen. Wir werden darauf zurückkommen müssen, aber wir werden erst dann auf diese wichtige Frage eingehen können, wenn wir, ebenso wie die Chromosomenlehre, die Tatsachen des Mendelismus uns vergegenwärtigt haben werden.

Vorläufig gehen wir für unsere Zwecke von der Voraussetzung aus, daß alle körperlichen und geistigen Eigenschaften, alle artidentischen und alle gelegentlich auftretenden artfremden Merkmale des Einzelmenschen gesetzmäßig sich entwickeln aus materiell gegebenen Anlagestücken im Keimplasma der Eltern, das seinerseits materiell in ununterbrochener Reihe aus dem Keimplasma der zahllosen Aszendenten sich zusammensetzte. Und diese Bestimmungsstücke nennen wir, ohne sie unter dem Mikroskop bereits sichtbar machen zu können, nach Weismann zunächst ganz unpräjudizierlich Determinanten.

Ehe wir jedoch auf die Determinantenlehre bzw. auf das biologisch nachweisbare Spiel der Chromosomen eingehen, das, wie wir sehen werden, wenigstens den Anforderungen der genealogischen Forschung in überraschend günstiger Weise entgegenkommt, ist das Vererbungsproblem noch von einer andern Seite aus zu betrachten.

Wir haben durch die Zytologie verstehen gelernt, wie, wenn die Kerne beider Geschlechtszellen als Träger der ganzen Vererbungsmasse erst einmal gegeben sind, das neue Individuum artgleich und dennoch eigenartig sich entwickelt und entwickeln muß. Aber das neue Individuum soll später sich selbst wieder artgleich fortpflanzen. Wie entsteht in ihm die Geschlechtszelle im weiblichen Elter das Ei, im männlichen das Spermatozoon, deren Kerne die sämtlichen Anlagen wieder enthalten, aus denen es sich selbst entwickelt hat, oder mit andern Worten, wo bekommen die beiden Geschlechtszellen der Eltern, die sich nach dem Kopulationsakte zufällig unter den vielen wirklich produzierten zu einem neuen Organismus zusammenfinden, alle nötigen Eigenschaftsträger her, die einmal den Artcharakter garantieren und dabei doch die zahllosen, individuellen Abweichungen ermöglichen, die jedes Einzelwesen seiner Art, sei es nun im guten oder sei es im bösen Sinne, von seinen Artgenossen unterscheidet, das ist die Frage.

Nur die schon mehrfach erwähnte geniale Hypothese Weismanns von der Kontinuität des Keimplasmas scheint bis jetzt eine wirklich befriedigende Antwort auf diese Frage zu ermöglichen. Ich werde daher versuchen müssen, dieselbe, so weit das in aller Kürze möglich ist, auch dem biologisch nicht besonders geschulten Mediziner verständlich zu machen. Ich folge dabei einer lichtvollen Darstellung, die ich meinem Freunde, Herrn Professor Dr. Barfurth verdanke.

„Wie wir sahen, wird bei der Entwicklung der befurchteten Eizelle zum Organismus diese (die Eizelle) in 2, 4, 8 usw. Zellen geteilt, deren jede die Hälfte des Protoplasmas und die Hälfte des Keimplasmas der Mutterzelle enthält. Unter Keimplasma verstehen wir hier nach Weismann die aus jeder Hälfte der Kerne beider Geschlechtszellen zusammengesetzte, aus Chromatinschleifen bestehende Kernmasse des befruchteten Eies, also die eigentliche Vererbungssubstanz.

Bei diesen Zellteilungen ergeben sich nun, das ist der Kernpunkt der Weismannschen Hypothese, früher oder später zwei Arten von Zellen. Die eine Art teilt sich beständig weiter, wird also sehr zahlreich und besitzt schließlich nur noch minimale Teilchen des ursprünglichen Keimplasmas. Diese Zellenart liefert durch Umwandlung ihres Protoplasmas Muskel-, Nerven-, Darmzellen usw., also die ganze große Hauptmasse der Zellen, aus denen der Körper des Individuums aufgebaut ist. Sie heißen deshalb **Körper-zellen** oder **somatische Zellen.**

Die andern Zellen entwickeln und teilen sich viel langsamer, bleiben deshalb an Zahl gering, behalten dafür aber eine **verhältnismäßig große Menge Keimplasma.** Sie haben die Fähigkeit, nach Ausbildung des Individuums und nach ihrer Reifung die Art **fortzupflanzen** und heißen deshalb **Geschlechtszellen.**

Diese Geschlechtszellen nun werden bald in das Innere des Körpers verlagert, teilen sich noch einige Male und bleiben dann ruhig und passiv liegen, beim Männchen im Hoden, beim Weibchen im Eierstock.

Während die Körperzellen als Muskel-, Nerven-, Drüsenzellen usw. Tag und Nacht im Dienste des Individuums arbeiten, bleiben die Geschlechtszellen in vornehmer Zurückhaltung und aristokratischer Untätigkeit, etwa wie die Bienenkönigin im Bienenstock, bis ihre Zeit gekommen ist. Dann aber treten sie — zur Zeit der Geschlechtsreife — sieghaft auf den Plan und bilden bei der Fortpflanzung mit der Geschlechtszelle des andern Geschlechts ein **neues Individuum.** Diese Zellen sind es also, die durch frühzeitige Absonderung von dem großen Haufen der Körperzellen das bei der **eigenen** Entstehung des Individuums „ererbte" Keimplasma festhalten, um es unverändert auf die Nachkommen zu übertragen. Sie sind es, die bei der geschlechtlichen Fortpflanzung einen Teil der Eltern materiell in den Kindern fortleben lassen, also dadurch diesen Teil in rein körperlicher Beziehung **unsterblich** machen.

Die Körperzellen dagegen vermögen nur ihresgleichen zu erzeugen: eine Muskelzelle nur eine Muskelzelle, eine Darmzelle eine Darmzelle usw. Diese Zellen gehen sämtlich mit dem Individuum zugrunde, sie bilden den sterblichen Teil des Organismus, den **Rauber** als **Personalteil von** dem im Prinzip unsterblichen **Germinalteil** unterschieden hat."

Das ist die berühmte **Weismann**sche Theorie von der **Kontinuität des Keimplasmas.** Sie besagt also, kurz ausgedrückt, nicht mehr und nicht **weniger, als daß die Keimzellen in ihrer wesentlichen und die Vererbung bestimmenden Substanz überhaupt nicht aus dem Körper des Individuums, sondern direkt aus den elterlichen Keimzellen entstehen.**

Diese von **Weismann** theoretisch postulierte fundamentale Auffassung fand schnell ihren exakten Nachweis in der Entdeckung der sog. Keimbahn, deren reale Existenz von **Boveri** 1887 an den Eiern von Ascaris megalocephala durch direkte Beobachtung nachgewiesen wurde.

In meiner Pathogenese (S. 443) findet sich eine kurze Darstellung der Keimbahnlehre, die ich Herrn Dr. **Martini** verdanke. Hier beschränke ich mich auf folgende für das Verständnis des Arztes, der nicht Fachbiologe ist, notwendigen Bemerkungen, die ich im wesentlichen der lichtvollen Darstellung **Bayers** entnehme. Sie knüpfen an an ein von **Boveri** entworfenes sehr bekanntes Schema (Abb. 1), das die Verhältnisse beim Pferdespulwurm wiedergibt. **Boveri** fand, daß hier schon die beiden ersten aus der Teilung des befruchteten Eies entstandenen Blastomeren (Furchungszellen) einen deutlichen Unterschied in ihrer Kernkonstitution erkennen lassen. Während die eine Zellenart, deren Aufeinanderfolge die Keimbahn darstellt, den vollen Chromatinbestand aufweist, wie ihn das befruchtete Ei besitzt, läßt die andere eine „Chromatindiminution" erkennen, welche in der Abstoßung der keulenförmig verdickten Enden der Kernschleifen während der Diakinese besteht. „Diese Diminution wiederholt sich auch bei den folgenden Zellteilungen, so daß die ursprüngliche Kernkonstitution „wie ein Recht der Erstgeburt" immer nur auf **eine** Zelle und von dieser wieder auf **eine** Zelle übertragen wird, während alle übrigen, zugleich entstehenden Elemente diminuierte Kerne enthalten. Auf einem bestimmten Furchungsstadium hört dieser Vorgang auf. Dann beginnt nach dem gewöhnlichen Typus der Mitose eine gleichmäßige Produktion von Zellen ohne Chromatindiminution aus der einen vollkernigen, der jetzt sog. Urgeschlechtszelle und diese Produktion liefert den gesamten Komplex der Sexualelemente. Alle andern, aus den diminuierten Zellen in unendlich wiederholten Teilungen sich entwickelnden Elemente sind die somatischen Zellen; sie bilden schließlich das Soma, den Organismus des Individuums. So trennt sich frühzeitig eine Keimbahn von der somatischen Bahn ab; beide gehen parallel und beide führen, wenigstens bei Ascaris, bis auf das befruchtete Ei zurück."

So wird das befruchtete Ei nicht bloß der Ausgangspunkt des neuen Individuums, es ist zugleich auch der unmittelbare Ausgangspunkt der Keimzellen des letzteren, also die unmittelbare Quelle der folgenden Generation. Da es sich nun, so schließt Bayer in Übereinstimmung mit der Mehrzahl der Biologen, „bei diesem von Boveri entdeckten Verhalten offenbar um

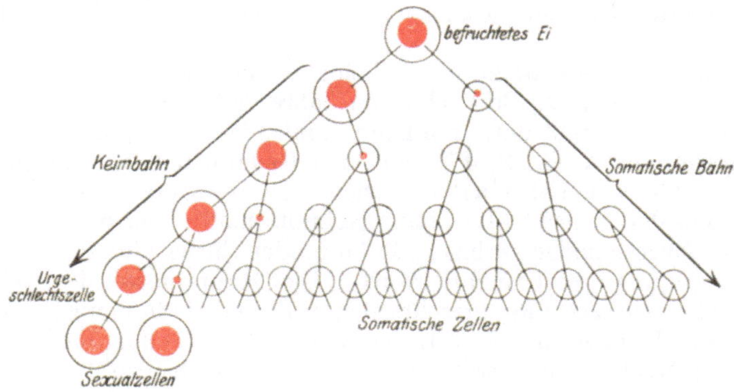

Abb. 1.

Keimbahn nach Boveri.

einen ganz fundamentalen Entwicklungsvorgang handelt und ähnliches auch bei andern Würmern, bei Krebsen und Insekten, selbst bei Wirbeltieren, freilich nicht so klar wie bei den Nematoden, aufgefunden werden konnte, so ist man wohl berechtigt, die frühzeitige Sonderung einer Keimbahn vor Ausbildung der differenzierten Keimdrüsen, also die direkte Entstehung der Keimzellen aus dem befruchteten Ei als eine allgemeine Erscheinung zu betrachten. Dafür spricht ja auch von Haus aus die Totipotenz der Geschlechtszellen, wie sie sonst nur den ersten Furchungselementen zukommt. Auf dieser Annahme beruht die Weismannsche Theorie von der Kontinuität des Keimplasmas. Das Keimplasma der ersten Generation geht danach kontinuierlich in das Keimplasma der zweiten, dieses wieder in das der dritten über usf., und die Somata bilden nur auf jeder Stufe Abzweigungen von der Kontinuitätskette dieser Keimbahn".

Während also in der somatischen Bahn das eine Spaltstück eines Chromosoms seiner autogenetischen Entfaltung und Differenzierung zu einem bestimmten Komplex von Eigenschaften, Merkmalen, Körperbestandteilen entgegengeht, wird das andere Spaltstück desselben Chromosoms vorläufig als entsprechender Anlagekomplex für die nächste Generation deponiert — eine Art Versicherungsprämie, das uralte, von der Natur immer wieder gegebene Vorbild in der Sorge für das kommende Geschlecht (Bayer, S. 16).

So verstehen wir Gruber, wenn er sagt: „Nicht das Individuum bringt somit seine Geschlechtszellen hervor, sondern umgekehrt kann man eher den Körper, das „Soma" des Individuums als ein vergängliches Erzeugnis, als ein Ausscheidungsprodukt des fortlebenden Keimplasmas betrachten. Es erhellt daraus die ungeheure Wichtigkeit, welche die ungeschädigte Fortexistenz des Keimplasmas für die Spezies besitzt. Konstitutionshygiene ist im wesentlichen Hygiene des Keimplasmas."

Von großem Interesse ist die, wie es scheint, wenig beachtete Tatsache, daß die Hypothese von der Kontinuität des Keimplasmas schon vor Weismann in durchaus klarer Weise ausgesprochen worden ist. Der Ausdruck „Kontinuität des Keimprotoplasmas" findet sich (nach Haecker, a. a. O., S. 124) schon bei G. Jäger in dessen Zoologischen Briefen, Wien 1876, während Weismann ihn zuerst im Jahre 1883 gebraucht hat. Wissenschaftliches Gemeingut wurde er freilich erst durch Weismanns Schrift aus dem Jahre 1885: „Die Kontinuität des Keimplasmas als Grundlage einer Theorie der Vererbung, Jena."

Noch weniger bekannt zu sein scheint es, daß Galton (Theory of Hereditary, Contemp. Rev., 27 Bd.) schon im Jahre 1875, also ein Jahr vor Jäger dasselbe Gesetz aufgestellt hat. Ich kann es mir nicht versagen, die Darstellung, die Johannsen (a. a. O., S. 479) von den Gedanken Galtons gibt, hier zu wiederholen. Danach hat Galton schon vor Weismann bestimmt ausgesprochen, „daß der „Stirp" (d. h. das „Keimplasma") einer durch Befruchtung entstandenen Zygote nur in geringem Maße bei der Entwicklung des betreffenden neuen Individuums „verbraucht" wird. Die Hauptmasse des Keimplasmas der Zygote bleibt intakt und vermehrt sich, während sie in denjenigen Geweben bzw. Zellen sich befindet, die der Sitz der Gametenentwicklung sind, und welche je in einem jugendlich indifferenzierten Zustande verharren.

Alle diese embryonalen Gewebe sind in erster Linie der Sitz intakten Keimplasmas (noch nicht „gewirkt" habender Gene, könnte man sagen), und dieses Keimplasma wird also direkt von der einen Generation zur folgenden weitergeführt, ohne in den speziellen persönlichen Entwicklungsgang des einzelnen Individuums hineingezogen zu werden. Die Gameten der nacheinanderfolgenden Generationen bilden sodann ordentlicherweise ein Kontinum, eine Fortsetzungsreihe. Und es ist sehr deutlich, daß dadurch das „Keimplasma" das eigentlich bleibende, das eigentlich „feste" der betreffenden Rasse bildet. Die individuellen Körper, die Einzelpersonen sind — mit einem nicht ganz adäquaten Bilde übrigens — vergänglichen Blättern oder Trieben an einem unsichtbaren Wurzelstock ähnlich; der „Wurzelstock" wird von den Blättern und Trieben ernährt, diese aber manifestieren nur, was im Wurzelstock gegeben ist — aber in höchst wechselnder Art, je nach den Schwankungen der Lebensfaktoren.

Diese in aller Klarheit von Galton stammende Lehre kann in einfachster Weise durch dieses Schema illustriert werden.

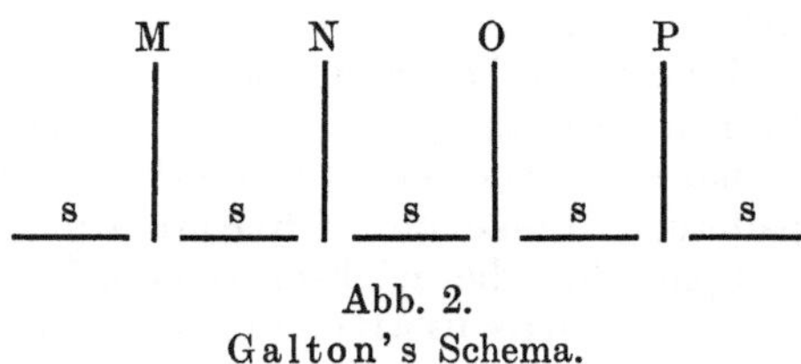

Abb. 2.
Galton's Schema.

Hier bezeichnen die Buchstaben M—P vier Generationen von Individuen, während s die Stirps (das Keimplasma) der Gameten bezeichnet, welche alle Generationen zu einer einheitlichen Entwicklungsreihe verbindet. Die horizontalen Striche des Schemas deuten das Freiwerden, das Ausscheiden der Gameten, z. B. eines Eies an. Die vertikalen Striche bezeichnen die Entwicklung des betreffenden Individuums aus der grundlegenden Zygote!"

So bleibt die genotypische Grundlage dieselbe, trotz aller Fluktuation oder milieubestimmter Abweichung der Individuen.

„Es ist auffallend, fügt Johannsen hinzu, wie schön dieser Ausdruck des Galtonschen Gedankens mit unserer Auffassung von genotypischer „Festheit" harmoniert."

Auffallender noch ist die Übereinstimmung mit der Lehre Weismanns.

Als ich vor wenigen Jahren das Gesetz von der Kontinuität des Keimplasmas für die Vererbungspathogenese grundlegend machte, standen diesem Beginnen nicht unerhebliche Schwierigkeiten im Wege. Eben war Semons „Mneme" erschienen, deren blendende Dialektik großen Eindruck machte. Nichts erschien einfacher und natürlicher als die Vorstellung, daß somatogene Charaktere ohne weiteres zu blastogenen werden können. Nachdem nunmehr unter der Führung Johannsens auch die „exakte Experimentalwissenschaft" im Sinne der Weismannschen Lehre prinzipiell vom Lamarkismus abgerückt ist, wird man sich entschließen müssen, wenigstens für den artfest gewordenen Biotypus Mensch, wie er heute als Objekt unserer Krankheitslehre vor uns steht, die engraphischen Spekulationen außer Spiel zu lassen. Und das um so mehr, als die vorliegenden Tatsachen der Anthropologie einschließlich der Krankheitslehre des Menschen gar nicht anders zu verstehen sind.

Wird durch die Lehre von der Kontinuität des Keimplasmas die Tatsache der Arterhaltung begreiflich, so ist noch zu erklären, wie — auch beim Menschen— die fluktuierende Variabilität der Einzelwesen einer Population zustande kommt, oder anders ausgedrückt, wie es kommt, daß nicht einmal zwei rechte Geschwister sich völlig gleichen, daß vielmehr jeder Mensch ein von allen andern Menschen leicht unterscheidbares „Individuum" für sich darstellt. Daß es sich hier um die Kernfrage der ganzen Vererbungspathogenese handelt, ist leicht einzusehen. Das ganze zweite Kapitel dieses Buches ist dem Nachweise gewidmet, daß es außer der generellen (artgemäßen) Krankheitsbereitschaft zahllose, individuell wechselnde und individuell an Intensität schwankende Krankheitsdispositionen gibt, deren Feststellung und Wertung das Wesen des konstitutionellen Anteils an der Krankheitsentstehung ausmacht.

Diese Abweichungen vom Arttypus, mögen sie nun anatomisch sich ausprägen oder nur funktionell in die Erscheinung treten, werden nur zum kleineren Teile durch Einflüsse der Lebenslage, denen das Individuum ausgesetzt ist, erworben. Alle Eigenschaften oder Merkmale der Art aber, die nicht nachweisbar (intra- oder extrauterin) erworben sind, stammen aus „Faktoren" (oder Genen, Determinanten), die in den Chromosomen der Gameten bei ihrer Verschmelzung bereits inhaltlich gegeben waren. Sie stammen aus dem Keimplasma der Eltern und somit aus dem Keimplasma von deren Eltern usw., also aus dem Gesamtkeimplasma der Aszendenz.

Daß jeder Mensch im Sinne der experimentellen Vererbungslehre ein Bastard ist, daß zwei miteinander zeugende Menschen unter allen Umständen Heterozygoten sind, das beweist uns der Mendelismus. Wie aber im Einzelfalle die Chromosomenmischung derart möglich ist, daß trotz Festigkeit des Artbestandes individuelle Variabilität — auch der Krankheitsbereitschaften — möglich ist und stets sich manifestiert, darüber klären uns die genialen Feststellungen auf, die wir den mikroskopischen Zellstudien der Morphologen verdanken. Es ist meines Erachtens tatsächlich eine grobe Verkennung der Verhältnisse, wenn die exakten „Nichtsalsmendelianer" auf die äußerst scharfsinnige und doch auch wissenschaftliche Arbeit der „Zytologen" hochmütig glauben herabsehen zu dürfen. Ars multiplex, Veritas una!

Es handelt sich zur Erklärung der individuellen Variabilität im weitesten Sinne des Wortes um die merkwürdigen Vorgänge, unter denen die Reifung der Sexualzellen, die der Amphimixis vorausgeht, in völlig gesetzmäßiger Weise sich vollzieht.

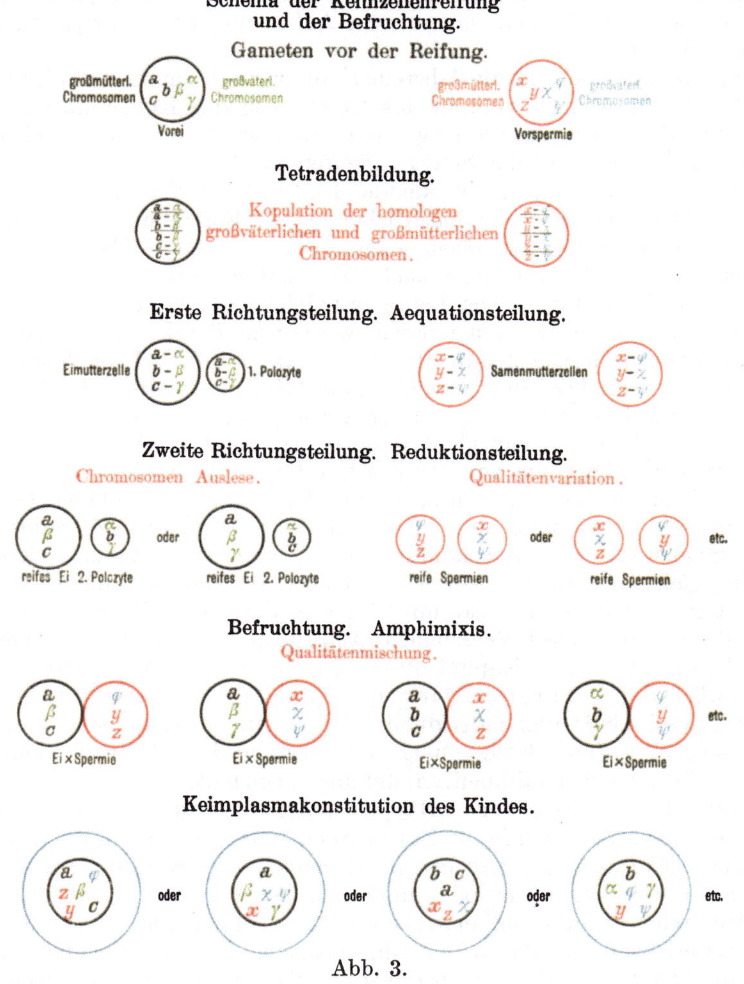

Abb. 3.

Es ist das das bekannte Problem der sog. „Reduktionsteilung".

Jeder selbständige Forscher wird sich mit den ausführlichen Darlegungen auseinandersetzen müssen, die in den wissenschaftlichen Originalarbeiten und in den großen biologischen Standardwerken niedergelegt sind. Für unsere mehr orientierenden Zwecke will ich im wesentlichen mich an die kürzere Darstellung halten, die Bayer (a. a. O., S. 18ff.) von den recht komplizierten und für den Nichtfachmann schwer verständlichen Vorgängen gibt.

Die Wiedergabe der Abb. 3, die ich mit gütiger Erlaubnis des Verfassers dem Vortrag Bayers entnehme, wird das Verständnis wesentlich erleichtern.

„Im groben handelt es sich bei dem Reifungsvorgang der Sexualzellen um zwei rasch aufeinanderfolgende Zellteilungen. Der Hergang spielt sich bei beiden Geschlechtern fast genau in derselben Weise ab, nur mit dem einen, prinzipiell unwesentlichen Unterschiede, daß aus der unreifen Spermatozyte vier zeugungsfähige Spermien gebildet werden, während bei jeder Reifeteilung der Ovozyte, die eine Tochterzelle als abortives Richtungskörperchen abgestoßen wird und deshalb zuletzt nur ein einziges reifes Ei übrig bleibt. Unter diesen Umständen können wir uns auf die Schilderung des Reifeprozesses bei der einen Keimzelle, der weiblichen, beschränken.

Die erste Reifungsteilung der Keimzelle ist eine Richtungsteilung; sie spielt sich nach dem gewöhnlichen Modus der Karyokinese als eine sog. Äquationsteilung ab. Sie führt zur Bildung der Eimutterzelle und des ersten Richtungskörperchens, die dann beide, trotz eines auffallenden Größenunterschieds in ihrem Kernmaterial vollkommen identisch sind und die typische, „diploide" Chromosomenzahl besitzen. Die zweite Reifungsteilung aber geht mit einer im Entwicklungskreis aller andern Zellen völlig unbekannten Erscheinung einher, nämlich mit der Herabsetzung der typischen Chromosomenzahl auf die Hälfte. Die beiden aus dieser „Reduktionsteilung" entstehenden Zellen sind das reife Ei und die zweite Polozyte; beide sind in ihrem Kernmaterial nicht mehr identisch, und beide besitzen nur noch die halbe, die „haploide" Chromosomenzahl.

Dieser eigentümliche Vorgang bereitet sich jedoch schon vor dem Beginne der eigentlichen Reifung vor, indem sich aus dem Kerngerüst des Voreies nur die halbe Summe von Kernschleifen differenziert. Nach Boveri beruht dies darauf, daß je zwei Chromosomen miteinander konjugieren. Jedenfalls gehen in die erste Richtungsspindel ausschließlich „bivalente" Doppelchromosomen ein, deren Anzahl dann natürlich nur die Hälfte der typischen ist. Diese Doppelchromosomen spalten sich nach dem üblichen Modus der Länge nach und liefern so die aus vier, paarweise verkitteten Spaltstücken bestehenden Tetraden. In der Diakinese gehen dieselben typisch auseinander, und Eimutterzelle sowohl als erste Polozyte werden auf diese Weise ebenfalls mit der haploiden Anzahl von bivalenten Chromosomen ausgestattet. Die zweite Richtungsteilung aber bringt diese Zwillingsbildungen ohne Ruhepause in eine neue Kernspindel hinein, und hier erfolgt nunmehr an Stelle der gewöhnlichen Längsspaltung ein einfaches Auseinanderweichen der konjugierten Elemente. So wird schließlich dem reifen Ei nur noch die haploide, auf die Hälfte reduzierte Summe von Kernschleifen zugeteilt.

Diese Reduktion ist notwendig: Sie beugt der sonst im Befruchtungsakte durch die Vereinigung der väterlichen und mütterlichen Chromatinsegmente unweigerlich erfolgenden Verdoppelung der Kernmasse vor, und sichert damit die Erhaltung der typischen Chromosomenzahl. Ihre tiefere und prinzipiellere Bedeutung aber liegt auf einem andern Felde, nämlich in der durch sie gegebenen Möglichkeit einer Auslese unter den großelterlichen Vererbungsträgern.

So wird nach diesen Auseinandersetzungen das vorliegende Schema verständlich. Es ist dabei eine Organismenart mit der typischen (diploiden) Chromosomenzahl sechs angenommen. Vorei und Vorspermie, also die noch unreifen elterlichen Keimzellen enthalten je sechs Kernelemente, von denen drei großväterlich und drei großmütterlich sind. Konjugation der Chromosomen, Tetradenbildung und erste Richtungsteilung bedürfen keiner Interpretation. Die Eimutterzelle und jede der beiden Samenmutterzellen beherbergen drei bi-

valente Kernschleifen, also, nach unserer Auffassung, drei aus gleichviel großväterlichen und großmütterlichen Vererbungsanlagen zusammengesetzte Doppel-
anlagenkomplexe. Diese letzteren werden nun in der zweiten Reifeteilung
getrennt, und zwar so, daß in das reife Ei — resp. in eine der reifen Samenzellen
— wie es der Zufall will, der eine oder der andere Paarling, a oder α, b oder
β, x oder φ etc. kommt, mit andern Worten so, daß die von dem betreffenden
Doppelchromosoma repräsentierte Qualität oder Qualitätenkombination in der
großväterlichen oder in der großmütterlichen Nuance unter die Bedingungen
der Vererbbarkeit gelangt.

So erfolgt durch die Reduktionsteilung eine Auslese unter den großelterlichen Qualitäten, die von den Regeln des Zufalls beherrscht wird, und die
es verständlich macht, daß die Kinder eines einzigen Elternpaares unter sich
verschieden sind.

Es ist klar, daß dank diesem ungewöhnlichen Kernteilungsmodus Variationen ermöglicht sind, die mit arithmetisch steigender Chromosomenzahl
in geometrischer Proportion sich vervielfältigen müssen. Der Befruchtungsakt
aber erhebt dann durch die Amphimixis die Summe dieser Variationsmöglichkeiten noch einmal in die zweite Potenz."

Zahlenreduktion der Chromosomen und Amphimixis gewähr-
leisten also die Neukombination der von den Eltern, den Großeltern und weiter
hinauf der von der ganzen Aszendenz stammenden Anlagen des Kindes.
Haecker (a. a. O., S. 197) erläutert das an dem Beispiel des Pferdespulwurms
folgendermaßen. Hier enthalten die beiden Samentochterzellen je vier nach
Weismann individuell verschiedene, d. h. aus verschiedenen Ahnenplasmen
oder Jden zusammengesetzte Chromosomen a, b, c, d. Wenn nun diese mittelst
der Reduktionsteilung auf die Samenzellen verteilt werden, so gelangen in jede
der letzteren zwei Elemente, und zwar sind bei einer Zahl von vier Chromosomen
offenbar sechs Kombinationen von je zwei Elementen möglich: ab, ac, ad,
bc, bd, cd. Da aber diese sechs Kombinationen sowohl in den männlichen,
wie in den weiblichen Geschlechtszellen auftreten können, so werden bei der
paarweisen Vereinigung der Keimzellen (Gameten) des nämlichen Elternpaares
6 mal 6 = 36 verschiedene Sorten von befruchteten Keimen (Zygoten) ihre
Entstehung nehmen können. Mit der Normalzahl der Chromosomen wächst
natürlich die Zahl der für die einzelnen Geschlechtszellen möglichen Kombinationen. Bei 8 Chromosomen beträgt sie 70, bei 12 4096, bei 16 12 870.
Es würden also beim Menschen, dessen Fortpflanzungszellen 12 oder 16 Chromosomen enthalten 4096 $\times$ 4096 bzw. 12 870 $\times$ 12 870, also rund 16,8 oder
165,6 Millionen Kombinationen möglich sein. Die Wahrscheinlichkeit, daß sich
dieselbe Kombination in zwei oder mehreren Zygoten wiederholt, ist also außerordentlich gering, und es ist daher nach Weismann nicht zu verwundern,
wenn unter den sukzessiven Kindern eines menschlichen Elternpaares wohl
noch niemals identische beobachtet sind.

Diese für die menschliche Genealogie außerordentlich wichtige rein zyto-
logische Feststellung bedarf aber noch einer wesentlichen Ergänzung, auf die
besonders Ziegler aufmerksam gemacht hat.

Nach den Gesetzen der Wahrscheinlichkeitsrechnung haben nicht etwa
alle jene rechnerisch möglichen Kombinationen die gleiche Wahrscheinlichkeit
der tatsächlichen Realisierung.

Handelt es sich um 12 Chromosomen, die sich nicht nur im Verhältnis
von 6 zu 6, sondern auch in allen andern möglichen Verhältnissen mischen
können, so ergibt sich nach Ammon folgende Tabelle.

| | Mischungsverhältnis: | |
Väterliche Chromosomen	Mütterliche Chromosomen	Prozentuelle Häufigkeit
0	12	0,02
1	11	0,29
2	10	1,61
3	9	5,37
4	8	12,08
5	7	19,33
6	6	22,55
7	5	19,33
8	4	12,08
9	3	5,37
10	2	1,61
11	1	0,29
12	0	0,02

Diese Tabelle ist folgendermaßen zu verstehen:

Bei der Annahme von jedesmal 12 Chromosomen in der Sexualzelle des Menschen (dem befruchteten Ei) sind 13 Mischungsmöglichkeiten gegeben, von denen jede eine bestimmte prozentuale Wahrscheinlichkeit ihres Vorkommens hat. Am größten ist die Wahrscheinlichkeit, daß die Mischung zu gleichen Teilen stattfindet. In einer großen Reihe von Beobachtungen wird dieses Mischungsverhältnis unter 100 Fällen durchschnittlich 22,55 mal eintreten. Je mehr das Mischungsverhältnis von diesem wahrscheinlichsten Falle nach oben oder unten sich entfernt, desto geringer wird die Wahrscheinlichkeit seines Eintretens. So ist z. B. die Wahrscheinlichkeit, daß 9 männliche mit 3 weiblichen Chromosomen oder umgekehrt 3 männliche mit 9 weiblichen Chromosomen sich zusammenfinden, nur 5,37, d. h. unter 100 Fällen wird im großen Durchschnitt diese Kombination nur 5,37 mal vorkommen. Daß bei der Amphimixis durch Reduktionsteilung die eine Seite (väterliche oder mütterliche Chromosomen) ganz ausgeschaltet wird, ist möglich, aber nicht sehr wahrscheinlich. Die Kombination 0 : 12 oder 12 : 0 hat nur die Wahrscheinlichkeit: 0,02, d. h. bei einer sehr großen Beobachtungsreihe wird diese Komination höchstens jedes fünftausendste Mal eintreten.

Wird es so ohne weiteres begreiflich, daß die Kinder eines Elternpaares trotz aller generellen Gleichheit individuell sehr verschieden sein und die elterlichen Qualitäten in sehr wechselnden Verhältnissen zeigen können, so wird die Sache noch viel komplizierter, wenn wir bedenken, daß die väterlichen und mütterlichen Chromosomen ihrerseits wieder sehr verschiedene Mischungsverhältnisse der Chromosomen der eigenen Eltern, also der Großeltern des untersuchten Individuums darbieten können.

Nehmen wir, um nur ein Beispiel durchzuführen, an, daß bei einem Kinde die elterlichen Chromosomen im häufigsten Verhältnis (6 : 6) vertreten sind, so können sehr wohl weiter hinauf in der Aszendenz ganz andere Verhältnisse vorliegen. Es könnten etwa die großelterlichen Chromosomen beim Vater wie 1 : 11 sich verhalten, bei der Mutter wie 9 : 3. Dann würde die Großmutter väterlicherseits am stärksten, der Großvater mütterlicherseits ebenfalls stark, wenn auch etwas weniger in der Erbmasse gerade dieses Kindes vertreten sein. Besondere Ähnlichkeiten mit dem Großvater mütterlicherseits oder mit der Großmutter väterlicherseits würden begreiflich sein.

Jede beliebige Kombination der Art ist möglich, aber jede verschieden wahrscheinlich. So ist es möglich, daß die Sonderbarkeiten eines Individuums von einem gänzlich unbekannten männlichen oder weiblichen Urahn stammen. Aber je mehr sich derartige Fälle von dem mittleren Mischungsverhältnisse entfernen, desto unwahrscheinlicher sind sie, d. h. desto seltener werden sie tatsächlich zur Beobachtung kommen. Da wir es bei der Vererbung mit sehr großen Zahlen zu tun haben (in der vierten Generationsreihe nach oben erscheinen auf der Ahnentafel schon 16 voneinander gänzlich verschiedene Individuen, von denen für jedes einzelne alle obigen Möglichkeiten gelten), so müssen hier, wenn irgendwo, die Sätze der Wahrscheinlichkeitsrechnung Anwendung finden können. So ergibt sich als Resultat für das Einzelindividuum die Fülle unbegrenzter Möglichkeiten (also individuelle Schwankung), für die Gattung aber der durchschnittliche Ausgleich (die Konstanz).

Weiter zu gehen in der Analyse der äußerst komplizierten Verhältnisse, wie sie aus der Chromosomentheorie der Vererbung folgen, brauchen wir für unsere Zwecke nicht. Hier setzen die genealogischen Forderungen ein, die die menschliche Vererbungspathogenese ebenso beherrschen, wie die menschliche Vererbungslehre überhaupt und die im vierten Abschnitt zur Darstellung kommen sollen.

Zunächst müssen wir zu einer kurzen Darstellung der wichtigsten Lehren des Mendelismus übergehen.

3. Der Mendelismus.

Im Jahre 1865 erschien in den Verhandlungen des naturforschenden Vereins zu Brünn ein kurzer Aufsatz von Gr. Mendel: „Versuche über Pflanzenhybriden" (neu abgedruckt in Ostwalds Klassiker der Naturwissenschaften, Bd. 121). Dieses kleine „Meisterwerk" von nur 47 Seiten fand zur Zeit seines Erscheinens keine Beachtung. Habent sua fata libelli! 35 Jahre versunken und vergessen, ist es heute, wieder ausgegraben, das Ereignis der Biologie.

Nach Correns (a. a. O., S. 11) wurde Gregor Mendel am 22. Juli 1822 als Sohn wohlhabender Bauersleute in Heinzendorf bei Odrau in Österreich-Schlesien geboren, trat 1843 als Novize in das Augustinerstift St. Thomas in Brünn, wurde 1847 zum Priester geweiht und studierte dann noch in Wien Physik und beschreibende Naturwissenschaften. In das Kloster zurückgekehrt, lehrte er an der Realschule in Brünn Naturwissenschaften, vor allem Physik und stellte im Klostergarten seine Versuche an. Die schon genannte Veröffentlichung handelt fast nur von Bastarden zwischen verschiedenen Erbsensorten. (Hybrid = hybridus, von zweierlei Abkunft, Bastard; wahrscheinlich von ὕβρις Übermut, Regellosigkeit; bedeutet also: gemischt zusammengesetzt. — Bastard (dessen wissenschaftliche Bedeutung schon oben — S. 148 — angegeben ist) stammt von dem mittellat. bastum = Packsattel; also: der auf dem Sattel erzeugte = uneheliches Kind. Guttmann, Medizin. Terminologie, 5. Aufl. 1912).

Es kann, sagt Correns, gar keinem Zweifel unterliegen, daß der Erfolg Mendels durch die Wahl gerade dieses Versuchsobjektes bedingt worden ist. In den Erbsenblüten tritt nämlich fast ausnahmslos spontan Selbstbefruchtung ein. Dadurch waren einmal als Ausgangsmaterial für die Versuche erblich konstante, homogene Sorten, annähernd reine Linien, gegeben, und dann war bei der Fortsetzung der Versuche ohne Zutun Mendels dafür gesorgt, daß keine fremden Keimzellen das reine Bild der Nachkommenschaft und die merkwürdigen Zahlenverhältnisse, in denen die verschiedenen Individuen auftraten, stören konnten.

Wir wissen, erzählt Correns weiter, aus seinen an Nägeli gerichteten
Briefen, daß Mendel, trotz der geringen Beachtung, die seine erste Veröffentlichung fand, noch viele andere Bastardierungsversuche ausgeführt hat. Er
wurde aber 1868 zum Abt gewählt und dadurch von weiteren wissenschaftlichen
Versuchen abgelenkt.

Jetzt ist sein Ruhm für alle Zeiten gesichert. In Brünn erhebt sich seit
1911 sein Marmorstandbild, aus seinem Namen ist ein Zeitwort gemacht worden:
ein Bastard „mendelt" heißt soviel als: er folgt den von Mendel entdeckten
Regeln und in England hat man die ganze neue Vererbungslehre „Mendelismus" genannt. Und das kam so. Im Frühjahr 1900 waren im Abstand von
wenigen Wochen drei Arbeiten erschienen, in denen Mendels Ergebnisse auf
Grund eigener Untersuchungen neu aufgefunden und zugleich bestätigt wurden.

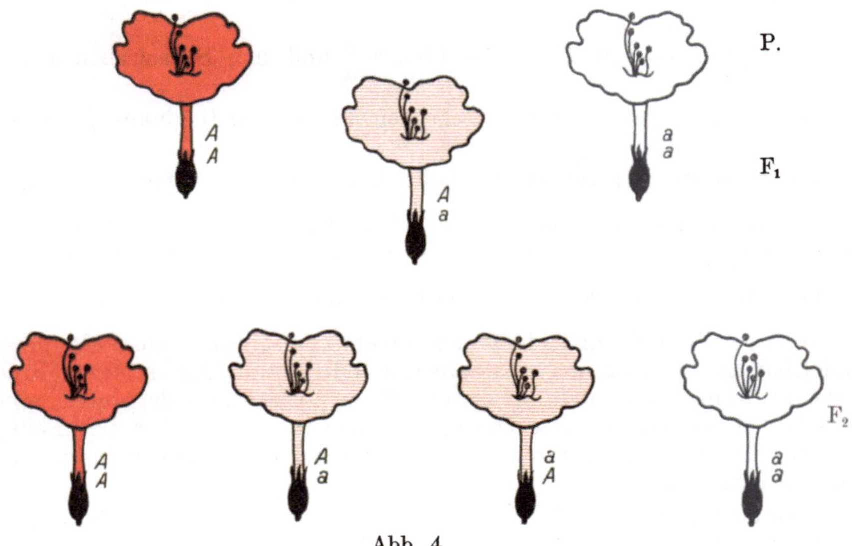

Abb. 4.

Es sind das H. de Vries (Das Spaltungsgesetz der Bastarde, Berichte der
Deutsch. Botan. Gesellsch. 18, Bd. 1900, S. 83), C. Correns (G. Mendels Regel
über das Verhalten der Nachkommenschaft der Rassenbastarde, Berichte d.
Deutsch. Botan. Gesellsch. 18, Bd. 1900, S. 158) und E. Tschermak (Über künstliche Kreuzung bei Pisum sativum, Zeitschr. f. d. landwirtsch. Versuchswesen
in Österreich 1900, Heft 5).

Diesmal war die Zeit reif, und es warf sich rasch eine noch immer wach-
sende Zahl von Forschern auf das neue vielversprechende Gebiet. Von Mendels Arbeit ausgehend ist in 10 Jahren eine schon fast unübersehbare Literatur
entstanden; man kann sagen, die Vererbungslehre ist seitdem ganz neu aufgebaut (Correns).

Was lehrt uns Mendel? Unter den überaus zahlreichen Darstellungen,
die der Mendelismus bereits gefunden hat, greife ich diejenige von E. Baur
heraus, die mir unserm Zweck, die Ärzte über diese Frage zu orientieren, besonders gut zu entsprechen scheint. (Einige Ergebnisse der experimentellen Vererbungslehre, Beihefte zur medizinischen Klinik 1908, Heft 10). Ein größeres,
1911 erschienenes Werk desselben Autors (Einführung in die experimentelle
Vererbungslehre, Berlin) ist vom streng biologisch-wissenschaftlichen Stand-

punkt aus geschrieben und sei denen empfohlen, die selbständig in die Materie eindringen wollen.

Bastardierung, im Sinne der neuen Lehre, ist jede Kreuzung zwischen zwei Individuen, die sich durch irgendwelche, wenn auch noch so minimale, aber erbliche Eigentümlichkeiten unterscheiden.

Wir kreuzen (Abb. 4) zwei Individuen von Mirabilis Jalappa, der „Wunderblume" der Gärtner, und zwar ein weißes aus einer konstant weißen Rasse und ein rotes aus einer konstant roten Rasse. Für diese beiden Individuen wollen wir eine bestimmte Bezeichnung mit Buchstaben einführen, und zwar folgendermaßen: Jede Pflanze entsteht als das Produkt der Vereinigung zweier Sexualzellen, einer männlichen und einer weiblichen. Eine solche Sexualzelle der konstant roten Rasse wollen wir mit A und die durch die Vereinigung zweier solcher Sexualzellen entstandene rote Pflanze mit $\frac{A}{A}$ bezeichnen.

Ganz entsprechend soll die weiße Pflanze $\frac{a}{a}$ und ihre Sexualzellen a heißen.

Wenn wir nun einen Bastard zwischen einem roten Individuum $\frac{A}{A}$ und einem weißen $\frac{a}{a}$ erzeugen, so geschieht das dadurch, daß wir eine weibliche Sexualzelle A sich vereinigen lassen mit einer männlichen a, also in der Weise, daß wir eine rote Pflanze befruchten mit Pollen einer weißen oder umgekehrt. Jedenfalls erhalten wir auf diese Weise ein Individuum mit der Bezeichnung $\frac{A}{a}$ bzw. $\frac{a}{A}$, d. h. einen Bastard oder wie der Terminus heißt, ein heterozygotisches (durch Vereinigung ungleichartiger Sexualzellen entstandenes) Individuum Ein solcher Mirabilisbastard wird nun weder weiß wie der eine Elter, noch rot, wie der andere, sondern rosa blühen, er hat nur von dem einen, dem roten Elter her die „Fähigkeit zur Bildung roter Blütenfarbe" und das äußert sich darin, daß er eine wesentlich blassere Farbe aufweist.

Soweit ist an allem dem nichts Unerwartetes; um so auffälliger ist aber das Verhalten des Deszendenz eines solchen Bastards. Wenn wir eine Anzahl derartiger Mirabilisbastarde $\frac{A}{a}$ oder $\frac{a}{A}$ sich untereinander befruchten lassen, oder wenn wir, was hier ohne Schaden ausführbar ist, ein Individuum mit seinem eigenen Blütenstaub befruchten, dann erhalten wir immer eine Nachkommenschaft, die aus dreierlei verschiedenen Individuen besteht. Ein Teil dieser Bastardkinder (Reihe F_2 in Abb. 3) hat rote Blüten, genau wie der eine Elter, ein zweiter Teil hat weiße Blüten wie der andere Elter und ein dritter Teil endlich hat rosa Blüten. Wenn man viele solche Individuen (also Enkel der ursprünglich gekreuzten Pflanzen) großzieht, dann kann man nun ferner auch leicht feststellen, daß diese drei Kategorien, die roten, rosa und weißen Pflanzen, untereinander im Verhältnis von 1 : 2 : 1 stehen, d. h. von 100 solchen Pflanzen werden etwa 28 rot, 49 rosa und 23 weiß sein und ganz entsprechende Verhältniszahlen wird man immer erhalten, wenn man diesen Versuch wiederholt.

Die auf diese Weise gewonnenen roten Individuen erweisen sich in ihrer Deszendenz als völlig konstant, geben ausschließlich eine rote Nachkommenschaft, die weißen sind ebenfalls konstant, aber die rosablütigen Individuen verhalten sich in ihrer Deszendenz genau wie der erste ursprüngliche Bastard $\frac{A}{a}$, d. h. „spalten" wieder auf in $\frac{1}{4}$ rote, $\frac{2}{4}$ rosa und $\frac{1}{4}$ weiße Nachkommen."

Wie kommt nun dies alles zustande? — Die Lösung gibt die zuerst von Mendel aufgestellte, heute fast zur Gewißheit gewordene Hypothese, daß jeder derartige Bastard zweierlei Arten von Sexualzellen bilde, und zwar 50% „väterliche" und 50% „mütterliche".

Die Konsequenz dieser Theorie wollen wir jetzt im einzelnen an der Hand unseres Mirabilisbeispiels besprechen. Also, der Mirabilisbastard $\frac{A}{a}$ in der Abb. 3 bildet nach der Theorie zweierlei Arten von Sexualzellen, und zwar ist die eine Hälfte davon ganz genau von der Art A, die also genau ebenso wie die Sexualzellen einer homozygotischen Pflanze $\frac{A}{A}$ die Fähigkeit zur Bildung roter Farbe übertragen und die andere Hälfte seiner Sexualzellen ist genau gleich den Sexualzellen a der weißen Rasse $\frac{a}{a}$. Diese Annahme, daß ein solcher Bastard zweierlei Sexualzellen bildet, also zweierlei männliche sowohl wie zweierlei weibliche, und zwar zu je 50% ist der Kernpunkt der Mendelschen Theorie. Alles andere ist erst sekundär und unwichtig.

Wenn wir nun unsern Mirabilisbastard $\frac{A}{a}$ mit seinem eigenen Blütenstaub befruchten, oder wenn wir mehrere solche Bastarde einander gegenseitig befruchten lassen, dann können die beiden verschiedenen Kategorien A und a von Sexualzellen sich in vier verschiedenen Arten kombinieren.

Eine Eizelle A kann treffen ein Pollenkorn A und gibt ein Individuum $\frac{A}{A}$

„ „ A „ „ „ „ a „ „ „ „ $\frac{A}{a}$

„ „ a „ „ „ „ A „ „ „ „ $\frac{a}{A}$

„ „ a „ „ „ „ a „ „ „ „ $\frac{a}{a}$

Da alle vier möglichen Kombinationen die gleiche Wahrscheinlichkeit haben, so werden wir erwarten dürfen, daß in der Deszendenz eines solchen Bastards diese vier verschiedenen Arten von Individuen $\frac{A}{A} \frac{A}{a} \frac{a}{A}$ und $\frac{a}{a}$ in annähernd gleichen Verhältnissen vorkommen werden, d. h. daß die Nachkommenschaft zusammengesetzt sein wird aus:

¼ Individuen, welche entstanden sind aus $\frac{A}{A}$, d. h. homozygotisch konstant rot sind.

¼ „ „ „ „ „ $\left.\frac{A}{a}\right\}$ „ „ heterozygotische rosa Bastarde sind.

¼ „ „ „ „ „ $\frac{a}{A}$

¼ „ „ „ „ „ $\frac{a}{a}$ „ „ homozygotisch konstant weiß sind.

Schematisch ist ein solcher Kreuzungsversuch dargestellt durch Abb. 5, die nach dem Gesagten wohl ohne weiteres verständlich sein wird. Nur die in diesem Formelschema und in Abb. 1 vorkommenden Buchstaben P_1, F_1 und F_2 sind noch nicht bekannt. Man bezeichnet mit P_1, d. h. 1. Parentalgeneration, die ursprünglich zur Kreuzung verwendeten Individuen, mit F_1, d. h. 1. Filialgeneration, deren Kinder, d. h. die primären Bastarde und mit F_2 usw. die weiteren Generationen.   Ganz entsprechend ist P_2 die Elterngeneration von P_1 usw.

Wir sehen also, daß diese Zusammensetzung von F_2 einer derartigen Kreuzung aus $\frac{1}{4}$ rein väterlichen Individuen und $\frac{2}{4}$ Bastarden auf Grund der Theorie erwartet werden muß.   Die Theorie erklärt in sehr einfacher Weise die eigentümlichen Erscheinungen in F_2 derartiger Kreuzungen.   Sie steht aber auch sonst so sehr im Einklang mit allen weiterhin gemachten Beobachtungen, daß wir mit ihr als etwas ganz sicher Begründetem arbeiten können.

Bei diesem Mirabilisbastard hatten wir gesehen, daß die heterozygotischen Individuen $\frac{A}{a}$ bzw. $\frac{a}{A}$ sich deutlich durch ein blasseres Rot von den homozygotischen dunkelroten Individuen $\frac{A}{A}$ unterscheiden. Das Aussehen der Heterozygoten kann in andern Fällen aber auch ein ganz anderes sein. Sehr eigenartige Verhältnisse finden sich z. B. bei der Kreuzung von zwei Hühner-

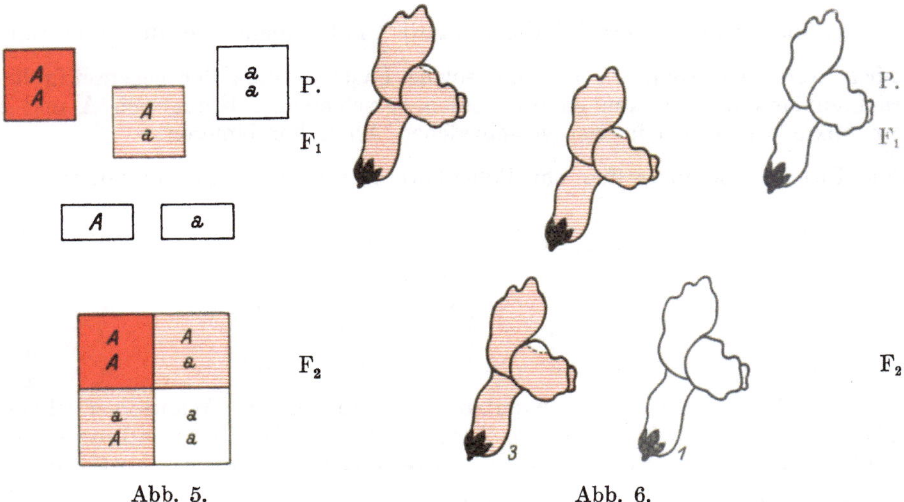

Abb. 5.   Abb. 6.

rassen, über die Bateson berichtet hat.   Andalusierhühner gibt es in verschiedenen konstanten Farbenrassen, z. B. kennt man eine Rasse, die schwarz und eine Rasse, die weiß mit schwarzen Flecken ist. Kreuzungen zwischen schwarzen Hühnern und schwarzweißen Hähnen und ebenso zwischen schwarzweißen Hühnern und schwarzen Hähnen geben nun immer Individuen, die blau gefiedert sind.   Also hier zeigen die Heterozygoten eine ganz neue Farbe. Aber wenn man derartige blaue Andalusier aus F_1 unter sich kreuzt, dann erhält man ganz regelmäßig eine F_2, die aus $\frac{1}{4}$ schwarzen, $\frac{1}{4}$ schwarzweißen und $\frac{2}{4}$ blauen Hühnern sich zusammensetzt. Also genau dieselben Verhältnisse, wie bei den Mirabilisbastarden.   Die schwarzen und die schwarzweißen Hühner erweisen sich bei Inzucht als konstant, die blauen spalten weiter in dem alten Verhältnis auf.

Ein dritter Fall, der ganz besonders häufig vorkommt, ist der, daß die Heterozygoten ganz dem einen Elter gleichen. Z. B. wenn wir eine rote Löwenmaulpflanze (Antirrhinum majus L.) kreuzen mit einer weißen (Abb. 6), erhalten wir Bastarde, die nicht von den homozygotischen roten Individuen zu unterscheiden sind und dementsprechend besteht also äußerlich F_2 einer solchen Kreuzung aus $^3/_4$ roten und $^1/_4$ weißen Individuen. Aber eine Prüfung der Deszendenz [1]) dieser roten Individuen zeigt, daß auch hier ein Teil konstante Deszendenz hat, sich als homozygotisch erweist; zwei andere Teile dagegen auch weiterhin spalten. Also auch hier sind in Wirklichkeit die Verhältnisse die gleichen wie bei den Mirabilisbastarden.

Diese Erscheinung, daß vielfach die Bastarde äußerlich nicht von dem einen Elter zu unterscheiden sind, bezeichnet man mit dem Wort Dominanz. Man sagt, das eine Merkmal, also etwa die Fähigkeit zur Bildung roter Farbe, „dominiere“ über das andere Merkmal und dieses letztere Merkmal sei „rezessiv“ gegen das erstere.

Ganz die gleichen Gesetze gelten nun auch, wenn wir Individuen kreuzen, die sich nicht nur in einem Merkmal, sondern in mehreren unterscheiden.

Hier sind wieder einige neue Termini zu erwähnen.

Im Gegensatz zu den Monohybriden (de Vries 1900), die vorliegen, wenn sich die Eltern eines Bastards nur in einem Merkmal, z. B. in der Blütenfarbe (rot-weiß) unterscheiden, spricht man von Dihybriden, Trihybriden, Polyhybriden, je nachdem es sich bei den Eltern um zwei, drei oder viele unterscheidende Merkmale handelt.

Dabei ist jedoch ein wichtiger Punkt nicht zu übersehen. Bei den exakten Vererbungsexperimenten der Botaniker und Zoologen werden rein gezüchtete Linien gewählt, die sich wirklich nur in den Merkmalen unterscheiden, die untersucht werden sollen, seien es nun eines oder mehrere.

Diesen strengen Auffassungen gegenüber ist es neuerdings Gebrauch geworden, jene Ausdrücke auch da zu gebrauchen, wo ein Merkmal (bzw. mehrere) für sich allein **betrachtet** werden sollen, ohne Rücksicht darauf, daß die Eltern noch in andern Punkten differenzieren.

Das ist wichtig für die pathogenetische Vererbungslehre, um die es uns ja zu tun ist. Reine Mono-, Di-, Trihybride, mit denen der exakte Mendelismus arbeitet, kommen beim Menschen nicht vor. Hier handelt es sich ausnahmslos um Merkmale, die, wie die Hämophilie, die Rot-grünblindheit bei auch sonst recht differenten Individuen einer gesonderten Erblichkeitsbetrachtung unterzogen werden sollen. Es kann wohl keinem Zweifel unterliegen, daß auch die derartigen pathogenetischen Merkmalen zugrunde liegenden Gene nach den Regeln Mendels sich vererben. Experimentell nachweisbar ist das natürlich nicht. Es folgt, wie noch weiter zu erörtern sein wird, aus der auf statistischem Wege nachweisbaren tatsächlichen Analogie des natürlichen Geschehens. Hier soll nur betont werden, daß die nach den strengen Regeln der reinen Inzucht angestellten Experimente, namentlich der Botaniker, auch bei Di-, Tri- und Polyhybriden Zahlenverhältnisse ergeben haben, die den aus den Mendelschen Grundversuchen abgeleiteten entsprechen. Die sich ergebenden Zahlenverhältnisse sind recht kompliziert. Ich verzichte darauf, sie hier wiederzugeben, und verweise auf die biologischen Originalwerke.

Hier kommt es auf die allgemeinen Schlüsse an. Und deren wichtigster ist der Satz, daß die verschiedenen „Erbeinheiten“ (Gene, Determinanten), durch welche die beiden ursprünglich gekreuzten Rassen sich unterscheiden, ganz unabhängig voneinander sich auf die Gameten des Bastards verteilen, oder, wie man zu sagen pflegt, ganz unabhängig voneinander „mendeln“. „Dieses Gesetz der Selbständigkeit der Merkmale ist neben der Spaltungsregel die wichtigste Grundlage der experimentellen

---

[1]) Immer gewonnen durch Selbstbefruchtung. Eine solche Selbstbefruchtung ist bei zahllosen Pflanzen völlig unschädlich und bei sehr vielen auch in der freien Natur immer die Regel.

Vererbungslehre. Auch dieses Gesetz hat schon Mendel gefunden und mit aller Schärfe präzisiert."

Das Wichtig te ist also — auch für die Pathogenese — die Erkenntnis, daß den durch die Bastardierungsanalyse als selbständig „mendelnd", d. h. in der Deszendenz nach bestimmten durchschnittlichen Zahlenverhältnissen „spaltend" erwiesenen Merkmalseinheiten gesonderte „Erbeinheiten" (Gene, Determinanten, Faktoren) im Keimplasma entsprechen müssen. Ferner, daß es unter den Bedingungen des Experiments gelingen muß, alle „mendelnden", d. h. alle selbständig vererbbaren Eigenschaften, Konstitutionsartungen, Reaktionsweisen durch Experimentalanalyse eines Biotypus zur Darstellung zu bringen.

Polydaktylie ist eine konstitutionelle Abweichung vom Typus anatomischer Art, die bei Hühnern durch das Vererbungsexperiment als „mendelnd" sich erweisen läßt (Barfurth). Dasselbe gilt aber ebenso, wie von äußeren (anatomischen) Merkmalen (Haar- oder Augenfarbe), von Reaktions- oder Funktionsunterschieden. Baur bringt das äußerst interessante Beispiel einer Primelart, bei der auf Grund der Bastardanalyse unter wechselnden äußeren Verhältnissen nicht die „rote Blütenfarbe" als solche mendelt, sondern vielmehr die Fähigkeit der Pflanze auf äußere Temperaturreize mit einer veränderten Farbenbildung zu reagieren. „Was diese Primel vererbt, ist eine ganz bestimmte typische Art und Weise der Reaktion auf Temperatureinflüsse, d. h. vererbt wird die Fähigkeit, bei 20⁰ rote, bei 30⁰ weiße Blüten zu bilden."

Die Analogie zu Tatsachen der Vererbungspathogenese liegt nahe. Nicht „die Krankheit" wird vererbt, sondern die spezifische Fähigkeit, auf einen Krankheitsreiz (Bakterium) positiv oder negativ zu reagieren.

Ist das nun an sich etwas Neues? Wir haben bereits gesehen, daß die zytologisch begründete Vererbungslehre schon auf ganz dieselben Grundvorstellungen gekommen war. Die scharfe Gegensätzlichkeit, die bei Johannsen überall gegen Weismann hervortritt (dort angeblich „exakte Wissenschaft", hier „philosophische Spekulation" und Phantasterei) erklärt sich psychologisch aus der Freude an dem Ausbau einer ganz neuen genialen Methodik, die nun keine andern Götter neben sich dulden will, wird aber bei weiterer Entwicklung der Wissenschaft auf das gerechte und historisch zulässige Maß zurückgeführt werden müssen.

Ernsthaft ergibt sich vielmehr schon jetzt die Frage, wie weit im einzelnen die Ergebnisse der experimentellen Vererbungslehre mit den Grundtatsachen der morphologischen Vererbungslehre in Einklang zu bringen sind.

Bis jetzt ist diese Frage von den Biologen erst gestreift, noch nicht eindringend in Angriff genommen.

„Es liegt nahe, sagt Baur (a. a. O., S. 287) anzunehmen, daß die (durch Bastardanalyse nachgewiesenen) Erbeinheiten vielleicht nicht bloß mit kleinsten Molekülgruppen (im Keimplasma), sondern vielleicht mit bestimmten, mikroskopisch erkennbaren Partikelchen, etwa des Zellchromatins, zu identifizieren sind." Ganz offenbar bestehe ein überraschender Parallelismus zwischen den experimentell gefundenen Vererbungsgesetzen und den Ergebnissen der zytologischen Untersuchungen des Sexualakts (soll heißen: der Kernverschmelzung) und der Reduktionsteilung.

Freilich, daß je ein Chromosom einer Erbeinheit entsprechen könnte, sei ausgeschlossen. Dazu sei die Zahl der Chromosomen viel zu gering. Aber das hat auch meines Wissens niemals ein zytologischer Erblichkeitsforscher behauptet.

Auch Haecker (Allgemeine Vererbungslehre, Vieweg u. Sohn 1912, S. 294) gibt — wenn auch sehr vorsichtig — dem Gedanken Raum, daß Mendelismus und Determinantenlehre sich nicht gegenseitig ignorieren könnten und dürften.

„Was das Verhältnis (der Mendelschen Lehre) zu den morphobiologischen Vererbungs- und Artbildungstheorien anbelangt, so ist ohne weiteres ersichtlich, daß die Feststellung zahlreicher selbständig sich vererbender Merkmale der Determinantenlehre oder Korpuskularhypothese Weismanns in gewissem Sinne entgegenkommt. Die Determinanten Weismanns würden in der Tat eine Art von morphologischem Gegenstück zu den als Einheiten von mehr physiologischem Charakter gedachten „Faktoren“ (= Genen) bilden, wofern sie (die Faktoren) wirklich als materielle Teilchen im Sinne Weismanns aufgefaßt werden.“

Freilich versucht auch Haecker eine wirkliche systematische Durchführung dieses Gedankens noch nicht. Die Biologie der nächsten Zeit wird dieser Aufgabe nicht mehr aus dem Wege gehen können. Wichtig ist, daß auch Haecker gegen die augenblicklich grassierende einseitige Überschätzung des allein seligmachenden „exakten“ Experiments den zytologischen Studien gegenüber sich ausspricht. „Die Meinung, sagt er, daß hier (d. h. bei dem Versuch, etwa in Anlehnung an Ehrlichs Seitenkettentheorie eine Annäherung der beiden Forschungsrichtungen herbeizuführen) die Aussicht auf weitere Fortschritte gegeben ist, diese Meinung ist jedenfalls weit verbreitet und wird sogar von Forschern geteilt, die auf dem Boden des reinen Experiments zu stehen und allen Spekulationen fern zu sein glauben. Es ist daher ungerecht, wenn Johannsen, der selber an die Möglichkeit. einer Parallelisierung der Genotypen und Gene mit den Gerüstkernen und Seitenketten denkt (a. a. O., S. 143), die Determinantenlehre, die doch sicherlich einen der Ausgangspunkte für diesen ganzen Kreis von Vorstellungen gebildet hat, als eine rein spekulative morphologische Ansicht „without any suggestive value“ beurteilt. Auch die „genotype conception“ Johannsens, d. h. die Lehre, daß die persönlichen Qualitäten eines Individuums nicht die direkte Folge der persönlichen Qualitäten der Vorfahren sind, sondern die Reaktion der in den Zygoten sich vereinigenden „Geschlechtsstoffe“ darstellen, schließt sich aufs engste an den Grundgedanken der Keimplasmatheorie an und kann die Vorstellung nicht umgehen, daß die materielle Grundlage derartiger Reaktionen nur in bestimmten Stoffgruppierungen gelegen sein kann.“

Weitaus am bestimmtesten, und zwar im positiven Sinne äußert sich Weismann, der Altmeister der biologischen Deszendenz- und Erblichkeitsforschung, über den nahen inneren Zusammenhang zwischen den Mendelschen Errungenschaften und seiner eigenen zytologisch begründeten Determinantenlehre. In der soeben erst (1913) erschienenen 3. Auflage seiner klassischen Vorträge über Deszendenztheorie (Jena, Fischer, 2 Bde.), die jeder Mediziner, der sich in die biologischen Grundlagen der menschlichen Vererbungslehre einarbeiten will, zum Ausgangspunkt und zur Basis seiner Studien machen sollte, in diesen schönen Vorträgen, deren 2. Auflage aus dem Jahre 1904 stammt und den Mendelismus noch nicht berücksichtigt, hat nunmehr Weismann zu der inzwischen neugeschaffenen experimentellen Vererbungslehre ausdrücklich Stellung genommen. Das Resultat ist der lapidare Satz: Die Mendelsche Lehre ist eine Bestätigung der Grundlagen der Keimplasmatheorie.“ Zu dieser Behauptung werden die noch zweifelnden Biologen Stellung nehmen müssen. Was ihre Begründung betrifft, muß ich auf das Original verweisen. Auch die Darstellung des Mendelismus selbst ist als besonders klar und durchsichtig dem Studium der Fernerstehenden dringend zu empfehlen. Für uns ist, wie mir scheint, durch die neuen Ausführungen Weismanns die Brücke gegeben, auf die wir uns zwecks Begründung einer rationellen Vererbungspathogenese des Menschen stellen können. Alle tiefer eindringenden Vorstellungen über Form, Art und Anordnung der „Erbeinheiten" (der Determinanten, Bestimmer, charactère-unités, unit-characters, Elementareigenschaften, Gene, Faktoren, um die gebräuchlichsten neueren Ausdrücke zusammenzustellen) überlassen wir den rastlosen Arbeiten der Biologen, mögen sie nun mehr experimentell oder mehr morphologisch sich betätigen. Direkt beteiligen an diesen Arbeiten kann sich die Anthropologie der Natur der Sache nach nicht. Wie wir noch ausführlich sehen werden, ist es gänzlich ausgeschlossen, mit dem eigenartigen und spröden Menschenmaterial exakte Bastardierungsversuche im Sinne Mendels anzustellen. Nur Analogieschlüsse aus den einfacheren und „reinen" Verhältnissen pflanzlicher und tierischer Biotypen sind möglich. Ebensowenig erscheint es angängig, die morphologischen Studien, die am Pferdespulwurm Boveri zu seinen glänzenden Resultaten verhalfen, direkt am menschlichen Material durchzuführen. Auch hier wieder nur Analogieschlüsse!

Aber diese Analogieschlüsse ermöglichen es uns, die Prinzipien der biologischen Forschung für unsere pathogenetischen Vererbungsstudien grundleglich zu machen. Zusammenfassend können wir sagen, daß in den Chromosomen auch des Menschen Erbeinheiten stecken, die vollständig unabhängig voneinander selbständig „mendeln", d. h. die in der Form von Eigenschaften, Merkmalen, anatomisch-differenzierten Sonderbildungen, besonderen (atypischen) Reaktionsweisen neben dem biotypisch fixierten Artcharakter als individueller (variabler) Sonderbesitz des einzelnen Menschen auftreten. Alle diese „Gene" sind vor der Zeugung des Einzelwesens bereits vorhanden; sie stammen aus dem Gesamtkeimplasma der Ahnen, und vereinigen sich bei jeder Neuschöpfung eines Menschen in stetig wechselnden Kombinationen. Jeder Mensch ist in diesem Sinne ein Bastard, ein Heterozygote, d. h. eben ein Individuum. Dieser ganze Vererbungsvorgang ist gewährleistet durch die Kontinuität des Keimplasmas. Das früher als atavistisch bezeichnete Auftreten von scheinbar neuen Eigenschaften eines Individuums (neu insofern, als sie bei Eltern und Voreltern nicht nachweisbar sind) erweist sich, soweit nicht ungenügende Kenntnis des Ahnenmaterials vorliegt, als durch Spaltung wieder auftretende Merkmale bei den heterozygotischen Eltern und Voreltern rezessiv (latent) gebliebener (wie Johannsen sagt: nicht „gewirkt habender") Gene oder Determinanten. Dieses gesamte Determinantenmaterial, das im Keimplasma der Aszendenz gegeben ist, kann durch somatische Induktion, d. h. durch somatischen Neuerwerb, nicht beliebig vermehrt werden. Neuerwerb wäre überhaupt nur denkbar durch „Mutation". Ob Mutationen in diesem biologisch eindeutigen Sinne beim Menschen vorkommen, wissen wir nicht. Jedenfalls wäre es falsch, zwecks zielbewußter Konstitutionshygiene mit ihnen rechnen zu wollen. Alle sog. „falsche Erblichkeit" der Biologen ist keine Erblichkeit und bleibt hier außer Spiel. Sie bildet ein pathogenetisches Kapitel für sich.

Das alles sind, auf den kürzesten und einfachsten Ausdruck gebracht, die biologisch begründeten Prinzipien einer humanen Vererbungspathogenese.

Nicht vergessen dürfen wir indessen, daß die Übertragung der aus den Mendelexperimenten folgenden Prinzipien auf den Vererbungsvorgang beim Menschen lediglich auf Analogieschlüssen beruht. Es fragt sich, ob die Regeln des Mendelismus für den Menschen im einzelnen auch direkt sich beweisen lassen.

Ehe wir zu dieser Frage übergehen, wollen wir uns noch einmal die ganze Lehre in der Form von kurzen Lehrsätzen, die aus den erforschten Tatsachen abstrahiert sind, vergegenwärtigen.

Nach Haecker (a. a. O., S. 222) gipfeln die Ergebnisse der Mendelforschung in der Aufstellung von drei bei der Rassekreuzung (Bastardierung) in weitem Umfang gültigen Vererbungsregeln und einer Erklärungshypothese. Die **erste Regel** ist die, daß die F_1-Bastarde, d. h. die Individuen der ersten aus der Kreuzung zweier elterlichen Rassen hervorgegangenen Nachkommengeneration einander gleichen (Uniformitätsregel). Diese Bastarde der ersten filialen (oder F_1-Generation) sind entweder (Fall 1) intermediär, d. h. sie stellen eine Zwischenform zwischen den beiden Stammrassen dar, oder (Fall 2) sie sind einseitig, d. h. das eine der antagonistischen Merkmale ist allein herrschend, „dominant", während das andere, das „rezessive" nicht zum Vorschein kommt.

(Nach einer von Correns 1901 eingeführten Terminologie, die erwähnt werden muß, weil sie Plate neuerdings ohne weitere Erklärung auch auf die menschliche Vererbungslehre überträgt, spricht man im ersteren Falle vom Zea-Typus, abgeleitet von Zea = Mais, weil bei dieser Pflanze der Bastard eine Mittelstellung zwischen den Eltern einnimmt; im zweiten Falle vom Pisum- oder Erbsen-Typus, weil bei der Erbse, die Mendels Hauptversuchsobjekt war, das Merkmal des einen Elter dominiert.)

Die **zweite Regel** bezieht sich auf die F_2-Bastarde, also auf die durch Inzucht gewonnenen Individuen der zweiten Nachkommengeneration. Sie ist von Correns als Spaltungsregel bezeichnet und besagt, daß, wenn die F_1-Bastarde untereinander gepaart werden (oder wenn bei Pflanzen Selbstbestäubung vorliegt) bei ihren Nachkommen, den F_2-Bastarden, beide elterlichen Charaktere wieder zum Vorschein kommen, und zwar sind sie in einem ganz bestimmten Zahlenverhältnisse (das aber nur bei großen Durchschnittswerten hervortritt), auf die F_2-Individuen verteilt. Es findet eine „Spaltung" der in den F_1 verbundenen Anlagen statt. Man nennt dies „alternierende" Vererbung. Im Falle 1 (beim intermediären Verhalten der F_1-Generation der Bastarde) besteht das Zahlenverhältnis 1 : 2 : 1, d. h. 25 % aller F_2-Indivi-. duen haben das Merkmal des einen Elters, 25 % das des andern Elters und 50 % zeigen den intermediären Charakter.

Im Fall 2, d. h. wenn in der F_1-Generation eines der antagonistischen Merkmale allein herrschend ist (dominiert), kommen bei der Spaltung in der F_2-Generation auf 75 % dominierende F_2-Individuen 25 % rezessive (D = dominant zu R = rezessiv wie 3 : 1).

(Eine dritte Möglichkeit, die der „Kreuzungsnova" [s. bei Haecker] habe ich, weil weniger von Bedeutung, fortgelassen.)

Die **dritte Mendelsche Regel**, die Haecker als Unabhängigkeitsregel bezeichnet, besagt, daß, wenn nicht bloß eine, sondern mehrere Merkmalspaare bei den Eltern vorliegen (es sich also um Di-, Tri- oder Polyhybride handelt), diese einzelnen Merkmalspaare sich mit Bezug auf die Spaltungserscheinungen völlig unabhängig voneinander verhalten. D. h. bei zwei Merkmalspaaren der Eltern liefert der Bastard, da sich beide Merkmalspaare unabhängig voneinander spalten und jedes Glied des einen Paares mit jedem der beiden Glieder des andern Paares sich kombinieren kann, nicht zweierlei, sondern viererlei Gameten und durch wechselseitige Vereinigung der männlichen und weiblichen Gameten werden nicht, wie bei der monohybriden Kreuzung, vier, sondern 16 verschiedene Klassen von Zygoten gebildet. Bei noch mehr Merkmalspaaren wächst die Zahl der möglichen Kombinationen ungeheuer rasch an, so daß z. B. beim Menschen die völlig unübersehbare Zahl der individuellen Variationen begreiflich wird.

Alle diese Zahlenverhältnisse erklärt Mendel durch die Hypothese von der Reinheit der Gameten, d. h. durch die Annahme, daß die im F_1-Bastard vereinigten Anlagen bei Bildung des F_2-Bastards sich völlig wieder trennen.

Es ist wie ein „Abschied zwischen zwei Personen, welche eine Zeitlang nebeneinander denselben Weg gegangen sind und welche sich jetzt trennen, um jeder eine andere Gesellschaft aufzusuchen".

Es liegt gänzlich außerhalb des Rahmens dieser Arbeit, die gewaltige Zahl der exakten Vererbungsexperimente wiederzugeben, die nach dem Schema der Lehre Mendels von Botanikern und Zoologen der alten und der neuen Welt an Pflanzen und Tieren angestellt sind. Was hier interessiert, das ist die Frage nach dem Mendelismus des Menschen.

Strenger als es meist geschieht, müssen wir gerade beim Menschen zwei Arten der Forschung unterscheiden. Wollte man direkt beweisen, daß der Mendelismus für den Menschen gültig sei, so müßte man genau im Sinne und nach den feststehenden Regeln der experimentellen Bastardierung der Pflanzen und geeigneter Tierrassen Kreuzungsversuche mit Menschen vornehmen. Daß dies Verfahren unmöglich ist und für alle Zeiten sein wird, liegt bei einiger Überlegung auf der Hand. Abgesehen von der Langfristigkeit der Versuche verbieten Religion, ethische Anschauung und bürgerliches Gesetz die erforderliche Inzucht im strengsten Sinne des Worts, vor allem die Geschwisterehe. Das Spielen mit dem Gedanken einer experimentellen Mendelei beim Menschen ist sinnlos und verwerflich. Es bringt die Köpfe der unklaren Rassefanatiker und der großen Masse des denkungeschulten Laienpublikums in noch größere Verwirrung, als leider Gottes — trotz der vielgepriesenen Höhe der allgemeinen Bildung — sowieso schon herrscht.

Nehmen wir die Dinge wenigstens etwas wissenschaftlicher, so fragt es sich, ob irgend eine Hoffnung besteht, bei der nun einmal gegebenen und zu Recht bestehenden Art der menschlichen Fortpflanzung auf Grund der Mendelschen Regeln im Einzelfall voraussagen zu können, wie die Deszendenz ausfallen wird. Die bereits in den einleitenden Bemerkungen erwähnten Äußerungen von Correns (s. S. 146), die praktischen Regeln von Crzellitzer und viele andere in der Literatur der letzten Jahre gegebenen Andeutungen lassen erkennen, daß dies Ziel vielen, streng wissenschaftlich geschulten Köpfen wenigstens als möglich und erreichbar erscheint. Aber auch hier ist vor zu großem Optimismus zu warnen. Die Mendelschen Zahlenverhältnisse gelten — das wird immer wieder vergessen — für den großen Durchschnitt, nicht für den Einzelfall!

Nehmen wir ein Beispiel. Crzellitzer fand nach seiner eigenen Angabe (Handwörterbuch der sozialen Hygiene, Bd. 1, S. 335) „die musikalische Begabung als dominierendes Merkmal".

„Daraus folgt 1. jeder rein gezüchtete Musikalische (dessen sämtliche Blutsverwandte ausnahmslos auch musikalisch sind) wird, wen er auch heiratet, musikalische Kinder hervorbringen; 2. unmusikalische Menschen müssen, da jeder von ihnen „R" (rezessiv) ist, notwendigerweise lauter unmusikalische Menschen zur Welt bringen; hierbei ist weitere Sippschaftsuntersuchung gar nicht nötig."

Hierzu ist folgendes zu bemerken: Da es „rein gezüchtete Musikalische, deren sämtliche Blutsverwandte ausnahmslos musikalisch sind", nie gibt und geben wird (vgl. hierzu die Kritik des Begriffs Blutsverwandtschaft im folgenden Abschnitt), so ist — ganz abgesehen von der völligen Unbestimmtheit des „Merkmals": musikalisch — die ganze „Regel" eine gegenstandslose Spielerei. Wendet man dagegen ein, es handle sich nur um ein theoretisches Beispiel, nicht um ein Verhältnis, das sich realisieren lasse, so stimmt (abgesehen von der Frage wozu?) auch in der Theorie die Sache gar nicht einmal.

Nach der eben angeführten ersten Regel (der Uniformitätsregel) sind die F_1-Bastarde, die aus der Kreuzung zweier elterlicher Rassen hervorgehen (also die Kinder eines musikalisch reingezüchteten Vaters und einer beliebigen — musikalisch nicht rein gezüchteten — Mutter) in der Tat freilich einander gleich. Aber sie brauchen nicht alle in gleichem Maße wie der Vater musikalisch zu sein. Denn die F_1-Generation kann entweder intermediär oder einseitig ausfallen (die dritte Möglichkeit, daß ein „Kreuzungsnovum" auftritt, ist dabei noch ganz außer acht gelassen). Nur im zweiten Falle „dominiert" das eine der antagonistischen Merkmalspaare (die musikalische Anlage), im ersteren Falle tritt eine Zwischenform zwischen den beiden Stammrassen auf, d. h. in unserem Falle, die Kinder sind weder so musikalisch wie der Vater, noch so unmusikalisch wie die Mutter! Was ja nicht gerade verwunderlich wäre!

Nun aber weiter. Selbst, wenn man mit Menschen mendeln könnte, d. h. wenn man die entweder sämtlich musikalischen oder sämtlich halbmusikalischen Geschwister untereinander paarte, so träte in der F_2-Generation Spaltung ein, und zwar kämen im ersteren Falle auf 75% musikalische 25% unmusikalische Individuen (im großen Durchschnitt!), im anderen Falle gäbe es 25% musikalische, 25% unmusikalische und 50% „intermediäre", also halbmusikalische Kinder. Aber diese Durchschnittszahlen wären eben nur bei reiner Inzucht zu erwarten. Nun aber müssen, selbst, wenn es einen rein musikalisch gezüchteten Vater je gäbe, dessen dominant oder intermediär ausfallende Kinder beliebige andere Individuen aus nicht rein gezüchteter Aszendenz heiraten. Wo bleiben da die Mendelschen Verhältniszahlen? Es war nötig, diese Analyse im einzelnen durchzuführen, da von den pathogenetischen Anlagen gelten müßte, was von der musikalischen angeblich nachgewiesen sein soll. Es ergibt sich die völlige Unmöglichkeit, selbst unter den günstigsten Bedingungen den Ausfall menschlicher Kreuzungen in der Deszendenz im einzelnen vorauszusagen.

Auch Davenport stellt nach Haecker (a. a. O., S. 250) ähnliche Regeln auf, die allerdings nur als „entscheidende Kriterien" dafür gelten sollen, ob ein Merkmal (beim Menschen) rezessiven Charakter hat. Haecker führt sie daher im Rahmen der gleich zu besprechenden zweiten Forschungsmethode an, bei der es sich darum handelt, auf genealogisch-statistischem Wege ex post zu entscheiden, welche Art mendelnder Vererbung im Einzelfalle vorliegt. Die vier Regeln sind aber so abgefaßt, daß sie den Eindruck erwecken, als ließen sie auch Schlüsse auf die Deszendenz zu. Sie lauten: „1. zwei rezessive Eltern ($RR \times RR$) dürfen nur rezessive Nachkommen geben. 2. Ein rezessiver und ein heterozygoter (äußerlich dominierender oder intermediärer) Elter ($RR \times DR$) geben 50% rezessive Nachkommen. 3. Zwei heterozygote Eltern ($DR \times DR$) geben 25% rezessive Nachkommen. 4. Ein rezessiver und ein rein dominierender Elter ($RR \times DD$) liefern nur dominate Individuen."

Da mir die Arbeit Davenports im Original nicht zur Verfügung steht, so wäre die Möglichkeit nicht ausgeschlossen, daß dies biologische Regeln sein sollen, die sich lediglich auf mendelnde Pflanzen- und Tierversuche beziehen. Für diesen Fall würde die durchaus notwendige Kritik Haecker treffen, der diese Regeln als für den Menschen gültig (oder wenigstens gemeint) anführt. Dazu aber ist folgendes zu bemerken.

Es werden hier „rezessive" und „heterozygote" Eltern einander gegenübergestellt, beide Begriffe demnach als Kategorien gleicher Ordnung betrachtet. Tatsächlich sind „heterozygot" Individuen, „rezessiv" Eigenschaften!

Heterozygote (Individuen) stehen im Gegensatz zu homozygoten (Individuen); rezessive Merkmale im Gegensatz zu dominanten Merkmalen.

Um keine Unklarheit zu lassen, führe ich die entsprechenden Definitionen aus Rouxs Terminologie (1912) wörtlich an:

1. Homozygote (Bateson und Saunders, 1902)

entsteht durch die Vereinigung zweier Keimzellen mit völlig gleichen Anlagen (Genen).

2. Heterozygote (Bateson und Saunders, 1902)

entsteht durch die Vereinigung zweier Keimzellen mit ungleichen Anlagen (Genen).

3. Dominierend (Mendel, 1866)

ist in einem Merkmalspaar eines mendelnden Bastards jenes Merkmal des einen Elters, das ganz oder fast unverändert in die hybride Verbindung übergeht, somit selbst die Hybridenmerkmale repräsentiert.

4. Rezessiv (Mendel, 1866)

ist in einem Merkmalspaar eines mendelnden Bastards jenes Merkmal des einen Elters, das sich im Bastard nicht oder fast nicht zeigt, „zurücktritt oder ganz verschwindet, jedoch unter seinen Nachkommen wieder unverändert zum Vorschein kommt".

Nun zur Anwendung auf den Menschen.

Homozygote Menschen gibt es nicht (mit Ausnahme „identischer Zwillinge").

Jeder Mensch entsteht „durch die Vereinigung zweier Keimzellen mit ungleichen Anlagen". Jeder Mensch ist also ein Heterozygot. Folglich ist nicht zu verstehen, wie von einem Elternpaar nur der eine Elter (etwa der Vater) ein Heterozygot, die Mutter im Gegensatz dazu „rezessiv" sein soll, wie das zweite Kriterium von Davenport verlangt.

Gebraucht man diese Termini in dem eindeutig definierten Sinne der Biologie, so liegt hier eine Begriffsverwirrung vor, die unverständlich ist.

Und derartigen Begriffsverwirrungen begegnen wir auf Schritt und Tritt.

Plate (a. a. O., S. 71) sagt ganz allgemein: „In dem Schema P } F_1 } F_2 } F_3 . . . . (d. h. also Paternalgeneration = Eltern; erste, zweite, dritte usw. Filialgeneration = Kinder, Enkel, Urenkel) ist stets gemeint, daß es sich um reine Linie oder um Tiere einer homozygoten unter sich gepaarten Rasse handelt, so daß also nicht neue Erbeinheiten für dasselbe Merkmal hinzugekommen sein können." Das stimmt für das strenge Selbstbestäubungs-Experiment Mendels durchaus.

Nun finden wir aber in den späteren Abschnitten, die von den mendelnden Erblichkeitsregeln beim Menschen handeln, viele Stammbäume mit derselben Bezeichnung, z. B. S. 335 einen Stammbaum, der die Vererbung der Muskelatrophie (Typus Dejerine und Landouzy) nach Gowers wiedergibt.

Handelt es sich hier auch um „Homozygoten", wie jeder annehmen muß, der obige bestimmte Erklärung im Gedächtnis hat? Entstammt das Elternpaar, von dem der Stammbaum ausgeht, einer reinen, unter sich gepaarten Rasse?

Nur die Form der bildlichen Darstellung erweckt den Anschein, als handle es sich um ein Beispiel echter Mendelei. Jede wirkliche Analyse derart stößt denn auch sofort auf Schwierigkeiten. „Unter der Annahme", sagt Plate, „daß das Leiden = D (dominant) ist und immer Gesunde einheirateten, ist die Generationsfolge verständlich, mit einer Ausnahme: Die Frau in F_1 hätte nach dieser Auffassung krank sein müssen." Diese „Ausnahme" wird nun durch Hilfshypothesen „erklärt", die die Angelegenheit nicht klarer machen.

Tatsächlich handelt es sich bei diesem Stammbaum um die bildliche Darstellung einer genealogisch-statistischen Beobachtung derart, daß von einer mit einer Atrophie behafteten Frau eine Deszendenz abstammt, in der — und zwar ganz unregelmäßig — dieselbe Krankheit immer wieder sich zeigt. Kein Mediziner zweifelt, daß das mehr als Zufall ist, daß etwas anders als Erblichkeit vorliegt. Wie aber im einzelnen die Chromosomenmischung vor sich ging, darüber erfahren wir trotz Mendel gar nichts. Und wenn die Biologen mit solchen Beispielen den Mendelismus stützen wollten, so würden sie nicht weit kommen. Beginnt doch jede Darstellung des Mendelismus mit der überzeugenden Versicherung, daß der geniale Mönch seine Regeln und Zahlenverhältnisse nur finden konnte, weil er nicht mit so völlig unübersehbarem heterozygotischem Material arbeitete, sondern mit reinen Linien sich selbst befruchtender Erbsen.

Umgekehrt, wie Plate, der auch dieses Beipsiel gewaltsam in das Prokrustesbett des Mendelschemas pressen will, kommen wir gerade von den Prinzipien der exakten Vererbungsexperimente aus zu dem Schluß, daß, wenn auch in solchen Fällen die Erblichkeit als wirkender Faktor feststeht, doch der Vererbungs modus im einzelnen dunkel bleibt. Das gilt für die Beobachtungen, soweit sie vorliegen, das gilt aber noch mehr für den weiteren Verlauf der Vererbung in diesem Falle. Der Stammbaum reicht bis zu F_4, also bis zu den Ur-ur-enkeln der Ausgangsfrau, bei denen dieselbe Krankheit festgestellt ist. (Von den etwaigen andern Ur-ur-enkeln erfahren wir nichts.) Es sind das zwei männliche und zwei weibliche Atrophiker, neben vier gesunden Geschwistern. Kein Biologe wird uns sagen können, wie diese alle weiter vererben werden, was doch (wenigstens im Prozentsatz) möglich sein müßte, wenn klare Mendelsche Verhältnisse vorlägen!

Erst die genaue, wissenschaftliche Analyse der Ahnentafel, die wir im nächsten Abschnitt vornehmen werden, wird uns erkennen lassen, wie hoffnungslos kompliziert die Verhältnisse tatsächlich liegen, wenn man bedenkt, daß jeder Ehepartner der acht Geschwister der F_4-Generation ein Ahnenplasma mit in die Ehe bringt, von dessen Zusammensetzung wir nichts wissen. Nur das eine steht fest, daß, wenn in der Aszendenz eines dieser zuheiratenden Individuen gerade dieselbe Krankheit (die Atrophie) sich finden sollte, die Gefahr der Weiterverschleppung des Keimes wächst. Bei der Seltenheit dieser Krankheit ist das freilich nicht gerade wahrscheinlich. Indessen läßt sich mit Sicherheit nur soviel sagen, daß jede Voraussage in unserm Falle über den Ausfall der Deszendenz, und zwar bei einem jeden der acht Geschwister, möge er (oder sie) heiraten, wen er wolle, gänzlich unmöglich ist.

Wir gingen aus von der Frage, ob sich mit Menschen „mendeln" lasse. Da sich das als völlig ausgeschlossen erwiesen hat, bleibt die zweite Methode der Forschung übrig, nämlich der Versuch, das genealogisch gegebene, natürliche (nicht künstlich gezüchtete) Material daraufhin zu untersuchen, ob es sich den strengen Regeln des Mendelismus fügt. Durch die aus andern Gründen veranlaßte Analyse des Gowersschen Atrophiker-Stammbaums sind wir schon mitten in diese Art der Betrachtung und Bearbeitung menschlicher Vererbungsverhältnisse hineingeraten, die in der Tat wissenschaftlich allein ernsthaft in Frage kommen kann und die schon mannigfache, in sehr mühsamen Arbeiten durchgeführte Anwendung gefunden hat. Wenn gerade das von mir gewählte Beispiel der Gowersschen Atrophikersippe als unzulänglich sich erwiesen hat, so fragt sich, ob das auch von den andern gilt.

Die Methode der Vererbungsforschung, um die es sich, im Gegensatz zur künstlichen Experimentalanalyse im Erbsen- und Tierversuch bei der genealogischen Analyse eines gegebenen menschlichen Sippschafts-Materials [1])

---

[1]) Unter Sippe, Sippschaft, versteht Naegeli (1884) „eine größere oder kleinere Zahl von verwandten Organismen ohne Rücksicht darauf, ob sie als Rasse, Varietät, Art, Gattung bezeichnet werden kann, kurz eine systematische Einheit" (Roux, Terminologie). Für unsere Zwecke der Vererbungslehre des Menschen gebrauchen wir den Ausdruck Sippschaft ausdrücklich zum Unterschied von dem, wie wir sehen werden (s. den folgenden Abschnitt) äußerst unbestimmten und vieldeutigen Begriff der Familie. Wir verstehen

handelt, ist ihrer Natur nach, wie Haecker richtig hervorhebt, eine statistische. Es wird versucht, durch möglichst genaue und umfassende genealogische Erhebungen festzustellen, in welchem Prozentverhältnis ein antagonistisches Merkmalspaar, z. B. krauses und straffes Haar, oder zwei einander
ausschließende Haarfarben in dem untersuchten Verwandtschaftskreise vorkommen und wie sie sich auf die einzelnen Mitglieder bzw. Verwandtschaftsgrade verteilen.

Der größeren Übersichtlichkeit wegen ist es in medizinischen Werken
längst üblich, die Individuen des untersuchten Verwandtenkreises in der Form
von sog. Stammbäumen zusammenzustellen und durch ein Zeichen (meist
schwarze Farbe) kenntlich zu machen, welche Mitglieder des dargestellten
Kreises „affiziert" sind, d. h. das untersuchte Merkmal (z. B. Sechsfingrigkeit,
Rot-grün-Blindheit usw.) besitzen, welche nicht. Ein Beispiel derart haben wir
ja schon in dem Stammbaum einer Atrophikersippe kennen gelernt. Nimmt
man die Dinge einfach und natürlich, so ist klar, daß wir mit einer derartigen
bildlichen Darstellung ein bequemes Mittel in der Hand haben, ohne viel Worte
und jedenfalls viel übersichtlicher, als eine auch noch so weitschweifige Wortbeschreibung es vermag, den genealogisch erhobenen Tatbestand vor Augen
zu führen. Stellt sich nun bei einer derartigen Zusammenstellung heraus, daß
in einem in sich geschlossenen Verwandtenkreise ein im Durchschnitt seltenes
Merkmal, z. B. die Neigung zu unstillbaren Blutungen, besonders häufig vorkommt, jedenfalls häufiger, als es der bloße Zufall erwarten läßt, so lag und
liegt der Schluß nahe, daß es sich um ein vererbliches Merkmal handelt. Berechtigt erscheint dieser Schluß dann, wenn sich gleichzeitig beweisen oder
doch überzeugend dartun läßt, daß ein äußeres Moment der Lebenslage, welches
vielleicht gerade in diesem Verwandtenkreise besonders herrschend ist (z. B.
bei Untersuchung auf Tuberkulose übermäßige Expositionsgefahr gegenüber
der Tuberkulose), nicht die Ursache der vielen Erkrankungen derselben Art
sein kann. Die Frage, ob eine gleichviel wie geartete Anlage zur Tuberkulose
vererblich ist, stieß deswegen auf so große Schwierigkeiten, weil dieser Beweis
per exclusionem bei der ungeheuren Kompliziertheit der Verhältnisse, um die
es sich handelt, besonders schwer zu erbringen ist. Sehr viel einfacher liegt
die Sache, wenn es sich um Merkmale handelt, die ihrer Natur nach weder intra-
noch extrauterin individuell erworben sein können. Das gilt, um wieder
eines der viel gebrauchten Paradigmata anzuführen, mit Sicherheit z. B. von
der Hämophilie, die als angeborene Eigentümlichkeit in einem bestimmten
Verwandtenkreise herrscht, der sich dadurch von zahllosen andern Sippschaften
prägnant unterscheidet.

Beide Momente, der positive statistische Nachweis des gehäuften Vorkommens in einem abgrenzbaren Verwandtenkreise und der negative klinische
Nachweis, daß jede exogene Erklärungsmöglichkeit fehlt, genügen schlechthin,
um ein derartiges Merkmal als vererbt und weiter vererblich erscheinen zu lassen.
Es gilt dabei die allgemeine Regel, daß der Nachweis der Erblichkeit um so
leichter gelingt und um so überzeugender wirkt, je einheitlicher und einfacher
in morphologischer und funktioneller Beziehung die fragliche Abartung ist.
Ich habe bereits erwähnt, daß um die Frage einer vererbbaren Disposition
zur Tuberkulose ein äußerst schwieriger und langdauernder Streit besteht,

---

unter S i p p e also einen irgendwie begrenzten Kreis miteinander verwandter Menschen, deren
Erblichkeitsverhältnisse im allgemeinen, oder in bezug auf ein besonderes Merkmal (eine Mißbildung, Krankheitsanlage oder dgl.) untersucht werden soll. Die Abgrenzung des Kreises
ist meist keine systematische (durch ein Prinzip gegebene), sondern bedingt durch die
jeweils gegebene genealogische Kenntnis der zu dem Verwandtenkreise gehörigen Individuen.

der begreiflich wird, wenn man bedenkt, daß es sich hier um eine äußerst komplexe und dazu noch an Intensität sehr variable Größe handelt, für die ein einzelnes mendelndes Gen, eine, wie ich es genannt habe, „spezifische" Determinante es gar nicht geben kann, während die entsprechende Vorstellung für Daltonismus, Hämophilie, Sechsfingrigkeit und viele andere ähnliche Mißbildungen gar keinen Schwierigkeiten begegnet.

Diese ruhige und natürliche, rein klinisch begründete Betrachtungsweise pathogenetischer Erblichkeitsverhältnisse beim Menschen, die sich in der Medizin allmählich durchgesetzt hat und in die Anschauungsweise der Ärzte sich einzubürgern beginnt, sieht sich nun plötzlich dem Mendelismus gegenübergestellt. Die orthodoxen Anhänger der neuen Experimentalwissenschaft sind der Überzeugung, daß die Vererblichkeit irgend eines Merkmals, also auch einer ins Pathologische fallenden Abart erst dann und nur dadurch sichergestellt sei, wenn sich nachweisen lasse, daß es „mendelt". Dieser Beweis solle und müsse auch von allen den Erblichkeitsmomenten erbracht werden, mit denen es die Pathogenese zu tun hat, wenn anders nicht die Wissenschaftlichkeit der ärztlichen Betrachtungsweise völlig in Frage gestellt werden solle. Und immer schwebt dabei das Ziel vor, daß es gelingen müsse, mit Hilfe der Mendelanalyse zu einer sicheren, individuellen Vererbungsprophylaxe zu gelangen.

So sagt Plate (a. a. O., S. 394), nachdem er ausgeführt hat, daß die Statistik nur Durchschnittswerte ermittelt und nichts darüber aussagt, wer zum Durchschnitt gehört und wer nicht: „Hier schafft nur die Mendelsche Analyse zum erstenmal ein sicheres Fundament." Nur mit ihr sei dem Arzte, der ein einzelnes Individuum beurteilen wolle, gedient, nicht mit der Statistik, die nur für eine Massen-, aber nicht für eine Individualbeurteilung Bedeutung habe. Diese Individualbeurteilung durch Mendelsche Analysen kann aber logischerweise nur das eine Ziel haben, „durch eine möglichst sichere Beurteilung der Erbqualitäten der Eltern" **vorauszubestimmen,** wie ihre Kinder ausfallen werden, d. h. ob sie eine bestimmte Krankheitsanlage erben müssen, bzw. nicht können.

Es unterliegt keinem Zweifel, daß dies der springende Punkt der ganzen pathogenetischen Vererbungslehre ist.

Schon vor Jahren (1907) hat Rüdin gelegentlich einer Besprechung von Ebsteins Briefen über vererbbare zellulare Stoffwechselkrankheiten vom Pathologen verlangt, er solle zwecks Durchführung einer drakonischen Rassenhygiene durch Eheverbote usw. feststellen, unter welchen biologischen, genealogischen und sonstigen Vorbedingungen Gicht, Fettsucht und Diabetes nicht bloß sich vererben können, sondern müssen, bzw. nicht können.

Damals habe ich antworten müssen, daß auf Grund der klinischen Analyse vererbbarer krankhafter Anlagen eine derartige Voraussage unmöglich sei und bleiben werde. Die Frage, vor die wir uns heute gestellt sehen, ist die, ob hier der Mendelismus siegreich in die Lücke tritt, ob wirklich mit Hilfe der durch die experimentelle Vererbungswissenschaft gelieferten Normen, wie Correns sagt, das biologische Horoskop des einzelnen Zukunftsmenschen sich wird stellen lassen.

Die Möglichkeit einer derartigen Voraussage würde der Vererbungswissenschaft einen so hohen Grad wissenschaftlicher Sicherheit verleihen, wie er sonst bei derart komplexen Lebensvorgängen im Bereiche des organischen Geschehens nicht gerade häufig ist. Wissenschaftlich möglich ist die sichere Voraussage nur dann, wenn es sich um Vorgänge handelt, die unter völlig übersehbaren Bedingungen ablaufen (vgl. meine Ausführungen über den Unterschied des physikalischen und des biologischen Experiments, S. 26).

Berühmt ist die Voraussage des Planeten Neptun durch Leverrier. Bekanntlich würde, wie Weismann erzählt, dieser fernste aller Planeten, dessen Umlaufszeit um die Sonne fast 165 Erdenjahre beträgt „schwerlich jemals aufgefunden oder doch als Planet erkannt worden sein, hätte nicht zuerst ein Astronom der Londoner Sternwarte (Adams), dann Leverrier durch kleine Störungen in der Bahn des Uranus seine Anwesenheit erschlossen und die Stelle berechnet, an welcher sich ein unbekannter Planet befinden müsse. Nun richteten sich alle Fernrohre nach der bezeichneten Gegend des Himmels und auf der Berliner Sternwarte fand Galle den gesuchten Planeten".

Wird es in gleicher Weise je möglich sein, aus den genau gekannten Erbquantitäten der Eltern zu berechnen, wie ihre Kinder ausfallen werden?

Das ist die Hoffnung der Utopisten. Man spricht von Mendelschen Regeln, nicht von Mendelschen Gesetzen. Es geschieht das, wie die Biologen sagen, um anzudeuten, daß die fraglichen Vorgänge auch ihre Ausnahmen haben. Selbst unter den strengen Bedingungen des exakten Versuchs stimmt die Sache nicht immer. Doch davon können wir absehen. Immer wieder überrascht die Häufigkeit, mit der trotz aller Ausnahmen die berechneten Zahlenverhältnisse bei der Spaltung der mendelnden Bastarde im Pflanzen- und Tierexperiment hervortreten. Aber immer wieder muß gesagt werden, daß es sich bei diesen Zahlenverhältnissen um Prozente in großen Durchschnitten handelt.

Nehmen wir an, es seien nachgewiesenermaßen die Verhältnisse des exakten Mendelexperiments ohne weiteres auf die Erblichkeitsverhältnisse des Menschen übertragbar. Dann würde der vor der Eheschließung konsultierte Arzt doch höchstens sagen können, in welchem Prozentsatz bei den Kindern die fragliche krankhafte Veranlagung etwa auftreten könnte. Plate selbst, der sehr zuversichtlich von der „Individualbeurteilung" der künftigen Kinder spricht, sagt in betreff der Vererbungsmöglichkeit von Taubstummheit, Epilepsie und Idiotie, es gelte hier vor allem das Verbot der Verwandtenehen, weil diese die größten Chancen dafür bieten, daß zwei äußerlich gesunde DR-Individuen zusammentreffen und dann zu $\frac{1}{4}$ schwerkranke Kinder bekommen. Ja, haben wir das wirklich erst von Mendel gelernt, daß zwei blutsverwandte Individuen, in deren Aszendenz die genannten Krankheiten gehäuft vorkommen, lieber nicht heiraten sollen, selbst wenn sie selber gesund erscheinen?

Neu wäre nur die Behauptung, daß sie ausgerechnet $\frac{1}{4}$ schwerkranke Kinder bekommen müßten!

Aber damit fängt die eigentliche Schwierigkeit erst an. Dieser aus Mendelprinzipien folgende Prozentsatz ist nur dann mit Sicherheit zu erwarten, wenn die Bedingungen des Experiments rein sind, d. h. wenn die fraglichen Ehekandidaten aus rein gezüchteten Rassen stammen.

Nun haben wir bereits festgestellt, daß es im strengen Sinne der biologischen Definition unter den Menschen überhaupt keine Homozygoten, d. h. Individuen, die aus identischen Genen stammen, gibt. Und doch sprechen alle Biologen, wenn sie auf den Menschen kommen, von homozygotischen Individuen. Das ist nur möglich auf Grund einer wesentlichen Umänderung und Erweiterung der Definition. Gemeint sind solche Menschen, die nur in bezug auf ein besonderes Merkmal homozygot sind, mögen sie sonst noch so verschieden sein, d. h. aus völlig verschiedenen Ahnenplasmen stammen.

Nur unter dieser Voraussetzung sind die ganzen Diskussionen über die Mendelverhältnisse beim Menschen zu verstehen. Es wird also angenommen, daß auch bei nicht reinen Linien irgend ein besonderes Merkmal, das auf seine Vererbbarkeit hin untersucht werden soll, mendelt wie gewisse antagonistische Merkmale bei reinen Pisum- und Zeaarten.

Von diesem Standpunkt aus werden nun die vorhandenen Stammbäume, die in bezug auf ein abweichendes Merkmal (eine Mißbildung oder eine krankhafte Anlage) zusammengestellt sind, der theoretischen Mendelanalyse unterworfen.

Beim Studium der zahlreichen Beispiele, die Plate in äußerst dankenswerter Weise zusammengestellt hat, ergibt sich, daß auf diese Weise manchmal Zahlenverhältnisse herauskommen, die mit den klassischen Standardzahlen Mendels einigermaßen in Übereinstimmung zu bringen sind. Aber das sind Ausnahmen. Meist findet man recht unregelmäßige Verhältnisse, deren Einrenkung nur mit vielen Hilfshypothesen bzw. mit manchem Wenn und Aber möglich ist. Das ist aber nicht verwunderlich, sondern nur zu erwarten, wenn man bedenkt, wie unrein im Sinne der experimentellen Forschung das Material ist, aus dem derartige Stammbäume stammen.

Nur eine Frage scheint der genealogisch-statistischen Mendelanalyse zugängig zu sein, nämlich die, ob das fragliche pathogenetische Merkmal im Sinne der Theorie dominant oder rezessiv ist. So klar das bei der Experimentalanalyse an geeignetem, weil ausgewähltem Pflanzen- oder Tiermaterial hervortritt, so vorsichtig werden wir auch hier beim völlig ungesiebten Menschenmaterial sein müssen.

Sehr vorsichtig drückt sich denn auch in bezug auf diesen Punkt Haecker aus. Er sagt (S. 249): „Dominante Charaktere werden nach diesem Verfahren (der genealogisch-statistischen Methode) zunächst daran erkannt, daß sie im allgemeinen nur durch affizierte, d. h. das dominierende Merkmal äußerlich zur Schau tragende Individuen weiter vererbt werden."

„Wenn ferner in einer Familie der eine Elter oder auch beide Eltern mit einer bestimmten Eigenschaft behaftet sind und von den Kindern ein Teil ebenfalls affiziert ist, so wird darin unter bestimmten Umständen ebenfalls der Hinweis liegen, daß es sich um ein dominierendes Merkmal handelt".

Das klingt unsicher genug („unter bestimmten Umständen" ist im Original gesperrt gedruckt). Plate führt nun unter erblichen „dominanten Krankheiten" eine große Zahl von Hautkrankheiten an, von denen eine Reihe von Zahlenverhältnissen „von einem Kranken zu einem Gesunden" berichtet werden. „So findet Adrian bei 13 Familien mit Keratoma 181 Kranke : 165 Gesunden, Gossage bei demselben Leiden in 28 Familien 222 Kranke : 184 Gesunden. Bei Dermatolysis wurde beobachtet, nach der Zusammenstellung von Gossage: 180 Kranke : 209 Gesunden in 27 Familien." Plate nennt das „das zu erwartende Zahlenverhältnis" und erklärt im letzten Falle den Überschuß der Gesunden damit, „daß die Krankheit zuweilen nicht ausbricht".

Ist damit wirklich im Sinne des Mendelismus etwas anzufangen? Was ist unter „Familien" verstanden?

Auch die Dominanz bei Stoffwechselkrankheiten wird durch Stammbäume illustriert. Von Diabetes mellitus liegen zwei Beweisstücke vor. Der zweite Stammbaum stammt von Grober. Er besagt, daß ein Diabetiker vier gesunde Kinder hatte. Von diesen heiratete ein Sohn eine gesunde Frau. Aus dieser Ehe gingen sechs Kinder hervor, von denen vier diabetisch waren. Drei von diesen hatten wieder gesunde Kinder. Die ganze (von mir nur abgekürzt beschriebene) Zusammenstellung veranschaulicht sehr schön, wie in einem (allerdings willkürlich abgegrenzten) Verwandtenkreise der Diabetes herrscht. Die Annahme einer vererbbaren Anlage zum Diabetes wird damit sehr nahegerückt, wenngleich der kritisch wägende Arzt nicht verfehlen wird, nach etwaigen „auslösenden Momenten" zu forschen, die in dem betreffenden Milieu besonders stark vertreten gewesen sein können.

Was in aller Welt hat das aber mit der Mendelei zu tun? Im Grunde stimmt damit nichts. Warum wird dieser Stammbaum als Beispiel für Dominanz angeführt? Er enthält zwei gesunde Ehepaare, die „trotzdem" kranke Kinder bekommen haben. Plate tröstet sich mit der Annahme: „Wahrscheinlich liege hier ein Fall von derselben Art vor, wie wir ihn beim hereditären Zittern kennen gelernt haben, daß nämlich bei den Ehemännern die Krankheit noch nicht ausgebrochen war als der Tod erfolgte, da die Erkrankung mit auffallenden Symptomen sehr häufig erst im höheren Alter erfolgt" (?!).

Wie kann ein Mann von dem kritischen Scharfsinn Plates an solchen Gedankenspielereien Gefallen finden? Es ist doch wahrhaftig nicht schwer einzusehen, daß und warum die nur unter ganz bestimmten, strengen Bedingungen geltenden Mendelregeln da gar nicht erwartet werden können, wo eben diese Bedingungen vollständig fehlen!

Wenn Plate hinzufügt: „Zwei weitere Fälle von erblicher Zuckerharnruhr siehe bei Pick", so hat schon Weinberg die Pickschen Erörterungen kritisch richtig bewertet. Er sagt: „Die Mendelschen Verhältniszahlen ergeben sich nur auf Grund größerer Zahlenreihen. Es ist daher verkehrt, aus deren Eintreffen oder Nichteintreffen in einzelnen kleinen menschlichen Familien Schlüsse im Sinne der Annahme oder Ablehnung der Mendelschen Regeln zu ziehen, wie dies z. B. Pick kürzlich bezüglich des Diabetes getan hat."

Ich muß es mir versagen, an dem ganzen reichen Material, das Plate zusammengestellt hat, eine entsprechende Kritik durchzuführen. Überall Hypothesen und Widersprüche. Nur noch ein Beispiel. Hämophilie und Farbenblindheit sind nach Haecker, ebenso wie die Habsburger Unterlippe „offenbar" dominante Charaktere, die nach dem alternativen Modus vererbt werden, aber in ihrem „äußeren Auftreten" an das männliche Geschlecht gebunden sind. (Was nicht äußerlich hervortritt, ist nicht dominant, sondern rezessiv.)

Wegen des bekannten eigentümlichen Vererbungsmodus von Hämophilie und Farbenblindheit, daß sie überwiegend häufig (keineswegs ausschließlich) bei Männern auftreten und durch die gesunde Mutter vom affizierten Großvater auf die Söhne übertragen werden, bildet Plate die besondere Kategorie einer „geschlechtsabhängigen Vererbung von Krankheiten". Von diesen sollen die meisten dominant sein, so gewisse Formen der Muskelatrophie, die Hemeralopie, die Hämophilie und die Farbenblindheit, der erbliche Nystagmus und die Neuritis optica. Von der Hämophilie und der Farbenblindheit werden dann aber wieder zwei „rezessive Ausnahmen" beschrieben!

Dem Mediziner kann ich nur den dringenden Rat geben, das von Plate gegebene Material eingehend selbst zu studieren. Man wird sich überzeugen, eine wie große Rolle die Vererbung in der Pathogenese des Menschen tatsächlich spielt, daß aber diese Erkenntnis keineswegs mit dem Mendelismus steht und fällt.

Wir haben gesehen, daß die Regeln des exakten Experiments mit reinen Linien auf den Menschen nicht anwendbar sind. Am allerwenigsten aber ist die Annahme gestattet, daß es je gelingen werde, mit Hilfe dieser Regeln im einzelnen Falle eine sichere Erbvoraussage beim Menschen zu machen.

Alles das wird noch klarer werden, wenn wir endlich dazu übergehen, auf dem Boden der wissenschaftlichen Genealogie eine eingehende Analyse der Vererbungsverhältnisse durchzuführen, wie sie tatsächlich beim Menschen vorliegen.

4. Genealogische Vererbungslehre.

a) Einleitung.

Der Gegenstand der pathogenetischen Vererbungslehre ist der Mensch. Damit ist die Sonderstellung umgrenzt, die sie der großen biologischen Vererbungswissenschaft gegenüber einnimmt. Diese Gegenüberstellung beider Wissenschaften könnte verwunderlich erscheinen. Eigentlich sollte man erwarten, daß die menschliche Vererbungslehre einen Teil der allgemeinen Vererbungswissenschaft darstelle und dieser daher — materiell und methodologisch— einfach untergeordnet sei. Tatsächlich liegt die Sache zurzeit ganz anders. Die Biologie hat sich bisher um das „Vererbungsproblem in der Pathologie" herzlich wenig gekümmert und den medizinischen Forschern, denen die theoretisch und praktisch gleich wichtige Frage nach der Rolle der Vererbung in der Pathogenese auf den Fingern brennt, ist noch vielfach, wenn nicht durchweg, die Biologie — terra incognita. Wenigstens behaupten das letztere die Biologen. Godlewski jun. z. B. sagt noch 1909 (a. a. O., S. 16): „Mit dem Begriff der Vererbung wird vielleicht in keiner Wissenschaft so viel Mißbrauch getrieben, wie eben in der Pathologie." Es genüge zu erwähnen, daß man z. B. in der Pathologie von der „plazentaren Heredität" spreche, was durchaus unzulässig sei. Diese Rüge ist wissenschaftlich gegenstandslos. Denn die Vererbungspathogenese, soweit sie wissenschaftlich ernst zu nehmen ist, weiß längst, daß es, wie am Beispiel der mißbräuchlich sog. „hereditären Syphilis" immer wieder gezeigt wird, eine „plazentare Heredität" nicht gibt. Es ist nicht schwer, gleich ein Dutzend Zeugnisse aus den „Arbeiten, Werken, Lehr- und Handbüchern dieser Disziplin" anzuführen, aus denen hervorgeht, daß die führende medizinische Wissenschaft mit diesem Afterbegriff in der Tat fertig ist. Berechtigt dagegen und in vollem Umfange berechtigt ist die herbe Rüge des Biologen gegenüber dem unglaublichen Sprachschlendrian, der in der medizinischen Tagesliteratur und der medizinischen Umgangssprache noch immer herrscht. Fanden sich doch kürzlich in einer Nummer einer der weitverbreitetsten medizinischen Wochenblätter gleich drei Aufsätze hintereinander, die sich mit der Lues „hereditaria" beschäftigten. Warum will die Lues congenita nicht über die Lippen?

Aber — peccatur intra muros et extra. Warum werden die Biologen so oft unklar, wenn es sich um feststehende medizinische Begriffe handelt? Plate, dessen ausgezeichneter „Vererbungslehre" ich gerade viele medizinische Leser wünsche, die bei ihm biologisch denken lernen können, teilt ganz richtig (S. 327) alle pathologischen Zustände in zwei Kategorien ein, „in die exogen erworbenen, welche durch äußere Reize mechanischer, chemischer, thermischer, parasitärer (Infektionskrankheiten) oder sonstiger Art vor der Geburt (intrauterin) oder nach derselben hervorgerufen worden sind, und die endogenen, welche auf der abnormen Beschaffenheit des Keimplasmas beruhen und bei denen die äußeren Umstände des Milieus nur höchstens eine auslösende Wirkung ausüben" — um dann fortzufahren: „Nur bei den endogenen oder, wie sie auch genannt werden, den kongenitalen Leiden kann von einer eigentlichen Erblichkeit die Rede sein!" Und gleich darauf der folgende Satz: „Hier sei zunächst nur betont, daß selbst, wenn eine Erblichkeit der Disposition zu einer Erkrankung angenommen werden muß, sie bei weitem nicht die Bedeutung hat, wie die Erblichkeit einer Krankheitsanlage" (!). Soll man wirklich erst sagen müssen, daß — wenigstens in der Medizin — Disposition und Krankheitsanlage synonyme Begriffe sind?

Nicht gerade neu ist es ferner, wenn uns Godlewski belehrt, „daß die Krankheiten als solche, d. h. als Komplexe gewisser pathologischer im individuellen Leben erworbener Eigenschaften (pardon, die Krankheit ist keine Eigenschaft! Martius) nie vererbbar sind." Auch das lehren wir seit mindestens 1½ Jahrzehnten. Ein Hinweis darauf wäre seinem (Godlewskis) biologischen Leserkreise gegenüber wohl am Platze gewesen.

Statt dessen begnügt sich dieser Autor mit folgender Bemerkung: „Es wäre wünschenswert, daß man in der modernen Pathologie die wirklich wissenschaftliche biologische Analyse der Erscheinung berücksichtigen und nicht vergessen wollte, was Vererbung ist. Ich (Godlewski) verweise hier auf den ausgezeichneten Aufsatz von Morgenroth (Die Vererbungsfrage in der Immunitätslehre. In Kolle-Wassermann, Handb. d. pathogenen Mikroorganismen, Jena 1904) über Immunität in der Vererbungslehre, und die neueste Arbeit von Martius (Pathogenese innerer Krankheiten, Heft 4, Leipzig 1909), welcher wenigstens teilweise die Anschauungen der Biologen berücksichtigt" (a. a. O., S. 17).

Das ist alles. Ich muß dazu bemerken, daß der gewiß ausgezeichnete Aufsatz von Morgenroth insofern kaum geeignet sein dürfte, als Paradigma einer pathogenetischen Vererbungslehre angeführt zu werden, als er sich gelegentlich der Darstellung einer wissenschaftlichen Immunitätslehre lediglich mit dem Nachweis beschäftigt, daß der Antitoxinübergang von der Mutter auf das Kind auf dem Plazentarwege keine Vererbung ist. Was meine Pathogenese betrifft, so muß ich bei der großen und durchaus berechtigten Beachtung, die gerade die Darstellung Godlewskis gefunden hat, einen für mich bedauerlichen Lapsus hier richtig stellen, den nämlich, daß im Verzeichnis der zitierten Literatur (S. 288) meine Arbeit als: „Das parthenogenetische Vererbungsproblem, Leipzig 1909" verzeichnet steht! Im übrigen muß ich zugeben, daß in meiner Pathogenese, in der ich mich ausdrücklich und bewußt auf den biologischen Boden gestellt habe, der inzwischen übermächtig gewordene Mendelismus noch nicht die genügende Berücksichtigung gefunden hat. Wenn ich jetzt schon — drei Jahre nach meiner Vererbungspathogenese — mich habe entschließen müssen, die ganze pathogenetische Vererbungskehre in diesem Werke von Grund aus neu aufzubauen, so hat das seinen zwingenden Grund nicht nur in der — wenigstens äußerlich — rapiden Entwicklung dieser Wissenschaft selbst — steht mir doch jetzt mehr als ein halbes Dutzend umfänglicher Werke aus dem Gebiete der biologischen Vererbungswissenschaft zu Gebote (Verzeichnis S. 129), die ich zur Pathogenese noch nicht benutzen konnte —, als vielmehr in diesem damaligen Mangel selbst. Jetzt habe ich mich redlich bemüht, ihm abzuhelfen. Ob nunmehr zur allseitigen Befriedigung der biologischen Forscher und Kritiker? Ich fürchte, nein! Abgesehen davon, daß die Aufgabe, in so kurzer Zeit das ungeheure biologische Material durchzuarbeiten, für unsern Zweck zu sichten und das für die Pathogenese grundlegend zu machende klar und eindeutig darzustellen, vielleicht meine Kräfte übersteigt, liegt der Grund doch wohl auch in der Sache selbst. Wie wir gesehen haben, ist die Biologie noch in vollster Gärung begriffen. Die „experimentell-exakte Vererbungswissenschaft" macht den bis vor wenigen Jahren herrschenden zytologischen „Spekulationen" den Rang streitig und innerhalb des Kreises der Zytologen selbst ist alles widerspruchsvoll und unsicher. Ist der Gegensatz von Präformation und Epigenese für uns nicht gar so sehr empfindlich, weil die Pathogenese des Menschen schließlich mit beiden Vorstellungen auskommen kann, so ist der prinzipielle Widerspruch gegen Kernmonopol und Chromosomenlehre für uns schon bedenklicher, ganz abgesehen von dem Kampf um den Lamarkismus, der ebenso, wie der praktische Mendelismus unmittelbar in die Erblichkeitspathogenese eingreift.

Jeder Versuch, die Erblichkeitspathogenese aus der biologischen Vererbungswissenschaft einfach und restlos zu deduzieren, ist daher für heute und für unabsehbare Zeit vergebene Liebesmüh. Nur über die biologisch feststehenden Grundbegriffe der Vererbung darf die Medizin sich nicht mehr selbstherrlich oder völlig naiv hinwegsetzen. Aber das braucht uns nicht mehr gesagt zu werden. Gerade in der medizinischen Literatur der letzten Jahre findet sich die schärfste Absage gegenüber allen unkritischen Anwendungen des Vererbungsbegriffs. Die Leitsätze zu meinem auf dem 16. internationalen medizinischen Kongresse in Budapest 1909 gehaltenen Vortrage über das pathogenetische Vererbungsproblem sind in Nr. 1 der „Medizinischen Klinik" des Jahres 1910 abgedruckt und lassen an dieser grundsätzlichen Stellung zur Biologie wohl keinen Zweifel aufkommen.

Somit stellen wir also fest, daß die medizinische Vererbungswissenschaft sich durchaus auf den Boden der Biologie stellt, deren feststehende Grundbegriffe prinzipiell zu den ihrigen macht und redlich bemüht ist, auch materiell ihre Erkenntnisse aus dem großen Born der botanischen und zoologischen Experimentierkunst abzuleiten; aber — und hier kommt die Schwierigkeit — das letztere nur, soweit die experimentellen und zytologischen Schlüsse mit den eigenen pathogenetischen Erfahrungen nicht in Widerspruch stehen.

Das ist der springende Punkt — für uns! Ob die Biologen nicht gut täten, sich etwas mehr mit den Resultaten der wissenschaftlich ernsthaften, pathogenetischen Vererbungslehre zu befassen, als das heutzutage geschieht, diese Frage lasse ich auf sich beruhen. Ich bin der Überzeugung, die ich schon in meiner Pathogenese (S. 330) ausgesprochen habe, daß schon jetzt die biologisch geschulte und naturwissenschaftlich exakt denkende Medizin in der Lage ist, das ihr von der Biologie geliehene große Kapitel mit Zins und Zinseszins zurückzugeben. Es fragt sich nur, ob die Kollegen von der philosophischen Fakultät, soweit sie Naturforscher sind, davon Gebrauch machen wollen [1]). Aber darum handelt es sich hier nicht. Was festzustellen sein wird, das ist die Tatsache, daß die medizinische Forschung in Vererbungsfragen, so grundsätzlich biologisch sie wirklich ist, doch ihre eigene selbständige Stellung nicht aufgeben kann und darf. Das bezieht sich auf beides — auf die Methode der Forschung und auf das Objekt derselben. Damit knüpfen wir an das zum Beginn dieses Kapitels Gesagte wieder an. Das Objekt unserer Forschung ist der Mensch. Und zwar haben wir es zu tun mit dem Menschen von heute, mit dem gegebenen Menschen nach Virchows Ausdruck. Wie phylogenetisch der Mensch entstand, das ist die große Rätselfrage der Biologie. Als Ärzte versuchen wir ihre Lösung nicht. Nur überzeugt sind wir davon, daß der Mensch im großen Geschehen der natürlichen Entwicklung keine absolute Ausnahme bildet. Per analogiam schließen wir, daß er geworden ist, wie andere Lebewesen auch. Wie, das ist die Frage, über die uns das Studium des heutigen Menschen keinen Aufschluß gibt. Was wir wissen wollen, oder vielmehr, was die Menschheit

---

[1]) Eine erfreuliche Ausnahme von der üblichen Abstinenz der Biologen in pathogenetischen Fragen macht Plate in seiner neuen schon mehrfach erwähnten „Vererbungslehre" (Leipzig, Engelmann, 1913), die mit besonderer Berücksichtigung des Menschen für Studierende, Ärzte und Züchter geschrieben ist. Wenn ich den Standpunkt vertrete, daß das große von Plate in dankenswerter Weise zusammengetragene pathogenetische Material viel zu einseitig mendelistisch und viel zu wenig genealogisch verarbeitet ist, so ändert das nichts an unserer großen Wertschätzung des Versuchs an sich, die aufgehäuften Schätze der medizinischen Forschung der Biologie nutzbar zu machen. Erst die Zukunft wird lehren, ob sich die genealogisch faßbaren Tatsachen der menschlichen Vererbungslehre wirklich restlos in das Prokrustesbett der Mendelschen Regeln zwängen lassen, oder ob, entsprechend dem besonderen Objekt hier auch eine besondere Methodik mindestens mitbestimmend eingreifen muß. Für mich persönlich steht das letztere fest; es zu beweisen ist meiner Arbeit Zweck und Ziel.

von uns Ärzten wissen will, das ist die Frage, welche Merkmale, seien sie typisch oder individuell abweichend, welche Eigenschaften, seien sie vorteilhaft oder nachteilig, der Mensch, der sie besitzt, weiter vererbt und wenn, unter welchen Bedingungen. Aber auch hier gleich eine weitere Einschränkung! Daß der heutige Mensch artfest geworden ist, nach Johannsens Ausdrucksweise einen festen Biotypus darstellt, steht fest. Nur die immer wiederkehrende, völlig unwissenschaftliche Verwechslung des großen biologischen Evolutionsproblems mit den praktischen Fragen des Vererbungsvorgangs beim heutigen (historischen) Menschen läßt die wunderliche Degenerationsfurcht aufkommen, die — selbst ein reines Kulturprodukt — unsterbliche biologische Werte in wenigen Menschenaltern dem Untergang geweiht glaubt.

Schränken wir die exogene Keimverderbnis ein und das kann die konstitutionelle Hygiene, so können wir uns ruhig darauf verlassen, daß auch künftig gesunde Eltern gesunde Kinder gebären. Die Weismannsche Kontinuitätshypothese, auf deren Boden wir uns biologisch gestellt haben, erklärt in befriedigendster Weise diese einfache Wahrheit.

Mit dem Nachweis der generellen Erhaltung der menschlichen Artkonstanz haben wir es aber nicht zu tun. Sie steht für uns fest. Nur die Erfahrung machen wir als Ärzte immer wieder, daß — immer abgesehen von der Blastophthorie — neben den Merkmalen, die die Artkonstanz ausmachen (sie sind das Objekt der normalen Anatomie und Physiologie des Menschen), individuelle Abweichungen vorkommen, die aus der Art herausschlagen und — vererblich sind. Nur mit diesen hat die menschliche Vererbungslehre der medizinischen Wissenschaft es zu tun. Sie ist ihrer Natur nach pathogenetisch gerichtet.

Hierher gehören aber alle Eigenschaften, funktioneller und alle Merkmale anatomischer Art, die Abweichungen vom Typus darstellen und nachweisbar nicht — im weitesten Sinne des Wortes — individuell erworben sind. Alle anatomisch erkennbaren Verbildungen, die nicht durch einen exogen determinierten Vorgang im intra- oder extrauterinen Leben nach vollzogener Vereinigung der Geschlechtszellen entstanden sind, gehören ebenso hierher, wie alle Funktionsanomalien, die als „Krankheitsbereitschaften" nicht individuell erworben sind. Wie ungeheuer groß die Zahl dieser pathogenetisch wirksamen, konstitutionellen Varianten ist, tritt in der modernen Medizin immer klarer hervor. Die drei ersten Kapitel dieses Buches sind ihrer prinzipiellen Umgrenzung gewidmet. Bei ihnen allen braucht ihre Vererbungsgenese nicht erst bewiesen zu werden. Sie alle haben, wie ich immer wieder hervorheben muß, keine andere Quelle, wie die Erblichkeit, d. h. eben wie die Entstehung aus dem Keimplasma der Eltern.

Freilich — und hier erhebt sich eine große Schwierigkeit — diese zunächst theoretisch (d. h. rein begrifflich) getroffene Umgrenzung ist eine durchaus negative. Um die angeborene Sechsfingrigkeit als blastogen anzuerkennen, muß bewiesen werden, daß sie nicht an einem Normozygoten durch zufällige äußere Einwirkung während der embryonalen oder späteren Entwicklung entstanden sein kann. Das natürliche Denken verlangt gegenüber diesem indirekten Nachweis per exclusionem das positive Beweisverfahren. Ist ein solches an dem eigentümlichen Versuchsobjekt, um das es sich handelt, dem Menschen durchführbar? Mit andern Worten, lassen sich die Forschungsmethoden, die der biologischen experimentellen Vererbungswissenschaft zu ihren unbestreitbaren Erfolgen verhelfen, auf den Menschen anwenden?

Daß sich mit menschlichem Material nicht „mendeln" läßt, wie mit Erbsen, leuchtet ein. Der Versuch, die Regeln des Mendelismus auf die Pathogenese anzuwenden, muß also die Sache an einem andern Ende anfassen. Es fragt sich, ob nicht vielleicht, ohne unser experimentelles Zutun, die Natur selbst mit menschlichem Material „gemendelt" hat.

Sehr groß ist bereits das genealogische Material, das von Ärzten in diesem Sinne zusammengetragen ist. Bei Plate findet sich, wie schon erwähnt, eine recht umfassende Zusammenstellung. Und überall ist der Versuch gemacht, das meist in der Form sog. Stammbäume zusammengefaßte Material der Mendelschen Analyse zu unterwerfen.

Hier hat der Pathologe mitzureden. Darf der Versuch, das vorliegende genealogische Vererbungsmaterial pathogenetischer Art glatt den Regeln des Mendelismus unterzuordnen, bereits als geglückt gelten?

Gehen wir an die Beantwortung dieser Frage, der wir uns nicht entziehen dürfen, heran, so treten wir auf genealogischen Boden. Die sämtlichen Beispiele, die wir in der Literatur (Lutz, Pick u. a.) finden und die Plate in seinem großen Werke in dankenswerter Weise zusammengestellt hat, entstammen genealogisch gesammeltem Material und sind in die Form der genealogischen Methodik gekleidet. Das zwingt uns, wie im vorigen Abschnitt mit dem Mendelismus, nun mehr mit der Genealogie als Wissenschaft und Methodik uns auseinanderzusetzen.

b) Genealogische Grundbegriffe.

Die Genealogie ist die Lehre vom verwandtschaftlichen Zusammenhang gewisser in sich abgegrenzter Kreise menschlicher Individuen.

Das einfachste Verwandtschaftsverhältnis, das wir kennen, ist das zwischen einem Elternpaar und seinen Kindern. Wir machen diese Verwandtschaftsgruppe als sicher abgrenzbare biologische Einheit zur Grundlage unserer Betrachtungen. Aus Gründen, deren zwingende Natur erst aus den späteren Ausführungen sich ergeben wird, wollen wir diese Gruppe, ein Kind und seine beiden Eltern, eine Familie nennen.

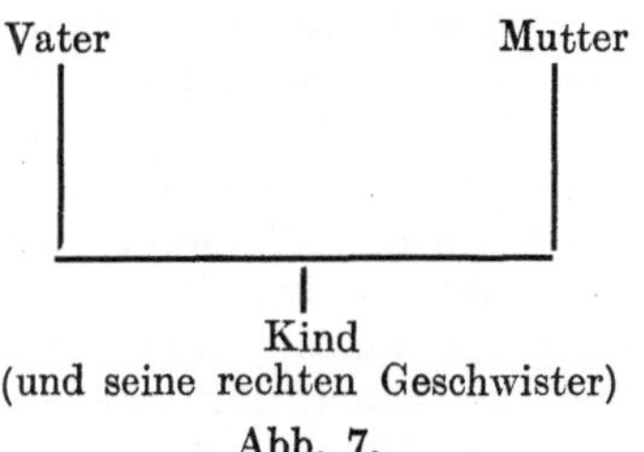

(und seine rechten Geschwister)

Abb. 7.

Aus derartigen biologischen Elementareinheiten setzt sich die sog. Ahnentafel zusammen. Wir wollen das Individuum, von dem wir ausgehen und dessen Erblichkeitsverhältnisse wir erforschen wollen, nach Analogie der adeligen Ahnenproben den Probandus nennen. Das Schema einer Ahnentafel (Abb. 8) läßt sofort erkennen, daß sie aus zahllosen derartigen Gruppen sich zusammensetzt. Jedes Individuum (männlich oder weiblich) bildet mit seinem darüberstehenden Elternpaar wieder eine biologische Einheit.

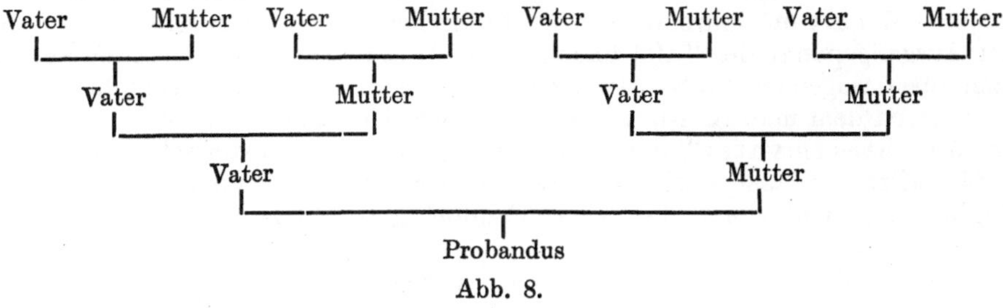

Abb. 8.

Dieses Schema läßt sich nach oben unbegrenzt fortsetzen.

Das Verständnis der ganzen Lehre erfordert nun sofort einige weitere unumgänglich notwendige Begriffsbestimmungen. Wir unterscheiden das Ahnentafelschema und die wirkliche, d. h. genealogisch ausgefüllte Ahnentafel eines Individuums. Nur mit dem ersteren, dem theoretisch konstruierten Ahnentafelschema, haben wir es zunächst zu tun. Als aus biologisch realen Einheiten bestehend wird es uns zu wichtigen, für die Erblichkeitsverhältnisse des Menschen prinzipiell ausschlaggebenden Schlüssen verhelfen. In diesem Sinne habe ich in meinen Vorträgen seit dem Jahre 1900 und in meiner Pathogenese die Ahnentafel nach dem Vorgange von Ottokar Lorenz zum Ausgangspunkt aller genealogischen Erblichkeitsbetrachtungen gemacht. Das ist wohl durchweg nicht richtig verstanden worden. Immer wieder liest man (Crzellitzer, Weinberg u. a.), daß ich für die graphische Darstellung des Einzelfalls in der pathogenetischen Erblichkeitsforschung die Ahnentafelmethode, d. h. die bildliche Darstellung des jeweils gegebenen genealogischen Materials nach dem Ahnentafelschema, einseitig in den Vordergrund geschoben hätte.

Diese Behauptung geht davon aus, daß es in der praktischen „Familienforschung" soziologischer und biologischer Art noch andere Methoden übersichtlicher graphischer Darstellungen genealogischer Erblichkeitszusammenhänge gibt.

Die alte wissenschaftliche Genealogie, als ein Teil der Staatswissenschaft und Gesellschaftslehre im Sinne des Historikers kennt zwei Grundformen der graphischen Darstellung genealogischer Zusammenhänge, die Stammtafel (häufig auch als Stammbaum bezeichnet) und die Ahnentafel. Der Nachdruck liegt auf der ersten Silbe. Beide Tafeln dienen verschiedenen Zwecken; sie unterscheiden sich dem Wesen nach dadurch, daß auf der einen Tafel der Stamm einer sog. Familie, auf der andern die Ahnen eines einzelnen Menschen, eines Individuums zur Darstellung kommen sollen. Neuerdings werden die Stammtafeln vielfach auch als Deszendenztafeln, die Ahnentafeln als Aszendenztafeln bezeichnet. Die Stammtafel geht von einem Individuum aus, das als Stammvater eines ganzen „Geschlechts" oder einer „Familie" angenommen wird. Es ist ersichtlich, daß hierin, nämlich in der Auswahl des Stammvaters, eine gewisse Willkürlichkeit liegt. Auch der Stammvater entstand nicht durch Generatio spontanea. Auch er ist im Sinne der Biologie genealogisch durchaus festgelegt. Macht ihn trotzdem die „Familiengeschichte" zum Ausgangspunkt des ganzen „Geschlechts", so geschieht das offenbar nur deswegen, weil mit ihm die Tradition oder die Aufzeichnungen der Familie beginnen. Genau so verfährt die Stammtafelmethode bei der pathogenetischen Erblichkeitsforschung. Der Ausgangspunkt der Ahnentafel ist meist das älteste männliche Individuum einer „Familie", von dem man weiß, daß es an der Krankheit gelitten hat, die der Gegenstand der Forschung ist. Als typisches Beispiel mag der Stammbaum der Familie Nougaret von Vendèmien gelten, in der „angeborene stationäre Nachtblindheit" herrscht. Der Stammbaum (siehe Gruber-Rüdin, Katalog, S. 74) umfaßt acht Generationen, die vom Jahre 1637 bis zum Jahre 1907 in kontinuierlicher Reihe dargestellt sind. Der den Ausgangspunkt der Tafel bildende (♂)[1] schwarze Kreis mit aufgesetzter nach oben zeigender Spitze bezeichnet also den ältesten nachtblinden Nougaret, von dem man Kenntnis hat. Diesem Umstand verdankt er die Ehre, als der „Stammvater" der nachtblinden „Familie" historisch fortzuleben. Dafür trifft ihn aber auch der gewiß ungerechtfertigte Vorwurf, das ganze Unglück angerichtet und über seine „Familie" gebracht zu haben. Man müßte

---

[1] ♂ und ☐ = männlich, ♀ und ◯ = weiblich.

dann ganz willkürlich annehmen, daß er in der Sprache der modernen exakten Erblichkeitsforschung ein „Mutant" gewesen sei.

Doch auf die Kritik von Vererbungsschlüssen kommt es hier noch nicht an. Nur auf die Beschreibung der gewählten Schemata zur Darstellung tatsächlicher familiärer Zusammenhänge.

Der Definition nach soll also die Stammtafel sämtliche Individuen angeben, die von einem als Stammvater gewählten Individuum abstammen, d. h. durch Zeugungsakte mit ihm zusammenhängen. Statt Stammtafel wird nun auch häufig der Ausdruck Stammbaum gebraucht und das deshalb, weil man in den genealogischen Aufzeichnungen der Adelsgeschlechter die Stammtafel häufig nicht von oben nach unten, sondern von unten nach oben zeichnete, derart, daß der Stammvater die Wurzel des Baumes darstellte, das ganze Geschlecht den Stamm, und die einzelnen Zweige nach obenhin die aufeinanderfolgenden männlichen Nachkommen. Gerade der Stammbaum in seiner klassischen Form läßt also das völlig Unbiologische der ganzen Vorstellungsweise, die auf Familienmacht und -Besitz hinzielende Tendenz dieser genealogischen Darstellungsweise scharf hervortreten. Es beweist daher nicht gerade ein tiefes Eindringen in genealogische Gedankengänge, wenn Crzellitzer bei Konstatierung der leidigen Tatsachen, daß Deszendenztafeln oder Stammbäume und Aszendenztafeln oder Ahnentafeln nicht bloß von Medizinern häufig verwechselt und immer wieder durcheinander geworfen werden [1]), hinzufügt (a. a. O., S. 329), „wozu besonders das unglückselige Wort „Stammtafel", ·das für beide Darstellungen benutzt wird (!?) verantwortlich zu machen ist." Immer wieder drängt sich mir der Gedanke auf, daß Lorenz, der Klassiker der Genealogie, zwar zitiert, aber nicht gelesen wird.

Dem theoretisch völlig eindeutigen Stammbaum (der Stammtafel) steht schon von alters her gegenüber die Ahnentafel. Auch sie ist ursprünglich ebensowenig biologisch gedacht wie die Stammtafel. Auch sie dient von Haus aus den politischen, dynastischen, soziologischen Interessen der herrschenden „Familien". Wenn ich „Familie" in Anführungszeichen setze, so soll das darauf aufmerksam machen, daß dieser Begriff vorläufig im traditionell-soziologischen Sinne gemeint ist. Er umfaßt die von einem vorausgesetzten Stammvater sich herleitenden Deszendenten männlichen Geschlechts. Nur in den Ahnentafeln wurden auch die weiblichen Mitglieder der Familien lückenlos mit aufgeführt, aber, eben der Konstruktion der Ahnentafel nach, nicht in der Deszendenz, sondern in der Aszendenz. Und das nicht etwa aus der biologischen Erkenntnis der Tatsache heraus, daß die Erblichkeitswerte, die von der Frau stammen ebenso wichtig und wirksam sind wie die des Mannes — diese Erkenntnis stammt erst aus den letzten 30 Jahren —, sondern lediglich der Ebenbürtigkeitsfrage wegen, die in den Heiratsfragen des hohen und höchsten Adels bis auf den heutigen Tag eine staatsrechtliche Rolle spielt, von der die Schicksale großer Reiche abhängen können. Damit haben wir es hier nicht zu tun. Wieder muß ich auf Lorenz verweisen, der dem biologisch denkenden Arzt und Naturforscher auch über diese interessante Kulturfrage das Nötige zum Verständnis mitteilt. Der „Probant", d. h. das der Ahnenprobe zu unterwerfende Individuum männlichen oder weiblichen Geschlechts mußte, um zur legitimen Ehe berechtigt zu sein, je nach den herrschenden Haus-, Familien- oder Staatsgesetzen in der Aszendenz eine bestimmte Menge rein adeliger Ahnen nachweisen. Und das geschah durch die Aufstellung der Ahnentafel. Diese diente also ursprünglich lediglich dem „Ebenburtsprinzip", das namentlich bei den germanischen Völkern herrschte, die sich, wie Lorenz

---

[1]) Sogar in Plates großer Vererbungslehre finden sich S. 70 drei typische Ahnentafeln wiedergegeben, die als Stammbäume nach Davenport bezeichnet werden.

sagt, in ihrer bis zum Aberglauben gesteigerten Überzeugung von der Bedeutung des Blutes bis heute nicht erschüttern ließen.

Hier greift nun die biologische Forschung ein. Handelt es sich bei der „bis zum Aberglauben gesteigerten Überzeugung von der Bedeutung des Blutes" nur um Fiktion, d. h. zu politischen und sozialen Zwecken willkürlich gemachte Normen, oder läßt sich das Ahnentafelprinzip verwerten auch zur biologisch-wissenschaftlichen Feststellung realer erblicher Zusammenhänge und Gesetzmäßigkeiten, das ist die Frage.

Ehe wir darauf eingehen, muß jedoch noch erwähnt werden, daß neuerdings außer den uralten beiden Formen genealogischer Darstellung, der Ahnentafel und der Stammtafel, wenigstens in der medizinischen Familien- und Erblichkeitsforschung noch ein drittes Schema in Aufnahme gekommen ist, die von Crzellitzer konstruierte sog. Sippschaftstafel. Diese ist im Prinzip nichts anders als eine Ahnentafel besonderer Form, die so gewählt ist, daß, außer der direkten Aszendenz des Probandus, auch — wenigstens bis zur vierten Generation hinauf — die Seitenverwandten (Kollateralen = Onkel, Tanten, Vettern usw.) eingezeichnet werden können. Das Schema wird dadurch — innerhalb gewisser Grenzen — vollständiger, aber dafür viel weniger übersichtlich wie die Ahnentafel. Ob das zu praktischen Zwecken ein Vorteil ist, darüber wird man verschiedener Meinung sein können. Wir werden sehen, daß sich die Ergänzung der Ahnentafel durch die für die jeweilige Vererbungsfrage in Betracht kommenden Kollateralen auch auf anderem Wege (durch Zusatzahnentafeln) erreichen läßt, ohne die Übersichtlichkeit zu sehr zu gefährden.

Bei der Sippschaftstafel (Schema siehe Gruber-Rüdin, S. 84 u. 85) steht der Probandus (die Zentralperson, wie Crzellitzer sagt) in der Mitte. Die Großeltern sind durch Spitzbogen miteinander verbunden. Mit den Urgroßeltern schließt das Schema ab. Plate fällt in seiner Vererbungslehre (Leipzig, Engelmann 1913, S. 308) über dieses Schema folgendes Urteil: „Meinem Geschmack entspricht diese Methode nicht, wenn sie in einer Abhandlung gebraucht wird. Sie ist für den Druck teuer und für den Leser wenig übersichtlich, da er die Tafel vielfach drehen muß, um sie besser übersehen zu können; die identischen Generationen sind nicht sofort zu erkennen, lauter Nachteile, denen keine Vorteile gegenüberstehen. Die Methode von Crzellitzer mag für den praktischen Gebrauch vorteilhaft sein, um rasch auf vorgedruckten Formularen die Verwandschaft eines Patienten zu notieren, sollte aber sonst möglichst vermieden werden."

Auf die Frage der praktischen Verwertbarkeit der Sippschaftstafel kommen wir zurück. Hier war zunächst nur festzustellen, daß im Prinzip die Sippschaftstafel zu praktischen Zwecken willkürlich modifizierte Ahnentafel ist, die die biologischen Grundtatsachen, zu deren Erkenntnis uns die klassische Ahnentafel in ihrer reinen Form verhilft, nicht klarer macht, sondern umgekehrt geradezu verschleiert.

Daher kommt es auch wohl, daß, wie wir weiter unten sehen werden, ihr Autor in den biologischen Grundbegriffen, mit denen er in seiner „Familienforschung" arbeitet, jede prinzipielle Eindeutigkeit vermissen läßt.

Wir kehren also zu den beiden klassischen Formen genealogischer Darstellung der Stammtafel und der Ahnentafel zurück.

Bei der Stammtafel fällt dem biologisch geschulten Blick sofort eins auf: sie beschränkt sich, um überhaupt darstellbar und übersichtlich zu bleiben, auf die männliche Deszendenz. Die weibliche Deszendenz verschwindet, soweit sie nicht unverheiratet wegstirbt, durch Übergang in andere „Familien" auf dem Wege der Verehelichung. Das war ja auch gerade der Zweck dieser Üblichkeit. Nur dem durch Gesetz und Herkommen gewährleisteten Mannesrechte sollte der Stammbaum dienen. Damit wird er aber biologisch unbrauchbar. Das gilt in seiner reinen Form schlechthin. In der pathogenetischen Erblichkeitsforschung werden denn auch, wo immer weibliche Vererbungsträger nicht zu umgehen sind, Modifikationen in der Form vorgenommen, die das zum Ausdruck bringen sollen, und diese Modifikationen sind, je nach dem vorliegenden Zweck, bzw. nach dem Material, das zur Darstellung kommen soll, immer wieder andere.

Schon Lorenz sagt (a. a. O., S. 85): Die Schemata des Stammbaums können sehr verschieden gestaltet sein:

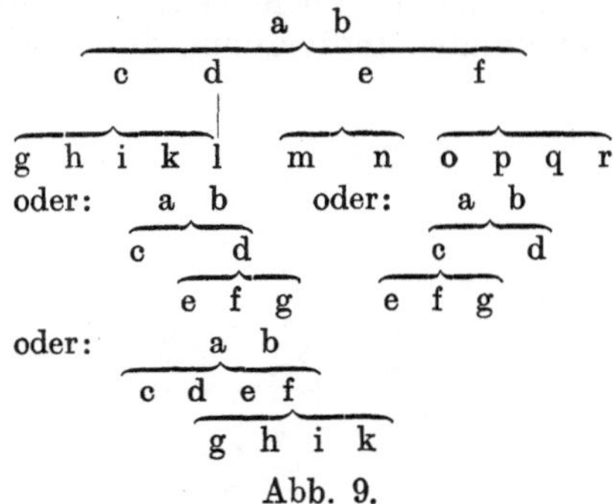

Abb. 9.

An Stelle der Buchstaben treten jetzt gewöhnlich Zeichen, die das Geschlecht erkennen lassen (z. B. □ männlich, ○ weiblich). Ferner fehlen in diesen Schemata die Angeheirateten gänzlich. Es sind nur die Kinder des Ausgangspaares a b angegeben, und abwärts wieder nur deren Kinder.

Es ist klar, daß sie in dieser Form biologisch völlig unbrauchbar sind.

Die pathogenetische Vererbungsforschung ergänzt daher diese ursprünglichen Schema derart, daß nach Bedürfnis oder Willkür die Einheiratenden möglichst eingezeichnet werden. Dadurch verliert aber wieder die Übersichtlichkeit.

Besonders tritt das hervor, wenn man eine größere Zahl pathogenetischer Stammbäume durchstudiert, wie sie z. B. Plate in seinem erwähnten Werke zusammengetragen hat. Es liegt darin etwas entschieden Beunruhigendes, das durch den Versuch, alle diese variabeln Formen gewaltsam in das Prokrustesbett der Mendelschen Regeln pressen zu wollen, nicht besser wird.

Doch das führt uns schon wieder auf den Versuch, gegebenes genealogisches Material durch Einordnung in eines dieser Schemata der praktischen Erblichkeitsforschung pathogenetischer Art zugängig zu machen. Davon soll erst später die Rede sein.

Hier handelt es sich um die Frage, welche Form der genealogischen Darstellung — abgesehen vom Einzelfall — biologische Schlüsse allgemein gültiger Art zuläßt. Die biologische Struktur der ganzen Ahnenmasse eines jeden Menschen ist eine reale Größe. Sie läßt sich im Schema bildlich darstellen und mathematisch in allen Einzelheiten berechnen, wenn auch im historischen Sinne ihre Komponenten nur in meist recht beschränktem Maße sich nachweisen lassen.

Nur in der Ahnentafel findet die gesuchte biologische Struktur der Ahnenmasse eines Menschen ihren vollen bildlichen Ausdruck. Das ist der Grund, weswegen nur die Ahnentafel zum Studium allgemein gültiger biologischer Vererbungsgesetze dienen kann.

Ich weiß, daß ich mit diesem Satze überall unliebsam anstoßen werde. Der durch die Jahrtausende gezüchtete völlig unbiologische Familienbegriff im Sinne der Namenzusammengehörigkeit und alles, was damit zusammenhängt, haftet mit seiner ganzen Schiefheit und Unklarheit so fest in den Denkgewohnheiten der Menschheit, daß jeder Versuch einer Klärung als üble Störung empfunden wird. Und doch muß die Reinigungsarbeit, die ich vorhabe, geleistet werden. Der Übergang von der pathogenetischen Spekulation zur biologischen Forschung, in dem wir uns jetzt befinden, verlangt sie.

c) Das Prinzip des Ahnenverlustes.

Die Ahnenforschung rechnet nicht, wie die Experimentalwissenschaft mit der Zukunft, sondern mit der Vergangenheit. Sie geht ihrer Natur nach immer aus von einem bestimmten Individuum, dessen Erblichkeitsverhältnisse

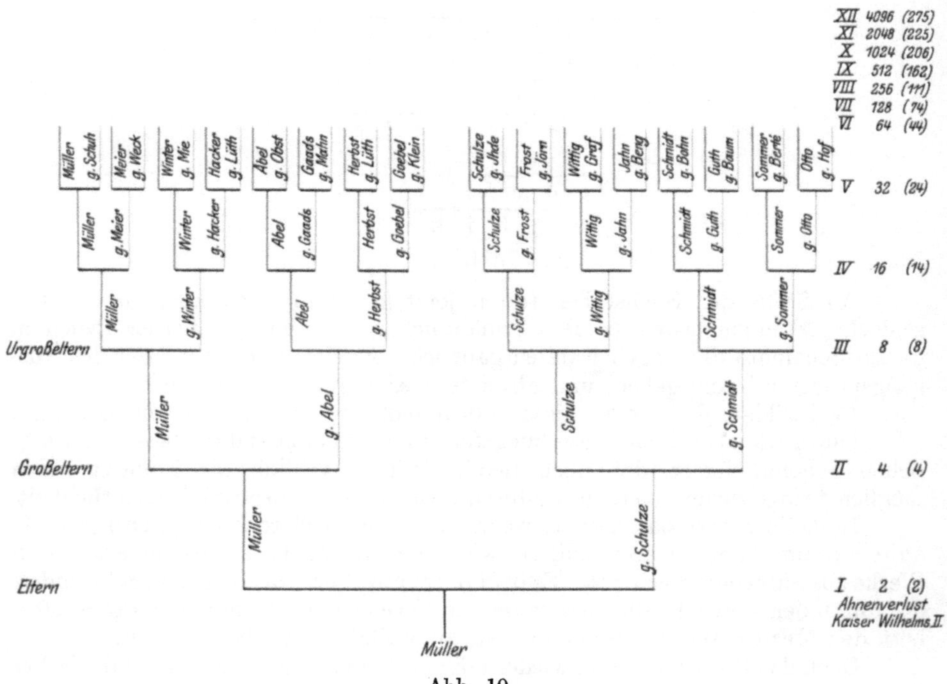

Abb. 10.
Ahnentafel **ohne** Ahnenverlust.

festzustellen sind. Hat dieses Individuum rechte Geschwister, so erstreckt sich die Forschung implicite auch auf diese. Denn alle rechten Geschwister sind aus derselben Erbmasse hervorgegangen, haben eine „identische Aszendenz". Das Individuum, der Probandus, kann leben oder bereits gestorben sein. Eine Erbforschung, bei der die Persönlichkeit Johann Wolfgang Goethes das Problem darstellt, ist, genügend historisches Material vorausgesetzt, ebensogut durchführbar wie eine Erbanalyse Kaiser Wilhelms II.

Die erste Frage, die zur Diskussion steht, bezieht sich auf Zahl und Art sämtlicher Ahnen des Probandus. Denn ehe nichts anders bewiesen ist, muß angenommen werden, daß von jdem seiner Ahnen, und zwar weiblichen ebenso wie männlichen Geschlechts, irgend eine Eigenschaft auf ihn übergegangen sein kann. Daß sich der Ahnenbegriff nicht mit dem der Blutsverwandtschaft deckt, werden wir später sehen. Alle diese in Frage kommenden Individuen

gibt in thesi die Ahnentafel des Probandus wieder und nur die Ahnentafel.
Eine solche Ahnentafel läßt sich schematisch leicht konstruieren. Jeder Mensch
hat zwei Eltern, jeder Elter wieder zwei Eltern und so fort ins Unendliche
aufwärts. Abb. 10 stellt ein solches Schema dar, in dem ich an Stelle der sonst
üblichen Buchstaben oder Zahlen jedes Individuum mit einem wirklichen,
natürlich beliebig gewählten Namen bezeichnet habe. Es bekommt die Darstellung dadurch etwas unleugbar Triviales, aber gerade das macht die Sache,
wie wir sehen werden, um so eindrucksvoller. Sehen wir uns die Tafel genauer
an, so ergibt sich, daß sie sich aus zahllosen Stücken zusammensetzt, in denen
drei Individuen zu einer Gruppe zusammengefaßt sind. Es ist das ein jedes
Individuum mit seinen beiden Eltern. Im engsten, biologisch streng definier-
baren Sinne wollen wir jede dieser Dreiergruppen als eine Familie bezeichnen.
In diesem Sinne setzt sich also die ganze Ahnentafel aus unzähligen Familien
mit lauter verschiedenen Namen zusammen. Der Probandus Müller zählt

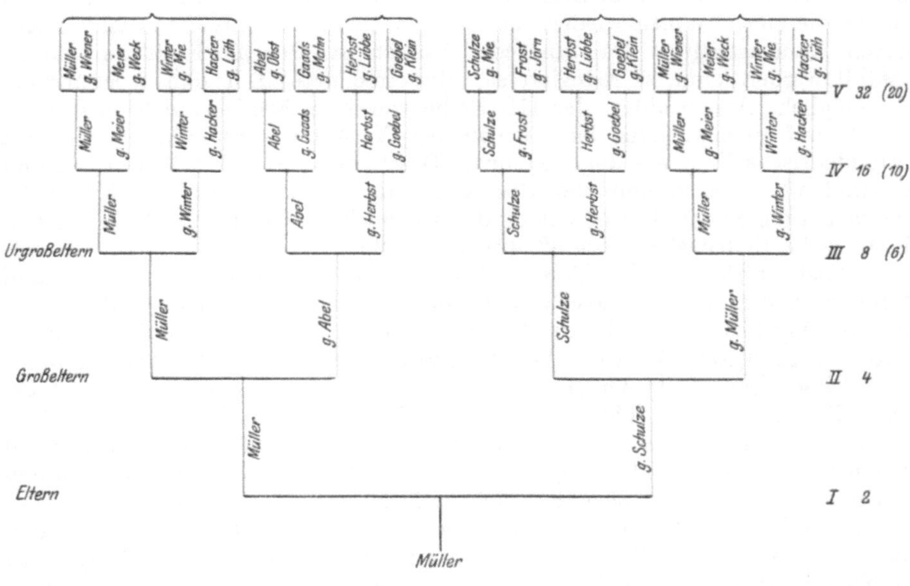

Abb. 11.
Ahnentafel mit Ahnenverlust.

in der V. Generation 16 Elternpaare, also 32 Individuen zu seinen Ahnen, von
denen jedes ursprünglich (vor der Verheiratung) einen andern Namen hat,
also von denen jedes seinerseits aus einer andern „Familie" stammt.

Verfolgen wir nun zunächst nach demselben Schema die Zahl der Aszendenten weiter nach oben, so ergibt sich, daß, da die Zahl der Ahnen in jeder
Generation aufwärts sich verdoppelt, diese (die Ahnenzahl) ungeheuer schnell
in das scheinbar Maßlose anwächst. (Es ist das uralte Schachbrettproblem
mit der Verdoppelung der Körnerzahl von 1—24.) (Vgl. das Schema im Katalog von Gruber und Rüdin, S. 156.) Rechnet man auf 100 Jahre drei Generationen, so folgt, daß für jeden ums Jahr 1900 lebenden Menschen die errechnete
Ahnenzahl für das Jahr 1050 (Zeit Gregors VII.) 11 Millionen 777 000 Einzelindividuen beträgt, zur Zeit von Christi Geburt dagegen schon die ungeheure
Zahl: 18 015 000 000 000 (also mehr als 18 Billionen) ausmacht. Da nun die
heutige Bevölkerung der Erde nur ca. 600 000 000 Menschen ausmacht, so
scheint hier ein vollendeter Widersinn vorzuliegen.

Man hat aus diesem Grunde wohl auch von einem Spiel mit Zahlen gesprochen. Aber diese Redensart löst das Rätsel nicht. Denn um die Tatsache, daß jeder Mensch zwei Eltern hat, ist nun einmal nicht herumzukommen.

Der Widersinn liegt in der Annahme, die der Konstruktion der theoretischen Ahnentafel zugrunde liegt, daß an der Erzeugung eines heute lebenden Menschen seit dem Beginn unserer Zeitrechnung nur durchaus untereinander nicht verwandte Personen sich beteiligt haben.

Die errechnete Zahl der Ahnen reduziert sich sofort, wenn wir vom Beispiel einer Verwandtenehe ausgehen. Das einfachste Beispiel ist das einer Ehe zwischen Geschwisterkindern. Abb. 11 stellt diesen Fall dar. Die Eltern des jungen Müller waren Cousin und Cousine, d. h. der Großvater väterlicherseits und die Großmutter mütterlicherseits waren Geschwister. Der Name Müller erscheint also in der II. Aszendenzreihe zweimal. Von der III. Aszendenzreihe an sind die beiden rechts und links der Ahnentafel oberhalb des Namens Müller stehenden Aszendenzreihen identisch; nicht nur kehren beiderseits immer dieselben Namen wieder, die gleichen Namen betreffen tatsächlich dieselben Namensträger. Da nun jeder Mensch als Persönlichkeit nur einmal gezählt werden kann, so reduziert sich die errechnete, d. h. ohne Verwandtenehe mögliche Ahnenzahl in der III Reihe von 8 tatsächlich auf 6, in der IV. von 16 auf 10 usw. Nun habe ich in der IV. Aszendentenreihe noch einmal zwei identische Ehepaare angenommen. Das Ehepaar Herbst-Goebel kommt zweimal vor. So nimmt die Reduktion der tatsächlichen Individuenzahl, aus denen der junge Müller entstanden ist, noch weiter zu. In der V. Aszendentenreihe finden sich statt 32 Ahnen nur 20.

Noch stärker ist der Ahnenverlust wenn zwei Geschwisterpaare a b und A B umschichtig heiraten (also = a B und b A) und deren Kinder miteinander die Ehe eingehen. Ein Sohn des letzteren Ehepaares hat dann in 3. Aszendenz statt 8 Urgroßeltern 4, in der IV. Aszendenz statt 16 Urgroßeltern nur 6!

Dieses Beispiel findet sich verwirklicht in der Ahnentafel des unglücklichen Don Carlos († 1568), die Lorenz S. 452 wiedergibt. Der durch Schiller idealisierte „Infant von Spanien" war in Wirklichkeit ein konstitutionell recht jämmerliches Produkt pathogenetischer Inzucht. Wie die Ahnentafel ohne weiteres erkennen läßt, befindet sich die nachweislich „gestörte" Isabella von Kastilien in der 4. Ahnenreihe nicht weniger als 4 mal unter 16 Ahnen verzeichnet. Auf vier verschiedenen Wegen konnte also die pathogenetische Erbschaft dieser Ahnfrau auf den Ur-ur-enkel gelangen, ein typisches Beispiel gehäufter Belastung, wie sie nur aus der Ahnentafel erkennbar ist. Lorenz bemerkt dazu (S. 454): „Wer die vorstehenden Ahnentafeln (die des Don Carlos und die der Kinder Maximilians II.) mit den von Dejerine willkürlich zusammengestellten Abstammungsdarstellungen vergleicht, wird gern zugestehen, daß sich aus jener ein ganz anderes Untersuchungsmaterial ergibt als aus diesen. Wenn die Erblichkeitsfrage überhaupt lösbar ist, so kann es wohl nur auf dem Wege der Ahnenprobe geschehen." Das „nur" schießt wohl etwas über das Ziel hinaus. Doch dürfte so viel feststehen, daß die mühevollen Untersuchungen Dejerines (L'hérédité dans les maladies du système nerveux, Paris 1886) weniger unfruchtbar geblieben wären, wenn der ausgezeichnete Neurologe statt mit dem Stammbaumschema mit dem Ahnentafelprinzip gearbeitet hätte. Auf diesen grundlegenden Unterschied kommen wir zurück. Hier kam es zunächst darauf an, an einem historisch beglaubigten, nicht schematisch konstruierten, also biologischen Beispiel den bei engster Verwandtenheirat tatsächlichen wirkenden Ahnenverlust aufzuzeigen.

Da, wie schon das Beispiel des Don Carlos zeigt, in der Geschichte des hohen und höchsten Adels die genealogischen Tatsachen lückenlos sich

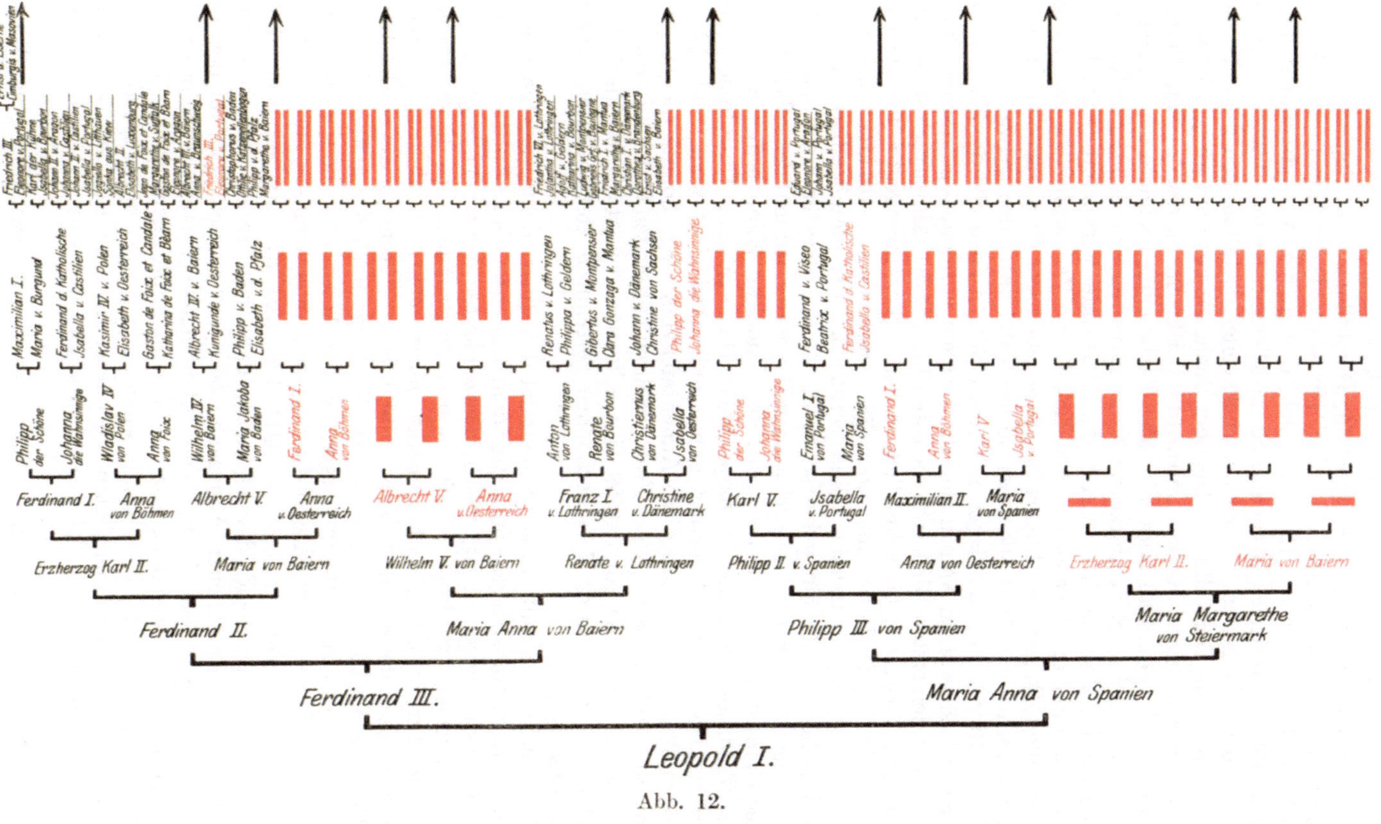

Abb. 12.

Ahnenverlust Leopolds I.

zusammenbringen lassen, während in den bürgerlichen Familien die lückenlose Kenntnis meist nicht über die III. Aszendentenreihe hinausreicht, so eignen sich die ersteren überhaupt besonders zur Darstellung nicht fingierter, sondern tatsächlicher Verhältnisse. Auf Abb. 10, S. 198 ist rechts der Ahnenverlust Kaiser Wilhelms II. angegeben. Es ergibt sich, daß in der XII. Aszendentenreihe von den 4096 erforderten (rechnerisch möglichen) Ahnen dieser Reihe nur 275 wirklich gelebt haben. Noch eindrucksvoller gestalten sich diese Verhältnisse in graphischer Darstellung. Die dem Buche Bayers mit gütiger Erlaubnis entnommene Ahnentafel Kaiser Leopolds I. ist sehr lehrreich. Zur Erläuterung bemerkt Bayer, daß alles mit roter Farbe eingezeichnete den Ahnenverlust darstellt. Jeder rot eingetragene Name bedeutet also, daß der Träger resp. die Trägerin desselben noch einmal in der Ahnentafel vorkommt (Abb. 12). Es handelt sich dann um Personen, deren Enkel eine Verwandtenehe eingegangen sind. So fallen die ganzen Ahnenreihen über einem rot eingetragenen Namen in den Ahnenverlust; sie sind alle schon in der Tafel unter den schwarzen Namen enthalten. Bayer hat sie daher mit roten Balken an Stelle der Namen markiert. Nur die schwarzen Namen sind die wirklich vorhanden gewesenen Ahnen. Man sieht auf den ersten Blick, wie die rote Flut, die den Ahnenverlust bedeutet, nach obenhin zunimmt, bis schließlich in der 7. Vorfahrengeneration statt der 128 theoretisch geforderten nur noch 38 verschiedene Individuen die Reihe bilden. Dieser ungeheuerliche Ahnenverlust ist der unmittelbare Ausdruck der starken Inzucht, die hier geherrscht hat. In der obersten nicht ausgefüllten Reihe bezeichnen die zahlreichen schwarzen Dreiecke einen und denselben Namen, den der Cimburgis von Masovien, der Gemahlin Ernsts des Eisernen, die der Tradition nach die vielbesprochene Habsburger Unterlippe in den Stamm der Habsburger importiert haben soll. Auf nicht weniger als 12 verschiedenen Wegen, das lehrt diese Ahnentafel sinnfällig, konnte die „Lippendeterminante" dieser starklippigen Frau auf ihren entfernten Urenkel Leopold I. sich forterben. Nur die Ahnentafel läßt erkennen, wie stark ihr Einfluß auf die Erbmasse dieses durch 7 Generationen getrennten Deszendenten tatsächlich gewesen ist.

Vergleicht man mit dieser Ahnentafel den (hier nicht wiedergegebenen) Stammbaum der Habsburger von Ernst dem Eisernen bis Leopold I. (Bayer, S. 44), in dem angegeben ist, welche Deszendenten der Cimburgis mit der charakteristischen Unterlippe behaftet waren, so lernt man aus diesem Stammbaum, wie Bayer mit Recht bemerkt, nicht mehr, als daß Träger dieses Merkmals in dem dargestellten Verwandtenkreise — recht häufig vorkommen!

Doch damit kommen wir schon zu der Frage nach der methodologischen Wertschätzung des Stammbaums gegenüber der Ahnentafel, die uns erst später beschäftigen soll. Wir kehren zum Problem des Ahnenverlustes zurück. Dieser Ausdruck: Ahnenverlust stammt von Ottokar Lorenz. Er bezeichnet damit durchaus sachentsprechend die Tatsache, daß, rein rechnerisch betrachtet, von der theoretisch möglichen Ahnenzahl stets eine gwisse Quote für den Probandus verloren geht, sobald in seiner Ahnenmasse Verwandtenheiraten sich nachweisen lassen. Gemeint ist also die tatsächlich oft nachweisbare, für jeden Menschen aber notwendig bestehende, wenn auch (wegen ungenügender genealogischer Daten) nicht immer festzustellende rechnerische Reduktion der theoretisch möglichen Zahl der Ahnen auf die der tatsächlich vorhandenen.

Trotz dieser ganz klaren und eindeutigen Begriffsbestimmung hat Weinberg neuerdings den bereits gut eingebürgerten Ausdruck als unlogisch beanstandet. In einem Vortrag: Über die Methoden der Vererbungsforschung beim Menschen (Berl. klin. Wochenschr. 1912, Nr. 14) sagt dieser Autor: „Wir erkennen nun das Vorhandensein einer Ehe Blutsverwandter daran, daß dieselben Individuen unter den Ahnen gehäuft auftreten.

Man hat diese Erscheinung — durchaus nicht glücklich — als Ahnenverlust bezeichnet, indem man sich an die Tatsache hielt, daß in diesem Fall die Zahl der in einer Ahnentafel enthaltenen verschiedenen Personen geringer ist als die theoretische Ahnenzahl.‘‘ Das Wesentliche sei aber doch die Häufung eines Ahnen in der Ahnentafel, durch welche die Aussicht dieser Ahnen steige, nicht nur potentiell, sondern faktisch an der Bestimmung der Eigenschaften eines Nachkommen teilzunehmen. ,,Ich möchte also nur nebenbei vorschlagen, den unglücklichen Ausdruck Ahnenverlust durch den Ausdruck Ahnenhäufung ein für alle Male zu ersetzen.‘‘

Sachlich richtig ist, daß der Ahnenverlust im Sinne von Lorenz eine Häufung bestimmter Erbfaktoren (eben der des in der Ahnentafel mehrfach vertretenen Ahnen) bedingt. Aber das ist die Folge des Prinzips, nicht dieses selbst. Und das Prinzip hat Lorenz vollkommen richtig bezeichnet. Nach Weinberg müßte man künftig sagen: Durch ,,Ahnenhäufung‘‘ reduziert sich die Zahl der Ahnen Kaiser Wilhelms II. in der VII. Aszendentenreihe von 128 auf 74!!

Lassen wir es also ruhig bei dem alten Namen, der seinen guten Sinn hat und bereits völlig eingebürgert ist.

Daß wirklich in keines Menschen Aszendenz der Ahnenverlust fehlen kann, beweist mit mathematischer Sicherheit die Tatsache, daß ohne einen solchen die Gesamtheit der Individuen, von der jetzt jeder lebende Mensch abstammt, schon zu Anfang unserer Zeitrechnung die Zahl der damals lebenden Menschen um das Hundert- ja Tausendfache hätte übersteigen müssen, was eben unmöglich ist.

So ergeben sich wichtige Schlußfolgerungen.

Daß die Mitglieder des hohen und höchsten Adels, deren Adelsstolz sprichwörtlich ist, tatsächlich die wenigsten Ahnen haben, überrascht nur den biologisch gänzlich ungeschulten, lediglich in fiktiv-soziologischen Begriffen denkenden Zeitgenossen. Freilich befindet er sich — leider — noch in der überwältigenden Majorität! Was beim hohen Adel zutrifft, gilt ebenso von allen in engen Schranken zusammenlebenden Kreisen und Berufsgenossenschaften. Noch heute gibt es bäuerliche Gemeinwesen mit fast uneingeschränkter Inzucht. Die städtischen Zünfte des Mittelalters verhielten sich in dieser Beziehung kaum anders wie die indischen Kasten noch heute.

Jede politische Sprengung sozialer Schranken führt mit Notwendigkeit eine umfassendere Blutmischung herbei. Die Freizügigkeit ist ein biologisch ungeheuer wirksamer Faktor!

Man stelle zwei Ahnentafeln nebeneinander, die des vom Lande zugewanderten jungen Müller neben die eines aus uraltem städischen Geschlecht stammenden Mädchens. Diese beiden verheiraten sich. Ein Blick auf die Tafeln genügt zu dem Schlusse, daß hier in den Kindern der beiden zwei Ströme von Ahnenmassen zusammenfließen, die wenig oder gar keine biologischen Berührungspunkte haben. Das Schwinden der Standesschranken und der Rassenvorurteile hat dieselbe Wirkung. Die Ehe eines verarmten Grafen mit einer rassereinen jüdischen Erbin erregt die Neugier der in krassen Vorurteilen befangenen Zuschauer hüben und drüben. Daran, daß ein biologisch äußerst interessantes Experiment vorliegt, denken wohl nur wenige. Und doch handelt es sich um die Vereinigung zweier ,,reiner Linien‘‘ im Sinne von Johannsen, soweit in einer menschlichen ,,Population‘‘ überhaupt von solchen die Rede sein kann. Beide verhalten sich, soweit das beim Menschen überhaupt möglich ist, zueinander wie zwei Homozygoten, während wir den Ausdruck Bastardierung aus Höflichkeit lieber vermeiden wollen. Im Sinne der Biologie ist jeder Mensch ein Bastard.

Und nun die Deszendenz unseres Paares. Die Gesetze des Mendelismus lassen wohl soweit einen berechtigten Analogieschluß zu, daß durch zielbewußte Weiterzüchtung es gelingen müßte, durch Spaltung der „rezessiven Zygoten" in einigen Generationen wieder reine „Juden" oder reine „Grafen" zu produzieren. Aber dazu wäre nach den Regeln der modernen Experimentalwissenschaft strengste Inzucht notwendig, d. h. die Kinder unseres Ehepaars müßten untereinander heiraten, deren Kinder wieder untereinander usw. Es ist nicht überflüssig, an einem derartigen grotesken Beispiel immer wieder die Kurzsichtigkeit der „Exakten" sich klar zu machen, in deren Phantasie der brave Grazer Mönch schon der Regenerator der ganzen Menschheit ist! Tatsächlich wird die Sache sich meist so gestalten, daß bei weiterer Fortpflanzung der Deszendenz (Enkel, Urenkel) durch einseitige Einheiratung in das neue Milieu das fremde Blut schnell wieder verdünnt wird. Und doch können beim Grafen typisch jüdische Merkmale wieder „durchbrechen".

Doch lassen wir das. Worauf es hier ankommt, das ist die Feststellung der Tatsache, daß jede weitere Demokratisierung der Gesellschaft durch Niederreißung der Schranken, die Vorurteil und soziologisch ererbter Machtbesitz geschaffen haben, biologisch die Schaffung immer neuer Variationsmöglichkeiten des Genus humanum gewährleisten. Hat Johannsen mit seinen allgemeinen Deduktionen recht, so kann zwar auf diese Weise kein absolut höherer, neuer Biotypus geschaffen werden, wohl aber können durch die gesteigerte Variationsmöglichkeit die an sich gegebenen besten Chancen der erblichen Mischung — wenigstens in der Möglichkeit — voll ausgenutzt werden.

Aber — dieser Gedanke setzt voraus, daß die Mischung stets, oder doch wenigstens vorwiegend, nach der guten Seite hin ausschlägt. Wie nun, wenn das nicht der Fall wäre? Wenn die durch den tatsächlich für jeden Menschen nachweisbaren Ahnenverlust bedingte Einschränkung der Ahnenmasse ein für Arterhaltung und Artverbesserung notwendiges Naturgesetz darstellte? Sollte die Biologie berufen sein, den soziologisch-politischen Fortschritt zurückzupfeifen, die Freizügigkeit aufzuheben, die Zünftigkeit wieder einzuführen oder noch besser und wirksamer die Kastenwirtschaft der indischen Bramahnen durch religiöse Vorschriften auch bei uns obligatorisch zu machen? Nun, die Frage in ihren äußersten Konsequenzen aufstellen, heißt sie beantworten.

Kehren wir zu unserm engeren Problem zurück. Die Tatsache des Ahnenverlustes, die zu so weitgehenden Ausblicken und Betrachtungen uns zwang, hängt eng zusammen mit der viel diskutierten echt medizinischen Frage der etwaigen pathogenetischen Folgen der gesetzlich erlaubten Inzucht, zuweit getriebener Verwandtenehen. Diese engere Fassung des Problems, die dasselbe der medizinischen Forschung direkt zugängig macht, läßt erhoffen, daß seine Lösung zugleich auf die allgemeinere Frage der biologischen Bedeutung des Ahnenverlustes überhaupt ein helles Licht wirft.

Schon lange beschäftigen sich medizinische Wissenschaft und praktische Tierzüchtung mit dem bedeutsamen Problem der Konsanguinität. Es braucht nicht erst gesagt zu werden, daß es sich auch bei der Tierzüchtung um das Blut im eigentlichen Sinne des Wortes nicht handelt. In Wirklichkeit handelt es sich um die Verbindung der Geschlechtszellen von Individuen, die entweder aus derselben Art oder aus verschiedenen Arten (Schlägen) der gleichen Spezies stammen. In diesem Sinne sind die Begriffe Vollblut, Halbblut usw. jedem Züchter geläufig. Sachlich ist die ganze Tierzüchtungsliteratur beherrscht von dem Gegensatz des reinen Vollblutprinzips zum Prinzip der klug durchgeführten Blutmischung. Ich kann, ohne für unsere Zwecke zu weitläufig zu werden, hier auf die vielberufene Züchtung nach „Blutlinien" und verwandte züchterische Probleme nicht eingehen. Die neuere auf experimentellem Boden stehende Vererbungswissenschaft ist damit beschäftigt, die alten Züchtungserfahrungen und -prinzipien mit den Regeln des Mendelismus in Verbindung zu setzen. Kronacher gibt in seinen ausgezeichneten „Grundzügen der Züchtungsbiologie" (Berlin, Parey, 1912) S. 277 ff. darüber sach- und fachgemäß Auskunft. Vorläufig ist hier noch alles im Wandel und im Werden. Die Forderung entsprechend ausgestatteter wissenschaftlicher Institute für Züchtungs- und Vererbungsforschung ist gewiß berechtigt und zeitgemäß. Auch für uns unterliegt es keinem Zweifel, „daß wir die Mendelforschung unter allen Umständen in weitgehender Weise der Haustierzüchtung verwendbar und nutzbar zu gestalten versuchen müssen" (S. 287). Aber was dabei für den Menschen herauskommen wird, liegt in der Zukunft Schoße! Analogieschlüsse wohl, mehr kaum. Denn mendeln läßt sich eben mit dem Menschen nicht.

So bleibt uns denn nichts weiter übrig als der Versuch, das Problem für den Menschen auf andere Weise zu lösen. Streng formuliert handelt es sich um die Prüfung der Frage, ob bei fortgesetzter Inzucht lediglich durch Fortbleiben frischen Blutes ein spezifisch degenerativer Faktor gegeben und wirksam ist.

Vor wenigen Jahren habe ich in meiner Pathogenese (S. 448) hierüber schon folgendes mitgeteilt.

„In statistisch mustergültiger Weise hat neuerdings (1904) P. Mayet (Verwandtenehe und Statistik, Jahrb. d. internat. Vereinigung f. vergl. Rechtswissenschaft und Volkwirtschaftslehre, Bd. 6 u. 7) mit Hilfe der Zahlenmethode diese Frage der Lösung näher zu bringen gesucht. F. Kraus hat in dem oben angegebenen Sammelwerke von Senator und Kaminer die Zahlenangaben Mayets reproduziert und in den Schlüssen den Ausführungen dieses erfahrenen Statistikers sich angeschlossen.

Die Gegner der Verwandtschaftsehe unter den Menschen behaupten einmal, daß blutsverwandte Ehen, auch wenn die Eltern normal erscheinen, häufig unfruchtbar, und daß die Kinder aus solchen Ehen oft weniger lebensfähig seien.

Ferner sollen als Folgen der Konsanguinität in der Ehe allerlei Degenerationserscheinungen, besonders Blindheit, Taubstummheit, Idiotie, Geisteskrankheit, Überzähligkeit der Finger und anderweitige Mißbildungen beobachtet worden sein.

Daß statistische Erhebungen einen kausalen Zusammenhang, wie z. B. den zwischen Konsanguinität der Eltern und Geisteskrankheit der Nachkommen, nicht direkt erweisen können, habe ich in diesem Werke mehrfach betont (vgl. Pathogenese, Kap. IV, Anm. 8 und Kap. VI, Anm. 49). Nach wissenschaftlichen Prinzipien richtig angestellte statistische Erhebungen sind das Rohmaterial, aus dem erst mit Vorsicht sachverständige Schlüsse auf mutmaßlich wirkende Ursachen gezogen werden können. Es ist nicht möglich, ohne die ganzen Tabellen Mayets wiederzugeben, hier zu den sehr vorsichtigen Schlüssen dieses Autors Stellung zu nehmen. Indem ich auf die kritische Darstellung von Kraus verweise, genügt es für unsern Zweck, das Resultat der letzteren kurz wiederzugeben.

Kraus sagt: „Aus den vorstehend mitgeteilten Tatsachen und Überlegungen hat sich somit nichts ergeben, was uns zwingen würde, in den Folgen der konsanguinen Ehen etwas anderes zu sehen, als die Verstärkung des Erblichkeitseffektes durch die Blutsverwandtschaft. Die allseitige Weglassung von fremdem Blut als selbständige Ursache einer Degeneration der Nachkommen hat sich nicht nachweisen lassen."

Dies Resultat mühsamer statistischer Forschung stimmt durchaus überein mit der Vorstellung, wie wir sie auf Grund der geltenden genealogisch-biologischen Prinzipien entwickelt haben.

Es liegt bisher absolut kein Grund vor zur Annahme besonderer, außerhalb der sonstigen Erblichkeitsfaktoren liegender, mystischer Einflüsse der Konsanguinität in malam partem, bzw. der sog. Blutauffrischung in bonam partem oder umgekehrt. Je größer die durch den Ahnenverlust bei konsanguinen Ehen bedingte Einschränkung der möglichen Determinantenkombinationen ist, um so größer wird die Wahrscheinlichkeit, daß gewisse auffällige Determinantenhäufungen bei der Deszendenz zum Vorschein kommen. Ob dieselben für das Individuum günstig oder ungünstig sind, das hängt nicht von ihrer Häufung an sich ab (nur diese ist die Folge der Konsanguinität), sondern nur davon, welcher Art die zufällig in der Aszendenz gehäuften Determinanten waren.

Hat jemand viel farbenblinde Vorfahren in seiner Ahnentafel, so wird er, gleichgültig, ob er selbst farbenblind ist oder nicht, gut tun, ein Mädchen zu heiraten, in deren Aszendenz gerade diese Eigenschaft fehlt. Gegen diese biologische Regel verstößt er von vornherein, wenn er eine Cousine heiratet, die denselben farbenblinden Großvater hat. Denn dann ist die Kumulation gerade dieses Fehlers und daher sein gehäuftes Auftreten in der Deszendenz überwiegend wahrscheinlich.

Rein theoretisch betrachtet — und damit stimmen die Erfahrungen der Tierzüchter durchaus überein — kann aber ebensogut eine günstige Kumulation durch strenge Inzucht erzielt werden.

Doch ist es praktisch bedenklich, in dieser Beziehung Vorsehung spielen zu wollen. Ich muß Kraus vielmehr recht geben, wenn er unter Verzicht auf das problematische Optimum der blutsverwandten Ehen hinsichtlich der Vererbung bestimmter geistiger Vorzüge usw. als Arzt ganz allgemein davon abrät, blutsverwandte Ehen einzugehen, und das selbst dann, wenn die blutsverwandten Ehekandidaten im gewöhnlichen Sinne hereditär absolut unbelastet erscheinen. Denn bei der tatsächlich bestehenden großen Schwierigkeit, für den Einzelfall zureichendes genealogisches Material zu beschaffen, das auch nur über die allernächste Aszendenz hinausgeht, können wir nie wissen, ob nicht der mit der Konsanguinität immer verbundene Ahnenverlust eine Kumulation latenter schädlicher Determinanten bedingt, die nun bei den Kindern zum Vorschein kommt.

Nicht unerwähnt darf ich lassen, daß sowohl gegen das Zahlenmaterial Mayets wie gegen den Schluß eines möglichen Vorteils der Blutsverwandtschaft von Weinberg (Verwandtenehe und Geisteskrankheit, Arch. f. Rassen- und Gesellschaftshygiene, 4. Jahrg., S. 471, 1907) Einwände erhoben sind, die im Original nachgelesen werden mögen.

Um so wichtiger ist es, daß einzelne Stichproben, die Strohmayer (Über den Wert genealogischer Betrachtungsweise in der psychiatrischen Erblichkeitslehre, Monatsschr. f. Psych. u. Neurol. Bd. 22, Erg.-H.) an dem historischen Material der spanischen und österreichischen Habsburger mit der Ahnentafelmethode gemacht hat, in betreff der Inzucht genau die Resultate ergeben haben, die die Chromosomentheorie fordert. Wenn auch, wie Strohmayer selbst hervorhebt, derartige vereinzelte Beispiele noch keineswegs zu prinzipiellen Schlußfolgerungen genügen, so geben sie doch wertvolle und überzeugende Illustrationen zur Theorie. Sie sind „geeignet, den schwankenden und vagen Begriffen von Belastung und Degeneration festen Boden zu verleihen".

Strohmayer demonstriert an seinem, wie gesagt, exakt historischem Material die „fundamentale Tatsache, daß weder einseitige schwere Belastung, noch Inzucht, noch konvergierende Belastung schlechthin zur Degeneration führen müssen, sondern daß nur das Zusammentreffen zweier familiärer gleichsinniger Eigenschaftscadres (in dem untersuchten Falle) verhängnisvoll wird".

Ebenso wie sich durch Inzucht die schlechten Qualitäten häufen können, lassen sich geschichtlich leicht Beispiele auch für das Gegenteil finden. „Nicht nur, daß Geschlechter mit großen Ahnenverlusten ohne Störung sich fortpflanzten, es zeigten sich sogar in Familien mit starker Innenheirat hervorragende Dauereigenschaften, die ihnen zur Zierde gereichten."

Wenn gleichwohl für das große bürgerliche Leben in praxi von zu nahen Verwandtenehen ärztlicherseits entschieden abgeraten werden muß, so liegt das daran, daß wir im Einzelfalle das Endresultat der „Vermischung" — als eine von vielen Möglichkeiten — jetzt zwar hinterher wissenschaftlich erklären, nicht aber vorher sicher vorausbestimmen können.

Wenn Strohmayer in dieser Beziehung „Besseres und Positives" von den Hippologen zu erwarten scheint, so bedaure ich, ihm darin nicht ganz folgen zu können. Die allgemeinen Vererbungsgesetze sind freilich die gleichen. Aber die Pferdebesitzer züchten zu praktischen Zwecken ganz einseitige Eigenschaften. Das Percheron spielt auf der Rennbahn eine komische Figur und das englische Vollblut vor dem schweren Zugkarren eine traurige Rolle. Wieder frage ich, mit Absicht drastisch, was sollen wir züchten, Tuberkulosereinheit oder Anlage zur Mathematik, „lange Kerls", wie der Soldatenkönig, oder Erfindergenies?

Nein, mit dem „staatlich kontrollierten Rassestall" ist es vorläufig nichts.

So steht denn nach unserm heutigen Wissen folgendes fest. Wenn auch keinerlei Beweis für die Annahme vorliegt, daß in der Konsanguinität ein degenerativer Faktor an sich liegt, so läßt sich umgekehrt noch viel weniger behaupten, daß wahllose biologisch unkontrollierbare Inzucht zur Hebung und Förderung, oder auch nur zur Reinhaltung der Rasse im Sinne der oben kurz skizzierten reaktionären Bestrebungen zu rechtfertigen oder gar zu empfehlen sei.

Wiederum verhilft uns das Studium des Ahnentafelprinzips zu der Überzeugung, daß, wenn in dem biologisch eine lebendige Einheit bildenden Ahnenplasma eines Menschen (d. h. in seiner gesamten tatsächlichen Aszendenz) bestimmte Krankheitsanlagen (z. B. Gicht oder Diabetesdeterminanten) überhaupt oder gar gehäuft vorkommen, die Gefahr für seine Nachkommenschaft progressiv durch Vererbung eben dieser Anlagen zu degenerieren, dann besonders groß ist, wenn er etwa eine Cousine heiratet, durch deren identischen Großvater eine Kumulation desselben mit dem Fehler behafteten Ahnenplasmas tatsächlich gegeben ist.

Überängstliche könnten freilich sagen: heirate ich ein Individuum mit einem gänzlich fremden, aber mir unbekannten Ahnenplasma, so kann ich nie wissen, welchen mir und meiner Aszendenz fremden pathogenetischen Determinanten ich damit meine künftigen Kinder ausliefere. Das ist ganz richtig. Aber eine vernünftige Eugenik soll eben dahin streben, durch allgemeine Ausbildung der Ahnentafelmethode das Material für derartige Beurteilungen vorzubereiten. Kann gegebenenfalls jeder der beiden Ehekontrahenten seine von pathogenetischen Gesichtspunkten aus aufgestellte Ahnentafel (und zwar so weit nach oben vervollständigt, wie es eben die genealogischen Daten im Einzelfalle zulassen) vorweisen, so läßt sich leicht feststellen, ob etwa gleichsinnige pathogenetische Veranlagung und damit Kumulation zu befürchten ist.

Soviel läßt das Ahnentafelprinzip mit Sicherheit erkennen, daß, tunlichste Vermeidung der zufälligen Kumulation gleichsinniger pathogenetischer Erb-

einheiten vorausgesetzt, jede Niederreißung soziologisch herrschender Kastenschranken biologisch günstig wirken muß. Nur fragt sich, wo dies Prinzip seine
Grenze findet. Daß es eine biologische Grenze gibt, lehren die Erfahrungen der
Tierzüchtung. Pferde und Esel sind noch nahe genug verwandt, um zusammen
zeugen zu können. Der Bastard ist unfruchtbar. Die Natur weigert sich,
diese Amphimixis als legitim anzuerkennen. Wie steht es mit den menschlichen Rassemischungen? Ist es nur ein unberechtigter Hochmut der weißen
Rasse, die jeden Tropfen „schwarzen Blutes" als größte Schande erscheinen
läßt oder liegt der absoluten Ablehnung einer Rassemischung zwischen weiß
und schwarz ein gesunder biologischer Instinkt zugrunde, der als berechtigt sich
wird erweisen lassen? Eine sehr schwierige Frage. Man denke an unsere Kolonialdebatten, um das zu empfinden. Es gibt kaum ein anderes Problem, auf
dem religiöse Bindung und „völkisches" Herrenbewußtsein auf der einen Seite,
auf der andern demokratische Prinzipien und Masseninstinkte der Unterdrückten so sehr völlig gegensätzliche Auffassungen bedingen, daß von einer
ruhigen biologischen Überlegung oder gar Entscheidung vorläufig keine Rede
ist. Auch hier wird die voraussetzungslose Wissenschaft schließlich das letzte
Wort haben. Freilich, bis heute stehen wir erst in den Anfängen ernsthafter
Forschung. In einer eben erschienenen Monographie von Dr. med. Rohlleder, Sexualarzt in Leipzig (Die Zeugung unter Blutsverwandten, Leipzig,
Thieme 1912) wird Lorenz, Lehrbuch der Genealogie, zwar in dem sehr umfangreichen Literaturverzeichnis erwähnt, irgend eine Bezugnahme auf das
durchschlagende Prinzip des Ahnenverlustes habe ich aber nicht finden können.
Besonders wichtig ist das Rohledersche Buch in seinen historischen Ausführungen und durch die Zusammenstellung der juristischen Bestimmungen
über Inzucht, Verwandtenheirat usw., die dem Mediziner sonst nicht leicht
zur Hand sind. Nicht ganz klar herausgearbeitet ist der biologische Familienbegriff, der sich eng an das Ahnentafelprinzip anschließt, und der zunächst
zu diskutieren ist, ehe wir des näheren auf die Begriffe der Konsanguinität,
der engeren und weiteren Verwandtschaft usw. eingehen.

d) Der Familienbegriff.

Zur biologischen Bedeutung des Ahnenverlustes kommt als zweites wichtiges Moment, das wir der eingehenden Analyse des Ahnentafelprinzips entnehmen, die durchaus notwendige Kritik des Familienbegriffs.

Immer wieder lesen wir in wissenschaftlich-medizinischen Abhandlungen
ebenso, wie in der popularisierenden Feuilletonliteratur die beweglichsten Klagen
über das Aussterben ganzer Familien als Ausdruck der Degenerationstendenzen
unserer Zeit. Was bedeutet in diesem Zusammenhange der Ausdruck „Familie"?

Sehr eingehend haben sich seit dem Bestehen einer Kulturmenschheit
bürgerliche und geistliche Gesetzgeber mit der Frage der Blutsverwandtschaft
und den daraus sich ergebenden Eheverboten beschäftigt. Nach Rohleder
war es bei uns das „kanonische Recht", das bezüglich der Blutsverwandtschaft
diejenigen Maßregeln aufstellte, die für das gesamte Mittelalter maßgebend
waren und es bis heute in den meisten Kulturstaaten geblieben sind. Gerade
hier erwies sich die im Mittelalter unter den Päpsten immer mehr fortschreitende
Machtstellung der Kirche als besonders wirksam, insofern es ihr gelang, mit
ihren Vorschriften unmittelbar in die bürgerliche Ordnung einzugreifen.

Dies jus canonicum, sagt Rohleder, trifft nun die Blutsverwandtschaft
außerordentlich hart. Es verbot — wie ganz natürlich — zwischen Aszendenten
und Deszendenten in gerader Linie jede Ehegemeinschaft, dann aber auch zwischen
Geschwistern und Geschwisterkindern. Natürlich waren hier, fügt Roh

leder hinzu, die Begriffe der Verwandtschaft und Familie schon scharf fixiert.
„Der Begriff der Familie ist der einer durch Abstammung in Verbindung stehenden Gruppe von Menschen."

Diese ganz modern biologisch anmutende Definition bezweckt wohl freilich nur eine Abgrenzung gegen die „Verschwägerung", die Verwandtschaft durch
Hineinheiraten. Immerhin ist hier ganz klar der Begriff der Blutsverwandtschaft auf das durch Zeugung bedingte Verhältnis eines Kreises von Menschen
basiert.

Legen wir diesen allgemeinsten Begriff der Familie, als einer Zusammenfassung aller durch den Zeugungsakt miteinander in biologischer Verbindung
stehender Menschen, zugrunde, so ergeben sich sofort die größten Schwierigkeiten, wenn man das „Aussterben einer Familie" nachweisen will.

Man müßte dazu von einem Stammvater ausgehen, dessen „Familie"
durch Aussterben verschwunden ist. Im Sinne der obigen Definition deckt
sich nun aber die „Familie" desselben mit seiner gesamten Deszendenz, sie
umfaßt alle Individuen, mit denen er durch Weiterzeugung in realer Verbindung steht und dieser ganze Kreis von Menschen findet seinen Ausdruck in dem
„richtig ausgefüllten Stammbaum" (Weinberg). Wie sieht ein solcher aus?
Ich habe in meiner Pathogenese (S. 462) ein den wirklichen Verhältnissen ent-
nommenes Beispiel gegeben, das beweisen sollte, wie die praktische Konstruktion des „Stammbaums" unter diesen Bedingungen ein unmögliches (d. h.
unmöglich darstellbares) Monstrum ergeben kann. Dasselbe Beispiel läßt sich
aber ebensogut in der Frage des Aussterbens einer Familie verwerten, und zwar
deshalb, weil der gewählte Familienstammvater (Herr Generalkonsul G., noch
jetzt den älteren Berlinern bekannt) wenig männliche Verwandte seines Namens
besaß und selbst zwar 9 Kinder, darunter aber nur 2 Söhne hatte. Von den beiden
Söhnen ist der eine unverheiratet gestorben, der andere ins Ausland gegangen.
Der Ausländer hat zwei Töchter und einen unehelichen Sohn. Bis auf diesen
ist also der „Zweig der Familie G. im Mannesstamme" erloschen. Ein
scheinbar recht kurzer und einfacher Stammbaum des Herrn G.! Aber
biologisch und für unsere Erblichkeitsforschung wollen wir ja „alle diejenigen
Personen" wissen, „an deren Erbmasse Herr G. beteiligt ist".

Das sind zunächst außer den 2 Söhnen 7 Töchter. Alle 7 haben geheiratet.
Nur eine dieser Ehen blieb kinderlos. Die übrigen 6 Töchter haben zusammen
23 Kinder, 9 Söhne, 14 Töchter.

Diese 23 Kinder tragen 6 verschiedene Namen, gehören also 6 verschiedenen „Familien" an.

Von den 14 Töchtern (Enkelinnen des Herrn G.) haben 8 geheiratet.
Die Kinder dieser 8 Enkelinnen des Herrn G. tragen also wieder 8 neue Namen.
Unter diesen Urenkeln sind 14 Töchter. Eine von diesen ist jetzt schon verhei-
ratet. Wieder ein neuer Name, zu dem bald viele neue kommen werden. Von
den Enkeln des Herrn G. haben 6 geheiratet.

Diejenigen Personen, an deren Erbmasse Herr G., ein Mann, der erst etwa
30 Jahre tot ist, Anteil hat, setzen sich jetzt also schon aus 21 Familien zusammen, von denen keine den Namen G. trägt, alle vielmehr (bis auf wenige
Einschränkungen, die Brüder betreffen) verschieden heißen.

Stammbäume, die diesen biologischen Verhältnissen Rechnung tragen,
gibt es nicht.

Die üblichen Stammbäume sind nach einem andern Prinzip aufgestellt.
Sie umfassen die Namensträger, und lassen die Kinder der Töchter, die andere
Familiennamen tragen, fort. Damit verliert eine derartige Zusammen-
stellung aber jeden biologischen Wert.

Für unsern nächsten Zweck ergibt sich, daß im Sinne der „kanonischen“ Definition, von der wir ausgingen, von einem Aussterben der Familie dann und darum noch keine Rede sein kann, wenn und weil die Namensträger des „Familienstammvaters“ verschwinden. Das ist nun freilich nichts Neues. Genealogisch geschulte Autoren sprechen denn auch in solchem Falle korrekterweise von einem „Aussterben im Mannesstamme“. Das hindert aber die meisten Ärzte, soweit sie sich überhaupt mit derartigen Dingen beschäftigen, keineswegs, das Verschwinden eines berühmten Namens aus der Geschichte schlankweg als Zeichen einer „unaufhaltsamen, völkischen Degeneration“ zu verschreien.

Und damit kommen wir auf den Hauptpunkt. Der übliche Familienbegriff ist eng mit der Vorstellung des identischen Namens verknüpft. Das läßt sich leicht beweisen.

Nicht nur das an traditionellen Auffassungen haftende naive Wähnen der Masse, auch das bewußt soziologisch gerichtete Denken der herrschenden Klassen identifiziert die „Familie“ mit dem streng abgeschlossenen Kreis der blutsverwandten Träger desselben Namens. Fräulein von B. gehört zur „Familie“. Sie hat aber keine Bedeutung für die Zukunft derselben, da sie mit ihrem Tode nicht nur biologisch, sondern auch soziologisch spurlos verschwindet. Frau von A., geb. von B. (ihre Schwester), verschwindet soziologisch aber schon bei ihren Lebzeiten, und zwar unmittelbar nach der Hochzeit mit ihrem Namenswechsel. Sie gehört nun einer neuen „Familie“ an. Es wäre sinnlos, wenn irgend ein Mencke auf dem Bismarckschen Familientage Sitz und Stimme beanspruchte deshalb, weil mit seiner Ahnenmasse die Mutter des großen Kanzlers biologisch in engster Beziehung stand. So kommt es, daß, wenn die Deszendenten Otto von Bismarcks gefragt würden, ob sie etwas von vererbbaren, konstitutionellen Krankheiten in ihrer „Familie“ wüßten, sie ohne weiteres mit nein antworten würden, wenn ihnen kein gichtischer oder diabetischer oder sonst erblich belasteter Bismarck bekannt ist. Und doch könnten wesentliche Erbqualitäten, die das Schicksal der Enkel Bismarcks bestimmen können, aus dem Ahnenplasma der Menckeschen Urgroßmutter stammen.

Die Namengruppierung auf der Ahnentafel (Abb. 10) ordnet sich ausschließlich nach dem Vaterrecht. Herrschte das Mutterrecht, so würde die Sache ein ganz anderes Aussehen bekommen. Während jetzt links aufwärts immer derselbe Name wiederkehrt, würde das rechts der Fall sein und links die Namen wechseln. Der Probandus (oder die Probanda) der Ahnentafel trüge dann einen uns jetzt gänzlich unbekannten Namen. Einen jungen Müller gäbe es nicht. Und doch hätte sich biologisch absolut nichts verändert. Die sog. „erbliche Belastung“ bleibt für ihn genau dieselbe, ob er nun Müller nach dem Vaterrecht oder Schulze nach dem Mutterrecht heißt.

Schon Lorenz hat das ganz scharf hervorgehoben (S. 386). „Wenn Genealogie und Anthropologie ein für alle Male die Forderung der gleichen Berücksichtigung der väterlichen und mütterlichen Keime stellten, so müsse es als ein großer Irrtum bezeichnet werden, wenn physiologische, psychologische oder pathologische Untersuchungen über stattgefundene Vererbung gewisser Eigenschaften auf den (üblichen) Familienbegriff, d. h. auf die einseitige väterliche Abstammung gegründet zu werden pflegen. „Es ist vielmehr zu sagen, daß die Vererbung, da sie von Vater und Mutter herkommt, immer eine Gesamtheit von Familienzuständen voraussetzt. Eine einzelne (Namens-) Familie vermag, wie sich leicht überlegen läßt, weder dem Physiologen und Psychologen eine Auskunft über die normal vor sich gehende Vererbung, noch dem Pathologen eine Aufklärung über die sog. Belastung zu geben. Der im Individualleben zum Ausdruck gekommene biologische Prozeß ist nicht das Resultat einer Familie, sondern das von sehr vielen Familien, die sich in unzähligen Mengen von aufsteigenden Zeugungsakten in gewissen, willkürlich zusammengestellten Einheiten erkennbar machen. Steigt man bei der Vererbungsfrage von dem einzelnen Individuum zu den vielen Familien hinauf, von denen dasselbe herstammt, so wird man alsbald gewahr, daß es überhaupt keine familiär faßbare Vererbung gibt, weil jede Vererbung einen Ursprung von unendlichen Mengen von Vätern und Müttern genommen hat." Ganz besonders wichtig und eingreifend werde diese Tatsache in ihrer Bedeutung, wenn man an Beispiele aus der pathologischen Vererbungslehre erinnere usw.

Das Prinzip kann nicht klarer und bestimmter gefaßt werden. Wieder muß ich den Anspruch erheben, daß wenigstens die Ärzte, die die menschlichen Vererbungsverhältnisse zum Gegenstand ihrer Betrachtungen machen, auch die weiteren Ausführungen von Lorenz nicht unberücksichtigt lassen. Daß auch die im einseitigsten Mendelismus befangenen Biologen noch manches von Lorenz lernen könnten, sei nebenher bemerkt. Freilich für die klassischen Erbsenversuche hat das Ahnentafelprinzip wenig Sinn. Wohl aber für die Studien des Pathogenetikers, der den Begriff der sog. „erblichen Belastung" scharf und deutlich umreißen will.

Daß die heutige unbestimmte Anwendungsweise dieses viel mißbrauchten Begriffs genealogisch nicht genügt, hat Lorenz klar erkannt. Er meint (S. 463), daß es genealogisch überhaupt nicht unbedenklich sei, von belasteten Individuen im allgemeinen zu sprechen und wirft die berechtigte Frage auf, „ob nicht überhaupt der Begriff „Belastung" einer wesentlichen Revision bedürftig sei".

Versuchen wir uns klar zu machen, was der Begriff der „Belastung" im modern biologischen Sinne bedeutet.

Erbliche Belastung eines Individuums wird gemeinhin dann angenommen, wenn in seiner Aszendenz ein oder mehrere Vorfahren sich nachweisen lassen, die an derselben Krankheit litten wie der Probandus. Die Begrenzung auf die Aszendenz ist richtig, wenn man darunter die mit dem Probandus wirklich durch Abstammung und Zeugung zusammenhängenden Mitglieder der vorhergehenden Geschlechter, nicht aber beliebig ausgewählte Verwandte und Namensträger versteht (Lorenz). Wir werden hierauf gleich zurückkommen. Zunächst muß die andere Frage wenigstens gestreift werden, ob die Belastung sich überhaupt auf den Nachweis vererbbarer „Krankheiten" bezieht.

Daß „Krankheiten" als solche nicht vererbbar sind, sondern nur die Anlagen dazu, ist jetzt wenigstens in der Medizin allgemein bekannt. Trotzdem ist die Nachforschung nach derselben Krankheit in der Aszendenz etwa eines Diabetikers nicht zu umgehen, weil die Anlage dazu keine faßbare Größe ist. Einfacher und überzeugender liegen daher die Verhältnisse dann, wenn die zu untersuchenden erblichen „Merkmale" morphologisch (Sechsfingrigkeit) oder funktionell (Rot-grün-Blindheit) schon angeboren sind, und nicht, wie die sog. Krankheiten, sich erst während des Lebens zu entwickeln brauchen. Doch versteht sich das Alles eigentlich nachgerade von selbst.

Worauf es hier ankommt, das ist vor allem die Frage, nach einem Prinzip, das angibt, wie weit in der Aszendenz eines Probandus nach oben gesucht werden muß, um erbliche Belastung annehmen oder ausschließen zu dürfen und wie weit dieselbe Untersuchung außer auf die in der Ahnentafel zusammengefaßte direkte Aszendenz auch auf die „kollateralen Blutsverwandten" sich zu erstrecken hat.

Sehen wir die gangbaren Statistiken durch, die aus vielen Einzelfeststellungen zusammengestellt werden und in den üblichen Stammbäumen und Sippschaftstafeln ihren graphischen Ausdruck finden, so stoßen wir auf die größten und gröbsten Unstimmigkeiten. Zunächst quantitativ in bezug auf die erste der beiden Fragen. Der eine Autor, der die Mitglieder einer „Familie" auf ihre hereditäre Belastung hin untersucht, beschränkt seine Nachforschungen auf Vater und Mutter, der andere berücksichtigt noch die Großeltern, soweit Angaben zu erlangen sind. Darüber hinaus reicht die Forschung selten, und zwar notgedrungen aus Mangel an genealogischem Material.

Dieser Fehler ist nur ein äußerer, der bei dem jetzt einsetzenden Interesse an der erblichen Familienforschung mit jeder Generation geringer werden kann und muß, wenigstens dann, wenn es gelingt, die Kulturmenschheit immer mehr zur Einsicht in die Wichtigkeit genealogischer Aufzeichnungen zu erziehen. Dem von mir im vorstehenden schon mehrfach geforderten Schularzte der Zukunft winkt hier eine große biologische und zivilisatorische Aufgabe.

Heute ist aber der Schaden des tatsächlichen Materialmangels noch ein großer. Bis vor kurzem galt das gelegentliche Vorkommen sog. atavistischer Erscheinungen noch für eine kuriose Sache ohne ernste Bedeutung. Jetzt wissen wir durch den exakten Mendelismus, wie lange in den Generationsreihen „rezessive" Eigenschaften latent bleiben können. Jedenfalls steht so viel fest, daß, wenn ein „Merkmal" in wenigen Generationen aufwärts sich nicht nachweisen läßt, es darum nicht aus der Liste der vererbbaren Eigenschaften gestrichen zu werden braucht.

Damit kommen wir auf die zweite Seite der Frage, die praktisch scheinbar einfacher, doch theoretisch schwieriger liegt. Beweist das Vorkommen derselben auffälligen Eigenschaft (oder Krankheit) bei den Seitenverwandten des Probandus ihre erbliche Natur, wenn sie in der direkten Aszendenz nicht nachweisbar ist?

So ungern ich es tue, sehe ich mich hier genötigt, im Interesse wissenschaftlicher Klarheit und vereinfachter Darstellung einen neuen Terminus einzuführen. Es ist ein gewaltiger Unterschied, ob irgend ein „Blutsverwandter" mit dem Probandus in direkter Keimeskontinuität steht, oder ob er nur dadurch biologisch mit ihm in Zusammenhang zu bringen ist, daß irgendwelche ihrer Vorfahren aus identischem Keimplasma stammen. Direkte Keimverwandtschaft eines Menschen besteht nur mit den Individuen seiner reinen Ahnentafel; diese enthält aber auch alle Individuen ausnahmslos (natürlich in thesi, tatsächlich soweit sie nachweisbar sind), mit denen er in Keimeskontinuität steht. Alle übrigen Blutsverwandten würden daher unter den Begriff der indirekten Keimverwandtschaft fallen. Dieser letztere Ausdruck ist nun aber insofern nicht sehr glücklich, als nur die direkte Keimverwandtschaft wirklich (reale) Keimverwandtschaft ist. Ich ziehe es daher vor, Blutsverwandtschaft und Keimverwandtschaft schlechthin zu unterscheiden. Der erstere ist der viel weitere Begriff. Er umfaßt alle Individuen, deren Keimplasma irgend eine gemeinsame, wenn auch noch so weit zurückliegende Quelle haben. Wie das Problem des Ahnenverlustes ergibt, sind in diesem weitesten Sinne ganze Bevölkerungen, mindestens aber Bevölkerungsklassen miteinander blutsverwandt. Praktisch wird man freilich nur da von Blutsverwandtschaft zweier Menschen sprechen, wo in der Aszendenz ein genealogischer Zusammenhang nachweisbar ist, d. h. wo sich feststellen läßt, daß zwei ihrer direkten Ahnen Keimplasma aus derselben Quelle bezogen haben. Ich habe schon einmal hervorgehoben, daß Kaiser Wilhelm II. in diesem Sinne wohl mit sämtlichen Fürsten Europas und allen ihren Aszendenten und Deszendenten „verwandt" ist, eine Verwandtschaft, deren graphische Darstellung in Stammbaumform zu den technischen Unmöglichkeiten gehört. Demgegenüber ist der Begriff der Keimverwandtschaft ein biologisch ganz streng und fest umrissener. Er deckt sich für jedes Individuum mit seinem „Ahnenplasma", dessen Träger die individuelle Ahnentafel im Prinzip lückenlos, in Wirklichkeit so weit aufweist, als historisch-genealogische Nachrichten vorliegen.

Nunmehr kommen wir auf die Frage der Seitenverwandten zurück.

Wie wir gleich sehen werden, wird neuerdings von seiten der medizinischen „Familienforschung" (Crzellitzer) scharf betont, daß die (modifizierte) Ahnentafel alle Personen eines Verwandtenkreises, also auch die Kollateralen enthalten müsse, um wissenschaftlich brauchbar zu sein. Das ist im Sinne des reinen Ahnentafelprinzips zunächst nicht recht verständlich. Der Probandus kann das Gen (die Determinante, den Erbfaktor) seiner konstitutionellen Abartung, z. B. die Unfähigkeit seines Blutes, zu gerinnen, nur aus seinem Ahnenplasma, d. h. aus dem Keimplasma derjenigen Blutsverwandten gewonnen haben, mit denen er in direkter Keimverwandtschaft steht. Das sind seine Eltern und Großeltern, aber nicht seine Onkel und Tanten, seine Großonkel und Großtanten usw. Es ist ohne weiteres ausgeschlossen, daß ein hämophiler Knabe den verhängnisvollen Keim von seinem Onkel „geerbt" hat, der ebenfalls hämophil ist. Für eine rein statistische Zusammenstellung der prozentualen Häufigkeit der Krankheit in einem irgendwie abgegrenzten Verwandtenkreise (einer „Familie" im weitesten und daher recht unbestimmten Sinne des Worts) ist es wichtig, alle mit der Krankheit behafteten Individuen so genau zu zählen, als es das Beobachtungsmaterial zuläßt und sie allen Nichtbehafteten in demselben (gleich umgrenzten) Verwandtenkreise gegenüberzustellen. Aber was ist damit gewonnen? Nur die zahlenmäßige Feststellung der Tatsache, daß in einem willkürlich begrenzten Verwandtenkreise das betreffende Merkmal in so und soviel Prozent der Fälle, also etwa selten oder häufig vorkommt, mehr nicht. Wie man aus einem derartigen Material Vererbungsregeln oder gar Vererbungsgesetze ableiten will, bleibt unerfindlich.

Was wir wissen wollen, ist die Beantwortung der Frage, ob der hämophile Probandus, um bei unserm Beispiel zu bleiben, seine Anlage aus dem väterlichen oder mütterlichen Keimplasma bezogen hat, bzw. wenn Vater und Mutter frei waren, von welchem seiner Großeltern oder Urgroßeltern sie stammt. Liegen darüber Angaben vor, so sind für die Beantwortung dieser Frage die kollateralen Blutsverwandten in der Tat völlig irrelevant. Und doch kann es von Wichtigkeit werden, auch sie mit in die Rechnung einzubeziehen, und zwar dann, wenn, wie so häufig, die nächste Aszendenz frei war und von der höheren Aszendenz die Nachrichten fehlen.

Ein tatsächliches Beispiel mag das erläutern. Hellmut G., ein junger Mensch von 15 Jahren, der sich gegenwärtig in meiner Klinik befindet, leidet an typischer Hämophilie schwersten Grades. Ebenso ein noch lebender Bruder. Ein dritter hämophiler Bruder ist vor einigen Jahren in meiner Klinik an Skarlatina gestorben; ein vierter hat sich mit vier Monaten verblutet. Also vier hämophile Brüder, denen ein nicht hämophiler Bruder und eine nicht hämophile Schwester gegenüberstehen. (Ich entnehme die folgenden Angaben einer Rostocker Dissertation von Altstädt: Die Hämophilie im Lichte der genealogischen Forschung 1908. Sie bezieht sich auf denselben Kranken, der damals an einer Skarlatina in meiner Klinik behandelt wurde.)

Wie steht es nun hier bei der offenbar schweren Belastung (vier Brüder) mit der Aszendenz?

Abb. 13c gibt die reine Ahnentafel der Geschwister G. wieder. Sie zeigt, daß die Eltern frei sind, ebenso die vier Großeltern und die vier Urgroßeltern mütterlicherseits, während von den vier Urgroßeltern väterlicherseits nichts bekannt ist. Von dem Großvater väterlicherseits (1.) ist angegeben: „an Blutsturz gestorben“, von der Großmutter mütterlicherseits (2.): „Im Alter häufig Nasenbluten. 55 Jahre alt am Herzschlag gestorben.“ Das sind Angaben, mit denen sich nichts anfangen läßt. Bluter im extremen Sinne, wie ihre vier Enkel, die nach jedem Stoß gegen das Knie einen starken Bluterguß in dasselbe bekommen, waren sie offenbar nicht.

Die reine Ahnentafel erweist sich also in diesem Falle (offenbar wegen unsicherer Nachrichten über die in ganz kleinen Verhältnissen verstorbenen Aszendenten) als völlig unzureichend. Damit würden wir uns begnügen und

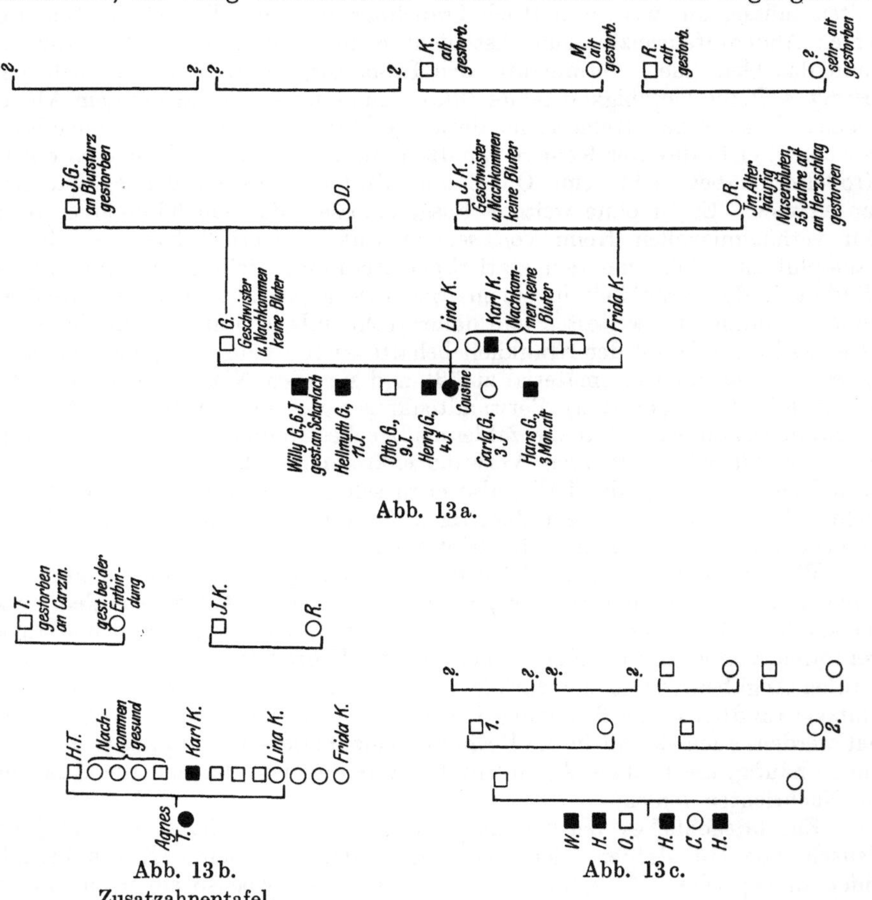

Abb. 13a.

Abb. 13b.

Zusatzahnentafel.

Abb. 13c.

die ganze Sache ad acta legen müssen, wenn wir nicht bei genauerem Nachforschen erführen, daß in der lebenden weiteren Blutsverwandtschaft noch zwei Bluter existierten, und zwar sind das ein Onkel und eine Cousine der Probanden (der vier hämophilen Brüder). Der Onkel ist ein Bruder der Mutter und die Cousine die Tochter einer Schwester der Mutter. Beides deutet darauf hin, daß die (selbst gesunde) Mutter der „Konduktor“ des Keimes ist, der also aus ihrer Aszendenz, nicht aus der des Vaters stammen wird. Ob auch muß? Das werden wir gleich sehen.

Zunächst lassen sich diese beide Tatsachen leicht in unser Ahnentafelschema aufnehmen, ohne daß dessen Übersichtlichkeit dadurch gestört würde (Abb. 13a).

So sehen wir in der zu untersuchenden Generation die vier Brüder und eine Cousine behaftet, in der Elterngeneration nur den Mutterbruder. Das ist Alles. Darüber hinaus ist nichts Sicheres bekannt. Wie steht die Sache nun? Die Ahnentafel läßt ohne weiteres erkennen, daß der hämophile Onkel und die Mutter der Probanden als rechte Geschwister aus demselben (identischen) Ahnenplasma stammen. Unter der (allgemein als gültig anerkannten) Voraussetzung, daß der Hämophilie eine vererbbare Determinante zugrunde liegen muß, daß sie nicht etwa plötzlich durch Mutation in einem völlig freien Keimplasma auftauchen könnte, folgt also mit mathematischer Sicherheit, daß in unserm Falle die gesuchte Determinante im Keimplasma der Mutter stecken muß, denn nur aus diesem kann es ihr Bruder, der Onkel des Probandus bezogen haben.

Wie nun aber, wenn wir von dem hämophilen Onkel nichts wüßten? Würde dann die Hämophilie der kollateralen Cousine denselben Schluß zulassen? Nach der landläufigen Auffassung allerdings. Denn in den Sippschaftstafeln werden die schwarzen Markierungen aller Kollateralen ohne Unterschied völlig gleichmäßig gewertet. Und doch besteht, worauf meines Wissens bisher noch nie aufmerksam gemacht ist, ein gewaltiger Unterschied zwischen Onkel und Cousine (bzw. Neffe) in betreff der Vererbungswertigkeit. Während der Onkel mit seiner Schwester (der Mutter des Probandus) aus identischem Ahnenplasma stammt, besitzt die Cousine, die Schwestertochter der Mutter, mit dieser nur die halbe Ahnenmasse gemeinsam. Die Hälfte ihres Ahnenplasmas besitzt sie von ihrem Vater, der überhaupt mit dem Probandus nicht blutsverwandt ist, bzw. wenigstens nicht zu sein braucht (letzteres dann, wenn keine Inzucht vorliegt). Es ist also sehr wohl die Möglichkeit gegeben, daß die Cousine den gefährlichen Keim aus der Aszendenz ihres Vaters bekommen hat. Da nun aber, wie eine ad hoc aufgestellte „Zusatzahnentafel" (Altstaedt) (Abb. 13b) ergibt, der Vater der Cousine selbst frei war und in seiner Aszendenz von Hämophilen nichts bekannt ist, so unterstützt die Hämophilie der Cousine die Annahme, daß die Determinante aus dem Ahnenplasma der Mutter stammt. Die isolierte Hämophilie der Cousine würde aber diesen Schluß allein nicht gerechtfertigt haben.

Ich habe diesen Fall so ausführlich analysiert, um nachzuweisen, wie kompliziert und schwierig die Verhältnisse tatsächlich liegen. Hier verhilft uns das Ahnentafelprinzip noch zu Schlüssen, während von Anwendung mendelnder Prinzipien keine Rede sein kann.

Noch ein anderes Beispiel sei kurz angeführt. Ich kenne drei typisch rot-grün-blinde Brüder (Feststellung der Anomalie bei allen drei durch den verstorbenen Professor Nagel, der der erfahrenste Spezialist auf diesem Gebiete war). Eltern sicher vollkommen frei (normaler Farbensinn). Großeltern soweit bekannt, ebenfalls. Auch in der weiteren Aszendenz von Farbenblindheit nichts nachweisbar. Bei der Suche unter den Kollateralen findet sich, daß zwei Vettern der drei Brüder ebenfalls farbenblind sind. Der eine (rechte) Vetter ist der Sohn einer Schwester der Mutter, der andere der Sohn einer Schwester der Großmutter mütterlicherseits. Beides spricht dafür, daß der Keim auch hier wiederum in der Aszendenz der Mutter zu suchen ist, wenn auch ein stringenter Beweis fehlt, da beide Kollateralen auch über nicht blutsverwandtes Keimplasma verfügen. Jedenfalls wäre es ein außer dem Bereich der zulässigen Wahrscheinlichkeit liegender Zufall, wenn man annehmen wollte, daß die aus ganz andern Verwandtenkreisen stammenden Väter beide je aus ihrer Ahnenmasse den Keim sollten übertragen haben.

Auf eine genauere Analyse der zahlreichen in der Literatur niedergelegten Stammbaumforschungen über Rot-grün-Blindheit und Hämophilie (beide sollen ja denselben Übertragungsregeln folgen), kann ich mich hier nicht einlassen. Handelt es sich doch vorerst einmal nur um eine kritische Durcharbeitung der Grundbegriffe. Über die Hämophilie findet sich das Nötigste in meiner Pathogenese (S. 405 ff.): Mit Bestimmtheit steht fest, daß es blutende Mütter von Blutern gibt. Die bekannte Regel, daß die Mütter „nur" Konduktoren seien, ist daher einzuschränken. Am wenigsten eignet sie sich zu mendelnden Spekulationen, wie sie natürlich auch schon auftauchen (vgl. Fritz Lenz: Über die krankhaften Erbanlagen des Mannes und die Bestimmung des Geschlechts beim Menschen, Jena 1912). Nach einem Referat von v. Hansemann (Berl. klin. Wochenschr. 1913, Nr. 9, S. 402) finden sich unter den Zusammenfassungen des Autors selbst folgende Sätze: 1. „Das Vorkommen erblicher Hämophilie beim Weibe und die Übertragung durch den Mann sind nicht bewiesen." Und doch hat schon Grandidier in seiner bekannten Monographie (Die Hämophilie oder die Bluterkrankheit, 2. Aufl., Leipzig 1877) über 48 weibliche Bluter neben 609 männlichen aus Bluterfamilien (also 1 : 13) berichtet und daß von einer selbst blutenden Mutter sowohl Bluter wie Nichtbluter geboren werden können, beweist eine Mitteilung von H. Gocht (Arch. f. klin. Chir., Bd. 59).

Ich (Martius) habe daher unser Wissen dahin zusammengefaßt, „daß die Hämophilie sich beim männlichen Geschlecht weitaus häufiger findet als beim weiblichen, und daß auffällig häufig die selbst gesunden Mütter den Keim, und zwar vorwiegend auf ihre Söhne übertragen.

Aber das ist kein Gesetz, nicht einmal eine Regel, da alle andern Kombinationen ebensogut, wenn auch seltener, vorkommen können (Pathogenese, S. 407).

Ferner sagt Lenz: „2. Die über Hämophilie bekannten Stammbäume sind mit dem Mendelschen Gesetze vereinbar. Das scheinbare Zuviel (!?) von Blutern gegenüber ihren normalen Brüdern, von Konduktoren gegenüber ihren normalen Schwestern, von männlichen Individuen überhaupt gegenüber den weiblichen erklärt sich durch die Selektion der Technik"(!).

Die Gründe dieser merkwürdigen Behauptung zu prüfen, bin ich augenblicklich nicht mehr imstande. An irgend einem Punkte muß ich mit der lawinengleich anwachsenden Literatur Schluß machen. Trotzdem mache ich auf die auffälligen Sätze von Lenz zur Nachprüfung aufmerksam, da sie v. Hansemann ohne Kritik passieren läßt.

Jede Formulierung eines Gesetzes der „gynephoren Vererbung", wie Plate (1911) den vieldiskutierten Vererbungsmodus genannt hat, bei dem die selbst gesunde Mutter die Überträgerin (der Konduktor) der Krankheit auf die Söhne ist, scheitert meines Erachtens bisher an der Unsicherheit des Familienbegriffes, wie er notgedrungen aus der einseitigen Stammbaumverwertung folgt. Schon in meiner Pathogenese (S. 467) habe ich auf folgende Tatsachen aufmerksam gemacht. Wenn man an einem Ahnentafelschema (siehe Abb. 10, S. 198) die Erblichkeitsverhältnisse konstruiert, wie sie gefunden werden müßten, falls durch mehrere Generationen ausschließlich männliche Individuen Bluter waren, während das weibliche Geschlecht ausschließlich der erblichen Übertragung diente, ohne selbst zu erkranken, so ergibt sich folgendes:

Angenommen, der junge Müller unseres Schemas sei Bluter, so war seine Mutter, geb. Schulze, frei, übertrug aber den Keim von ihrem hämophilen Vater Schulze. Dieser selbst erbte den Keim durch seine — freie — Mutter von deren hämophilen Vater namens Witte. Dieser wiederum bekam ihn durch seine Mutter von deren hämophilen Vater Graf usw. aufwärts. Kurz in jeder Generation aufwärts müßte nach dieser Regel eine andere „Bluterfamilie" vorhanden sein, und doch ist bei der Stammbaumbetrachtung nur von der „Bluterfamilie" Müller (conf. „Bluterfamilie" Mampel) die Rede!

Der Stammbaum der Bluterfamilie Mampel (nach Lossen) findet sich im Katalog von Gruber-Rüdin S. 72. Da er, wie fast alle Stammbäume der Art, keine Namen enthält, ist es mir unmöglich, ihn biologisch zu analysieren.

Kehren wir daher zur Kritik des Familienbegriffs zurück.

Die aus dem Studium des Ahnentafelprinzips gewonnenen Grundbegriffe ermöglichen es uns, nunmehr an eine Analyse der in der medizinischen Vererbungslehre zurzeit herrschenden Anschauungen heranzugehen.

Ich wähle dazu in erster Linie die Ausführungen von Crzellitzer, der in zahlreichen Arbeiten der letzten Jahre dafür eingetreten ist, an die Stelle der Ahnentafeln seine „Sippschaftstafeln", ein neues Hilfsmittel zur Erblichkeitsforschung (Med. Reform 1908) zu setzen. Eine Zusammenfassung seiner Anschauungen hat Crzellitzer in dem Artikel „Familienforschung" des Handwörterbuchs der sozialen Hygiene von Grotjahn und Gaupp (Leipzig, Vogel, 1912, S. 326 ff.) erscheinen lassen. Wegen der hervorragenden Stelle, an der diese Arbeit erschienen ist und bei der großen Rührigkeit, mit der der verdiente Berliner Augenarzt seine Forschungsmethode in medizinischen Erblichkeitsfragen vertritt, ist eine ausdrückliche Stellungnahme zu derselben nicht zu umgehen. Handelt es sich doch um prinzipielle Gegensätze in den Auffassungen, die zum Austrag gebracht werden müssen.

Am besten lassen wir Crzellitzer selbst reden. Er sagt: Im Gegensatz zur Erblichkeitsforschung im weitesten Sinne hat „die Familienforschung zum Gegenstand die Familie, d. h. einen Kreis miteinander blutsverwandter Menschen, der im bürgerlichen Sinne abgegrenzt wird durch die Wohnungsgemeinschaft (!). Eltern und Kinder, sowie auch etwa im Haushalt befindliche Personen, wie Großvater, Tante, Enkelkind u. dgl. bilden das, was der Laie eine Familie nennt. Andere fassen den gemeinschaftlichen Familiennamen als Kriterium. Im wissenschaftlichen Sinne wird der Begriff weiter gespannt und umfaßt alle gleichzeitig lebenden (!) Verwandten, unabhängig davon, ob sie in einem Haushalt leben. Zur Familie eines Neugeborenen gehören also seine Geschwister, seine Eltern, deren Geschwister (also Onkel und Tanten) samt Kindern (also Vettern und Basen), die Großeltern und deren Geschwister (also Großonkel = Onkel der Eltern) samt Kindern (Großvettern). Ev. sind auch noch Urgroßeltern am Leben, meist aber nur zum Teil."

Daß das keine brauchbare Definition ist, liegt auf der Hand. Weshalb die verstorbenen Ahnen aus der Familienforschung ausscheiden sollen, ist gänzlich unerfindlich. Die Definition wird auch durch die weiter folgenden Ausführungen nicht besser. Crzellitzer fährt fort: Zum Begriffe der wissenschaftlichen Familienforschung gehört aber nicht bloß, daß sie Personen dieses Kreises schildert bzw. vergleicht, sondern daß sie alle Personen lückenlos, also die ganze Familie erfaßt." Und später: Die fraglichen physiologischen und pathologischen Eigenschaften müssen „bei allen Gliedern der Familie" untersucht werden.

Das sei nun weder mit Hilfe des Stammbaums noch mit der der Ahnentafel möglich. Deshalb habe er im Jahre 1908 als dritte graphische Darstellung die sog. Sippschaftstafel vorgeschlagen, wobei er unter „Sippschaft" die Gesamtheit der Blutsverwandten versteht. Man mache sich diese Forderung klar. Gleich die erste Sippschaftstafel, die als Beispiel dienen soll, ist die des Kaisers Wilhelm II. Sie geht genau so, wie die vorher gegebene Ahnentafel von dem Probandus aus, unterscheidet sich von dieser also nicht im Prinzip, sondern nur in der Form, die es gestattet, außer den in Keimeskontinuität stehenden wirklichen Ahnen noch eine Anzahl sonstiger Blutsverwandter (Onkel, Tanten usw.) unterzubringen. Gänzlich verloren geht bei dieser Art der graphischen Darstellung zunächst jeder Überblick. Doch hat das nur formale Bedeu-

tung. Wichtiger ist das Fehlen jeder Andeutung über den hereditär-biologisch
so außerordentlich wichtigen Ahnenverlust. Während Weinberg, der in demselben großen Sammelwerke den Artikel Vererbung geschrieben hat, den Ahnenverlust wenigstens diskutiert, wird dieser Begriff von Crzellitzer überhaupt
nicht erwähnt!

Prinzipiell wichtig ist nun außer dieser Nichtberücksichtigung des
Ahnenverlustes die positive Forderung, daß die Sippschaftstafel „die Gesamtheit
aller Blutsverwandten" umfassen soll. Daß das eine glatte Unmöglichkeit ist,
liegt auf der Hand. Die Sippschaftstafel Kaiser Wilhelms II. müßte danach
so ziemlich alle regierenden Häupter Europas und deren gesamte Aszendenz
und Deszendenz enthalten, denn mit allen diesen Individuen ist er „blutsverwandt". Eine ähnliche Überlegung war es vielleicht, die Crzellitzer veranlaßt hat, anfänglich nur von dem Kreise der lebenden Blutsverwandten zu
sprechen. Aber dann käme dem Kaiser überhaupt keine Sippschaftstafel
zu! Die immer wiederkehrende Forderung, die gewählte graphische Darstellung
solle alle Blutsverwandten umfassen, läßt sich nur aus dem Bestreben erklären,
die Vorteile hervorzuheben, die die Sippschaftstafel gegenüber der Ahnentafel
besitzen soll. Beschränkt sich doch die letztere auf die Darstellung der wirklichen Ahnen. Stellt man aber demgegenüber das Prinzip der Gesamtheit
der Blutsverwandtschaft auf, so muß dasselbe doch — wenigstens in thesi —
durchführbar sein. Wie das Beispiel Kaiser Wilhems II. zeigt, ist die Durch-
führbarkeit in vielen Fällen jedoch einfach ausgeschlossen. So folgt denn auf
die Aufstellung des Prinzips sofort seine Negation. „Freilich", sagt Crzellitzer, „muß aus dieser theoretisch umgrenzten Zahl für praktische Zwecke
eine begrenzte Zahl herausgeschnitten werden. Auch die Ahnentafel
geht ja im Prinzip unbegrenzt rückwärts; über der 4. Ahnengeneration mit
ihren 16 Personen steht die 5. mit 32, die 6. mit 64, die 7. mit 128 und so fort.
Praktisch müssen aus Mangel an Material die meisten Ahnentafeln bei der
4. Ahnenreihe aufhören, darum wird auch die Sippschaftstafel hiermit
nach rückwärts abgeschlossen, erstreckt sich also bloß bis zu den Urgroßeltern. Schon für diese ausreichendes Vererbungsmaterial zu beschaffen,
ist recht schwer; für deren Eltern, also die Alteltern, irgend eines jetzt lebenden
Menschen (? fürstliche Familien!) nahezu unmöglich. Daher geht praktisch
bei dieser Abgrenzung nichts verloren. Aber auch nach unten zu kann und
muß etwas abgeschnitten werden; während alle Kinder der Urgroßeltern wichtig
sind, also Großeltern samt Geschwistern (sog. Großonkels [sic]), ebenso alle
Kinder dieser Personen, sog. Großvettern, können unbedenklich deren ev.
Kinder fortgelassen werden, weil hier die Summe gemeinsamen Blutes so gering
wird, daß kaum noch von Verwandtschaft gesprochen werden kann. Diese
Personen ausgenommen, enthält die Tafel tatsächlich alle Nachkömmlinge
der vier Urgroßelternpaare und somit die gesamte Sippschaft der Familie im
weitesten Sinne, die ein Mensch besitzt."

Das letztere ist richtig. Konstruiert man in diesem, wohl definierten Sinne
die Sippschaftstafel eines Probandus (Crzellitzer nennt ihn nach der Form
seiner Tafel die Zentralperson), und zwar auf eine bestimmte Eigenschaft hin,
z. B. musikalische Begabung oder nicht, mit verschiedenen Farben oder Schraf-
fierungen, so bekommt man ein hübsches Übersichtsbild über die in der nächsten
Blutsverwandtschaft des Probandus tatsächliche Häufigkeit des Vorkommens
der betreffenden Eigenschaft. Mehr nicht. Die oben am Ahnentafelprinzip
genealogisch-biologisch durchgeführte Analyse der Erbwertigkeit des Auftretens
derselben Abwegigkeit (z. B. Hämophilie oder Rot-grün-Blindheit) des Probandus beim Onkel und dessen Söhnen tritt nicht hervor. Ihre tatsächlich
verschiedene Bedeutung erscheint gleichwertig.

Damit kommen wir auf den Kernpunkt der Frage. Wir haben zu unterscheiden zwischen den aus genealogischen Tatsachen folgenden Prinzipien der Erblichkeitslehre und der graphischen Darstellung verschieden abgrenzbarer Blutsverwandtenkreise. Nur die ersteren, die prinzipiellen Ableitungen aus den biologisch feststehenden Tatsachen der Genealogie verhelfen uns zu richtigen Definitionen, zu exakten Begriffen der Vererbungslehre. Das leistet die Analyse der nicht willkürlich konstruierten oder begrenzten — sondern die tatsächlichen Verhältnisse in thesi restlos wiedergebenden Ahnentafel. Ihr Studium hat uns die biologische Erkenntnis von realiter ungeheuer weit reichenden Einflüssen des Ahnenverlustes auf die wirkliche Gestaltung der Erblichkeitsverhältnisse gegeben. Ebenso hat sie uns darüber aufgeklärt, daß die übliche Anwendung des Familienbegriffs, der am Namen haftet, in wissenschaftlichen Vererbungsfragen ebenso gedankenlos wie unsinnig ist. Diese starken Ausdrücke sind berechtigt. Von diesen Erkenntnisprinzipien erfahren wir aus der üblichen Stammbaummethodik nichts. Im Gegenteil. Die lediglich soziologisch orientierenden Stammbäume tragen die Hauptschuld an dem Gedankenschlendrian, der auf diesem Gebiete herrscht und der erst jetzt langsam biologisch überwunden wird. Es bleibt das große Verdienst von Lorenz, diese prinzipiellen Wertungen zuerst erkannt zu haben.

Auch die Crzellitzersche Sippschaftstafel läßt — so ansprechend sie als Illustrationsmittel ist — von allen jenen tiefgreifenden Forschungsprinzipien nichts erkennen. Wenigstens verdanken wir ihnen nach dieser Richtung nichts. Stammbaum und Sippschaftstafel stellen verschiedene Arten der graphischen Illustrationen willkürlich begrenzter Verwandtenkreise dar. Beide sind für ihre Zwecke brauchbar. Beide haben verschiedene Anwendungsgebiete, beide ihre besonderen Vorzüge und ihre besonderen Nachteile. Sie orientieren uns im Einzelfalle bequem und übersichtlich über das statistisch verwertbare, genealogisch gesammelte Rohmaterial. Aber unsere Erkenntnisprinzipien fördern sie nicht.

Damit kommen wir auf die obigen Ausführungen von Crzellitzer zurück. Dieser Autor meint, wenn die Sippschaftstafel nach oben hin mit den Urgroßeltern abschneide, so treffe die Ahnentafel das gleiche Verdammnis. Auch diese könne in praxi meist nicht weiter nach oben verfolgt werden, und zwar wegen Mangel tatsächlicher Angaben. Das ist vollkommen richtig. Auch die Ahnentafelmethode hat praktisch enge Grenzen. Aber nicht das Ahnentafelprinzip. Dessen Abgrenzung steht biologisch vollkommen fest. Die Ahnentafel läßt sich ohne Rücksicht auf die Zufälligkeiten des Einzelfalls und ohne willkürliche Einschränkung nach oben oder unten biologisch exakt konstruieren, und zwar mit jeder durch den Ahnenverlust bedingten möglichen Modifikation. Darin liegt ihr Erkenntniswert, ganz abgesehen von der Frage nach der besten und bequemsten Art der graphischen Darstellung menschlicher Verwandtschaftszusammenhänge.

Noch ein anderer Begriff liegt vor, dessen Analyse mit Hilfe des Ahnentafelprinzips in dem nunmehr wohl scharf hervortretenden Sinne wenigstens versucht werden muß; es ist das der Begriff der Vererbungsintensität. Wie stark der biologisch unbrauchbare, weil lediglich soziologisch orientierende Familienbegriff, der am Namen haftet, die Vorstellungen verwirrt, mag daraus hervorgehen, daß selbst Lorenz, der überaus scharfsinnige Vater der biologischen Genealogie, in einem Punkte von den herrschenden Vorurteilen sich nicht völlig frei zu machen verstanden hat. Es erhellt das in auffälliger Weise aus seiner Darstellung eben des Begriffs der Vererbungsintensität. Er versteht darunter die Präponderanz der direkten männlichen Aszendenten in bezug auf die „die Familie" konstituierenden Eigenschaften, trotz der bei neuen

Zeugungen stattfindenden weiteren Teilungen der Erbschaftsmasse. Aus der Annahme einer derartigen väterlichen Präponderanz leitet er folgende Grundsätze ab, die der genealogischen Erfahrung entsprechen sollen:

1. Die den Eltern gemeinsamen Eigenschaften vererben sich ohne Rücksicht auf die Intensitäten der Vererbungsmasse (Zeugung und Erhaltung der Art, Gattung oder Rasse).

2. Für Vererbung von Besonderheiten (also, was uns besonders interessiert) für die vom Typus abweichenden individuellen Konstitutionsanomalien und Krankheitsanlagen kommt eine Vererbungsintensität in der Vererbungsmasse in Betracht, wobei

3. die Weitervererbung einer erlangten Eigentümlichkeit in der Präponderanz der männlichen Vererbungstendenzen gesichert ist und deren Intensität durch Häufung der Reproduktion gesteigert ist (Familientypus).

Es leuchtet ein, welche weittragende Bedeutung für die menschliche Vererbungslehre in Theorie und Praxis diesen „Grundsätzen" beigemessen werden müßte, wenn — sie richtig wären. Sehr auffällig ist zunächst die seiner eigenen scharfen Kritik direkt widersprechende Wiedereinführung des Begriffs „Familientypus", der logischerweise nur im Namensinne gemeint sein kann (der Familiensinn der Hohenzollern, Welfen oder des Bismarckschen Geschlechts).

Lorenz fühlt diesen Widerspruch wohl und sagt deshalb ganz richtig (S. 410), daß, wenn man das Ahnentafelschema nach dem Mutterrecht aufbaut, der Familienbestand der voneinander in der direkten Abstammung sich entwickelnden Mütter und Töchter allerdings vollkommen entsprechend sei.

Trotzdem fährt Lorenz fort: „Wenn nun aber durch die Tatsache, daß in der nach dem Vaterrecht sich bildenden Familie typische Vererbung nachgewiesen werden konnte, die Präponderanz der väterlichen Vererbungsintensität anzunehmen ist, so käme man doch selbst bei dem durch Mutterrecht gebildeten Familienbegriff immer wieder auf die steigende Vererbungsintensität der Väter zurück (!?). Denn in diesem Falle haben wir doch auch das Recht, die Töchter auf ihre väterliche Herkunft zu prüfen, und da zeigt sich wieder, daß für das weibliche Individuum A vier männliche Aszendenten a zunächst in Betracht kommen. Die Frau hätten wir aber immer als ein im Sinne des Vaterrechts geborenes B zu bezeichnen usw. (?). Die gleichlautenden Formeln für väterliche und mütterliche Ahnen vermöchten somit der Präponderanz des väterlichen Keimplasmas einen Spielraum offen zu lassen, und dieser müßte immer wieder zur Annahme einer vorwiegend väterlichen Vererbungsintensität führen (!). Und weiter: „In Wahrheit liegt, mit den empirischen Beobachtungen zusammengehalten, die Sache offenbar so, daß die weibliche Vererbungsintensität hin- und herschwankt, der männliche Charakterzug aber in der Deszendenz unter allen Umständen (!) als ein Produkt der in der Ahnentafel begründeten Präponderanz nachwirkt. Gleichzeitig ist aber damit auch begreiflich, daß, wenn bei der Zeugung irgend eine besonders starke Eigentümlichkeit der Frau übertragen worden ist, eben diese sich wieder besonders in der männlichen Deszendenz weiter entwickelt und dadurch wieder als Familientypus, in unserm Sinne verstanden, forterbt".

In diesen merkwürdigen Ausführungen ist der sonst so scharfsinnige Lorenz von allen guten Göttern verlassen. Nun, manchmal schlief ja sogar der gute Homer.

Überlegen wir. Wenn sich eine Präponderanz der männlichen Vererbungsintensität durch das biologische Experiment exakt erweisen ließe, so hätten wir sie als Tatsache hinzunehmen. Mit der Ahnentafel jedoch hätte das gar nichts zu tun. Die Behauptung von einer „in der Ahnentafel begründeten väterlichen Präponderanz" entbehrt jeder Begründung. Man schreibe die Ahnentafel nach dem Mutterrecht wirklich um und man wird sich sofort überzeugen, daß alles, was von der väterlichen Namensfamilie behauptet wurde, nunmehr genau mit demselben Rechte auf die mütterliche Namensfamilie sich übertragen ließe. (Der Vater A hätte vier weibliche Aszendenten a über sich, die die weibliche Präponderanz erklärten usw.)

Die ganze Verwirrung ist nur dadurch möglich geworden, daß auch Lorenz noch an die soziologische Fiktion eines „Familientypus" im Sinne der durch den männlichen Namen abgegrenzten Familie glaubt.

So weit die Ahnentafel für die Präponderanzfrage überhaupt grundlegend gemacht werden kann, spricht sie nicht für, sondern gegen die Lorenzsche Auffassung. Man beachte folgende Tatsache.

In unserm Schema (Abb. 10) stehen links über dem Probandus Müller eine nach oben in das Unendliche sich forterstreckende Reihe direkter Ahnen desselben Namens. Der „Familientypus" nach Lorenz setzte sich also in diesem Falle aus lauter Eigenschaften aller dieser Müller zusammen. Wie steht es nun mit den männlichen Aszendenten der Mutter des Probandus? Auch diese bilden eine nach oben ins Unendliche sich fortsetzende männliche Linie, wie Lorenz ganz richtig sagt. Aber diese Linie besteht nicht aus lauter Müller, sondern aus lauter Schulze! Was hat diese große Reihe mit dem Müllerschen „Familientypus" zu tun? Biologisch offensichtlich nichts. Und doch ist ihre Reihe in der Aszendenz fast genau so groß, wie die der Müller. Sie ist kleiner nur durch die eine Mutter Schulze, die der langen Reihe ihrer männlichen Vorfahren gegenüber fast verschwindet. Und was den Müllern recht ist, ist den Schulzen billig.

Wir kommen zum Schluß. Der viel mißbrauchte Ausdruck vom Aussterben ganzer Familien ist soziologisch (im Sinne der herrschenden Gesellschaftsordnung) auf den Kreis identischer Namensträger zu beziehen, bedeutet also Aussterben im Mannesstamm.

Im biologischen Sinne ganz eindeutig ist der Familienbegriff nur dann, wenn er auf ein Elternpaar und ihre rechten Kinder beschränkt wird.

Die Ahnentafel eines jeden Menschen setzt sich aus zahllosen derartigen Familien zusammen. Je genauer genealogisch die Ahnentafel eines Menschen mit möglichst vielen „Merkmalen" der sie zusammensetzenden Aszendenten männlichen und weiblichen Geschlechts ausgefüllt werden kann, desto besser ist der Überblick über die Möglichkeiten, von denen er eine Realisierung darstellt. Verfügt man bei zwei Ehekandidaten über einigermaßen gut ausgefüllte Ahnentafeln derart, so werden sich grobe Mißgriffe rein biologischer Art bei den Eheschließungen vermeiden lassen.

Wir treiben Eugenik, wenn wir nicht nur infektiös erkrankten Individuen (ausgesprochen Tuberkulösen, Geschlechtskranken bis zur völligen Heilung usw.) die Ehe verbieten, sondern auch in dem strengsten Sinne der biologischen Vererbungslehre für möglichst günstige Auslese sorgen.

Inzucht im gesetzlich zulässigen Sinne schadet dann nicht, wenn in der beiderseitigen Aszendenz rasseschädliche Merkmale fehlen.

Unter Voraussetzung der nötigen Kritik ist es zulässig bzw. nötig, auch die kollateralen Blutsverwandten, d. h. die nicht in direkter Keimeskontinuität mit den Probanden stehenden Verwandtenkreise in die Berechnung einzubeziehen. Reine Ahnentafeln bedürfen dann der entsprechenden Ergänzung. Sippschaftsahnentafeln dienen demselben Zweck. Ob sie sich praktisch einbürgern werden, muß sich erst zeigen.

Die üblichen Stammbäume in ihren sehr variablen Formen sind im streng wissenschaftlichen Sinne der Genealogie mehr oder weniger übersichtliche graphische Darstellungen statistisch festgestellter Verwandtschaftszusammenhänge. Ihrer Umgrenzung haftet immer etwas Willkürliches an.

Die jetzt auf der Tagesordnung stehenden Versuche, das in der medizinischen Literatur reichlich vorliegende Stammbaummaterial direkt den Mendelschen Zahlenregeln anzupassen, erwecken den Anschein einer Übereinstimmung, die bisher nicht besteht und kaum bestehen kann. Denn das menschliche Material widerspricht seiner Natur nach der Anwendung der mit reinen Linien arbeitenden experimentellen Methodik.

Äußerst fruchtbringend hat sich die Anwendung der aus dem Mendelismus folgenden Grundbegriffe und Prinzipien auf die menschlichen Vererbungsverhältnisse erwiesen. Nur ist dringend davor zu warnen, den kritiklosen Gebrauch biologischer Termini mit materieller Erkenntnis in menschlichen Vererbungsfragen zu verwechseln.

Übersicht der pathogenetisch wichtigen Konstitutionsanomalien blastogener Herkunft.

1. Begriffsbestimmung. Varietäten und Mißbildungen.

Aus unseren bisherigen Beobachtungen geht hervor, wie eng die pathogenetische Vererbungsfrage mit dem Dispositionsproblem zusammenhängt. Sieht man von den erworbenen Krankheitsdispositionen eines Menschen ab, so sind alle Konstitutionsanomalien, möge es sich um anatomisch fixierte Mißbildungen oder um funktionelle Diathesen handeln, durch die Amphimixis determiniert, ihrer Natur nach also „ererbt", ganz gleichgültig, ob ähnliche Abweichungen in der Aszendenz des Individuums sich nachweisen lassen oder nicht. Es liegt daher der Gedanke nahe, schärfer als es gewöhnlich geschieht, auch sprachlich zwischen den ererbten und erworbenen Krankheitsdispositionen zu unterscheiden. Im ersten Hefte der „Zeitschrift für angewandte Anatomie und Konstitutionslehre", die soeben, im Sommer 1913, unmittelbar vor Abschluß dieses meines Buches im Verlage von Julius Springer, Berlin, herausgegeben von J. Tandler-Wien unter Mitwirkung von Freiherrn A. von Eiselsberg-Wien, A. Kolisko-Wien, F. Martius-Rostock erschienen ist, schlägt J. Tandler in seinem Programmartikel: Konstitution und Rassenhygiene eine derartige schärfere Begriffsfassung vor.

Da die neue Zeitschrift als Zentralorgan aller Bestrebungen gedacht ist, die auf die Klärung der Konstitutionsfragen gerichtet sind, ist es recht eigentlich meine Pflicht, hier noch ausdrücklich auf dieselbe aufmerksam zu machen. Daß sie überhaupt erscheinen konnte, beweist am besten, wie der konstitutionelle Gedanke gezündet hat. Noch vor kurzem wäre ein derartiges Unternehmen unmöglich gewesen. Ist es auch heute noch — hoffnungslos? Nun, wir werden bald es besser als Propheten sehen, wie Sophokles in der Antigone sagt.

Hier kommt es uns vor allem auf die neue Begriffsbestimmung Tandlers an.

Die im Momente der Befruchtung bestimmten individuellen Eigenschaften des Somas repräsentieren die Konstitution desselben. Diese durchaus einwandfreie Definition besagt implicite, daß Tandler unter Konstitution nichts anderes verstanden wissen will, als „die individuell varianten, nach Abzug der Art- und Rassenqualitäten übrig bleibenden morphologischen und funktionellen Eigesnchaften des Individuums". „Die Konstitution in diesem Sinne verstanden, ist deshalb eine am Individuum selbst unabänderliche und direkten auf das Soma desselben einwirkenden Reizen nicht mehr zugänglich, sie ist das somatische Fatum des Individuums."

Darum könne all das, was vielfach als erworbene Konstitution bezeichnet werde, nicht unter den Begriff der Konstitution subsumiert werden. „Was an einem Individuum durch Milieueinflüsse geändert werden kann, ist niemals seine Konstitution, sondern seine Kondition." Dies ist der neue Begriff, den Tandler einführen will.

„Wenn demnach Alkoholismus, Syphilismus usw. als Konstitutionalismen bezeichnet werden, so ist dies insofern nicht richtig, als die Konstitution des Individuums weder durch Alkohol, noch durch Syphilis, noch sonst durch eine Krankheit verändert werden kann. Die dem Individuum kraft seiner Konstitution inhärente Reaktionsfähigkeit antwortet auf die betreffenden Reize in der für das Individuum charakteristischen Art und Weise. Was durch diese Reaktion verändert wird, ist seine Kondition."

Vollkommen richtig ist, daß die durch die „kombinatorische Vergesellschaftung der Chromosomen" in jedem Einzelfalle bedingte Eigenart des Individuums unabänderlich ist. Aber wir dürfen nicht vergessen, daß das Gewebe, daß die Zellen, welche „reagieren", bei diesem Determinationsakt noch gar nicht vorhanden sind, sondern aus den Anlagestücken sich erst entwickeln.

Die Pathogenese, die Krankheitslehre, hat es nun aber mit diesen ausgebildeten Zellen und Geweben zu tun. Erst aus der Tatsache, daß eine Gehirnzelle auf einen psychischen Reiz, eine Sekretionszelle auf ein Gift individuell anders reagiert als die homologen und homotropen Zellen der Artgenossen, erschließen wir, daß es sich bei der Entstehung der abwegigen Individuen um andersartige Determinanten gehandelt haben müsse. Nun ist es aber klar, daß der werdende wie der fertige Organismus eben aus reagierenden Zellen und Geweben besteht, nicht aus Determinanten. Wenn diese letzteren als nicht mehr zu beeinflussende Größen, wie schon der Name sagt, unabänderlich „bestimmt" sind, so ist das mit den somatischen Teilen, die aus ihnen entstehen, anders. Wir alle wissen, daß eine Muskelzelle durch Gebrauch stärker wird, durch Nichtgebrauch atrophiert. Diese Änderung soll nun aber mit der Konstitution nichts zu tun haben. Hier liegt die logische oder richtiger „definitorische" Schwierigkeit. Ich wiederhole, daß nicht nur die Pathogenese, sondern auch die Anatomie und die Physiologie es mit dem fertigen Menschen zu tun hat, und dieser ist aus Zellen und Geweben verschiedener Art „zusammengesetzt". Diese seine tatsächliche „Verfassung", mag sie nun generell artgemäß oder individuell artabweichend sein, fällt von alters her durchaus unter den Begriff der Konstitution. Conditio heißt dagegen „Bedingung". Kondition wäre also identisch mit Lebenslage. Diese letztere umfaßt die Bedingungen, unter denen der Organsimus lebt und wirkt. „Kondition" liegt außerhalb des Menschen, kann also nicht diesem selbst anhaften. Will man für die durch die Lebenslage veränderten somatischen Verhältnisse einen besonderen Namen haben, so erweist sich der Ausdruck „Kondition" nicht als glücklich. Aber ein besonderer Name ist auch nicht nötig, weil die Unabänderlichkeit, die scharf betont werden soll, gar nicht auf den irgendwie konstituierten Organismus sich bezieht, sondern nur auf seine Anlagestücke.

An sich ließe sich nun nicht viel dagegen sagen, wenn man erklären wollte: aus praktischen Gründen sei es vorteilhaft, im Sinne der wohlverstandenen Definition Konstitution und Kondition zu unterscheiden. Aber die Sache wird bedenklich, wenn diese Definition zu Schlüssen Veranlassung gibt, die in den tatsächlichen Verhältnissen auf Widerspruch stoßen. Das Endziel Tandlers ist die Wertung der Rassenhygiene in theoretischer und praktischer Beziehung. Der Leitgedanke dabei ist die Annahme, daß die Konditionseigenschaften, also die erworbenen Veränderungen der Zellen und Gewebe, durch die Vermittelung der innersekretorischen Keimdrüsenanteile in vererbbare, also konstitutionelle überführt werden. Auf diesem Wege wäre eine unmittelbare Rassenzüchtung — nur durch Mileuveränderung — möglich.

„Auf dem Wege der Kondition erworben, durch Konstitution fortgeerbt und verallgemeinert, würden demnach Eigenschaften funktioneller und morphologischer Art Rasseneigenschaften werden. Über den individualisierenden Träger des Lebens hinweg prägt das Milieu form- und schicksalbestimmend im Verein mit den bereits längst erworbenen und ererbten, mehr minder unwandelbaren Artcharakteren die einzelnen Rassen.“

Daß ich diese Auffassung nicht teilen kann, weiß der Leser dieses Buches. Wieder lasse ich die Phylogenese auf sich beruhen. Sicher ist, daß in der historisch übersehbaren Zeit noch niemals beim Menschen der Übergang einer durch Kondition erworbenen Abartung in eine vererbbare konstitutionelle Rasseneigenschaft funktioneller oder morphologischer Art hat nachgewiesen werden können. Für den Pathologen besteht der Syphilismus zu Recht. Ganz unabhängig von Noguchis überaus bedeutsamem Befunde von Spirochäten in einzelnen Gehirnen von Paralytikern und in einem tabischen Rückenmark bleibt die Annahme bestehen, daß die konstitutionelle Veränderung, die einzelne dazu veranlagte Individuen durch das Gift der Syphilis erleiden, den Boden abgibt, auf dem Paralyse und Tabes erwachsen (vgl. Hoche, Über die Tragweite der Spirochätenbefunde bei progressiver Paralyse. Med. Klinik 1913, Nr. 27). Aber noch niemals ist beobachtet, daß die Tabes (oder die Anlage dazu) als erworbene „Kondition“ auf dem Erbwege zur konstitutionellen Rasseeigenschaft geworden wäre.

Gerade weil ich mit Tandler, wie unsere neue Zeitschrift beweist, in der Bewertung des konstitutionellen Gedankens als eines wichtigen pathogenetischen Prinzips mich eins weiß, muß ich die Differenz unserer Anschauungen in diesem sekundären Punkte hervorheben. Wer recht hat, mögen andere entscheiden. Nicht gilt es, die Wissenschaft zu dogmatisieren. Nur auf die Anpassung unserer Begriffe an das Tatsachenmaterial der Erfahrung kommt es an.

Diese Erwägungen führen mich unmittelbar auf den letzten Punkt meiner Darstellung hin.

Was sind das für „Merkmale“, „Eigenschaften“, „konstitutionelle Faktoren“ oder wie wir sonst die fraglichen Manifestationen bezeichnen wollen, die, in dem unerschöpflichen Brunnen des Rassenkeimplasmas oder noch allgemeiner des vorhandenen Keimplasmas der Menschheit gegeben, in wechselnder Kombination das Wesen einerseits der Rasse, andererseits des Individuums ausmachen?

So viel steht ohne weiteres fest, daß alle der Menschheit oder auch nur einer Rasse gemeinsamen Eigenschaften und Merkmale funktioneller oder morphologischer Art stets ererbt sind und weiter vererbt werden.

Der morphologische Bau der Haare ist generell typisch. Einen Menschen mit Federn gibt es nicht. Alles was das Haar von der Feder generell unterscheidet, ist daher in der erblichen Organisation des Menschen festgelegt. Im Keimplasma der Menschheit finden sich nur Haar-, keine Federndeterminanten. Aber die Haare einzelner Menschen, ja ganzer Rassen, unterscheiden sich in Farbe und Form.

Es gibt individuelle Konstitutionsunterschiede. Und diesen muß eine Verschiedenheit der (sonst generell gleichen) Determinanten zugrunde liegen. Man bemüht sich jetzt, auf statistischem Wege den Nachweis zu erbringen, daß die variabeln Merkmale „mendeln“, um sie als vererbbar anerkennen zu können. Dieses Nachweises bedarf es nicht erst. Es gibt für ihr Auftreten keine andere Quelle wie die Erblichkeit. Könnten wir blonde und schwarzhaarige Menschen den experimentellen Regeln des streng exakten Mendelversuches unterwerfen, so würden — wir haben das genügend betont — die geforderten Zahlenverhältnisse rein in die Erscheinung treten.

Das sind anthropologische Fragen von großem Interesse. Für die Pathogenese haben sie kaum eine Bedeutung. Wohl aber ist das z. B. der Fall, wenn es sich nicht um Pigmentvarietäten, sondern um den angeborenen, völligen Pigmentmangel handelt. Die Kakerlaken fallen so auffällig aus dem Typus heraus, daß sie schon deswegen nicht als „normale" Bildungen gelten. Dazu kommt, daß der Pigmentmangel der Iris ein die Gesundheit der Augen schädigendes Moment enthält. So führen schwankende Übergänge vom noch legitimen Habitus zu einer Konstitution, die als illegitim im Sinne des von uns konstruierten Typus bezeichnet werden muß.

Diese Betrachtung führt über zur uralten, viel diskutierten Lehre von den „angeborenen Mißbildungen (vitia congenita)". In meiner Pathogenese habe ich im Sinne der biologischen Grundtatsachen der Vererbungslehre streng unterschieden zwischen solchen Mißbildungen, die ihre Ursache in Besonderheiten des Keimplasmas haben und solchen, die durch irgendwelche äußere Einwirkungen auf das erblich determinierte Soma in seiner Entwicklung entstehen.

Streng genommen hat die Konstitutions- und Vererbungslehre es nur mit der ersten Kategorie zu tun.

„Sobald sich nachweisen läßt, daß ein Entwicklungsfehler, eine angeborene Mißbildung die Folge ist von Einwirkungen äußerer Art, die auf den normal veranlagten Embryo im Verlaufe seiner fetalen Entwicklung einwirken, scheidet der betreffende Fall aus der pathogenetischen Vererbungslehre aus" (Pathogenese, S. 397).

Derselbe Gedanke durchzieht die ganze moderne Mißbildungslehre. Im Vordergrunde steht Schwalbes großes und grundlegendes Handbuch der „Morphologie der Mißbildungen des Menschen und Tiere (Jena 1906), sowie zahlreiche weitere Abhandlungen des Rostocker pathologischen Anatomen über denselben Gegenstand. Der diesen Fragen fernerstehende Arzt findet eine kurze prägnante und sehr brauchbare Darstellung der ganzen Lehre in dem Handbuch der allgemeinen Pathologie und der pathologischen Anatomie des Kindesalters von Brüning und Schwalbe (Wiesbaden 1912), in dem von B. Wolff-Rostock bearbeiteten Kapitel: Allgemeine Mißbildungslehre und fetale Erkrankungen.

Wolff legt seinen Ausführungen die Definition Schwalbes zugrunde, derzufolge eine Mißbildung aufzufassen ist als „eine während der Entwicklung zustande gekommene Veränderung der Form eines oder mehrerer Organe oder Organsysteme des Körpers, welche außerhalb der Variationsbreite der Art gelegen ist."

Es fragt sich, ob die in dieser Definition begründete prinzipielle Trennung der Varietäten von den Mißbildungen durchführbar ist.

Varietäten sind nach Wolff ausnahmslos solche Bildungen, die vererbbar sind und „daraus ergibt sich (sofern wir die Möglichkeit einer Vererbung erworbener Eigenschaften im strengen Sinne des Begriffes als unerwiesen betrachten), daß als Varietäten nur solche Abweichungen vom Typus aufgefaßt werden können, die ihre Ursache in Besonderheiten des Keimplasmas haben".

„Bei den Mißbildungen dagegen liegen zwei verschiedene Möglichkeiten vor: Sie können — ebenso wie die Varietäten — auf inneren vererbbaren Ursachen beruhen; sie können aber auch — abweichend von den Varietäten — durch irgendwelche äußeren Einwirkungen entstehen, die lediglich das Soma, nicht das Keimplasma, erst im Verlauf seiner Entwicklung treffen."

Hiernach sollen sich folgende Unterscheidungsmerkmale zwischen Varietäten und Mißbildungen ergeben:

1. Varietäten:
   a) Geringgradige Abweichungen vom Typus.
   b) Keine Funktionsstörung.
   c) Stets vererbbare im Keimplasma bedingte Bildungen.
2. Mißbildungen:
   a) Mehr oder weniger hochgradige Abweichung vom Typus.
   b) Häufig Funktionsstörung.
   c) Vererbbare, im Keimplasma bedingte Bildungen oder aber nicht vererbbare Bildungen, hervorgerufen durch äußere, während der Entwicklung das Soma betreffende Einwirkungen.

Ist hiernach die Habsburger Unterlippe oder etwa ein vererbbarer sechster Finger eine Mißbildung oder eine Varietät? Das bleibt völlig der willkürlichen Auffassung des einzelnen Beurteilers überlassen.

Wir ziehen es vor, wenigstens theoretisch ganz streng zwischen blastogenen und nicht blastogenen Abweichungen vom Typus zu unterscheiden. Nur mit den ersteren haben wir es hier zu tun. Mißbildungen infolge mechanischer Entwicklungshemmungen oder fetaler Erkrankungen unterscheiden sich ihrem Wesen nach in nichts von postnatalen Verstümmelungen. Durchaus klar ist nun aber, daß die blastogenen Abweichungen vom Typus (dem mittleren Durchschnitt) nach dem Grade der morphologischen Mißbildung oder der Intensität der funktionellen Störung sehr variabel sind. Im Sinne der experimentellen Vererbungslehre haben alle „mendelnden" Merkmale freilich die gleiche Bedeutung. Rote Haare und Hämophilie werden in gleicher Weise daraufhin untersucht, ob sie zu den dominanten oder zu den rezessiven Eigenschaften gehören. Auch die Pathogenese geht diesen Fragen, soweit sie bei der Sprödigkeit des menschlichen Materials überhaupt diskutabel sind, nicht aus dem Wege. Aber sie kann sich nicht damit begnügen. Die Pathogenese hat es, ganz abgesehen von der Sorge für das kommende Geschlecht, mit der Frage zu tun, wieweit die vererbbare „Mißbildung" (diesen Ausdruck im allgemeinsten Sinne genommen) ihrem Träger schädlich ist. Und in diesem Sinne sind rote Haare und Hämophilie denn doch recht verschiedenwertige „Merkmale".

Wir dürfen uns der Arbeit nicht entziehen, alle blastogenen Abweichungen vom Typus auf diese ihre pathogenetische Wertigkeit hin zu untersuchen. Erst durch diese Untersuchung erhalten wir einen wirklichen Überblick über die so überaus variable Bedeutung des konstitutionellen Momentes für die Krankheitsentstehung.

2. Versuch einer Gruppenbildung der blastogenen Konstitutionsanomalien.

In meiner Pathogenese habe ich — meines Wissens zum erstenmal — den Versuch gemacht, die blastogenen Individualabweichungen vom Standpunkt des Pathogenetikers in charakteristische Kategorien zu zerlegen. Da ich auch heute noch nichts Besseres darüber zu sagen weiß, sei es mir gestattet, mit einigen nötigen Abänderungen das dort Gesagte noch einmal wiederzugeben.

Versuchen wir also — unter Ausschluß aller durch äußere Einwirkungen bedingten fetalen Mißbildungen — uns eine Vorstellung von der Natur der theoretisch möglichen vererbbaren Artabweichungen zu bilden, so werden wir von dem bereits erörterten Begriff des Normalmenschen auszugehen haben.

Daß es einen Normalmenschen als reales Individuum nicht gibt, steht fest. Der Normalmensch ist ebenso wie der „mittlere Mensch" Quetelets eine Abstraktion, konstruiert aus zahllosen Einzelbeobachtungen und Messungen. Bau, Größe und Funktion der Organe schwanken individuell innerhalb recht weiter physiologischer Grenzen. Wo die Grenze zwischen physiologischen und pathologischen Abweichungen vom mittleren Durchschnitt einer Organfunktion (also der Norm) zu suchen ist, das unterliegt vielfach der subjektiven Willkür des Beurteilers. Die Grenzen sind durchaus flüssig und gehen ohne feste Marke ineinander über.

Von pathologischen Artabweichungen im Bau und in der Funktion der Organe werden wir daher nur dann reden dürfen, wenn es sich um grobe Differenzen handelt, bei denen es ohne weiteres offensichtlich ist, daß sie dem mittleren Durchschnitt vollkommen fremd sind.

Wir denken uns nun den normalen Menschen ontogenetisch aus einer im ganzen und großen konstanten Zahl von Determinanten hervorgegangen, und zwar von Determinanten, deren jede mit der entsprechenden eines anderen normalen Menschen wesensgleich ist. Diese Wesensgleichheit ist aber keine absolute Identität. Die ihrem Wesen nach artgleichen Haare des Menschen unterscheiden sich sowohl nach der Rasse, wie individuell in Farbe, Dicke, Länge und sonstiger Beschaffenheit.

Diese Unterschiede sind exquisit erblich, d. h. durch Verschiedenheiten in den sonst artgleichen Determinanten bedingt. Ihr Erscheinen oder Nichterscheinen im Individuum hängt von der — zufälligen — Chromosomenmischung ab. Aber sie sind nicht pathologisch.

Als pathologisch betrachten wir derartige Varianten — freilich entschieden etwas willkürlich — dann, wenn die Artabweichung auffällig, bzw. dem Individuum schädlich ist.

Das erstere ist jedenfalls immer dann der Fall, wenn wir anatomische Bildungen individuell auftreten sehen, die dem Durchschnitt (dem Normalmenschen) fehlen; oder umgekehrt dann, wenn anatomische Bildungen oder Funktionen, die der Art zukommen, dem Individuum fehlen.

In dem einen Falle war eine spezifische Determinante im Keimplasma zu viel, im anderen zu wenig.

Wir unterscheiden demnach — als die beiden ersten Gruppen vererbbarer Anomalien:

Angeborene anatomische Plus-Variationen, bedingt durch das gelegentliche Auftreten überschüssiger (dem Durchschnitt fehlender) Determinanten; und

Angeborene anatomische Minus-Variationen, bedingt durch das Fehlen bestimmter physiologischer (d. h. der Art im Durchschnitt zukommender) Determinanten in den Chromosomen des befruchteten Eies.

Als typisches Beispiel für die erste Gruppe mag die Polydaktylie, als typisches Beispiel für die zweite der Daltonismus gelten, beides „Mißbildungen“, die uns schon mehrfach als Paradigmata in der konstitutionellen Vererbungslehre gedient haben.

I. Erbliche Plusvarianten. (Polydaktylie, Polymastie.)

Daß die „Polydaktylie“ ausgesprochen erblich ist, dürfte unbestritten sein. Sie kommt vor als festgewordene Eigenschaft bei gewissen Hühnerrassen.

Nach Braus (Entwicklungsgeschichtliche Analyse der Hyperdaktylie, Münch. med. Wochenschr. 1908, Nr. 8) besitzen die in Frankreich als Mastgeflügel gezüchteten Houdanhühner (ähnlich auch die englischen Dorkings und einige andere) regelmäßig an ihren Füßen statt der gewöhnlichen vier Zehen deren fünf oder gelegentlich sogar sechs Stück. Diese Rasse wurde schon von den Römern gezüchtet; ihre Reinheit wurde außer an anderen Merkmalen stets am Vorhandensein der Extrazehen gemessen.

Ältere Kreuzungsversuche (Hurst, Davenport) hatten ergeben, daß auch bei Kreuzungen von Houdanhühnern mit nicht hyperdaktylen Hühnerarten zunächst alle oder fast alle Individuen überzählige Zehen besitzen. Ausschlaggebend sind die neuesten Züchtungsversuche von Barfurth, der in zahlreichen Arbeiten (Arch. f. Entwickl.-Mech. Bd. 1, 1895; Bd. 26, 1908; Bd. 27, 1909; Bd.31, 1911) über seine Erfahrungen berichtet hat.

„Auch beim Menschen ist nach Kraus Hyperdaktylie erblich, und zwar gelegentlich in so hohem Grade, daß in dem bekannten Fall von Potton (nach de Ranse, Sur la consanguinité, p. 616. Bull. Soc. d'anthropologie. Paris, T. 4, 1863) ein vom Verkehr abgeschlossenes französisches Dorf (im Département d'Isère) aus fast ausschließlich hyperdaktylen Bewohnern bestand; hier ging nach Mischung mit Bewohnern der Umgegend, nachdem bessere Verkehrsbedingungen entstanden waren, die Mißbildung allmählich zurück. Auch sonst gehört das Vorkommen überzähliger Zehen oder Finger beim Menschen nicht zu den Seltenheiten; jeder Arzt hat solche Fälle gesehen."

(Vgl. auch Orth (Krankheiten und Ehe, herausgeg. von Senator und Kamminer, München 1904, S. 37), der als Namen des betreffenden Dorfes Eycaux, Isère und als Quelle F. Devay, Du danger des mariages consanguins. 1862, ref. Arch. gén. de méd. 1863, I, p. 763, angibt.)

Sind diese Angaben richtig, so ergibt sich, daß ebenso wie bei den Hühnern auch beim Menschen eine sechsfingerige Rasse sich künstlich züchten ließe. Die Sechsfingerigkeit könnte auf diese Weise Arteigentümlichkeit, d. h. normal werden. Jetzt nennen wir die Fünffingerigkeit normal, und zwar deshalb, weil die Naturzüchtung für diese Variante entschieden hat.

Völlig rätselhaft bleibt nur, wie die Determinate des sechsten Fingers, die noch im Gesamtkeimplasma der Menschheit herumspukt, in dieses hineingekommen ist.

Sehr nahe liegt es, an den phylogenetischen Atavismus im Sinne der Deszendenzlehre zu denken. Jedoch ist das eine Hypothese, die man weder beweisen, noch widerlegen kann. Ganz unwahrscheinlich ist es, daß es sich um eine der de Vriesschen Mutationen handelt. Die ganze Lehre von den Mutationen, so wichtig sie botanisch sein mag, hat für die menschliche Pathogenese noch wenig Bedeutung.

Viel verwertbarer im Sinne des Deszendenz-Atavismus ist eine zweite Plus-Variante, die als Beispiel dienen möge, die Polymastie.

Sehr interessant ist es, daß, wie Iwai, Chefarzt des japanischen Rotkreuzspitales, nach einem Referat von Bing (Med. Klinik 1907, Nr. 47, S. 1439) berichtet, die Polymastie in Japan sehr häufig zu sein scheint, besonders beim weiblichen Geschlecht, das 5, 19 % der Fälle (!) aufweist, während von den Männern nur 1,68 % überzählige Brustdrüsen oder Mamillen zeigen.

Im Gegensatz zu den kaukasischen Rassen trägt der Japaner seine überzähligen Brüste fast stets oberhalb der normalen, gewöhnlich an der vorderen Wand der Achselhöhle. Mehr als sechs Mammae oder Mamillen sind bis jetzt nicht an einer einzigen Person gezählt worden. Gut ausgebildete akzessorische Exemplare bei Frauen sind durchaus funktionsfähig, denn sie beginnen mit der Geburt zu sezernieren und die Milchabsonderung kann über sechs Monate anhalten. Es scheinen die polymastischen Frauen zu Kinderreichtum überhaupt und speziell zu Zwillings- und Drillingsgeburten eine gewisse Prädisposition zu besitzen. Unter den Fällen von Iwai figuriert sogar eine Fünflingsgeburt.

Sehr wichtig ist es, daß sich unverkennbare Beziehungen der Polymastie zur Lungentuberkulose geltend machen. Die Fälle von Polymastie sind unter den Tuberkulösen nämlich viel häufiger als unter den Nichttuberkulösen (8,27 % gegen 4,06 %). Ferner fanden sich unter den polymastischen Patienten eines japanischen Spitales 37,7 % Tuberkulose, unter den übrigen nur 22,3 % (Lancet, 14. Sept., 21. Sept. und 5. Okt. 1907 [Bing]).

Ich widerstehe der Versuchung, an diese wichtigen Mitteilungen weitergehende biologisch-phylogenetische Betrachtungen anzuknüpfen — sie liegen nahe genug — und gehe zur Diskussion der zweiten Kategorie, den Minus-Varianten über.

II. Erbliche Minusvarianten. (Daltonismus.)

Während die totale Farbenblindheit eine nur seltene Erscheinung und die Blaugelbblindheit überhaupt noch unsicher ist, kommt die Rotgrünblindheit (der Daltonismus) verhältnismäßig häufig vor. Auf Grund sehr umfassender Untersuchungen von Holmgren, Cohn, Magnus und anderen Forschern gibt Schirmer (Eulenburgs Realenzyklopädie, 2. Aufl., Bd. 7, S. 89) an, daß ungefähr 4 % Farbenblinde unter der männlichen Bevölkerung gefunden wurden, unter der weiblichen aber nur 0,3 %.

In betreff der Heredität sagt Schirmer wörtlich: „Sehr interessant ist es, daß Erblichkeitsverhältnisse eine Rolle spielen, indem wiederholt Brüder mit Dyschromatopsie aufgefunden werden, und in einzelnen Familien in verschiedenen Generationen dieser Mangel nachgewiesen werden kann (Milne, Nicholl, Butler, Horner, Pagenstecher, Dor u. a.). Hierbei ist das Eigentümliche, daß das Erbteil in der Regel aus der mütterlichen Familie stammt, in der Weise, daß mit dem Überspringen der weiblichen Nachkommen die Anomalie auf die männlichen Enkel fortgepflanzt wird, während die Söhne der Farbenblinden von dieser Belastung und ebenso deren Kinder meist frei bleiben. Die Art der vererbten Farbenblindheit soll in derselben Familie auch dieselbe bleiben. Beide Augen desselben Individuums sind bisher stets in gleicher Weise mangelhaft gefunden worden, höchstens bestand ein gradueller Unterschied."

Was die eigentliche Natur dieser Anomalie anlangt, so nehmen (nach Schirmer) alle Forscher an, daß es sich um Funktionsmangel eines gewissen Teiles der Nervensubstanz handelt. Wenn ich noch bestimmter nicht bloß von einem Funktionsausfall, sondern gleich von einem ererbten anatomischen Defekt gesprochen habe, so kommt das bei genauerem Zusehen eigentlich auf dassselbe hinaus.

Jedoch mag diese Frage noch offen bleiben. Jedenfalls handelt es sich um einen wirklichen angeborenen Defekt.

Es ist zu erwarten, daß der Daltonismus nicht die einzige Minus-Variation ist, die auf erblichem Boden entsteht.

Die namentlich von englischen Augenärzten mehrfach beschriebene kongenitale Wortblindheit gehört ebenfalls hierher.

III. Erbliche Dysvarianten. (Hämophilie, Hemeralopie usw.)

Viel wichtiger für die Pathogenese wie die beiden ersten Gruppen, in denen es sich weniger um Krankheitsanlagen als um das gelegentliche Auftreten artfremder oder das völlige Fehlen artwesentlicher Merkmale handelt, ist das häufige Vorkommen von Determinanten mit artabweichenden Eigenschaften.

1. Das klassische Beispiel dieser Gruppe ist die angeborene Hämophilie.

Weder die Blutgefäße, noch das Blut der Hämophilen lassen strukturelle (morphologische, histologische) Abweichungen von der Art erkennen. Der

·Unterschied besteht in dem Mangel einer Funktion, der Gerinnbarkeit des Blutes.

Seitdem 1784 Fordyce über amerikanische Bluterfamilien und dann 1789 Rave über deutsche Bluter berichtete (Eichhorst, Eulenburgs Realenzyklopädie, 2. Aufl., Bd. 8, S. 615), hat sich bei dem nie erlahmenden Interesse an dieser auffälligen Anomalie eine sehr beträchtliche Kasuistik über dieselbe angehäuft. Bei der Durchsicht derselben ergibt sich, daß über den springenden Punkt, nämlich über die hereditäre Natur des Leidens unter den maßgebenden Autoren völlige Übereinstimmung herrscht. (Wenn — wohl als einziger — W. Koch die Hämophilie, „diese exquisit hereditäre Konstitutionsanomalie" (Sahli) zu einer toxischen Infektionskrankheit stempeln will, so ist das ein interessantes Beispiel für die suggestive Macht, mit der herrschende Forschungsrichtungen disponierte Intelligenzen in ihren Bann zwingen. Einer ernsthaften Diskussion bedarf diese Auffassung ebensowenig wie etwa die hoffnungsvollen Bestrebungen eifriger Medizinjünglinge, durch die Entdeckung des Chlorosebazillus in die Schar der Unsterblichen einzutreten.)

Die hereditären Verhältnisse bei der Hämophilie, wie sie uns zahlreiche „Stammbäume hämophiler Familien" kennen gelehrt haben, ließen schon frühzeitig gewisse immer wiederkehrende Beziehungen erkennen, die dazu verführten, von besonderen „Vererbungsgesetzen" zu sprechen.

Sehen wir uns die „Gesetze" oder „Regeln" etwas genauer an, so ergeben sich für eine wissenschaftlich zureichende biologisch-genealogische Betrachtungsweise· viel größere Schwierigkeiten als gewöhnlich angenommen wird.

Wenn Sahli in seiner wichtigen Arbeit über dieses Thema (Über das Wesen der Hämophilie, Zeitschr. f. klin. Med. 1905, Bd. 56, Heft 3 und 4) sagt: „In allen drei (von ihm neu veröffentlichten) Stammbäumen finden wir, wie es bei der Hämophilie die Regel ist, ausschließlich männliche Individuen als Bluter notiert, während dagegen ausschließlich das weibliche Geschlecht der erblichen Übertragung dienstbar gemacht ist, ohne dabei selbst zu erkranken", so stimmt das „ausschließlich" für seine Fälle, aber durchaus nicht allgemein. So berichtet M. Fischer in einer Dissertation aus dem Jahre 1889 (zitiert nach Litten, Die hämorrhagischen Diathesen. Med. Klin., Bd. 3, S. 423) über eine ausgebreitete Bluterfamilie aus einem württembergischen Dorfe, in der „gegen die Regel" der anscheinende Stammvater, der Bluter war, selbst direkt die Disposition vererbte, während dies sonst nur weibliche Familienmitglieder tun. Ferner waren unter den weiblichen „Konduktoren" der Krankheit zwei Frauen wieder „gegen die Regel" selbst Bluter. „Im ganzen waren unter 114 Familienmitgliedern (in vier Generationen) 17 Bluter, 13 männliche und 4 weibliche."

Die Regel, „daß die Übertragung der Neigung zum Bluten sich ausschließlich durch die weiblichen Mitglieder der Familie vollzieht, die selbst ausnahmslos von dieser Krankheit freibleiben, stammt, soviel ich sehe, aus den Arbeiten über die berühmte Bluterfamilie Mampel aus Kirchheim bei Heidelberg, deren Stammbaum zuerst Chelius im Jahre 1827, dann Mutzenbecher 1841 beschrieben haben und der neuerdings von Lossen (Die Bluterfamilie Mampel, Deutsche Zeitschr. f. Chir. 1876, Bd. 7) weitergeführt wurde.

Schon Grandidier hat in seiner bekannten Monographie (Die Hämophilie oder die Bluterkrankheit, 2. Aufl., Leipzig 1877) über 48 weibliche Bluter neben 609 männlichen aus 200 Bluterfamilien (also 1 : 13) berichtet, und daß von einer selbst blutenden Mutter sowohl Bluter wie Nichtbluter geboren werden können, beweist eine Mitteilung von H. Gocht (Arch. f. klin. Chir., Bd. 59).

Wir können also zunächst nur so viel sagen, daß die Hämophilie sich beim männlichen Geschlecht weitaus häufiger findet wie beim weiblichen und daß auffällig häufig die selbst gesunden Mütter den Keim, und zwar vorwiegend auf ihre Söhne übertragen.

Aber das ist kein Gesetz, nicht einmal eine Regel, da alle anderen Kombinationen ebensogut vorkommen können.

Grandidier hat den Versuch gemacht, die Vererbungsverhältnisse bei der Bluterkrankheit — unter Vermeidung jener Einseitigkeit — noch etwas bestimmter zu formulieren. Er stellt folgende beiden Leitsätze auf:

1. Männer aus Bluterfamilien, die selbst Bluter sind, erzeugen mit Frauen, die nicht aus Bluterfamilien stammen, bei weitem nicht immer hämophile Kinder; im Gegenteil sind in diesem Fall die Kinder häufiger gesund und nicht hämophil. Umgekehrt aber scheinen dagegen unter den Kindern von Frauen, die Bluterinnen sind, sich ganz regelmäßig auch wieder hämophile zu finden.

2. Männer, die aus Bluterfamilien stammen, ohne selbst Bluter zu sein, erzeugen mit Frauen aus anderen Familien so gut wie niemals hämophile Kinder. Dagegen finden sich unter den Kindern von Frauen, die Bluterfamilien angehören, ohne selbst zu bluten, dennoch fast ausnahmslos solche, die an ausgesprochener Hämophilie leiden (zitiert nach Litten).

Auch diese Formulierung kann nicht als glücklich angesehen werden.

Was sind „Bluterfamilien"? Diese Frage ist bisher nie gestellt. Und doch liegt hier, wie im vorigen Abschnitt ausführlich auseinandergesetzt ist, die ganze Schwierigkeit der genealogischen Forschung und der unzureichenden Beschreibung der bisher beobachteten erblichen Zusammenhänge. Es braucht dies hier nicht wiederholt zu werden.

Hier hat die exakte genealogische Ahnentafelforschung einzusetzen. Freilich wird es nicht leicht sein, das nötige genealogische Material sicher und lückenlos zu beschaffen. Aber die Arbeit muß wenigstens versucht werden. Daß uns auch der schematische Mendelismus allein nicht weiter hilft, braucht nicht noch einmal betont zu werden.

Sehr bemerkenswert ist nun, daß — wie Litten besonders hervorhebt — ganz ähnliche Erblichkeitsverhältnisse wie bei der Hämophilie und dem Daltonismus auch noch bei einer dritten Affektion — der Nachtblindheit (Hemeralopie) vorliegen.

Litten (Deutsche Klinik, Bd. 3, S. 427) sagt: „Wir verdanken E. Ammann, Augenarzt in Winterthur, die Kenntnisse der Tatsache, daß sich die Nachtblindheit nach denselben Gesetzen vererbt wie die Hämophilie und der Daltonismus. Ammann teilt uns den Stammbaum einer Hemeralopenfamilie mit, aus dem das Vererbungsgesetz mit untrüglicher Sicherheit hervorgeht."

Gerade dieser Stammbaum ist sehr charakteristisch. Er beweist nur, daß in dem untersuchten hemeralopischen Verwandtenkreise ausschließlich männliche Nachtblinde sich fanden. Sonst ist von Gesetzmäßigkeit keine Rede. Und diese lediglich statistische Tatsache findet ihre Korrektur durch anderweitige Beobachtungen. In der Literatur finden wir da, wo die Krankheit (die Hemeralopie) durch mehrere Generationen verfolgt werden konnte, zum Teil Töchter, zum Teil Söhne befallen (Sédan, 1885: zwei Familien, in der ersten sind von zwölf kranken Mitgliedern fünf weibliche und sieben männliche, in der zweiten von neun Kranken Mitgliedern fünf weibliche und vier männliche. Savenzy (Irish hospital Gaz. 1872): von fünf Brüdern und fünf Schwestern sind zwei Brüder und drei Schwestern nachtblind). (Litten.) Wo bleibt da die „untrügliche Sicherheit des Vererbungsgesetzes?"

Bei dieser Sachlage erscheint es mir nicht angebracht zu sein, auf die „parablastische" Erklärung des „Vererbungsgesetzes" bei der Hämophilie einzugehen, wie sie von Litten in der vor-Mendelschen Zeit versucht wird.

(Deutsche Klinik von Leyden und Klemperer, Bd. 3, S. 425. Der interessierte Leser möge selbst nachlesen.)

Vorbehaltlich einer exakten genealogischen Neubearbeitung des ganzen vorliegenden Tatsachenmaterials läßt sich also zunächst nur soviel sagen, daß die Hämophilie, ebenso wie der Daltonismus und die Hemeralopie, ein typisches Beispiel ist einer rein vererbbaren Abwegigkeit, deren Ursache ausschließlich in dem gelegentlichen Manifestwerden einer spezifischen Determinante zu suchen ist, die in dem Keimplasma eines zusammengehörigen Verwandtenkreises ihr Wesen treibt.

Ob die anscheinend große Bevorzugung des männlichen Geschlechtes beim Manifestwerden dieser Determinante doch nur ein Zufall ist, oder ob sich eine solche vielleicht aus der Chromosomentheorie der Vererbung wird ableiten lassen, das müssen erst weitere Forschungen lehren.

Was nun endlich das eigentliche Wesen dieser Abwegigkeit betrifft, so muß besonders hervorgehoben werden, daß mit der Feststellung der erblichen Natur der Hämophilie über die Art der Funktionsstörung noch nichts ausgesagt ist. Aber das ist bei der normalen Funktion, die ja ebenfalls erblich ist, nicht anders. Das physiologische Rätsel der Nichtgerinnbarkeit des Blutes beim Hämophilen ist nicht größer wie das Rätsel der Gerinnbarkeit beim Nichthämophilen. Beide Probleme erhellen sich gegenseitig.

In diesem Sinne sagt Sahli (a. a. O., S. 41): „Wir formulieren also per exclusionem den Schluß, daß die Ursache des Ausbleibens der natürlichen Blutstillung bei der Hämophilie darin zu suchen ist, daß die lädierte Gefäßwand an der Läsionsstelle, wo sich der Thrombus bilden sollte, nicht die erforderlichen Mengen Thrombokinase oder zymoplastischer Substanz bildet, um aus dem disponiblen Thrombogen resp. Betaprothrombin an Ort und Stelle Fibrinferment zu erzeugen.

Hieraus ergibt sich für die natürliche Blutstillung unter physiologischen Verhältnissen der Schluß, daß bei derselben die Thrombokinase oder die zymoplastischen Substanzen wenigstens zum Teile von der lädierten Gefäßwand geliefert werden, resp. daß durch diese der lädierten Gefäßwand entstammenden Substanzen die lokale zu Thrombenbildung führende und blutstillende Gerinnung im Gefäßlumen ausgelöst wird.“

Schließlich sei noch erwähnt, daß einer Zeitungsnachricht zufolge die jungen Mädchen des Bluterdorfes Tenna in Graubünden neuerdings den heroischen Entschluß gefaßt haben sollen, nicht zu heiraten, um die verhängnisvolle Diathese innerhalb ihres Kreises zum Erlöschen zu bringen!

In dieselbe Kategorie einer ererbten Funktionsanomalie bei anscheinend normalen strukturellen Verhältnissen gehören noch eine Reihe anderer Anomalien, die hier nur kurz Erwähnung finden mögen.

Als drittes Beispiel mag die angeborene Achylie (Achylia gastrica simplex, Martius) gelten.

Die Drüsenzellen des Magens entwickeln sich histologisch anscheinend normal, aber sie funktionieren schlecht oder gar nicht. (Genaueres über die Achylie s. S. 122 dieses Werkes.)

3. Es läßt sich erwarten, daß ähnliches auch bei anderen drüsigen Organen vorkommt. Vielleicht stellt sich das sehr bald heraus, wenn wir erst über bessere Methoden der Funktionsprüfung des Pankreas verfügen. Der schwere, genuine Diabetes juvenilis kann so seine Erklärung als Typus einer endogenen, auf ererbter Grundlage sich entwickelnden Krankheit finden. Nicht viel Prophetengabe gehört dazu, um vorauszusagen, daß die ganze moderne Hormonenlehre überraschende pathogenetische Aufklärungen in demselben Sinne bringen wird.

4. Auch die konstitutionelle Albuminurie, die bereits ausführlich abgehandelt ist, gehört ihrem Wesen nach hierher.

Vergleichen wir diese vier als Beispiele herausgegriffenen, abwegigen Zustände, so ergibt sich, daß ihre pathologische Wertigkeit eine recht verschiedene ist. Der genuine, schwere Diabetes der Kinder ist immer tödlich, die Hämophilie mindestens sehr gefährlich, die Achylie nur gelegentlich schädlich, die konstitutionelle Albuminurie im ganzen recht harmlos. Das hängt offenbar ab von der Bedeutung, die der abwegigen Funktion (oder dem Funktionsausfall) im Gesamtbetriebe des Organismus zukommt. Je schwerer die Folgen des letzteren, desto größer ceteris paribus die jätende Naturauslese. Achylie und konstitutionelle Albuminurie würden sich sicher als Rasseeigenschaft züchten lassen, Hämophilie und die zum schweren Diabetes führende Pankreasanomalie kaum. Die beiden letzteren Eigenschaften würden, noch ehe sie zum konstanten Rassemerkmal geworden wären, den Untergang der Rasse herbeigeführt haben.

Darum sind auch die ersteren, die Achylia gastrica simplex und die konstitutionelle Albuminurie bei näherem Zusehen, wie ich zuerst betont habe, und wie jetzt wohl allgemein zugestanden wird, überraschend häufig, Hämophilie und schwerer jugendlicher Diabetes nicht.

5. Von den neuromuskulären Abwegigkeiten gehört in diese Gruppe in ganz typischer Weise die Myotonia congenita, die fälschlich sog. Thomsensche Krankheit. Wer die prinzipiellen biologischen Begriffe, die wir ausführlich erörtert haben, seinem medizinischen Denken zugrunde legt, der weiß, daß die Myotonia congenita keine Krankheit ist. Die Mitglieder der Familie Thomsen und ihre Artgenossen stellen vielmehr einen abwegigen Typus dar. Es sind Menschen, deren Muskulatur sich andersartig zusammenzieht, wie die der überwiegenden Mehrheit. Auch die Thomsens könnten ebenso, wie neuerdings die Homosexuellen, auf die verrückte Idee verfallen, ihren Typus für den eigentlich normalen zu erklären.

Es würde ihnen das aber nicht viel nützen. Sie sind und bleiben in der äußersten Minorität, weil ihre Abart als äußerst unvorteilhaft für den Kampf ums Dasein ihr Überwuchern nicht zuläßt.

IV. Artabweichungen mit zeitlicher Bindung ihres Auftretens (Chlorose, Otosklerose, Myopie usw.).

Handelt es sich in den Gruppen I bis III um vererbte Abwegigkeiten, die voll ausgebildet mit auf die Welt gebracht werden, also im eigentlichen Sinne des Wortes angeboren sind, so gibt es fernerhin Fälle, in denen die gewöhnlich als Krankheit aufgefaßte Abnormität erst im extrauterinen Leben, und zwar meist in einer typischen Entwicklungsphase des Organismus in Erscheinung tritt.

1. Als besonders häufig zu beobachtendes und typisches Beispiel dieser Kategorie mag die Chlorose gelten.

Daß die Chlorose, wenn sie wirklich, wie wir annehmen, die notwendige Folge ist einer spezifischen Veranlagung, nicht bereits dem neugeborenen Kinde anhaftet, sondern erst zu einer bestimmten Zeit, im Pubertätsalter sich entwickelt, fällt durchaus nicht aus dem Rahmen des uns bekannten physiologischen Geschehens heraus. Sind doch, wie die Tatsachen der Pubertät und der klimakterischen Jahre beweisen, auch eine größere Zahl physiologischer Determinanten von vornherein mit der Tendenz versehen, ihre gestaltende Kraft erst spät, und zwar zu einer ganz bestimmten Zeit während der postembryonalen Entwicklung zu entfalten. Es ist ja, wie Gegenbaur sagt, „die Entwicklung selbst eine durch Vererbung überkommene Eigenschaft, denn die Vererbung leitet uns zu einem früheren Zustande. Der Organismus entwickelt sich auf dieselbe Weise wie der, von dem er abstammt, weil er von dem letzteren mit dem materiellen Substrat auch die Funktionen der Entwickelung geerbt hat". Noch schärfer spricht sich E. Mehnert in diesem Sinne aus, indem er (Morphologische Arbeiten 1897, S. 124) sagt: „Die Ansammlung der Entfaltungsenergie erfolgt in der individuellen Stammesgeschichte (Phlyogenese) der Vorfahren. Die Reizauslösung beginnt mit der Kopulation der Keimzellen und endigt erst mit dem Tode des Individuums. Der Effekt ist ein Individualleben."

Es liegt der Versuch nahe, die in Frage stehenden zeitlich bedingten Vererbungserscheinungen auf das biogenetische Grundgesetz Haeckels zurückzuführen. Doch würde uns das hier zu weit von unserem Ziel, eine kurze Übersicht der vorhandenen Möglichkeiten direkt vererbter pathologischer Zustände zu geben, ablenken.

Sicher ist, daß das Prinzip einer zeitlichen Bindung bestimmter angeerbter Entwicklungstendenzen sowohl in normaler, wie in pathologischer Hinsicht eine große Rolle spielt. Der aufmerksam beobachtende Psychologe weiß, daß häufig bestimmte Charaktereigenschaften und geistige Fähigkeiten in einem bestimmten Alter auftreten. So wird gelegentlich der anfänglich scheinbar leichtsinnig veranlagte Sohn von einem bestimmten Alter an genau so pedantisch und sparsam, wie der Vater war. Die Psychiatrie lehrt, daß häufig Geistesstörungen, die aus einer erblichen Anlage hervorgehen, bei den Kindern in demselben Alter auftreten, wie bei den Erzeugern. Dr. Schmidt-Gibichenfels macht darauf aufmerksam, daß bezüglich des zeitlichen Auftretens der Schwindsucht, gewisser Herzkrankheiten, des vorzeitigen Ergrauens der Haare, der Trübung der Augenlinse nicht selten ähnliche Beobachtungen sich machen lassen. Es ist unzweifelhaft, daß es Familien (Verwandtenkreise) gibt, in denen die unheilvolle Tendenz sich geltend macht, die männlichen Mitglieder in einem bestimmten Alter an Apoplexie und verwandten auf arteriosklerotischer Basis sich entwickelnden pathologischen Zuständen (Schrumpfniere, Angina pectoris) hinwegzuraffen. Um keine Mißverständnisse aufkommen zu lassen, oder um nicht mir selbst zu widersprechen, sei jedoch wieder mit aller Schärfe betont, daß derartige „Familiengesetze" nur sehr vorsichtig zu bewerten sind, weil der „Familie" die biologische Grundlage fehlt.

Das ist ja der Segen der Amphimixis, daß in der Deszendenz des schlagflüssigen Vaters die in dieser Hinsicht besseren Determinanten der Mutter überwiegen und so die unheilvolle Veranlagung wieder auslöschen können. Sonst wäre es ja um die Menschheit schlecht bestellt.

Gerade bei der Chlorose, die uns die Veranlassung zu der vorstehenden Betrachtung gab, tritt die zeitliche Bindung des krankhaften Prozesses deutlich hervor. Die Funktionsschwäche der blutbereitenden Organe, die das Wesentliche des chlorotischen Vorganges ausmacht, ist eben an die Pubertätsperiode des Weibes gebunden.

Soweit wird kaum Widerspruch gegen unsere Auffassung zu besorgen sein. Etwas anderes ist es mit der Frage, ob unter allen Umständen die vererbte Tendenz zur chlorotischen Störung an sich groß genug ist, um allein die „Krankheit" in einem bestimmten Zeitpunkt zum Ausbruch kommen zu lassen. Diese Frage muß allerdings wohl verneint werden. Es ist kein Zweifel, daß in vielen Fällen exogene Momente (äußere Krankheitsursachen), wie ungünstige soziale Verhältnisse, schlechte Ernährung, frühzeitige Überanstrengung (Dienstmädchen-Chlorose) auslösend wirken, den Stein ins Rollen bringen und somit scheinbar die Krankheit „verursachen". Das ontologische naturwissenschaftliche Denken ist noch immer so verbreitet, daß viele Ärzte über diese Tatsache das Wesentliche, nämlich die determinierende Anlage übersehen!

Schon hier stoßen wir auf die Tatsache, die bei der nächsten Gruppe (V.) noch viel schärfer hervortreten wird, daß die meisten Krankheitsanlagen keine absoluten Größen sind.

Die Erfahrung lehrt, daß die chlorotische Veranlagung so stark sein kann, daß die Krankheit unter allen Umständen, also unter den günstigsten äußeren Lebensbedingungen, bei jeder nur denkbaren Schonung zur rechten Zeit zum Ausbruch kommt. Die Erfahrung lehrt, daß die chlorotische Veranlagung so schwach sein kann, daß sie ohne Dazwischenkunft äußerer schädigender Momente latent bleibt. Zwischen beiden Extremen gibt es zahlreiche Zwischenstufen. Die exogenen Momente haben eine große, prophylaktische Bedeutung. Aber sie sind nicht das Determinierende des ganzen Vorganges. Ein junges Mädchen, das von jeder chlorotischen Anlage frei ist, mag unter ungünstigen Verhältnissen anämisch, schwach, tuberkulös oder sonst was werden, meinetwegen verhungern — spezifisch chlorotisch wird es nicht.

Ist das gelegentliche sporadische Auftreten der Chlorose ein Gegenbeweis gegen diese Auffassung?

Können die reinen „Exogeniker“, die immer noch nach der zureichenden äußeren Ursache der Chlorose, womöglich nach dem „Chlorosebazillus“ suchen, ihrem Standpunkte zum Siege verhelfen durch den triumphierenden Nachweis eines chlorotischen Mädchens, dessen Mutter, vielleicht auch Großmutter, nachweislich chlorosefrei war? Denn wo bleibt da die Erblichkeit?

Nun, eine Gegenfrage! Wie war es mit der anderen Großmutter? Und den vier Urgroßmüttern?

Gerade die Chlorose läßt die Möglichkeit der Latenz in besonders deutlichem Licht erscheinen. Die Mutter der chlorotischen Tochter blieb, obgleich veranlagt, frei, weil einmal die Anlage relativ schwach war und weil zweitens die äußeren Bedingungen günstig waren. Sie überträgt den bei ihr latent gebliebenen Keim auf die Tochter, die durch den Vater von dessen selbst erkrankt oder belastet gewesenen Mutter weitere chlorosebelastete Chromosomen geerbt hat. Auf die gehäufte Anlage wirken ungünstige (auslösende) äußere Momente ein. Die scheinbar sporadische, scheinbar erblich unbedingte Chlorose ist da.

Wie sich von selbst versteht, soll dies Beispiel nicht beweisen, daß es im Einzelfalle genau so gewesen sein muß, wie angenommen ist — dazu müßte der Beweis erbracht werden, daß einige und welche der weiblichen Aszendenten (Großmütter, Urgroßmütter, Ururgroßmütter etc.) tatsächlich chlorotisch waren —, es soll nur an einem Beispiel eine der vielen Möglichkeiten aufgezeigt werden, wie der erbliche Zusammenhang gewesen sein kann. Wer will leugnen, daß bei der großen Verbreitung der Chlorose die überwiegend große Wahrscheinlichkeit dafür spricht, daß im Ahnenkeimplasma der scheinbar sporadisch erkrankten Chlorotika die Chlorosedeterminante nicht fehlt!

Schallmeyer hat in seinem vortrefflichen Buche: Vererbung und Auslese im Lebenslauf der Völker usw., Fischer, Jena 1904, S. 77, diese Verhältnisse schon sehr klar und bestimmt zum Ausdruck gebracht. Er sagt: „Es sind also alle Eigenschaften eines Individuums (also auch die krankhaften Anlagen, Martius), die es nicht erst während seines embryonalen und späteren Lebens unabhängig von seinem Keim erworben hat, als ererbt anzusehen, gleichgültig, ob sie schon bei seinen Eltern und deren Vorfahren sichtbar waren oder nicht (bzw. ob sie bei diesen genealogisch nachweisbar sind oder nicht [Martius]).

Denn auch die Eigenschaften sind ererbt, die bei jenen nur latent vorhanden waren, jetzt aber, infolge der durch Reduktionsteilungen und Amphimixis herbeigeführten neuen Kombination der Ide, zur Entwicklung gelangen konnten. Und ebenso sind jene Anlagen, die bei den Eltern und Vorfahren entwickelt waren, bei dem neuen Individuum aber latent geblieben sind, nichtsdestoweniger in einem gewissen Sinne erblich übertragen. Denn sie können in der nächsten oder späteren Generation bei anderer Konjunktur wieder die Übermacht erhalten und in die Erscheinung treten. Etwas deutlicher tritt deswegen die Erblichkeit zutage, wenn man nicht so sehr die individuellen Keimplasmen der Eltern, sondern sozusagen deren Familien- (besser Ahnen-) Keimplasmen in Betracht zieht."

„Für alle jenen individuellen Eigenschaften, für welche eine somatogene Erwerbung ausgeschlossen ist, d. h. die nicht auf Reizwirkungen beruhen, die der Körper während des individuellen Lebens — einschließlich der Embryogenese — erfahren hat, bedarf es obigem zufolge nicht erst statistischer Feststellungen, um ihre Erblichkeit zu beweisen. Denn es existiert für sie keine andere Quelle als die Erblichkeit."

2. Ein weiteres klassisches Beispiel dieser Gruppe bietet die für ihre Träger so überaus peinlich empfundene und darum so gefürchtete Otosklerose.

O. Körner hat in einem sehr lesenswerten Aufsatze: Das Wesen der Otosklerose im Lichte der Vererbungslehre (Zeitschrift für Ohrenheilkunde etc., Bergmann, Wiesbaden, Bd. 50, S. 98 u. ff.) als erster diese vielumstrittene Ohrenkrankheit richtig gedeutet und bei dieser Gelegenheit in mustergültiger Weise die Anwendung der biologischen Prinzipien in der Vererbungslehre auf einen Spezialfall aus einem wissenschaftlichen Sondergebiete: der Ohrenheilkunde durchgeführt.

Bei der prinzipiellen Bedeutung, die diesem Versuche zukommt und bei der für die meisten „Spezialisten" gänzlich ungewohnten und deshalb widerhaarigen Neuheit der ganzen Betrachtungsweise mag es gestattet sein, die Körnerschen Ausführungen hier — wenigstens in den Grundzügen — zu wiederholen. Wenn Körner einleitenderweise bemerkt: „Ich folge dabei den lichtvollen Auseinandersetzungen des Rostocker Klinikers Martius und bekenne gern, daß es lebhafte Diskussionen mit ihm waren, die mir die Augen über die wahre Natur der Otosklerose geöffnet haben", so kann umgekehrt der von mir vertretene konstitutionell-biologische Standpunkt in der Medizin seinerseits nur seine Dankbarkeit dafür zum Ausdruck bringen, daß die Spezialforschung ihm die Waffen liefert zur Durchführung seiner „medizinischen Weltanschauung".

„Bekanntlich nennen wir Otosklerose diejenige Art der progressiven Schwerhörigkeit, deren pathologisch-anatomisches Substrat einerseits in hyperostotischer Knochenbildung an den Lyabrinthfenstern besteht, wodurch der Steigbügel im ovalen Fenster fixiert wird und andererseits im Knochenabbau (Spongiosierung) innerhalb der sonst kompakten Labyrinthkapsel ausläuft.

Während die meisten Autoren annehmen, daß die Veränderungen von einer primären oder einer sekundären, infolge von Schleimhauterkrankungen in der Paukenhöhle entstandenen Periostitis ossificans (auf luetischer Basis?) ausgehen, kam Siebenmann auf Grund seiner umfassenden Untersuchungen zu der Überzeugung, daß dies nicht der Fall ist, sondern daß die ältesten Partien des Prozesses an der Grenze der endochondral gebildeten primären Labyrinthkapsel und dem sekundär vom Perioste aus angelagerten Bindegewebsknochen zu finden sind. Er hält die Spongiosierung für die letzte Phase eines Wachstumsprozesses, der zwar im Felsenbeine normalerweise nicht vorkommt, dagegen in anderen Knochen die Regel bildet, und bei dem es zum gänzlichen Schwunde des in den Interglobularräumen und am

Fensterrahmen vorhandenen Knorpels, und ferner zum Umbau der Kompakta in osteoides Gewebe und schließlich in Spongiosa kommt."

Dieser Auffassung Siebenmanns von der Otosklerose als eines abnormen postembryonalen Wachstumsvorganges verhilft die Tatsache ihrer (in dem Aufsatze vorher statistisch erwiesenen, Martius) Vererbbarkeit zum endgültigen Siege. „Jeder Wachstumsvorgang, der normale, wie der abnorme, muß in einer im Ahnenplasma des Individuums steckenden Determinante gegeben und daher vererbbar sein" — (soweit nicht — fügen wir hinzu — eine causa externa, wie die Syphilis, als exogene Krankheitsursache nachweisbar ist. Und daß sich in genealogisch genau untersuchten Fällen familiärer Otosklerose Syphilis als Ursache mit Sicherheit ausschließen ließ, ist vorher nachgewiesen!).

„Ob nun", fährt Körner fort, „die Determinante überhaupt und wann sie wirksam wird, mag in unserem Falle von besonderen Einwirkungen innerer oder äußerer Art abhängen. Die klinische Erfahrung zeigt uns bereits, daß hier das Eintreten der Pubertät, wohl als mächtige Neuanregung zum Knochenwachstum und das Wochenbett, das ebenfalls Veränderungen im Knochensystem herbeiführt (ebensowohl auch die Involution, die das Klimakterium mit sich bringt. Martius) zu auslösenden Faktoren werden können. Vielleicht, aber auch nur vielleicht, vermag auch in einzelnen Fällen irgend eine Erkrankung der Paukenhöhlenschleimhaut an der Labyrinthwand oder auch die Syphilis den abnormen Wachstumsvorgang anzuregen" (das aber, genau wie — mutatis mutandis — bei der Chlorose, nur dann, wenn der in der Anlage gegebene Prozeß „auslösbar" ist).

„Wie erklären sich nun aber", sagt Körner, „die Fälle von Otosklerose, bei denen wir keine Vererbung nachweisen können?" Genau so durch latente Vererbung, wie wir das oben am Beispiel der Chlorose durchgeführt haben. Müssen wir doch „bedenken, welche Unsummen von Determinanten im Ahnenplasma eines jeden Menschen steckt." Ein Blick auf die Ahnentafel läßt erkennen, daß, ganz ebenso, wie die Chlorosedeterminante auch die „Otosklerosedeterminante in dem Ahnenplasma eines jeden Menschen stecken und nach Generationen wieder einmal und vielleicht in einer das Lebensglück einer ganzen Familie vernichtenden Stärke wirksam werden kann."

Man sieht, daß hier alle wesentlichen Momente für das Urteil zusammen sind. Der Spruch kann erfolgen.

Ausschlaggebend sind 1. der Nachweis, daß zureichende exogene Ursachen fehlen, 2. der Nachweis, daß der krankhalte Prozeß selbst ein Entwicklungsprozeß ist, wie er auch normalerweise vorkommt, hier nur am falschen Ort und zur falschen Zeit, 3. der Nachweis, daß exogene Reize den Prozeß gelegentlich auslösen, aber nicht im Sinne des Kausalgesetzes allein verursachen können, endlich 4. der Nachweis, daß oft die Krankheit auffällig familiär gehäuft erscheint. Das Vorkommen scheinbar sporadischer Fälle widerlegt die Ansicht von der erblichen Übertragung des determinierenden Momentes des ganzen Prozesses, eben der otosklerotischen Keimesanlage nicht, weil die Tatsache des häufigen Vorkommens latenter Vererbung biologisch fest begründet ist.

3. Eine wahre Fundgrube ganz analoger Vorgänge ist die Augenheilkunde. Es ist unmöglich, im Rahmen dieses Buches auch nur die wichtigsten ophthalmologischen Tatsachen anzuführen, die hier in Frage kommen. Der Hinweis auf das treffliche Buch von Peters - Rostock: Die angeborenen Fehler und Erkrankungen des Auges, Bonn 1909, muß genügen.

Als Paradigma greife ich nur die Myopie heraus.

Möbius (Über Entartung, Grenzfragen des Nerven- und Seelenlebens III, Wiesbaden, Bergmann, 1900) schildert einen stark hereditär Degenerierten, der zu allem übrigen hochgradig kurzsichtig war. „Seine Schwester und sein

Vater sind emmetropisch, seine Mutter und deren Vater in hohem Grade kurzsichtig." „Wir sehen also die ganze Familie durch die gekreuzte Vererbung beherrscht, die Tochter und der Enkel des kurzsichtigen Mannes sind von Kindheit an kurzsichtig."

„Häufiger wohl", fährt Möbius fort, „wird die Myopie $\varkappa\alpha\tau\grave{\alpha}$ $\delta\acute{v}\nu\alpha\mu\iota\nu$ vererbt, d. h. die Augen entbehren der natürlichen Widerstandsfähigkeit, müssen sie viel auf Nahes sehen, so werden sie zu lang. Immer aber scheint die Myopie auf angeborener Anlage zu beruhen, da das Nahesehen denen ohne solche Anlage nichts schadet. Ich selbst (Möbius), mein Bruder, mein Vater, mein Großvater, haben alle das Gymnasium durchgemacht und sind alle emmetropisch geblieben. Daß die Schule die Zahl der aktiven Myopen steigert, ist zweifellos, aber sie macht die Myopie nicht, sie bringt sie nur zur Entwicklung."

Diese mehr gelegentlichen Bemerkungen von Möbius finden (ohne daß an Möbius angeknüpft würde, vielmehr durchaus selbständig) eine wichtige Ergänzung und biologisch-wissenschaftliche Vertiefung in einem sehr lesenswerten Aufsatze des Züricher Augenarztes Dr. Steiger, Entwicklungsgeschichtliche Gedanken zur Frage der Kurzsichtigkeit und Weitsichtigkeit (Arch. f. Rassen- und Gesellschafts-Biologie etc., 1907, 4. Jahrg., 3. Heft).

Wichtig ist, daß die Kurzsichtigkeit sich immer erst während des extrauterinen Lebens entwickelt. „Eingehende Untersuchungen an Tausenden von Neugeborenen unter Kulturvölkern haben zweifellos dargetan, daß die Kurzsichtigkeit nur ganz ausnahmslos, wenn überhaupt jemals, schon gleich nach der Geburt vorhanden ist."

Aber wie entsteht sie?

„Die heute wohl am meisten im Vordergrund stehende Theorie der Entstehung der Kurzsichtigkeit schuldigt in erster Linie die Konvergenz an. Durch die Nahearbeit wird ein Druck von seiten der Augenbewegungsmuskeln auf den Augapfel ausgeübt. Dieser Druck drückt das Auge in die Länge.

Nehmen wir diese Theorie ohne weiteres an. Was folgt für uns daraus?

In erster Linie nur, daß bei vielen Individuen unter diesem Druck Kurzsichtigkeit entsteht, bei der Mehrzahl aber nicht. Warum dieser Unterschied?

In zweiter Linie, daß diese Wirkung nur in der Jugend eintritt, später aber nicht mehr oder doch nur so ausnahmsweise, daß die Ausnahmen die Auffassung nicht beeinflussen können. Warum diese zeitliche Begrenzung?

Für diese zweite Frage sind wir um eine durchaus verständliche Antwort nicht verlegen. Eben weil das Wachstum abgeschlossen ist! Die Entstehung der Kurzsichtigkeit ist für viele Individuen nur ein modifiziertes Wachstum.

Die Frage der Auswahl dagegen, die Frage, warum der eine betroffen wird, der andere nicht, beantworten wir mit dem Schlagwort „Disposition". Darüber hinaus kommen wir vorläufig noch nicht. Freilich ist die Disposition nicht etwas dem Menschen, wie eine Etikette, Aufgeklebtes. Disposition liegt tiefer — sie ist erblich übertragene Keimeseigentümlichkeit. Ob man wisse, worin sie besteht, ist eine Frage für sich. Sicher aber ist, daß sie mit dem Keimplasma übertragen werden muß. Einige Kinder der gleichen Familie haben sie, andere nicht — alle aber arbeiten unter den nämlichen äußeren Bedingungen. Jene werden kurzsichtig, diese nicht. Es gibt keine stichhaltigen Überlegungen und keine sicher bekannten Tatsachen, die sich mit dieser Anschauung nicht vereinigen ließen. Warum das eine Kind der gleichen Familie kurzsichtig wird, das andere aber nicht, das hat allzuoft für ein großes Problem gegolten. Diese Erscheinung ist eben nur ein einfacher Ausdruck der tausendfältig bekannten Tatsache, daß die Kinder dem Vater oder der Mutter oder mit

Übergehung der Eltern irgend einem der Vorfahren nachschlagen können. Nicht nur im allgemeinen Aussehen oder im geistigen Gesamtwesen, sondern in unzähligen Einzelzügen.

Darüber brauchen wir uns gerade bei der Frage der Myopie den Kopf nicht zu zerbrechen — das ist ein Problem der allgemeinen Vererbungstheorie und durchaus nicht etwa für die Kurzsichtigkeit besonders charakteristisch.

Viel wichtiger ist für uns die Frage, wie es denn überhaupt unter stärkerem Druck zu einer solchen Deformation kommen könne, worin diese Disposition bestehe.“

Wie Steiger diese Frage beantwortet und wie er weitgehende biologische Betrachtungen und Konsequenzen allgemeiner Art an den Spezialfall der Myopie anzuknüpfen weiß, muß im Original nachgelesen werden.

Daß und warum ich des Verfassers weitgehenden Entartungspessimismus nicht teile, brauche ich nicht noch einmal auseinanderzusetzen. Richtiger als der Jammer um „die Familien“, die in ihrer Geschichte einst groß waren und heute verschwunden sind“, ist der Hinweis, daß „das Aussterben eines solchen Geschlechtes in seinen entarteten Zweigen“ „zweifellos wieder einen gewissen Schutz für das Menschengeschlecht gibt.“

„Das ist ja eben der Schutz für das Leben überhaupt, daß nur das Brauchbare auf die Dauer sich zu erhalten vermag. Freilich kostet das Opfer. In der Entwicklung spielt aber der einzelne eine ganz bescheidene Rolle. Objekt der Entwicklung ist die Art.“ Das stimmt!

V. Normale Bildungen mit einem Minus von Lebensenergie. (Abiotrophie Gowers, Aufbrauchskrankheiten Edinger usw.)

Die fünfte Gruppe umfaßt die außerordentlich zahlreichen Fälle, bei denen es sich nicht um fertige oder doch wenigstens in der Anlage determinierte Anomalien handelt, sondern um von Haus aus histologisch normale Bildungen, die sich nur dadurch vom mittleren (Normal-)Typus unterscheiden, daß im ganzen Organismus oder in einzelnen Organen bestimmte Gewebe mit einem Minus von Lebensenergie begabt sind derart, daß sie äußeren Krankheitsanlässen nicht den genügenden Widerstand entgegensetzen.

Es gibt, ebenso wie psychische, auch zahlreiche körperlich angeborene Minderwertigkeiten.

Ob eine individuell gegebene Gewebsschwäche eines Organes zur Krankheit wird oder nicht, das hängt nicht bloß von dieser Anlage ab, darüber entscheiden wesentlich mit die äußeren Einflüsse, die das Individuum erleidet.

Ein schwach veranlagter Herzmuskel kann unter günstigen Bedingungen ein ganzes langes Leben vorhalten. Umgekehrt genügt gelegentlich eine einmalige relative Überanstrengung, um den Beginn langen Siechtums und frühen gänzlichen Versagens einzuleiten.

Es ist ersichtlich, daß diese Gruppe ohne bestimmte Grenze in die vorhergehende übergeht. Auch bei der Entstehung der Myopie handelt es sich im letzten Grunde um eine angeborene spezifische Gewebsschwäche, um eine zu große Nachgiebigkeit der bindegewebigen Kapsel des Bulbus gegen äußeren Druck. Da nun aber die den Druck ausübende Konvergenz (die Nahearbeit), wenigstens bei einem Kulturmenschen, der die Schule besucht, unvermeidlich ist, so ist bei gegebener Anlage eben auch die Myopie durchwegs unvermeidlich.

Radfahren und ähnlicher Sport ist dagegen zwar nützlich und angenehm, aber nicht notwendig. Es kann jemand, der sich schont, mit einem schwach veranlagten Herzen alt werden.

Der Hauptunterschied zwischen Gruppe IV und V ist also der, daß in Fällen der Gruppe V es zur Krankheitsentstehung meist besonderer offensichtlicher äußerer Faktoren bedarf, die dann von dem naiven Denken als eigentliche Krankheitsursache bezeichnet werden, während sie doch nur als auslösende Momente (Ribbert sagt neuerdings: als Krankheitsanlässe) betrachtet werden können.

Von diesem allgemeineren Standpunkt aus gehört ein großer Teil aller Erkrankungen überhaupt in diese Gruppe.

Im engeren Sinne rechnen wir diejenigen Fälle hierher, bei denen die angeborene Anlage derart ausgesprochen ist, daß in offensichtlicher Weise schon solche äußere Einflüsse krankmachend wirken, die an sich, d. h. für das Mittelmaß der Widerstandsfähigkeit unschädlich sind.

Für diese Fälle bedarf es eines besonderen genealogischen Nachweises, daß eine entsprechende Krankheit in der Azendenz ein- oder mehrmals vorgekommen ist, nicht, um ihre erbliche Natur zu beweisen.

Die klinisch nachweisbare Tatsache, daß aus der Annahme exogener Einflüsse irgendwelcher Art die Entstehung des krankhaften Vorganges allein sich nicht erklären läßt, genügt, die Annahme einer besonderen Anlage gerechtfertigt erscheinen zu lassen. Und ist die besondere Anlage erst einmal festgestellt, so ist damit auch deren Determinante notwendig postuliert, der Erblichkeitsfaktor in der Pathogenese des fraglichen Leidens festgestellt. Natürlich soll damit nicht die Bedeutung des genealogischen Nachweises erblicher Verhältnisse für diese Fälle herabgesetzt werden. Im Gegenteil. Es ist immer wieder von Interesse, zu sehen, wie in gewissen Blutsverwandtenkreisen (gewöhnlich Familien genannt), auf arteriosklerotischer Basis sich entwickelnde schwere, lebensvernichtende Störungen, wie Apoplexien, Nierenschrumpfungen, Angina pectoris sich häufen, während andere Verwandtenkreise relativ frei davon sind. Nur das muß immer wieder betont werden, daß das Fehlen des genealogischen Nachweises im Einzelfalle nichts gegen die hereditäre Natur der spezifischen Anlage beweist. Warum — das ist im vorstehenden genügend oft auseinandergesetzt.

In diese Gruppe gehören, um zunächst einige typische Beispiele zu nennen, von den organischen Nervenkrankheiten die spinalen Amyotrophien (Erb), ferner die primären Muskelatrophien, von den Nierenerkrankungen gewisse Formen der Schrumpfniere, zahlreiche Erkrankungen des Respirations- und Zirkulationsapparates, so das Bronchialasthma, das Heufieber einerseits, die Arteriosklerose andererseits; von den Stoffwechselkrankheiten die „unheimliche Trias" Diabetes, Gicht und Fettsucht usw.

Es besteht entschieden das Bedürfnis, diese reichlich buntscheckige Reihe scheinbar ganz verschiedenartiger Erkrankungen von unserem biologischen Standpunkt aus noch etwas genauer zu analysieren und ihrem Wesen nach in besondere Kategorien unterzubringen.

Gemeinsam ist ihnen allen die offensichtliche Notwendigkeit der Konkurrenz äußerer und innerer Momente zu ihrer Entstehung.

Das innere Moment ist unter allen Umständen im Prinzip dasselbe, nämlich eine angeborene, im Keimplasma determiniert gewesene Minderwertigkeit der Anlage. Recht verschieden können dagegen die äußeren, auslösenden Momente ausfallen. Überlegen wir genauer, so lassen sich zwei wesentliche Kategorien herausschälen. Einmal kommen alle Arten schädigender Einflüsse in Frage, die gelegentlich einwirken können, nicht müssen, und daher an sich vermeidbar sind.

Dies sind die gewöhnlichen äußeren Krankheitsursachen im populären Sinne des Wortes: schädigende Einflüsse mechanischer, thermischer, toxischer, bakterieller Art.

Von ihnen unterscheiden sich wesentlich die Momente, die nicht von außen zufällig den Organismus treffen, sondern in der Funktion selbst gegeben und darum mehr oder weniger unvermeidbar sind. Die Myopie lieferte uns schon ein Beispiel, das dieser Kategorie sich annähert.

Es ist ein Verdienst der neueren Zeit, auf diesem Gebiete klarere Anschauungen angebahnt zu haben.

Schon der ideenreiche O. Rosenbach hat in einem Aufsatz: Bemerkungen über die Mechanik des Nervensystems (Deutsche med. Wochenschr. 1902) die Bemerkung gemacht, „daß es angeborene embryonale Defekte gibt, bei deren Bestehen die normale Funktion schon eine Schädigung bedeute.“

Derselbe Gedanke ist ungefähr gleichzeitig nutzbar gemacht worden durch Sir W. Gowers (A lecture on Abiotrophy. Lancet, April 1902). Gowers, der von dem bekannten Weigertschen Standpunkt ausgeht, daß bei den systematischen Erkrankungen des Nervensystems der Untergang (die degenerative Atrophie) der Nervenbahnen das primäre, die Neurogliawucherung erst das reparative, sekundäre Moment sei, faßt diese primäre Degeneration selbst als „Abiotrophie“, als reine Folge ungenügender Lebensenergie auf. Zu den Krankheiten, welche infolge schwacher Lebensfähigkeit, Abiotrophie, entstehen, rechnet er in erster Linie die familiär auftretenden Formen des Schwundes im peripherischen Neuron, die Muskelatrophien und die progressiven neurotischen Atrophien. Dann erwähnt Gowers (zit. nach Edinger) noch Krankheiten, bei denen zu der angeborenen schwachen Anlage wohl noch ein besonderes schädigendes Agens hinzukommen müsse, damit der abiotrophische Prozeß zur Entwicklung komme. Es sind dies die kombinierten Systemerkrankungen, also die sogenannten primären und hereditären Formen der spastischen Spinalparalyse, die Friedreichsche Krankheit, die primären, häufig familiären Optikusatrophien, die Bulbärparalyse usw.

Denselben Gedanken hat in Deutschland L. Edinger aufgenommen und in einer Reihe von wichtigen Arbeiten (vgl. besonders: Die Aufbrauchkrankheiten des Nervensystems, Deutsche med. Wochenschr. 1904, Nr. 25) weiter ausgeführt.

Edinger geht davon aus, daß die (bisher meist zur Erklärung der spezifischen degenerativen Atrophien gemachte) Annahme elektiver Giftwirkung sehr viel unwahrscheinlicher sei als die, daß unter dem Einfluß des Giftes oder der Schädlichkeit die Funktion die Krankheit schafft. Und zwar ist dann die Funktion selbst eine Schädigung, wenn dem durch die Funktion bedingten Verbrauch nicht der normale Ersatz gegenübersteht. Die so entstehenden Defekte nennt Edinger daher die Aufbrauchkrankheiten des Nervensystems.

Woher stammt aber diese Gewebsschwäche? Strenger und prinzipieller, als Edinger es tut, muß zwischen den angeborenen, in der Embryonalzeit erworbenen Defekten und den ererbten, spezifischen Veranlagungen zur „Aufbrauchkrankheit“ unterschieden werden. Wie ich schon in meinem Vortrage: „Krankheitsanlage und Vererbung“ auf dem Kongreß für innere Medizin 1905 hervorgehoben habe, treten die ersteren herdweise auf und sind in ihrem Wesen von den generellen, rein exogenen Erkrankungen des extrauterinen Lebens nicht zu unterscheiden, während es sich bei der als eigentliche Aufbrauchkrankheit im engeren Sinne von Edinger bezeichneten Gruppe von Erkrankungen des Nervensystems um Degenerationen auf ererbter spezifischer Anlage handelt.

Darum handelt es sich bei diesen, ich nenne mit Edinger die Tabes, die spastische Spinalparalyse, die amyotrophischen Erkrankungen von Rückenmark und Oblongata, die kombinierten Strangsklerose usw. immer um systematische Degenerationen, niemals um herdweise auftretende Entzündungen. Denn nur die funktionell zusammengehörigen Neuronenbündel setzen einheitliche Determinanten voraus, deren spezifische Abweichung vom Typus eben das individuelle Moment ausmacht, das unter denselben exogenen Bedingungen (in diesem Falle der syphilitischen Erkrankung) den A zum Tabiker werden läßt, B, C und D aber nicht. Dies ist der Weg, endlich die bisher anscheinend unüberwindlichen ätiologischen Gegensätze des Tabesstreites zu überbrücken. Denn ob im Einzelfalle erst die toxische Wirkung der Lues der Aufbrauchskrankheit die Wege ebnet, oder ob gelegentlich auch ohne vorausgegangene Lues schon die funktionelle Überanstrengung an sich die typische Degeneration der tabisch erkrankenden Faserbahnen in den Hintersträngen des Rückenmarkes auslöst (ich habe erst kürzlich wieder einen sicheren Fall der Art gesehen), das macht im Sinne der biologischen Vererbungslehre keinen prinzipiellen Unterschied. Voraussetzung (und zwar im Sinne einer conditio sine qua non) ist in beiden Fällen die spezifische, in der Anlage gegebene Gewebsschwäche.

Aufgabe der klinischen Analyse ist es, in jedem Einzelfalle zu untersuchen, ob die angeborene Gewebsschwäche stark genug ist, um die physiologische Funktion an sich als genügendes degeneratives Moment erscheinen zu lassen, oder ob noch ein besonderer toxischer Einfluß, wie die Lues in den meisten Fällen der Tabes, oder das Blei bei der Radialislähmung der Anstreicher (funktionelle Überanstrengung der Extensoren des Armes!) intervenieren muß.

Bei der progressiven muskulären Dystrophie (Typus Erb), die sich hier unmittelbar anschließt, scheint ein derartiges toxisches Hilfsmoment durchaus zu fehlen. Wenn Bing, ein Schüler Edingers, sagt: „Jedenfalls läßt sich jetzt schon das Vorhandensein einer derartigen schwachen Anlage des Muskelsystems bei progressiver Dystrophie, wenn nicht als erwiesen, so doch als höchst wahrscheinlich bezeichnen", so habe ich das in dem genannten Vortrage pathogenetisch prägnanter schon so ausgedrückt: „Nur unter der Annahme einer besonderen, individuell ererbten, vom generellen Typus abweichenden Muskeldeterminante ist die Entstehung der Dystrophia muscularis progressiva verständlich."

Es liegt nahe, diese Betrachtungsweise, die Edinger auf das Nervensystem beschränkt, zu verallgemeinern. Ich fasse mit Strümpell gewisse Formen der genuinen Schrumpfniere als typische „Aufbrauchkrankheit" auf. Freilich hat Strümpell diesen Ausdruck selbst nicht gebraucht. Um aber zu zeigen, wie nahe seine Betrachtungsweise dieser Dinge der meinigen liegt, kann ich nichts Besseres tun, als seine Ausführungen getreulich, wenn auch etwas abgekürzt, unmittelbar wiederzugeben.

Nachdem Strümpell (in: Die deutsche Klinik von Leyden und Klemperer, 1901, Bd. 4, S. 69) die mannigfachen Schädlichkeiten (Alkohol, Blei usw.) geschildert hat, die exogen die Widerstandskraft des Nierengewebes dauernd derart herabsetzen, daß nunmehr die Schrumpfniere sich entwickelt, fährt er fort: „Wie häufig auch alle die bisher erwähnten ursächlichen Faktoren bei der chronischen Nephritis nachweisbar sind, so bleiben doch noch genug Fälle übrig, in denen von allen bisher erwähnten Schädlichkeiten und Beziehungen zu anderen pathologischen Prozessen nichts zu finden ist. Gewiß mögen manche dieser „primären idiopathischen", scheinbar „von selbst" entstandenen

Nephritiden doch auf äußere („exogene") Schädlichkeiten zurückzuführen sein, die sich nur unserem Nachweise entziehen. Andererseits wird man aber hierbei, wie ich glaube, auch noch einem anderen Momente Rechnung tragen müssen, dessen Bedeutung gegenwärtig immer mehr und mehr zutage tritt, ich meine dem der angeborenen, abnormen, konstitutionellen Veranlagung, die sich in jedem einzelnen Organ und mithin zuweilen auch in den Nieren geltend machen kann. Zu dieser Auffassung führt namentlich die Beobachtung der nicht sehr seltenen Fälle von genuiner Nierenschrumpfung bei verhältnismäßig jugendlichen Personen (Männern und Frauen), wo trotz sorgsamster Nachforschung auch nicht die geringste äußere ursächliche Schädlichkeit aufgefunden werden kann. Derartige Fälle haben mir schon seit längerer Zeit den Vergleich mit der progressiven Muskelatrophie nahegelegt. (Von mir gesperrt, Martius.) Ebenso wie hier, scheinbar ohne allen Grund, eine langsame Atrophie des Muskelgewebes Faser für Faser eintritt, so könnte vielleicht, dachte ich mir, im Nierengewebe allmählich eine Atrophie Zelle für Zelle stattfinden. Einen Beweis für diese Vermutung kann ich natürlich nicht geben. Jedenfalls scheint es mir aber der Beachtung wert zu sein, in der Ätiologie der chronischen Nierenerkrankungen nicht alles Gewicht immer nur auf die äußeren Schädlichkeiten zu legen, sondern auch an die Möglichkeit einer angeborenen („konstitutionellen") Schwäche des Nierengewebes zu denken.

Selbst bei den sicher exogenen Nephritiden werden wir diesen endogenen Faktor nicht ganz außer acht lassen können. Denn nur so erklärt es sich, daß dieselbe Schädlichkeit (z. B. der chronische Alkoholismus u. a.) von dem einen Menschen ohne alle üblen Folgen ertragen wird, während sie bei dem anderen eine leichte, bei dem dritten sogar eine schwere Erkrankung der Niere hervorruft.

Bei einer hochgradigen angeborenen Unterwertigkeit des Nierengewebes dürften schon die in der Funktion als solcher gegebenen Schädigungen und Ansprüche an die Widerstandskraft der Epithelien genügend sein, um schließlich zu einem organischen Zerfall der Zellen zu führen. Das wären dann die in der Tat „von selbst", d. h. ohne jede besondere äußere Schädlichkeit entstehenden Fälle von „idiopathischer Schrumpfniere".

„Eine wichtige Stütze würde diese Ansicht erhalten, wenn es gelingt, das familiäre bzw. hereditäre Auftreten derartiger Nierenerkrankungen nachzuweisen. Dies ist freilich meines Wissens erst in wenigen, aber immerhin in einigen Fällen möglich gewesen. Doch ist zu bedenken, daß man diesem Punkte bisher noch nicht viel Aufmerksamkeit geschenkt hat." (Hierzu muß ich wieder bemerken, daß der strikte genealogische Nachweis der Heredität im engsten Sinne des Wortes — gleichsinnige Erkrankung der Eltern oder Geschwister — keineswegs so ängstlich gefordert zu werden braucht. Wo die klinische Analyse per exclusionem die Notwendigkeit der Annahme einer spezifischen Veranlagung nachweist, steht die hereditäre Genese ihrer Natur nach fest. Denn es gibt für sie keine andere Genese als die Erblichkeit.)

„Von größter Bedeutung", fährt Strümpell fort, „für die Annahme einer tatsächlich vorkommenden angeborenen Nierenschwäche sind die praktisch wichtigen Fälle von sogenannter physiologischer oder, wie ich sie mit Martius nenne, orthotischer Albuminurie." (Das letztere stimmt nicht. Mit bewußter Absicht habe ich den Ausdruck „konstitutionelle" Albuminurie einzuführen gesucht. Der Ausdruck „orthotisch" stammt meines Wissens von Heubner. Vgl. Martius: Konstitutionelle Albuminurie, v. Leuthold, Gedenkschrift, 1. Bd.)

„Aller Wahrscheinlichkeit nach handelt es sich hierbei — um eine Nieren - schwäche, wobei die Nieren gewissen äußeren Einflüssen gegenüber weniger Widerstand leisten als unter ganz normalen Verhältnissen. Es ist leicht möglich — wenn auch meines Wissens noch nicht durch direkte Beobachtungen er- wiesen, daß derartige Nieren später schon durch verhältnismäßig geringfügige Schädlichkeiten dauernd krank werden können, und ich habe es wenigstens für meine Pflicht gehalten, in allen derartigen Fällen eine möglichst vorsichtige Lebensweise dringend anzuraten. (Ich auch, Martius.)

Besonders interessant erschien mir ein vor kurzem beobachteter äußerst charakteristischer Fall bei einem blühend aussehenden 15jährigen Knaben, von dem aber mehrere Verwandte väterlicherseits ernsten Nierenleiden erlegen sind. Hier scheint also eine familiäre Anlage in der Tat vorhanden zu sein.“

Soweit Strümpell. Nicht unerwähnt will ich lassen, daß meinen lang- jährigen, ziemlich umfangreichen Beobachtungen nach die konstitutionelle Albuminurie in der Mehrzahl der Fälle eine zeitlich ziemlich begrenzte, im wesentlichen auf die späteren Kindheits- und Pubertätsjahre beschränkte Entwicklungsanomalie des sezernierenden Nierenparenchyms darstellt, die sich meist später wieder ausgleicht. Genauere Beobachtungen, ob nicht doch die früheren konstitutionellen Albuminuriker einen besonders großen Prozentsatz der späteren Nephritiker darstellen, sind dringend erwünscht.

Im übrigen habe ich den Strümpellschen Ausführungen nur hinzu- zufügen, daß, was für die Nervenzellen einschließlich ihrer Fortsätze, die Muskel- fasern und das funktionierende Nierenparenchym gilt, auch für andere Körper- zellen Geltung haben wird.

Es ist kein Zufall, sondern in der Natur der Sache begründet, daß zum Teile dieselben Krankheiten, die bereits im Konstitutionskapitel abgehandelt werden mußten, hier wieder erscheinen.

Gewiß hat Ebstein (Vererbbare zellulare Stoffwechselkrankheiten, F. Enke 1902) recht, wenn er gegen den Begriff der „konstitutionellen Krank- heiten“ im Sinne der speziellen Pathologie (des nosologischen Systems) pole- misiert und ihn ganz ausmerzen will. Denn — mehr oder weniger sind alle inneren Krankheiten konstitutionell. Alle haben sie ein konstitutionelles Moment zur Voraussetzung. Darum eignet sich dieses Kriterium nicht zum unterscheiden- den Merkmal. Um so wichtiger aber ist die Betonung des konstitutionellen Moments in der allgemeinen Pathogenese. Das ist das Leitmotiv des Konsti- tutionskapitels. Jedes konstitutionelle Moment aber in der Krankheitsent- stehung, das nicht nachweisbar im Leben und durch das Leben erworben wurde, ist angeboren und damit — soweit nicht etwa noch intrauterine Infektion oder Blastophthorie in Frage kommen — im biologischen Sinne des Wortes ererbt, d. h. im elterlichen Keimplasma von vornherein gegeben gewesen.

Das gilt nun, und es ist ein großes Verdienst Ebsteins, diesen Gesichts- punkt mit besonderer Schärfe herausgearbeitet und vertreten zu haben, recht eigentlich von den drei berühmten Stoffwechselkrankheiten Gicht, Fettsucht und Diabetes, die im „System“, d. h. in der natürlichen Gruppierung der Krankheiten, soweit eine solche heute bereits möglich ist, eng zusammen- gehören.

Zunächst rein empirisch-genealogisch. Haben sie (diese Krankheiten) doch alle drei, wie Ebstein sagt, nicht nur die Vererbbarkeit gemein, sondern es besteht bei ihnen sogar oft genug eine alternierende Vererbbarkeit derart, daß in den verschiedenen Generationen der gleichen Familie diese drei Krank- heiten abwechselnd auftreten, daß überdies die verschiedenen Glieder derselben Sippe bald von der einen, bald von der anderen dieser Affektionen heimgesucht werden, und daß oft genug bei dem gleichen Individuum zwei dieser Krank- heiten, bisweilen alle drei nebeneinander beobachtet werden.

Alles das bestätigt die landläufige ärztliche Erfahrung durchaus. Exakte genealogische Untersuchungen dieses Gebietes sind dringend erwünscht.

Was ist nun aber das „Vererbbare"? Ebstein operiert mit dem „Biogen"-Begriff von Verworn und sagt demgemäß, daß die Pathogenese derartiger krankhafter, allgemeiner Störungen in einer primären Anomalie der Biogene zu suchen sei, welche nicht durch gewisse Schädlichkeiten erworben, sondern vielmehr auch als angeborene und vererbbare Eigenschaft der Biogene gegeben sein könne.

Diese vererbbare Abwegigkeit (Andersartigkeit) der Biogene — wir würden vorziehen mit Weismann zu sagen, der spezifischen Determinanten — führt dann in den Individuen, bei denen sie zur Geltung kommt, zu einer mangelhaften Beschaffenheit gewisser Zellen des Organismus, aus der die Krankheit — je nachdem mit oder ohne Interkurrenz exogener Momente — sich entwickelt.

Wie Ebstein diesen allgemeinen Gedanken bei allen drei Krankheiten im speziellen durchführt, mag im Original nachgelesen werden.

Worauf es hier ankommt, das ist der Nachweis, daß alle drei Krankheiten unter der Bezeichnung: „allgemeine Erkrankungen des Protoplasmas mit vererbbarer Anlage" sich zusammenfassen lassen.

Diese Auffassung läßt auch, wie Ebstein nicht verfehlt hervorzuheben, wichtige praktische Schlüsse zu. „Das Epitheton: „vererbbar" eröffnet für den Arzt weite Gesichtspunkte. Diese Krankheiten sind vererbbar, d. h. sie können, aber brauchen nicht von den Vorfahren auf die Nachkommen, von den Eltern auf die Kinder überzugehen." — „Es werden in den Familien, welche in dieser Weise belastet sind, alle die Gewohnheiten in der Lebensführung auszumerzen sein, welche erfahrungsgemäß diesen Erkrankungen Vorschub leisten."

Das sind klare und verständige Folgerungen aus einem richtig erkannten biologisch-pathogenetischen Prinzip. Die wechselnde Relation in der Konkurrenz von Anlagewerten und auslösenden Momenten tritt deutlich hervor. Die — etwa durch die sogenannte alimentäre Glykosurie nachweisbare — nur geringe Veranlagung zum Diabetes kann durch zielbewußte individuelle Prophylaxe überwunden, bzw. unschädlich gemacht werden. Der starken und stärksten Veranlagung gegenüber versagt erfahrungsgemäß jede Prophylaxe (schwerer tödlicher Kinderdiabetes). Das Individuum ist nicht zu retten. Aber der Art schaden diese extremen Fälle nicht. Sie werden ausgejätet, ehe sie sich weiter vererbend für die Menschheit schädlich werden können.

Dazwischen stehen die zahllosen Zwischenstufen. Wie weit ihnen gegenüber außer der das Individuum schützenden persönlichen Prophylaxe noch eine artschützende Fürsorge für das kommende Geschlecht biologisch gefordert werden kann oder gar muß, das zu entscheiden, ist eine wichtige Aufgabe des hygienisch regierten Staates späterer Jahrhunderte.

„Ebensowenig wie Epileptiker oder psychopathisch sonst schwer belastete Personen sollten solche Individuen heiraten, in deren Familie (richtiger: in deren genealogisch exakt durchforschter Aszendenz) schwere Formen von Zuckerkrankheit wiederholt vorgekommen sind."

Das wird jeder biologische Vererbungstheoretiker gern unterschreiben. Weiter zu gehen, sind wir heute nicht befugt und — der Natur der Sache nach — wohl auch künftig schwerlich berechtigt.

Wenn Rüdin verlangt, daß Ebstein erklären solle, unter welchen Bedingungen die Krankheit vererbt werden müsse, bzw. nicht könne, so verkennt, wie ich noch einmal wiederhole, trotz aller Fortschritte des Mendelismus, eine derartige Forderung durchaus die wohlerkannten biologischen Grundgesetze des Vererbungsvorganges.

VI. Krankheiten auf konstitutionellem Boden mit obligater exogener Auslösung. (Infektionskrankheiten.)

VI. Eine summarische Übersicht der in den vorstehenden fünf Unterabteilungen gegebenen typischen Beispiele verschiedenartiger Vererbungsqualitäten läßt den leitenden Gesichtspunkt der ganzen Einteilung scharf hervortreten.

Von den Plus- und Minus-Varianten, d. h. den abwegigen Bildungen, den „Mißbildungen" positiven oder negativen Charakters infolge des gelegentlichen Übergehens artfremder oder des Fehlens artnötiger Determinanten aus dem Keimplasma der Eltern auf das neu zu bildende Individuum gelangten wir zu erblich determinierten Geweben von artgleicher histologischer Beschaffenheit, aber von von Hause aus gegebener abwegiger Funktion.

In allen diesen Fällen ist die Anomalie von vornherein gegeben. Der sechsfingerige Mensch wird ebenso wie der Hämophile als solcher geboren.

Davon unterscheiden sich die Fälle, bei denen das anfänglich scheinbar normal veranlagte Gewebe (oder Organ) erst in der späteren extrauterinen Entwicklung eine spezifische Schwäche oder Funktionsanomalie erkennen läßt, und zwar mit mehr oder weniger ausgesprochener zeitlicher Bindung, wie bei der Chlorose und der Kurzsichtigkeit.

Schon bei dieser Kategorie tritt hervor, daß die Ausprägung der Abwegigkeit nicht immer durch spontane, schon in der Anlage als notwendig mitbestimmte Entwicklung manifest zu werden braucht, sondern oft erst in die Erscheinung tritt, wenn äußere Momente — seien es völlig fremde Einflüsse oder die Anforderungen des Lebens, d. h. die Funktion selbst — mitbestimmend einwirken, den labil gelagerten Stein ins Rollen zu bringen. Hier wird das pathogenetische Relationsgesetz herrschend. Je labiler das System von Haus aus veranlagt ist, desto geringfügiger die Stärke der nötigen Auslösung! Und umgekehrt. Es zeigen sich individuell wechselnde Reihen von scheinbar spontan entstehenden (rein endogen bedingten) krankhaften Prozessen bis zu scheinbar rein exogen veranlaßten Krankheiten, die aber doch wesentlich endogen bedingt sind, weil ohne die spezifische Anlage die äußere Krankheitsursache wirkungslos abprallt.

Diese Betrachtung führt uns nun über zur letzten, vielleicht wichtigsten, aber auch umstrittensten Kategorie. Es handelt sich um Krankheitsprozesse, für deren Entstehen das Eingreifen einer Causa externa, eines auslösenden Momentes, eines Krankheitsanlasses, Conditio sine qua non ist.

Hierher gehören viele Vergiftungen und vor allem die Infektionskrankheiten. Die Annahme früherer Jahrhunderte, daß der tuberkulöse Prozeß auf dem Boden innerer Veranlagung spontan — ohne äußeren Anstoß — lediglich durch vererbbare Determination sich entwickeln könne, hat sich als absolut unhaltbar erwiesen. Ohne Tuberkelbazillen keine Tuberkulose. Die experimentelle Sicherstellung dieser Tatsache wirkte so stark, daß sie das immer noch zu Ontologien geneigte, unkritische Denken zu dem Schluß verleitete, als sei der Erreger die alleinige, zureichende „Ursache" des ganzen Prozesses, gewissermaßen die Krankheit selbst.

Hier hat die erkenntnistheoretische Kritik eingesetzt, deren Resultate wir jetzt vor uns sehen.

Es hieße, dies ganze Buch wieder von vorne anfangen, wenn alle hier sich anschließenden Fragen von neuem erörtert werden müßten.

Als gesicherte Erkenntnis nehmen wir an, daß alles, was im individuellen Bauplan unseres Organismus begründet liegt, seiner Natur nach — vererbt ist.

Wir haben, so gut wie alle, die Disposition zu den Masern ererbt und vererben sie, trotz individuell erworbener natürlicher Immunität weiter.

Wir sind — ebenfalls generell — für die Pocken disponiert und vererben diese Anlage ausnahmslos auf unsere Kinder. Trotzdem ist die Pockengefahr im großen verschwunden. Aber nur, weil wir gelernt haben, uns auf Zeit individuell durch prophylaktische Impfung zu schützen. Die vererbbare Anlage zu dieser Krankheit bleibt im Keimplasma, das als kontinuierlicher Strom durch die Menschheit flutet, erhalten, auch wenn sie durch Generationen hindurch nicht zur Krankheit wird, weil durch den individuell erworbenen Impfschutz die Somazellen immer wieder immunisiert werden.

Ebenso, das ist biologisch absolut feststehend — würde die Tuberkulose verschwinden, wenn es gelänge, alle Individuen der menschlichen Gattung somatisch gegen diese Krankheit zu immunisieren, oder — den Erreger durch äußere Maßregeln aus der Welt zu schaffen. Gleichwohl würde die Disposition zu dieser Krankheit bestehen bleiben und durch das in dieser Beziehung determinierende Keimplasma weitervererbt werden. Aber — im Gegensatz zu den Masern — nicht generell, sondern in individuell wechselnder Stärke. Ist das etwas Besonderes? Für die biologische Betrachtungsweise kaum. Die Anlage zur Ausbildung des Sprachvermögens ist generell, die Anlage zur Mathematik individuell innerhalb weitester Grenzen schwankend.

Der Vergleich hinkt nur in einem Punkte. Die Anlage zur Mathematik stellen wir uns als einheitlich determiniert vor. Es wäre gänzlich falsch, von einer einheitlichen „Tuberkulosedeterminante" zu sprechen, die in der Erbmasse der einzelnen entweder sich vorfindet oder nicht.

Die vererbbare Anlage zur Tuberkulose besteht in einem Komplex von Eigenschaften, die unter sich äußerst variabel Gesamtwerte positiver Art darstellen, die zwischen Null und unendlich (absolute Unempfänglichkeit und absolute Empfänglichkeit) schwanken können. Daher trotz der wenig variabeln Natur des Erregers die klinisch immer wieder auffallenden, ungeheuren Differenzen in der Empfänglichkeit für die Tuberkulose und im Verlauf dieser Krankheit!

Was wir über die einzelnen Komponenten der tuberkulösen Anlage zurzeit wissen, das hat R. Schlüter auf meine Anregung in seinem Buche: Die Anlage zur Tuberkulose, Deuticke 1905, in umfassender Weise zur Darstellung gebracht. Die Prinzipien der Konstitutions- und Erblichkeitsforschung in der Lehre von der Tuberkulose habe ich in dem Hanbuch der Tuberkulose von Schröder und Sommerfeld, A. Barth 1913, ausführlich erörtert. Ich muß, um mich nicht mehr als gut zu wiederholen, hier auf das dort Gesagte hinweisen.

Ich sagte, diese letzte Gruppe, bei der niemals die Anlage allein zur Krankheit sich entwickelt, sondern bei der es stets zur Auslösung des krankhaften Prozesses eines äußeren Anstoßes, eines pathogenen Reizes, eines Anlasses bedarf, sei die vielleicht wichtigste, aber auch umstrittenste von allen. Trotzdem kann ich mich hier ganz kurz fassen.

Ich glaube nicht, daß heute noch ein Pathologe, der auf Beachtung Anspruch macht, geneigt sein wird, bedingungslos folgenden Ausspruch Cohnheims aus dem Jahre 1880 zu vertreten: „Alles kommt auf die Eigentümlichkeit des Virus und seine Wirkung hinaus. Tuberkulös wird jeder, in dessen Körper sich der tuberkulöse Virus etabliert." Wenigstens dann nicht, wenn unter „Tuberkulöswerden" der Ausbruch der Krankheit im klinischen (ärztlichen) Sinne und unter „im Körper etablieren" der Akt der Infektion verstanden wird.

Es hat ziemlich lange gedauert, bis der — wohl zuerst von mir mit aller Schärfe ausgesprochene — Satz, „daß Infektion und Erkrankung keineswegs sich deckende Begriffe sind", vielmehr zwischen beiden Vorgängen, dem Akt der Infektion und der darauffolgenden oder auch nicht folgenden Erkrankung streng unterschieden werden müsse, selbstverständlich geworden ist.

Die „Bazillenträger" ermöglichen jetzt jederzeit eine Demonstratio ad hominem, die an Deutlichkeit nichts zu wünschen übrig läßt und selbst die hochministerielle Staatsmedizin wird bald einsehen lernen, daß es besser wäre, die natürliche biologisch-naturwissenschaftliche Auffassung dieser Dinge nicht mit offiziellen Begriffskonstruktionen zu brüskieren, wie die von dem biologisch gesunden Menschen, der im Sinne des Gesetzes krank ist.

Die individuelle angeborene Disposition zu Infektionskrankheiten, die ich mit Wieland und vielen anderen nicht bloß als negativ konstruiert, sondern als positive, der experimentellen Forschung zugängliche Eigenschaft des Organismus ansehe, stammt aus dem Erbe der Vorfahren und ist darum selbst erblich übertragbar.

Schluß.

Es war ursprünglich meine Absicht, die Grundprinzipien der pathogenetischen Konstitutions- und Vererbungslehre, die ich in diesem Buche zu entwickeln versucht habe, auf das ganze weite Gebiet der Medizin anzuwenden und im einzelnen zu untersuchen, wie weit sie bereits etwa in der inneren Medizin, und Kinderheilkunde, in der Gynäkologie, in der Augen- und Ohrenheilkunde, in der Psychiatrie, in der Dermatologie, in der Pharmakologie Eingang gefunden haben. Während in der vorliegenden Darstellung nur Beispiele aus diesen Fächern zur Festlegung der grundlegenden Prinzipien einer konstitutionellen Betrachtungsweise in der Pathologie gegeben werden konnten, würde es sich in der anfänglich geplanten Darstellung um eine systematische Wiedergabe aller tatsächlich bereits vorliegenden Einzelerfahrungen konstitutioneller Art in sämtlichen Teilgebieten der medizinischen Wissenschaft und um ihre Kritik, vom Standpunkt der gewonnenen Grundsätze aus gehandelt haben. Mit anderen Worten: an die allgemeine pathogenetische Konstitutions- und Vererbungslehre hätte ein spezieller Teil sich anschließen müssen. Aber diese Aufgabe übersteigt die Kenntnisse und die Kräfte des einzelnen, wenigstens die meinigen. Sie muß den Fachvertretern selbst überlassen bleiben. Sind die in diesem Buche entwickelten Anschauungen richtig, daß jede Krankheitsbetrachtung genereller Art, die es mit der typischen Reaktion des Genus humanum auf äußere Krankheitsreize zu tun hat, der notwendigen Ergänzung bedarf durch die Feststellung der variablen Reaktionsmöglichkeiten individuell verschiedener Veranlagungen, — dann muß die pragmatische Darstellung eines jeden konstitutionellen Einschlags in die Krankheitsentstehung in den Einzelarbeiten dieser Enzyklopädie sowieso zu Worte kommen.

Jede dieser Monographien wird erkennen lassen, ob und wie weit ihr Verfasser dem konstitutionellen Gedanken gerecht zu werden geneigt und seiner ganzen medizinischen „Veranlagung" und Ausbildung nach geeignet ist.

Autorenregister.

(Die kursivgedruckten Zahlen bezeichnen die Seiten des Buches, auf denen im Text genaue Literaturangaben gemacht sind.)

Adrian 187.
Ahlers 153.
Altstädt *213*.
Amann, E. 232.
Arndt *72*.

Bachmann *3, 9*.
Bakmeister 62.
Bartel, J. 33, *77*, 77, 79, 84, 85, 88, 89.
Barfurth 176, *229*.
Bateson, W. *129*, 145.
Baumgarten, v. 17, 32, 55, 157.
Bauer *107, 149*.
Baur, E. *129, 130*, 160, *171*.
Bayer, H. *130*, 131, 143, 164, 166.
Beard 71.
Behring, v. *45*, 157.
Beneke 78, 79.
Bergmann, G. v., *108*.
Bernhardt *27*.
Billroth 82.
Bing *229*.
Birch-Hirschfeld *39*, 81.
Bloch *64*, 65.
Blumenfeld 92.
Bollinger 141.
Boveri 141, 162.
Brasch *4*.
Brauer 92.
Braus *228*.
Breul 116.
Brown 10, 13.
Brown-Séquard 139.
Brüning 28.
Bumke, O. 73.
Butler 230.
Buttersack *87*.

Campagnolle *115*.
Cassirer, R. *108*.
Celsus *51*.
Chvostek 89.
Claasen, W. *69*.

Cohn, F. 16.
Cohnheim 54, 56.
Conradi 24.
Cornelius *4*.
Cornet 79.
Correns *129, 145*, 148, 170, *171*, 178.
Cramer *69*.
Crzellitzer *130*, 132, *145*, 194, 196, 213, *217*.

Darvin 126.
Davenport 182, *229*.
Derbishire, Ad. *129*.
Determann 11.
Devay, F. *229*.
Dietrich 141.
Dor 230.
Drigalski 24.
Dukworth 121.

Ebert 16.
Ebstein *49, 245*.
Edinger, L. *242*.
Ehrenfels, v. *70*.
Ehrlich 31.
Eichhorst *230*.
Einhorn 123.
Eiselsberg, v. 223.
Empedoktes 7.
Eppinger *106*.
Escherich 96.
Ewald 123.

Faber, Knud. 122.
Fick, R. *154, 155*.
Fischel, A. 155.
Fischer 133, 231.
Flemming 155.
Fordyce 230.
Forel *137*, 138.
Fränkel 82.
Frenzel 155.
Freund, W. A. *7, 8*, 62.
Friedjung, R. *82*.
Fröhlich 96.

Gaffky 16.
Galen 9.
Galton 127, 143, 147, *164*.
Gaub 10, 38, 51.
Gegenbauer 234.
Gocht, H. *216, 231*.
Godlewski, E. *129*, 138, 154, 155, 189.
Goldschmidt *126*, 143.
Gossage 187.
Gottstein 17, *18, 20*, 31, *135*.
Gowers 183, *241*.
Grandivier *231*.
Gress, F. *109*.
Grober 187.
Gruber, v. 70, 152.
Gut-mann, *170*.

Häckel 141.
Häcker, V. *129*, 138, 141, 164, *176*, 178.
Hahnemann 4.
Hansemann, v. 17, 19, *20, 21*, 56, 62, *129*, 130, 138, 139, *216*.
Harnack, E. *4*.
Hart *33*, 62.
Harvey *10*.
Hauser 96.
Havemann 87.
Heider *153*, 160.
Hellpach 70, *72*.
Helmholtz 18.
Henle 37.
Hering 138.
Hertwig 141, *153*, 154.
Heß 106.
Heubner, O. *59*, 96.
Hippokrates 5, *8*.
Hirsch, G. *67*.
His *64*, 70, 76, 77, 99.
Hoche *225*.
Hoffmann, F. A. 14, *40*, 48.
Hoffmann 10, 118.
Hofmeister 31, 115.
Holmygren 230.

Sachregister.

Abart 67.
Abartung und Krankheitsentstehung 72.
Abiotrophie (Gowers) 242.
Abweichungen vom Typus
blastogene, pathogeneti-
sche Wertigkeit derselben
227.
— — — blastogene und nicht
blastogene 227.
Achylia gastrica simplex 233.
— — — und perniziöse An-
ämie 122, 124.
— — — Bradykardie und
Tuberkulinempfindlichkeit
124.
— — — hereditäres Moment
bei 158.
— — — konstitutionelle Be-
dingtheit ders. 94, 122.
— — — und Neurasthenie
123.
Adel, hoher, Inzucht des 203.
Ahnenerbe, Gesetz vom 143,
144.
Ahnenforschung 198.
Ahnenplasma 213.
Ahnentafel 144, 194, 195. 221.
— ausgefüllte 194.
— ihre Brauchbarkeit zum
Studium biologischer Erb-
lichkeitsverhältnisse 197,
219.
— Namengruppierung auf derselben nach Vaterrecht 210.
— des Don Carlos, Ahnenverlust in der 200.
— Schema einer 193.
— und Sippschaftstafel 196,
219.
— Stammtafel und 194.
— theoretische Konstruktion
einer 199.
Ahnenverlust in der Ahnentafel des Don Carlos 200.
— Kaiser Leopold I. 202.
— Kaiser Wilhelm II. 202.
— und Inzucht 202.
— Prinzip ders. 198.
— bei Verwandtschaftsehen
200.

Ahnenzahl, theoretische, und
ihr Widersinn 199, 203.
Albuminurie, konstitutionelle,
als erbliche Dysvariante
234.
— — und dilatative Herz-
schwäche 113.
— — und kardiovaskuläre
Störungen 113.
— — klinische Funktions-
prüfungen bei ders. 108.
— — und Lymphatismus 113.
— — angeborene Nieren-
schwäche bei der 244, 245.
— — („physiologische") 94.
Alkoholismus, konstitutioneller 43.
Alternierende Vererbung 179.
Amphimixis 156.
Amyotrophien als Konstitu-
tions-Krankheiten 241, 243.
Anämia permiciosa und Achylia
gast. simplex 122, 124.
Anatomisch-pathologische
Konstitutionsforschung 76
— — — Barthels Untersu-
chungen 77, 82.
— — — Benekes Unter-
suchungen 78, 79.
Angeboren und vererbt 156,
157.
Anlagen 38.
— im befruchteten Ei 158.
— ererbte, Latenz ders. 236,
238.
— Vorausbestimmung ders.
bei Kindern aus elterlichen
Erbqualitäten 185.
Artabweichungen, konstitutionelle, Kombination mehrerer ders. 123, 124.
— — Vererbung ders. 124.
— pathologische 228.
— — mit zeitlicher Bindung
ihres Auftretens 234.
— über- und unterwertige 73.
— vererbbare 227.
Arteriosklerose als konstitutionelle Krankheit 241.
Artgemäßheit 67.
Assimilationsgrenze, indivi-

duelle, für Traubenzucker
bei alimentärer Glykosurie
115.
Asthenie, infantile (Mathes)
61.
Asthenische Konstitutions-
krankheit Stillers 60.
Aszendenztafeln 194.
Ätiologismus und Konstitu-
tionalismus 51.
Atrophien, neurotische, pro-
gressive, abiotrophischer
Charakter ders. 242.
Aufbrauchkrankheiten des
Nervensystems und indi-
viduelle Gewebsschwäche
242.
— Verallgemeinerung des Be-
griffs 243.
Augenfarbe, ein mendelndes
Merkmal 176.

Bakteriologie und Konstitu-
tionsproblem 16.
Barthels anatomische Unter-
suchungen zur Konstitu-
tionslehre 77, 82.
Bastarde, einseitige 179.
— intermediäre 179.
— Mendeln ders. 171.
Bastardierung 148, 172.
— Pisum-, (Erbsen-) und
Zea (Mais-) Typus der 179.
Bäuerliche Gemeinwesen, In-
zucht in dens.
Bazillenträger, gesunde 249.
Befruchtung 153.
Begabung, unmusikalische,
Fortzüchtung ders. 180.
Belastung, erbliche 210.
— — Bedeutung der Seiten-
verwandten (kollateraler
Blutsverwandten) für dies.
211, 213.
Benekes anatomische Unter-
suchungen zur Konstitu-
tionslehre 78.
Bieralkoholismus und alimen-
täre Glykosurie 119.
Bierdiabetes 120.

Veröffentlichungen des Verfassers F. Martius,

die zu dem vorliegenden Werke in Beziehung stehen.

1. Krankheitsursachen und Krankheitsanlagen.   Vortrag usw. Fr. Deuticke, Wien 1898.
2. Pathogenese innerer Krankheiten.
    I. Heft, Wien, Fr. Deuticke 1899.
    II. Heft, Wien, Fr. Deuticke 1809.
    III. Heft, Wien Fr. Deuticke 1908.
    IV. Heft, Wien, Fr. Deuticke 1908.
3. Pathogenetische Grundanschauungen. Säk.-Artikel. Berliner klin. Wochenschr. 1900. Nr. 20.
4. Das Vererbungsproblem in der Pathologie. Berl. klin. Wochenschr. 1901. Nr. 30 u. 31.
5. Die Vererbbarkeit des konstitutionellen Faktors der Tuberkulose. Berl. klin. Wochenschrift. 1901. Nr. 45.
6. Krankheitsanlage und Vererbung. Wien. Fr. Deuticke. 1905.
7. Die frühzeitige Feststellung des Vorhandenseins einer Veranlagung zur Tuberkulose. insbesondere zur Lungentuberkulose. IV. Internat. Kongr. f. Versich.-Med. Berlin, September 1906.
8. Konstitutionelle Albuminurie. v. Leuthold-Gedenkschrift. Bd. 1. 1906.
9. Neurasthenische Entartung einst und jetzt. Wien. Fr. Deuticke. 1909.
10. Das pathogenetische Vererbungsproblem. Med. Klin. 1910. Nr. 1.
11. Die Bedeutung der Vererbung für Krankheitsentstehung und Rasseerhaltung (Tier- und Menschenzüchtung). Arch. für Rassen- und Gesellschaftsbiologie. 1910. H. 4.